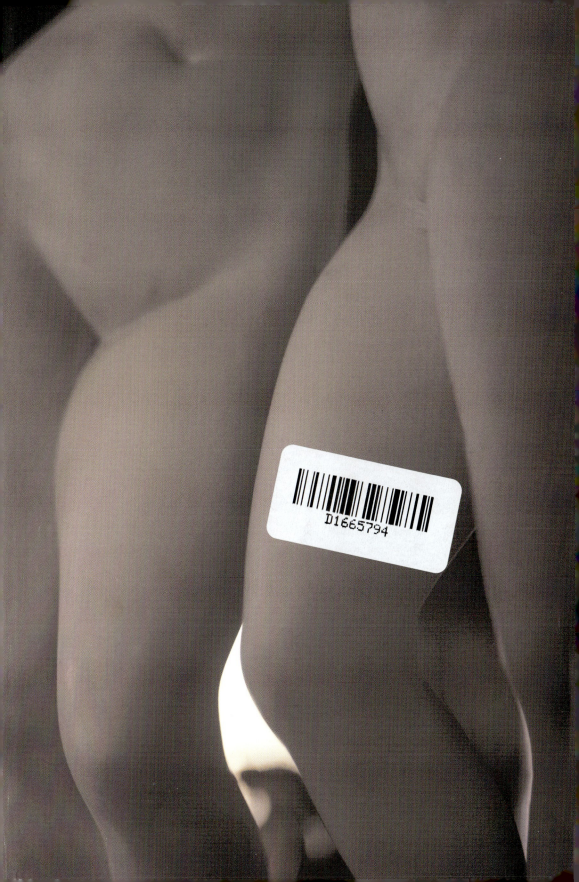

Laura Lust & Peter Raba

Lauras Vagina-Dialoge

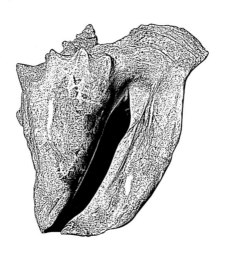

ANDR O MEDA

1. Auflage 2002

APHRODISIA
eine Edition des Andromeda-Verlags
für geisteswissenschaftliche und ganzheitsmedizinische Literatur
82418 Murnau-Hechendorf, Telefon (0 88 41) 95 29, Fax (0 88 41) 4 70 55
www.Andromeda-Buch.de
www.Aphrodisia.de

Titelbild: Peter Raba
Layout, Lithos & Bildgestaltung: kreativ & mehr Padberg, 82441 Ohlstadt
Dieses Buch wurde gedruckt in der Stone Serif für die Texte von Laura
und der Stone Sans für die Texte von Peter Raba
Druck: Grafische Kunstanstalt & Verlag Jos. C. Huber KG, 86911 Dießen/Ammersee
Bindung: G. Frauenberger, A-7201 Neudörfl

ISBN: 3-932938-96-8

LAURA LUST & PETER RABA

Lauras
Vagina–Dialoge

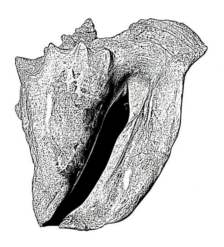

Homöopathisches Tagebuch einer sexuellen Obsession
oder
Unverschämte Gespräche mit einer verschämten Vagina
mit
therapeutischen Intermezzi und photographischen Impressionen
von Peter Raba
zu den Arzneimitteln und der Psychologie von Lauras Entwicklung

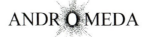
ANDR O MEDA

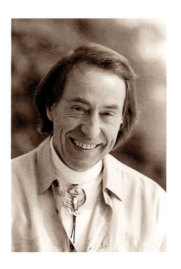

»Lust ist die sanfte Arznei,
die der innere Arzt dir reicht,
wenn er deine Seele streicheln will.«

Peter Raba

DANKSAGUNG

Ich danke Laura
für ihren Mut und ihre Offenheit
ohne die dieses Buch nicht hätte entstehen können.

Ich danke Christine Padberg
für ihre unermüdliche Ausdauer und
einfühlsame Umsetzung
meiner Bildvisionen am PC.

WICHTIGER HINWEIS

Die eigenverantwortliche medizinische Versorgung des mündigen Patienten, wie sie durch das Heilsystem der Klassischen Homöopathie SAMUEL HAHNEMANNS in vielen Fällen möglich und gegeben ist, wird sich in Zukunft als ein immer wichtiger werdender Bestandteil medizinischer Vorsorge erweisen. Auch im Sinne einer Dämpfung der explodierenden Kosten im Gesundheitswesen, sind die Möglichkeiten der Homöopathie mehr als beachtenswert.

Generell müssen auch homöopathische Arzneien mit Vorsicht und Umsicht angewandt werden. Die in diesem Buch beschriebenen Heilmittel und Methoden können nicht ohne weiteres auf andere oder scheinbar ähnlich geartete Fälle übertragen werden. Ein gewisses homöopathisches Grundwissen ist unabdingbar. Ich empfehle deshalb allen Lesern u.a. das aufmerksame Studium meines diesbezüglichen Werks *Homöopathie – Das kosmische Heilgesetz* sowie den Besuch von Seminaren zur Grundausbildung und Fortbildung in Klassischer Homöopathie. Näheres zu meinen eigenen Seminaren findet sich im Anhang dieses Werks.

Weder Verlag noch Autor können für Folgen verantwortlich gemacht werden, die durch unrichtige, unvollkommene oder übertriebene Anwendung der hier beschriebenen Methoden oder Pharmaka entstehen sollten. Das Angebot der etablierten Medizin zur Sicherstellung klarer klinischer Diagnosen sollte wahrgenommen werden. Für die Behandlung der Infektionskrankheiten, speziell der meldepflichtigen, akuten Geschlechtskrankheiten, ist die Lehrmedizin bzw. der Facharzt zuständig. Bei chronischen Beschwerden empfiehlt es sich darüber hinaus, einen homöopathischen Arzt oder Heilpraktiker aufzusuchen.

Heilreaktionen in Form sogenannter Erstverschlimmerungen sind bei der Homöotherapie nicht unerwünscht, sollen aber gegebenenfalls dem behandelnden Arzt angezeigt werden. »Nebenwirkungen« durch Anwendung der hochpotenzierten Arznei sind ausgeschlossen.

Bisher gewohnte allopathische Medikamente auf die der Patient ärztlicherseits eingestellt wurde, können bzw. müssen noch über das Einsetzen einer heilenden Wirkung des homöopathischen Mittels hinaus eingenommen werden. Eine gegenseitige Beeinträchtigung oder Unverträglichkeit ist nicht zu befürchten, da die homöopathische Arznei auf andere und höherstrukturierte Schaltkreise einwirkt, als ein Pharmakon chemischer Provenienz. Erst nach deutlich erkennbarer Heilwirkung können solche Mittel allmählich abgesetzt, bzw. »ausgeschlichen« werden.

INHALT

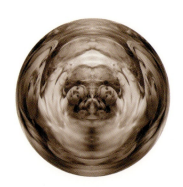

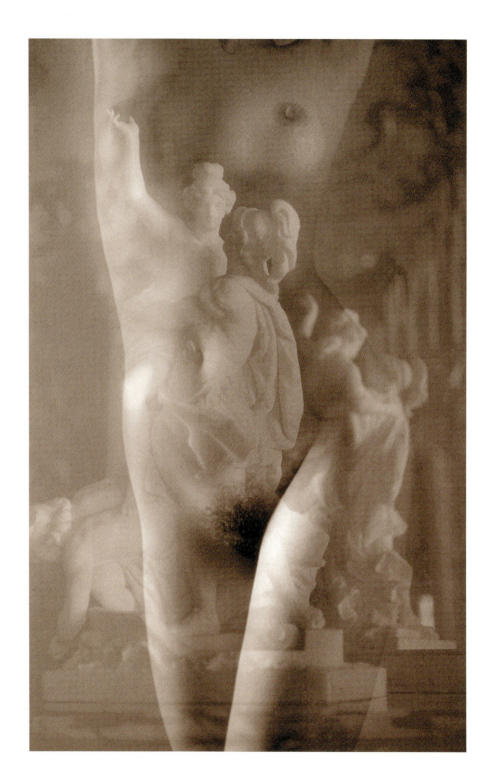

VORWORT von Laura Lust

Die Idee, mit meiner Vagina ein Gespräch zu beginnen, kam mir, als ich Eve Enslers Buch *Die Vagina-Monologe*[1] gelesen hatte. Zufällig hatte ich mich in eine Fernseh-Sendung eingeschaltet, in der darüber diskutiert wurde. Meinem Therapeuten gestand ich das erst, als er mich darauf ansprach, nachdem er selbst auf diese Interviews mit Frauen unterschiedlichster Art, Herkunft und sozialer Stellung aufmerksam geworden war. Aber da war ich im Dialog mit Olga, wie ich dann später meine Vagina getauft habe, auch noch ziemlich am Anfang.

Peter Raba machte mich darauf aufmerksam, daß ich unbedingt auf dieses Buch als Quelle meiner eigenen Inspirationen hinweisen sollte, da sich Eve Ensler gewünscht hatte, das Wort *Vagina* möge endlich aus seinem hinter der hohlen Hand gehauchten Schattendasein hervortreten, um einen Siegeszug um die ganze Welt anzutreten. Schließlich ist es jene Pforte der Kraft, aus der alles Leben seinen Anfang nimmt.

Das, was ich daraufhin innerlich von Olga zu hören bekam, als ich meine Aufmerksamkeit so weit geschärft hatte, daß ich mir selbst zuhörte, veranlaßte mich schließlich dazu, es niederzuschreiben. Ich dachte mir, daß es mir vielleicht dabei helfen könnte, meine vielfältigen Probleme zu überwinden, wenn ich meinen ganzen Zwiespalt auf diese Weise aus mir herausschreibe. Daß dieser Zwiespalt mit jenem kleinen Spalt da unten zwischen meinen Beinen zusammenhing, war mir lange Zeit nicht wirklich bewußt. Aber es war tatsächlich so.

Ich hatte das Gefühl, in einer schweren Angstneurose festzustecken, aus der ich mich mit eigener Kraft nicht befreien konnte. Ich hatte lange gesucht. Nach einigen Irrwegen landete ich bei der Klassischen Homöopathie, als einer Behandlungsmethode, die mir erfolgversprechend schien. Das »kosmische Heilgesetz – Homöopathie«, wie Raba das nennt, leuchtete mir spontan ein und ich sog alles, was mit dieser Heilkunst in Beziehung stand, wie ein trockener Schwamm in mich auf. Ich besuchte mehrere Seminare und beschaffte mir im Lauf der Zeit eine ganze Menge an homöopathischer und geisteswissenschaftlicher Literatur.

---

[1] Ensler, Eve: *Die Vagina-Monologe,* Edition Nautilus, Verlag Lutz Schulenburg, Alte Holstenstraße 22, 21031 Hamburg. Dieses nur 116 Seiten starke kleine Büchlein beinhaltet die Essenz aus Eve Enslers Gesprächen mit hunderten von Frauen unterschiedlichster sozialer Schichten Amerikas und Mitteleuropas. Das lesenswerte Büchlein bietet dichtgedrängte Information in zum Teil poetischer Form. Es ist ebenso erheiternd wie an manchen Stellen erschütternd, vor allem wenn es um die Schilderung des Gemützustandes einer bosnischen Frau nach ihrer Vergewaltigung geht. Ein überaus wichtiges Buch, das dazu beitragen kann, daß den Frauen mehr Wertschätzung und Würdigung zuteil wird.

Da lebt man also jahrelang so vor sich hin, baut auf, was man landläufig »eine Karriere« nennt, verliert dabei den Kontakt zu sich selbst und dem eigenen Körper und gerät mehr und mehr in eine innere Erstarrung. Diverse Beschwerden schlichen sich ein, die ich jahrelang überhörte. Schließlich waren sie unüberhörbar und das im wahrsten Sinn des Wortes: Ich begann innerlich Stimmen zu hören, die mich beschimpften und erschreckten. Um nicht in der Klapsmühle zu landen, schwieg ich darüber. Aber ich suchte nach Wegen, die mich aus meinem Tunnel aus Angst, Scham und Schuldgefühlen herausführen würden oder könnten. Jedenfalls wünschte ich mir von ganzem Herzen eine Veränderung.

Der Weg, den ich ging, führte mich geradewegs durch meine eigene Hölle. Dennoch fühlte ich mich gut geborgen, weil ich spürte, daß die für mich ausgesuchten Heilmittel mich jedesmal auch ein Stück weiter brachten und näher hin zu meiner Befreiung, an deren Ende ich Sex genießen konnte, ohne mich dabei selbst zu verdammen.
Meine Befreiung begann, als ich mich zur Hingabe an Vergewaltigung entschied. Das klingt paradox, ich weiß. Hingabe und Gewaltanwendung scheinen einander auszuschließen. Für meine spezielle Situation traf aber genau das zu. Nachdem ich mich oft unbewußt in vielen Dingen des täglichen Lebens als Opfer erlebt hatte, stellte ich nun im Nachhinein fest, daß ich mich ein letztes Mal bewußt und auf eine spielerische Art und Weise in die Opferrolle hineinbegeben hatte. Wie mir heute klar ist, tat ich das, um besser erkennen zu können, warum ein Opfer seinen Täter sucht. Peter Raba hatte schon des öfteren von diesen stillschweigenden und höchst geheimnisvollen Übereinkünften zwischen Täter und Opfer gesprochen, aber ich hatte immer gewisse Schwierigkeiten gehabt, daran zu glauben. Heute ist mir klar, daß es tatsächlich solche unbewußten Absprachen gibt.

Mir ist bewußt, daß wesentlich mehr Frauen als man gemeinhin annimmt, unter ähnlichen Ängsten und Beschwerden leiden, wie die, in deren Zwangskorsett ich jahrelang eingesperrt lebte. So hege ich den Wunsch, daß möglichst vielen, Männern wie Frauen, die dieses Buch in die Hand nehmen werden, durch meine Offenheit auf die eine oder andere Weise ein Stück Befreiung geschehen möge.

LAURA LUST

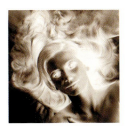

EINFÜHRUNG
VON PETER RABA

Dies ist der authentische Bericht der 30-jährigen LAURA, die im Sommer des Jahres 2001 meine Praxis aufsuchte. Sie kam zu mir wegen Orgasmusschwierigkeiten und einer Belästigung durch innere Stimmen, die sie von Zeit zu Zeit quälten. Im Verlauf ihrer Behandlung offenbarte sich eine sexuelle Obsession, von der sie sich mithilfe diverser homöopathischer Arzneien in LM-Potenzen und innerer Dialoge mit dem intimsten Teil ihres Körpers, ihrer Vagina, befreien konnte. Die Anstöße einer jeweils der akuten Situation entsprechenden Arzneiinformation sowie die Niederschrift ihrer Träume und Visionen sorgten gleichnishaft für eine zunehmende Bewußtwerdung der Hintergründe von Lauras Zwangsvorstellungen. Indem sie sich erlaubte, ihre versteckten, durch Scham- und Schuldgefühle blockierten erotischen Wünsche und Begierden auf verschiedenen Realitätsebenen auszuleben, erreichte sie vergleichsweise ungewöhnlich schnell Erlösung hiervon.

Es zeigte sich dabei, daß abweichend von einer sogenannten Konstitutionsbehandlung mit nur einem einzigen homöopathischen Mittel, durchaus auch einander ähnliche, weil wesensverwandte Heilstoffe in Folge gegeben werden können, bzw. müssen. Sogar Altmeister HAHNEMANN sprach sich gegen Ende seines Lebens für den Einsatz sogenannter Doppelmittel aus. Allerdings sollten diese in einem gewissen Bezug zueinander stehen, also von ihrem Genius her einander wesensverwandt sein.

Selbst mein großer Lehrer OTTO EICHELBERGER, den wir von seinem Wesen her getrost als einen »klassischen Homöopathen« par excellence ansprechen dürfen, hat sich in jüngerer Zeit für den Einsatz mehrerer, bei der Computer-Repertorisation in Folge erscheinender Arzneien ausgesprochen und verabfolgt diese mit Erfolg sogar in Reihenfolge hintereinander, wobei jeden Tag ein Mittel zum Einsatz gelangt.

Ich selbst bevorzuge allerdings etwas größere Abstände, indem ich abwarte, bis sich wenigstens andeutungsweise zu erkennen gibt, daß das therapeutische Spektrum einer Arznei sich erschöpft hat. Zumindest sollte das betreffende Pharmakon fähig gewesen sein, Türen in neue psychische Räume aufzustoßen, was dann den Einsatz einer der jeweils vorherrschenden Situation angepaßten Arznei (homöopathisches Simile) rechtfertigt.

Allerdings ist es mir in meiner gesamten, bisher 25-jährigen Praxis nie passiert, daß bei einem chronischen Fall, Mittel in derart rasanter Reihenfolge hintereinander mit Erfolg zum Einsatz gelangten. Dabei ließ die bei LAURA auftauchende Symptomatik sogar noch einige weitere Möglichkeiten erkennen. Aus differentialdiagnostischem Interesse, bin ich auf die sich anbietenden alternativen homöopathischen Arzneien hier ebenfalls noch näher eingegangen.

Nimmt man das Wort Konstitution wörtlich, als »Zustand seelisch-körperlicher Gesamtverfassung«, dann ist es einleuchtend, daß dem entsprechend eine Persönlichkeit aus vielen unterschiedlichen Einzelerfahrungen aufgebaut ist, welche im Gedächtnis ihres Gesamtbewußtseins und ihrer Körperzellen abgespeichert sind. Somit scheint es mir legitim, solchen »zusammengesetzten« Persönlichkeiten auch durch den Einsatz mehrerer Arzneien Korrekturmöglichkeiten anzubieten. Bei genauer Betrachtung können wir nämlich in einem jeden von uns eine Art »multipler Persönlichkeit« entdecken, wobei wir keineswegs durch Extremsituationen gegangen sein müssen, die vom Bewußtsein nicht mehr integriert werden konnten, wie es beim klassischen Bild der gespaltenen Persönlichkeit der Fall ist. Es darf inzwischen als erwiesen gelten (vor allem durch die amerikanischen Forschungen auf diesem Gebiet), daß es sich bei bis zu 80% der als multiple Persönlichkeiten angesprochenen Patienten um Opfer frühkindlicher inzestuöser Vergewaltigung und körperlicher Notzüchtigung handelt.

Dabei hat sich die *persona* in einzelne, von einander getrennte Bewußtseinsanteile aufgespalten, weil nur auf diese Weise ihr Überleben gesichert werden konnte. Soll Heilung – oder zumindest eine »Normalisierung« erreicht werden, müssen diese Anteile wieder miteinander verbunden werden. Das geschieht am rechten Ort und zum rechten Zeitpunkt, den der Patient selbst wählt, weil seine Seele weiß, daß er traumatischen Inhalten nunmehr aus der Sicht eines reiferen Bewußtseins begegnen kann. Solche Geschehnisse laufen im übrigen automatisiert ab: »Die Vergangenheit holt ihn ein«, nennt man das üblicherweise. Sowohl die Homöopathie, wie auch eine Hypnotherapie kann dabei entscheidende reintegrative Arbeit leisten.

Seit der Publikation meines Werks über *Eros und sexuelle Energie durch Homöopathie* erweiterte sich mein Aufgabenbereich um viele Fälle, in denen es um die sexuelle Thematik in ihrer ganzen Bandbreite geht, angefangen bei unerfüllten Sehnsüchten, über Traumata nach Gewaltanwendung, frühkindlichem Mißbrauch und Inzest bis hin zu Vaginismus, Frigidität und Sterilität. Dabei fällt auf, daß auch heute noch alle Fragen zur Sexualität in der Regel mit großer Vorsicht zu stellen sind, da es vielen Patienten äußerst unangenehm ist, dem Behandler ungeniert Einblick in ihr Intimleben zu gewähren. Deshalb sollten solche Fragen auch nur gestellt werden, wenn der Behandler den Eindruck hat, daß das vorliegende Beschwerdebild in engerem Zusammenhang mit dem Sexus steht.

Laura hatte von Anfang an keine Scheu mit der Offenlegung ihrer sexuellen Problematik. Die ebenso attraktive wie äußerst kultivierte, gebildete und hochintelligente Patientin, hatte wie üblich, einen großen Fragebogen zur homöopathischen Anamnese ausgefüllt. Des weiteren war sie, wie stets in solchen Fällen, angewiesen, den Gang der Dinge gut zu beobachten und in kürzeren Abständen telegrammstilartige, schriftliche Berichte über die Entwicklung nach Einsatz einer Arznei abzugeben. Für mich völlig überraschend, tat sie das in ebenso ausführlicher wie bald darauf auch in schockierender Art und auf eine Weise, wie sie mir vorher niemals begegnet war. Darüber hinaus schien sich mir aus ihren Äußerungen ein außergewöhnliches schriftstellerisches Talent zu offenbaren. Sie machte aus ihren tagebuchartigen Aufzeichnungen ein regelrechtes kleines Kunstwerk in Form einer Art Roman, wobei der Gang der Ereignisse die eigenwillige Dramaturgie bestimmte, durch welche LAURAS Träume, dissoziative Visionen und Erinnerungen geschickt miteinander verwoben wurden. Zugleich zeugten diese Berichte in zunehmendem Maße von einer derart unverblümten Offenheit, daß es mir manchmal den Atem verschlug. Die eigentliche Faszination dieses Tagebuchs – das zumindest im Ansatz eine Persönlichkeitsspaltung erkennen läßt – scheint mir davon auszugehen, daß hier eine Frau über ihre Schamhaftigkeit auf eine so äußerst schamlose Weise berichtet.

Daraufhin angesprochen, meinte Laura, es wäre von großer Wichtigkeit für sie, alles auszusprechen und niederzuschreiben, was ihr in den Sinn käme. Es stelle eine außerordentlich wichtige Möglichkeit für sie dar, sich endlich von ihrer unerklärlichen Scham bezüglich ihrer sexuellen Phantasien zu befreien. Das Schreiben sei eine Art unterstützende Selbsttherapie für sie und sie sehe es als Teil ihrer Behandlung an. Indem sie all ihre Achtsamkeit auf die Selbstbeobachtung ihrer Gedanken und Gefühle lege, würde sie sich nicht nur selbst immer besser erkennen können, sondern auch allmählich lernen, die Verantwortung für ihr Tun und ihre Lust in vollem Umfang zu übernehmen. Außerdem habe sie schon mit der Niederschrift ihrer Gedanken begonnen, bevor sie von mir aufgefordert worden sei, Berichte über den Fortgang der Therapie zu schreiben. Es hätte sie Vertrauenskraft gekostet, mich derart detailgenau zu unterrichten. Sie würde sich aber immer wieder meine Worte aus einem meiner Seminare zu Herzen nehmen, ein jeder solle nach Möglichkeit jeden Tag ein klein wenig an der Überwindung seiner Ängste arbeiten, indem er sich dazu ermuntert, Dinge zu tun, vor denen er sich bisher gescheut habe. Wie sich schließlich herausstellte, waren die Hintergründe für Lauras Verhalten, in Erlebnissen ihrer frühen Kindheit und Jugend, eventuell sogar in vorangegangenen Inkarnationen zu suchen.

Muß die vollkommene Unterwerfung, wie wir sie in der *Geschichte der O,* von PAULINE RÉAGE erleben, zwangsläufig zum Untergang der O führen, so benutzt LAURA die ihrem Wesen entsprechenden Homöopathica als Katalysator für ihren Prozeß der Selbstbefreiung. Da sie sich aus freier Wahl der Therapie stellt, um aus ihren traumatisch besetzten sexuellen Verstrickungen herauszufinden, muß sie ihre sadomasochistischen Phantasien nicht auf der materiellen Realitätsebene ausleben. Anfangs genügt ihr die Konfrontation auf einer innerseelischen Bühne, woran sich wieder einmal zeigt, daß sich die wahren Abenteuer – und dazu gehört ja nun auch Sex – im Kopf abspielen, wie das ANDRÉ HELLER schon vor Jahren richtig erkannt und formuliert hat.
Unserem Bewußtsein ist es offensichtlich vollkommen egal, auf welcher Realitätsebene eine Erfahrung gemacht wird, wenn sie nur überhaupt gemacht wird. Individuelles Bewußtsein strebt nach Erweiterung seines Horizonts. Immer,

gleichgültig auf welche Art und Weise und nur ein beschränktes Bewußtsein gibt sich der Wahnvorstellung hin, daß unsere sichtbare Welt die einzige Dimension der Realität sei.

LAURA war durch die Lektüre meines Buches *Eros und sexuelle Energie durch Homöopathie* auf die Homöopathie im allgemeinen und meine Seminare im besonderen aufmerksam geworden. Tatsächlich entdeckte ich einiges an Gedankengut aus meinen, wie aus anderen Büchern, in ihren Schriftsätzen wieder. Sie hatte es lediglich eingeschmolzen in ihre Sprachmuster, wohl um sich diese Ideen besser einverleiben zu können und so ihre eigene Glaubensmatrix zu verändern. Ihr Verstand arbeitete mit einer geradezu bestechenden Präzision und ihre Merkfähigkeit für Gehörtes und Gelesenes war phänomenal. Traumatisch besetztes Material war ihr jedoch nicht zugänglich. Es blieb ausgeblendet, bis nach und nach die homöopathischen Arzneien dazu beitrugen, ihre Gedächtnislücken zu schließen. Im übrigen begrüßte sie es, daß ihr von mir mitgeteilt wurde, welche Arznei sie gerade einnahm, da sie bereits über gewisse Grundkenntnisse der Homöopathie verfügte.

In ihrem Beruf als leitende Angestellte in einer großen Firma, hatte sie bereits ein gehöriges Maß an Verantwortung zu tragen. Nach Abschluß der Behandlung konnte sie jedoch als eine Frau in ihr neues Dasein treten, welche darüber hinaus Lust auf Verantwortung in allen Bereichen ihres Lebens gewonnen hatte, vor allem jenen, in denen es um ihre ganz persönliche Genußfähigkeit ging.

Sollte ich zu der Ansicht gelangen, daß diese, ihre Aufzeichnungen auch für andere Frauen – gewissermaßen als »psychohomöopathische Gleichnisse« – von Nutzen sein könnten, so gäbe sie mir die Erlaubnis zur Publikation.

Darüber haben wir lange diskutiert. Da diese Berichte, – vor allem was die Schilderung sexueller Praktiken anbelangt – mit voyeuristischer Akribie und liebevoller Ausführlichkeit abgefaßt sind, schien mir eine Veröffentlichung anfangs zu gewagt. Ich kam in Konflikt mit meinen eigenen Ansichten darüber, was ich mir diesbezüglich erlauben und meinen Lesern zumuten wollte oder konnte. Manch einer könnte die Nase rümpfen und dieses Buch auf die Schiene pornographischer Erzeugnisse schieben wollen. Aber als was erweist sich *Pornographie,* wenn wir das Wort genauer betrachten? *Porne* kommt aus dem Griechischen und bedeutet soviel wie »Hure«. Es bezeichnet also eine Frau, die »ihren Körper für Geld feilbietet«. *Graphein* kommt ebenfalls aus dem Griechischen und heißt, wie beinahe ein jeder weiß, »schreiben«. Genau genommen hätten wir unter pornographischen Erzeugnissen also Schriften zu verstehen, welche Huren publizieren, um sich besser verkaufen zu können. Demnach fielen unter diesen Begriff vor allem Anzeigen die das leichte Gewerbe in den Medien schaltet. Einer unserer großen Homöopathen, Willibald Gawlik, geht sogar einen weiteren Schritt, indem er den Begriff noch freier mit *Babylonisches Verhalten* übersetzt.

Was ich hier zu lesen bekam, ließ sich den gängigen, sowieso recht verwaschenen Ansichten darüber, was denn nun Pornographie sei, nicht zuordnen, selbst wenn wir den Begriff wieder dahin einschränken, daß er die genaue Beschreibung geschlechtlicher Handlungen mit einschließt.[2] Laura ging nämlich noch einen Schritt weiter. Sie benutzt diese Schilderungen intimer geschlechtlicher Vorgänge nie als Selbstzweck, sondern um sich Klarheit über sich zu verschaffen. Indem sie ständig darum bemüht ist, ihren inneren Beobachter wachzuhalten und ihre Gedanken und Gefühle mit dem Skalpell der Selbsterkenntnis zu sezieren, bewegt sie sich bereits aus der Schlüssellochperspektive hinaus und hinein in einen übergeordneten geistigen Schaltkreis.

Nach reiflicher Überlegung kamen wir überein, den Leser selbst entscheiden zu lassen, welcher Gattung Literatur er die vorliegenden Aufzeichnungen zugeordnet wissen möchte. Jedenfalls schien uns der Nutzen den viele Frauen daraus ziehen könnten größer, als die eventuelle Geringschätzung durch übereifrige Moralapostel in den Reihen der Homöopathen, interessierter Laien oder Kritiker der Fach- und sonstigen Presse.
Im Übrigen sind wohl spätestens seit dem Erscheinen von CATHERINE MILLETS: *Das sexuelle Leben der Catherine M.* im September des Jahres 2001, der detailgenauen Beschreibung sexueller Abläufe überhaupt keine Grenzen mehr gesetzt. Aber im Gegensatz zu Catherine M. welche gesagt haben soll: »Was in meiner Seele vor sich geht, das ist mein Geheimnis. Das geht die Öffentlichkeit garnichts an«, läßt uns LAURA L. Einblick nehmen in ihre intimsten Seelenregungen und Nöte, um anderen Frauen ein therapeutisches Gleichnis zu geben.

Wir haben an Lauras Bericht bis auf stilistische Kleinigkeiten und sprachliche Anpassungen nichts Wesentliches verändert. Er ist das selbständige Werk der Autorin, die hier unter Pseudonym zum ersten Mal an die Öffentlichkeit tritt. Einige weiterführende Reflexionen LAURAS die nicht zum besseren Verständnis der von ihr geschilderten Entwicklung beitrugen, haben wir allerdings geopfert. An den erotischen Szenen wurde keine Zensur geübt. Das häufige Hin- und Herspringen von der Gegenwart in die Vergangenheitsform innerhalb desselben Kapitels bzw. Tagesablaufs, haben wir nach gemeinsamer Übereinkunft ebenfalls nicht korrigiert. Da LAURA ihren Bericht fraktioniert zu Papier brachte, hat es sich von selbst ergeben, daß sie manches soeben Erlebte im Präsens niederschrieb und anderes, auf das sie reflektierend zurückblickte, im Imperfekt. Innerhalb ihrer Trance-Visionen zeigt dieser Wechsel auch an, inwieweit sie gerade über ihren Zustand der Dissoziation reflektiert oder diese Trennung zwischen Subjekt und Objekt willentlich wie gefühlsmäßig aufgehoben hat.
Namen von Personen aus Lauras Tagebuch wurden gegen andere ausgetauscht, um die Beteiligten zu schützen. Angaben zu bestimmten Örtlichkeiten wurden ebenfalls leicht variiert. Da das Buch zu lang geworden wäre, wenn alle Tage des Tagebuchs darin aufgenommen worden wären, haben wir uns dazu entschlossen, den Mittelteil vom 10. bis 21. August zu komprimieren und den Entwicklungsablauf lediglich kurz zusammenzufassen.

---

[2] Das Bundesverfassungsgericht hatte 1990 festgestellt, daß Pornographie durchaus Kunst sein könne.

Für Homöopathen und solche die es werden wollen, habe ich in den immer wieder eingeflochtenen therapeutischen Intermezzi einiges zu den verordneten Mitteln gesagt und auch auf die entsprechenden Rubriken des KENT'schen *Repertoriums* und des *Symbolischen Repertoriums* von MARTIN BOMHARDT hingewiesen, um meine Verordnung besser durchschaubar zu machen.

Für interessierte Laien und mündige Patienten: Die Arzneien sind in den genannten Nachschlagewerken gekennzeichnet durch eine bestimmte Wertigkeit, welche durch unterschiedliche Typographie ausgedrückt wird. So erscheinen Arzneien, welche ein Symptom in besonders starkem Maße abdecken, auch hier bei uns fett gedruckt. Darüber hinaus sind sie mit einem Sternchen versehen. Die nächstwichtigen sind zwar ebenfalls fett aber ohne Sternchen ausgedruckt, und jene, welche einer Symptomatik zwar auch noch gerecht werden können, aber nicht mehr in auffallend starkem Maße, erscheinen im Normaldruck. Diese optische Differenzierung entspricht den sogenannten dreiwertigen sowie den zwei- und einwertigen Mitteln.

Alles weitere bezüglich der Herstellung homöopathischer Mittel bzw. deren Potenzhöhen und einem Einnahmerhythmus sowie vieles andere mehr, entnehme der intensiver an Homöopathie Interessierte, meinem Grundlagenwerk *Homöopathie – das kosmische Heilgesetz*, dessen 2. verbesserte und erweiterte Auflage im Jahr 2001 im Andromeda-Verlag erschienen ist.

PETER RABA

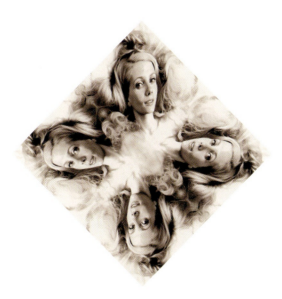

LAURA LUST
TAGEBUCH MEINER VERSCHÄMTEN VAGINA

Die Stimmen   Freitag, 27. Juli 2001

Ich hatte einen längeren Urlaub alleine genommen und meinen Freund Rainer zuhause gelassen. Ich wollte mir einfach mal die Möglichkeit geben, mich ganz auf mich selbst besinnen zu können. Deshalb hatte ich mir gewünscht, von ihm nach Möglichkeit in Ruhe gelassen zu werden, bis sich mich selbst wieder melden würde. Er solle mich weder besuchen, noch anrufen. Das konnte er zwar nicht so gut wegstecken, aber schließlich mußte er sich damit zufrieden geben. Wenn ich Hilfe benötigte, würde ich mich selbst melden.

Diese Beziehung war mir in der letzten Zeit zu beengend geworden. Ich glaubte, keine Luft mehr zu bekommen. In meiner selbst gewählten Auszeit wollte ich mich einer Therapie bei dem genannten, auf die klassische Weise arbeitenden Homöopathen unterziehen, der mir durch seine Bücher und einige Kurse die ich belegt hatte, bereits vertraut war. Zu diesem Zweck hatte ich mich in M., einem Kurort des bayerischen Voralpenlandes eingemietet. Vorab hatte ich ein umfangreiches Anamnese-Journal dieses Therapeuten ausgefüllt, das mir zugeschickt worden war. Darin werden eine Unmenge Fragen gestellt. Ich hatte mich bemüht, diese Fragen so gewissenhaft wie möglich zu beantworten und war sehr gespannt auf das Ergebnis. Jedoch schließe ich nicht aus, daß dabei vielleicht doch das eine oder andere unter den Tisch gefallen ist, was vielleicht für eine Arzneimittelfindung wichtig hätte sein können.

Deshalb fuhr ich damit fort, meine Gedanken und Gefühle zu Papier zu bringen und hatte mir meinen Laptop und eine Schachtel mit Disketten mit auf die Reise genommen. Nach wie vor war ich erfüllt von der Hoffnung, dadurch mehr Klarheit über mich selbst zu bekommen. Auf jeden Fall halte ich es für einen Akt der Selbstdisziplin, diese täglichen Aufzeichnungen noch eine Zeit lang zu kultivieren. Vielleicht ist es ja auch eine Hilfe für meinen Homöopathen, wenn ich ihm das Geschriebene von Zeit zu Zeit zugänglich mache.

Nachträglicher Einschub:
Wenn ich allerdings damals schon geahnt hätte, was da alles aus mir herausquoll, hätte ich mir diese Idee wohl schnell wieder abgeschminkt. Dazu

war es aber dann zu spät, denn als er in die ersten Blätter Einblick genommen hatte, war er natürlich überrascht und fragte bei jedem meiner folgenden Besuche danach, was ich zwischenzeitlich geschrieben hätte. Gott sei Dank brachte ich ihm so viel Vertrauen entgegen, daß ich mich diesbezüglich nicht abbremste. Das erwies sich letztlich sogar zu meinem Vorteil, denn es ermöglichte ihm tatsächlich eine bessere Wahl meiner Heilmittel, bis hin zu jener Entscheidung, die mir schließlich vollkommene Erlösung von meinen Zwangsvorstellungen brachte (Ende des Einschubs).

Irgendwann – in diesem oder einem nächsten Leben – werden wir alle konfrontiert sein mit dem, was uns gewissermaßen als Kloß im Hals stecken geblieben ist. Was wir nicht schlucken und psychisch verdauen konnten, sei es nun freiwillig oder erzwungenermaßen. So zumindest hatte ich mir das aus Büchern zusammengelesen, bis ich mich erneut mit diesen Gedankengängen konfrontiert sah, als ich in PETER RABAS Seminaren saß.
Wie ich lernte, geschieht das alles nach dem geheimen Gesetz, daß das Ähnliche sein Ähnliches sucht und findet, um ein Stück Heilung geschehen zu lassen. Nach einigen Jahren der Bemühung um tieferes Verständnis um solche Zusammenhänge, konnte ich solche Gedanken immer besser in mich hineinlassen, ohne mich innerlich dagegen zu wehren.
Nur, – etwas intellektuell begriffen zu haben, und es zur Lösung eigener Problematik anwenden zu können, das ist nun halt doch ein bedeutender Unterschied. Vom Verstand her habe ich schon alles mögliche versucht, um besser mit mir zurecht zu kommen. Aber es gab da gewisse Sperren in mir, die das nicht zulassen wollten und nicht nur das. Sie begehrten geradezu dagegen auf. Mein Ehrgeiz war es immer gewesen, jedes Problem selbst lösen zu wollen. Solange es dabei um äußere Schwierigkeiten ging, die es zu bewältigen galt, war mir das auch immer recht gut gelungen. Jetzt aber ging es um mich selbst. Und dabei stieß ich an eine Barriere, die nicht nachgab. Mittlerweile muß ich einsehen, daß ich sie ohne therapeutische Hilfe kaum werde überwinden können.

All die Fragen und Wünsche, sorgsam verborgen unter dem Mantel meiner anerzogenen Moralvorstellungen und gesellschaftlichen Zwänge, sie brachen auf einmal mit Macht aus mir heraus. Die alte Menschheitsfrage: Wer bin ich, woher komme ich und wohin gehe ich? – nun hatte sie auch mich überfallen. Wenn unsere unterdrückten Wünsche zu Gift werden, einem Seelengift, das schließlich auch den Körper verseucht, dann war ich längst davon befallen. Was soll ich nur tun?

Was mich am meisten quält, ist meine Schwierigkeit, mich beim Sex fallen zu lassen. Zu deutsch: Ich komme nicht zum Höhepunkt. Orgasmus ist für mich nicht nur ein Fremdwort vom Klang her. Öfters empfand ich sogar körperlichen Schmerz, wenn Rainer in mich eindrang. Manchmal gerate ich auch in eine Art Starre und habe das Gefühl, daß meine Vagina ganz taub ist. Oder ich verfalle in krampfartige Zuckungen dabei. Nicht selten wache ich mitten in der Nacht auf mit furchtbaren Krämpfen in meinem Anus und einem schneidenden Schmerz, der durch meine Eingeweide nach oben zieht. Ich muß dann aus dem Bett heraus und ein wenig umherlaufen, bis sich das allmählich wieder legt. Manchmal hatte ich auch schon einen Krampf in meiner Scheide, wenn wir zusammen waren. Ich mußte dann laut schreien und Rainer konnte sich kaum aus mir befreien. Danach fühlte ich mich jedesmal wie zerbrochen, als sei ich ein Haufen Scherben. Wie schon gesagt: Rainer hat seine liebe Not mit mir.

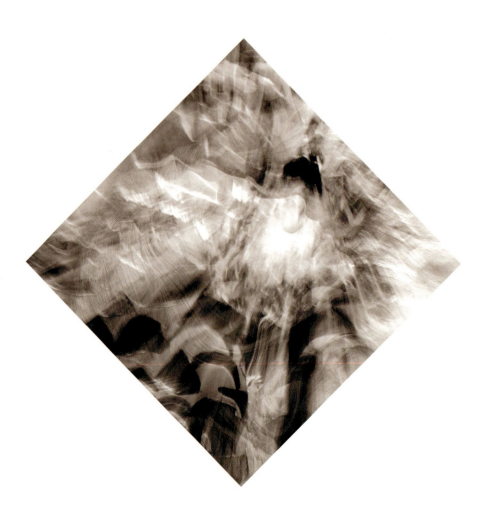

In meiner Kindheit besaß ich einmal ein Kaleidoskop. Irgend ein Besuch an den ich mich nicht mehr erinnere, hatte es mir mitgebracht. Das sind diese bunt bedruckten zylindrischen Röhren mit Guckloch. Wenn du hinein-siehst erblickst du eine Zauberwelt geometrischer Formen. Es ist so, als ob du ein Mandala betrachtest, das sich bei Bewegung des Geräts ständig ver-ändert. Ich liebte dieses Ding. Es entführte mich in eine andere Welt.

Wenn ich von meinem Vater geschlagen wurde, was öfters vorkam, holte ich mir das Kaleidoskop, um mich wieder auf die Reihe zu kriegen. Es war, als würde ich dadurch meine innere Ordnung wieder herstellen können.

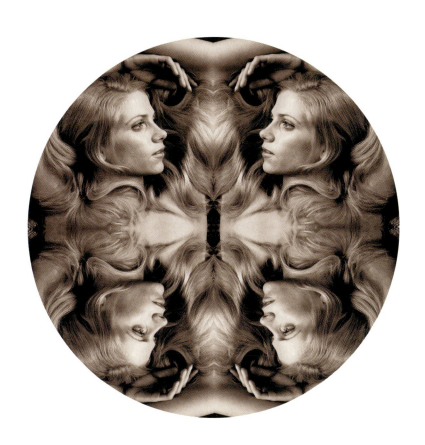

Irgendwann fiel diese Röhre zu Boden als ich sie gerade in der Hand hielt und unvermutet eine Ohrfeige von meiner Mutter bekam. Ich war untröstlich und ich bekam auch kein neues Zauberrohr mehr. Was ich sah, als ich danach hindurchblickte, waren nur ungeordnete Scherben. So ähnlich komme ich mir vor, wenn dieser Krampf mich überfällt und ich dann wie zerstört daliege. Wenn ich die Augen schließe, sehe ich sie, die Scherben. Gesichter und Scherben. Gesichter in den Scherben, Scherbengesichter.

Verbunden mit diesem Dilemma ist eine schmerzhafte und zu spärliche Monatsblutung. Hinter all dem vermute ich meine abnormen Scham- und Schuldgefühle.
Meine Beziehung zu Rainer verlief bisher in völlig geregelten Bahnen. Dieser Mann lieferte mir sozusagen die satte Grundierung für mein Leben. Aber immer öfter ertappe ich mich bei der Vorstellung, daß eine – nennen wir es – »fette Sünde« mein Gemüt erheitern und meine Seele beflügeln würde. Dabei war er ein Mann, wie man ihn sich nur wünschen konnte: Zärtlich, rücksichtsvoll, generös und zuvorkommend. Es gab keinen Wunsch, den er mir nicht erfüllte, wenn es in seiner Macht stand. Aber gerade seine beständige Aufmerksamkeit und Hilfsbereitschaft wurde schließlich, ohne daß wir es gleich bemerkten, für mich zum Problem. Ich hatte es nicht wahrhaben wollen, aber es legte sich allmählich ein Schleier von Stagnation über unser Zusammensein.

Wie ein Tümpel, der schließlich verlandet, so war meine Beziehung zu diesem Mann erstickt in lauter Höflichkeit, Förmlichkeit und Gewohnheit. Die Gewässer meiner Seele verlangten nach Bewegung. Sie murmelten, ächzten und stöhnten, wie eine im Gestein gefangene Quelle … und wenn der Bach ungestümer Lebenskraft sich an Felsen brechen und in Schluchten unerkannter Leidenschaften stürzen würde, – etwas wollte gelebt werden, auch wenn mir davor schauderte.
Es hatte mit Sex zu tun, entfesseltem Sex, Sex als reinem Energieerlebnis, – wenigstens im Augenblick, denn ich hatte mich diesbezüglich nie »ausgetobt« wie die anderen das nannten. Dabei schienen merkwürdigerweise Männer weniger eine Rolle zu spielen als Frauen. Was weiß denn ich, was mit mir los ist. Wenn ich nur besser durchblicken würde!

Das war die eine Seite der Medaille. Meine Scham- und Schuldgefühle die andere. Vielleicht trug ich deshalb ein so großes Verlangen nach meinem eigenen Geschlecht in mir, weil es mir vertrauter war, weil ich mich sicherer fühlte, weil ich keine Aggressionen bekam, weil ich glaubte bei solchen Begegnungen eher meine Scham los werden zu können, die mich an der freien Entfaltung meiner Sexualität hinderte. Vielleicht auch deshalb, weil mir das Männliche immer als etwas Bedrohlich-Gefährliches in Erinnerung war, vor dem man auf der Hut sein mußte. Auf der anderen Seite gab es einen Teil in mir, der genau das wollte, – dieses »Überwältigtwerden«.

Ach, wenn er doch auch einmal ausgerastet wäre, gebrüllt hätte oder mich – und dabei fühle ich, wie mir das Blut in den Kopf schießt – in den Dreck gestoßen, und mich brutal genommen hätte.

Eine Szene aus einem dieser alten *Emanuelle*-Filme fällt mir ein, die sie jetzt öfters im Fernsehen zeigen: Die junge Angestellte eines Hauses rennt durch tropischen Regen, verfolgt von einem Mann. Auf einem Dschungelpfad holt er sie ein und wirft sie in den Morast. Anfangs mag sie sich vielleicht ein wenig gewehrt haben. Dann aber liebten sie sich heftig inmitten der Urgewalt dieses Regengusses. Ich erinnere mich an die Umfrage einer großen Illustrierten, über die Häufigkeit sexueller Phantasien. Demnach würden es übrigens 48% aller Frauen am liebsten in einem Erdloch treiben.

Es ist, als ob meine Seele sich danach sehnt, sich auch einmal im Morast zu wälzen, um den verlorenen Kontakt mit Mutter Erde wieder herzustellen. Als Kind hatte ich mich nie schmutzig machen dürfen. Alles mußte immer sauber und anständig sein.

Einmal hatte ich Eier holen sollen. Auf dem Nachhauseweg kam ich an einem Spielplatz vorbei. Dort spielten die Kinder mit Sandformen. Ich konnte nicht widerstehen und opferte ein Ei, um einen Sandkuchen backen zu können. Die Prügel, die ich danach bezog waren fürchterlich. Ich erhielt sie zum ersten, weil ich zu spät nachhause kam. Zum zweiten, weil ich ohne dieses Ei zurück kam und zum dritten, weil ich mich dreckig gemacht hatte.

Als ich zuhause ankam, ahnte ich schon was mir blühte. Es lief immer nach dem gleichen Ritual ab. Mutter nahm mich beiseite, zog mich an den Haaren und gab mir einen kräftige Ohrfeige, mit den Worten: »Wart' nur, bis Vater nachhause kommt. Die richtige Strafe kommt erst noch.« Als er dann kam, verschwand sie mit ihm im Nebenzimmer, während mir die Angst im Hals saß und mich würgte. Das Abendessen verlief schweigend. Ich brachte kaum einen Bissen hinunter. Danach wurde ich mit ruhigen aber unnachgiebigen Worten ins Schlafzimmer zitiert und Vater holte den Rohrstock vom Schrank. Ich mußte mein Höschen herunterziehen und mich über einen Stuhl legen. Die Zahl der Hiebe war genau abgestimmt auf die verschiedenen Vergehen. In diesem Fall erhielt ich für jedes meiner drei Delikte fünf Schläge, zusammen also fünfzehn.

Danach war Vater immer wie ausgewechselt. Er drückte und küßte mich und sagte, alles wäre zu meinem Besten und nur, damit ein anständiges Mädchen aus mir würde. Bei meinem brennenden Hintern war an Schlaf danach aber trotzdem kaum zu denken. Wie oft war mein Kissen naß von meinen Tränen und in meinen schwärzesten Stunden habe ich mir auch schon gewünscht, ein gnädiger Gott möge mich wieder zu sich nehmen.

Lange nachdem ich sowohl Schule wie Ausbildung absolviert hatte und schon im Beruf stand, hatte ich mit Männern wenig bis nichts »am Hut«, wie man so sagt. Schließlich war ich an Rainer hängengeblieben. In diese

Beziehung war ich eingetreten, ohne irgendwelche Erfahrungen mit anderen Männern gehabt zu haben. Wahrscheinlich hatte ich mir Rainer ausgesucht, weil er so ritterlich und höflich war, so »gut erzogen«, daß ich nichts zu befürchten hatte. Aber das war es ja gerade, was meinen Gefühlsstau weiter förderte.

Manchmal hatte ich auch schon versucht, ihn dazu zu veranlassen, mich härter anzupacken, indem ich ein besonders impertinentes Benehmen an den Tag legte. Aber Rainer ließ sich nicht provozieren. Er lächelte mich nur an und mit einem: »Na, sind wir heute mal wieder ein wenig kapriziös?« scherzte er meine unbeholfenen Versuche ihn zu reizen hinweg.
Daß ich dabei vielleicht die von meiner Kindheit und Jugend her gewohnten Schläge vermißte, war mir bis jetzt nicht klar gewesen. Aber wenn ich's recht bedenke, konnte es wohl garnicht anders sein. Vielleicht können sich andere Frauen in ähnlichen Situationen ein Ventil erschaffen, indem sie hysterisch ausrasten und womöglich selbst auf ihr Gegenüber losgehen oder in die Nacht hinausrennen. Solche Möglichkeiten waren mir aufgrund meines Wesens versagt. Dazu besaß ich wiederum zuviel Stolz. Nach all dem, was ich mir aus meiner Not heraus bisher an diesbezüglichem Wissen angeeignet hatte, könnte es schon möglich sein, daß sich die vergiftete Energie, die da eigentlich aus mir heraus wollte, gegen mich selbst richtete. Das könnte dann zu den Beschwerden geführt haben, unter denen ich nun seit vielen Jahren litt.

Ich glitt zurück in die Gegenwart. Am kommenden Dienstag sollte ich bei meinem Behandler erscheinen. Ich bin schon am heutigen Freitag angereist, um das Wochenende und den folgenden Montag noch in Ruhe verbringen zu können und ein wenig von der Landschaft in mich aufzunehmen. Es gibt da einen malerischen See mit sieben Inseln. Das Wetter? Na ja, man wird sehen. Im Augenblick war es heiß. Sehr heiß. Aber es war eine angenehme trockene Hitze. Zwar war mir selbst oft innerlich zu heiß, aber äußerlich fröstelte ich. Das war auch eines jener merkwürdigen Zeichen, weswegen ich mich in Behandlung begeben wollte.
Nachdem ich ein gemütliches Zimmer in einer etwas abseits vom Ort gelegenen kleinen Pension bezogen und meine Utensilien verstaut hatte, öffnete ich die Tür zum Balkon und trat hinaus: Der Blick war sensationell: Vor mir lag, von der frühen Nachmittagssonne beschienen, eine ausgedehnte Moorlandschaft. Dahinter die Voralpenkette und eingerahmt von dieser, in noch weiterer Entfernung ein zentral gelegenes Massiv, auf dem zu dieser Jahreszeit immer noch ein wenig Schnee glänzte. Darüber ein paar hochaufquellende Wolkentürme. Nachdem ich mich eine Weile in den sich ständig verändernden Gesichtern darin verloren hatte, ging ich wieder hinein. Von der Anreise ermüdet, legte ich mich aufs Bett und döste vor mich hin. Dabei muß ich wohl für kurze Zeit eingeschlafen sein. Jedenfalls wurde ich durch einen merkwürdigen Traum erschreckt:

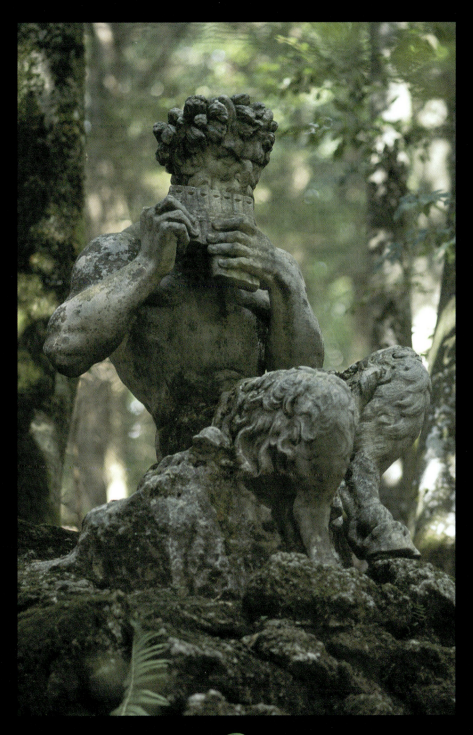

Pan

Ich ging durch einen lichten, von goldgrünen Strahlen durchwirkten Buchenwald. Das Gelände war hügelig. Der Weg dem ich folgte, wand sich in leicht geschwungenen Bögen nach unten und schien nur wenig begangen. Unter dem lichtdurchbrochenen, goldgrünen Laubdach der alten Buchen glaubte ich ein angenehm kühles Lüftchen zu verspüren. Ich trug ein weißes Sommerkleid mit roten Mohnblumen. Diese dehnten sich plötzlich aus und verdrängten mehr und mehr das Weiß aus meinem Kleid. Synchron dazu vernahm ich ein seltsames Stöhnen in meinem Ohr, dessen Herkunft ich mir nicht erklären konnte. Während dieser Ton anschwoll, breitete sich das Rot der Blumen weiter aus. Dann verwandelten sie sich. Jetzt wurden sie zu sich öffnenden Mündern, aus denen es nach allen Richtungen hin rot züngelte. Hinter dem Gewirr des Unterholzes erblickte ich plötzlich ein eigenartiges, bärtiges männliches Wesen. Ich zwang mich, genauer hinzusehen und glaubte, es mit einer Art Satyr zu tun zu haben. Jedenfalls deuteten die zotteligen Bocksfüße darauf hin, die ich deutlich erkennen konnte. Während die Erscheinung wieder im Dickicht untertauchte, hörte ich sie meinen Namen rufen: Laura, – Laura! Als ich schon glaubte, sie habe sich gänzlich aufgelöst, spürte ich, wie ich von zwei Händen im Genick gepackt wurde. Schlagartig war mir klar, daß dieser Unhold dabei war, mich zu würgen. In namenloser Angst suchte ich mich zu befreien, indem ich bestrebt war die Umklammerung mit meinen Händen zu sprengen. Als das nicht ging, biß ich das Geschöpf in meiner Verzweiflung in seine zottelige Pranke. Ich erwachte davon, daß ich mir selbst in die Hand gebissen hatte.

Nachdem ich mich von dem Schreck erholt, etwas erfrischt und eine Kleinigkeit gegessen hatte, beschloß ich, die Gegend zu erkunden und machte mich auf zu einem Spaziergang. Es ging mir einfach darum, mir durch Bewegung innerlich Luft zu verschaffen. Dabei beschäftigte mich dieses merkwürdige Mohnblumenkleid noch eine ganze Zeit lang und ich dachte: Bin ich jetzt total bescheuert? Wenn ich meinem Chef solch einen Entwurf hinlegen würde, bekäme ich ihn wahrscheinlich um die sprichwörtlichen Ohren geschlagen. Bei dem Gedanken, wie er da mit hochgezogenen Augenbrauen und tief gerunzelten Stirnfalten über seine Brillengläser hinwegsah, mußte ich allerdings schon wieder lachen. »Das ist doch wohl nicht Ihr Ernst!«, hörte ich ihn sagen.

Ohne ein bestimmtes Ziel anzusteuern, bewegte ich mich zunächst auf eine kleine Kirche zu, die am Rande des Moores lag. Danach führte mich der Weg allmählich auf eine Anhöhe hinauf. Ich überquerte eine Bahnlinie und gelangte an eine Straße auf der ich zurücklaufen wollte. Ein kleineres Sträßchen, das von dieser nach links abbog, erregte meine Aufmerksamkeit, weil es zu einem Wald hinführte, vor dem ein geheimnisvolles, dunkel gestrichenes Holzhaus lag. Ich folgte diesem Weg und erreichte, nachdem ich das Holzhaus bereits hinter mir gelassen hatte, ein herrschaftliches Anwesen von beinahe schloßähnlichen Charakter im Stil der Jahrhundertwende. Obwohl ich niemanden zu Gesicht bekam, schienen die Gebäude aber bewohnt, denn vor einem Tordurchgang parkten mehrere teure Autos.

Ich ging durch den Torbogen und kam auf einen kiesbedeckten Innenhof, den ich auf der anderen Seite durch eine Art offenes Portal wieder verließ. Kein Mensch war mir begegnet. Danach führte der Weg direkt in den Wald hinein. Er schien dem aus meinem Traum ähnlich zu sein, dessen Nachwehen immer noch durch mich hindurchfluteten. Etwas beunruhigt betrat ich den Wald und befand mich wie von selbst auf jenem Weg, von dem ich vorher geträumt hatte. Meine Neugier siegte über meine Angst und so ging ich weiter. Wir gehen die Wege unseres Lebens, um die dort lauernden Wegelagerer zu überlisten und auf diese Weise zu wachsen, dachte ich mir.

Als eine Art Schutzwall zog ich mir auch bei warmer Witterung meist eine viel zu dicke, blickdichte Strumpfhose an. Heute hatte ich lediglich ein Höschen unter dem Rock an. Während ich da ging fiel mir auf, daß ich tatsächlich nur die Farbe Weiß trug. Aber kein Kleid mit Mohnblumen, denn ein solches besitze ich nicht.

Daß ich mich so überaus leicht bekleidet aufmachte, war ungewöhnlich für mich, denn obwohl ich als Spätsiebziger auf die Erde kam, in der Hochzeit der Beatles, der Blumenkinder und der Propagierung freier Liebe, war ich, wie ich schon sagte, sehr streng und in großer Sorge um meine Reinheit erzogen worden. Die Anschauungen meiner Eltern waren geprägt von blindgläubigem Vertrauen in religiöse Dogmen und folgten bigotten moralischen Normvorstellungen. Also war ich auf Mutters Betreiben höchst vorsorglich in ein Internat gesteckt worden, damit mein kostbarer Leib keinen frühzeitigen Schaden erleiden sollte, was mir natürlich nicht in dieser Weise erklärt worden war. Merkwürdigerweise konnte ich jedoch den Gedanken nicht loswerden, daß mir solch ein Schaden längst zugefügt worden war. Manchmal beschlich mich eine vage Ahnung, von meinem Vater unsittlich berührt worden zu sein, der nach außen hin soviel Wert auf seine reinweiße Weste legte. Meine Mutter muß wohl die Augen davor verschlossen haben. Vielleicht hatte sie auch deshalb darauf gedrungen, mich in eine Privatschule zu stecken, als ich in ein Alter kam, wo ihr das angebracht erschien. Finanziell litten wir jedenfalls keine Not.

Was auch immer sich zwischen meinem Vater und mir abgespielt haben mochte, – mal abgesehen von den ziemlich regelmäßig stattfindenden »Abstrafungen«, wie das genannt wurde, – mehr als eine vage Ahnung in dieser Hinsicht ließ ich bis jetzt nicht in mir hochkommen. Ich weiß nur noch, daß mich mein Vater immer gern ins Bad begleitet, mich eingeseift und gewaschen hat. Auch als ich schon etwas größer war und das nicht mehr so gerne wollte, hat er darauf bestanden und mich überall betatscht. Ich hatte immer große Angst vor ihm, die schließlich in regelrechten Ekel ausartete. Vater war es merkwürdigerweise nie recht gewesen, daß Mutter darauf drang, mich in einer Privatschule unterzubringen. Er hätte mich gerne noch länger bei sich behalten, was meiner Ahnung, daß er alles mögliche mit mir angestellt hat, was er besser nicht hätte tun sollen, aus meiner heutigen Sicht betrachtet, neue Nahrung gab. Jedenfalls finde ich sie schon eigenartig, meine Schwierigkeiten beim Sex.

Meiner inneren Not zufolge und auf der Suche nach dem Sinn meines Lebens, hatte ich schon vor Jahren angefangen, mich nach Büchern umzusehen, die ein Weltbild entwarfen, welches über das hinausgriff, was üblicherweise an den Schulen und Universitäten gelehrt wird. Meine Anschauungen aber waren einfacheren Gemütern zu unbequem und trugen mir in meinen Kreisen den Ruf einer etwas hochgestochenen Spinnerin ein, weshalb ich bald darauf bedacht war, nur in einem sorgfältig ausgewählten Freundeskreis über diese Themen zu sprechen. Aufgrund meiner exponierten Stellung bemühten sich zwar eine Menge Leute um mich, aber ich wußte sie mir auch vom Leibe zu halten. Das wiederum sorgte automatisch dafür, daß ich bei vielen als arrogante Zicke verschrieen war.

Mit all denen, die die Erscheinungen dieser Welt nur aus dem zu erklären versuchen was sie anfassen und sehen können und dabei Geist und Seele leugnen, stand ich bald auf Kriegsfuß. Nach der geschilderten schwierigen Kindheit, die überdies gezeichnet war durch häufige Meinungsverschiedenheiten meiner Eltern, war ich bei meiner Volljährigkeit und nach Beendigung der Internatszeit von zuhause fortgegangen. Ich hatte zusätzlich eine Schneiderlehre absolviert und mich nach meinem Abschluß auf der Modeschule in den folgenden Jahren aus eigener Kraft bis zur Designerin einer angesehenen Firma hochgearbeitet.

Künstlerisch zu arbeiten war immer schon meine Leidenschaft gewesen und das Zeichnen lag mir im Blut. Es ging mir gut. An meinen beruflichen Leistungen konnte nicht gerüttelt werden. Trotzdem war ich mir einer tief in meinem Inneren eingenisteten Unsicherheit bewußt, die ich nach außen hin aber gut hinter der Maske eines freundlichen Lächelns und gekonnten Make-ups zu verstecken wußte. Jedenfalls war ich dankbar, zu wissen, daß es über mir noch eine Betriebsführung gab, die mir meine Richtlinien vorschrieb. Auf der anderen Seite ging mir manches gegen den Strich und ich mußte auch hier viel schlucken.
Es gab Phasen, in denen ich so hektisch war, daß ich alles gleichzeitig erledigen wollte. Es ist mir nicht klar, ob ich das machte, um gelobt oder um von mir selbst und meinen Problemen nicht berührt zu werden. Immer war ich erfüllt von einer ungeheuren inneren Unruhe und Betriebsamkeit. Bisweilen kam es mir vor, als sähe ich mir gleichsam von oben oder außerhalb meiner selbst zu bei dem, was ich da gerade machte und ich wunderte mich über die Ruhelosigkeit meiner Hände. Manchmal stürzte ich mich derart in die Arbeit, daß ich nichts anderes mehr denken konnte. Wahrscheinlich wollte ich auch nichts anderes denken. Wenn ich Zeit gehabt hätte, mich mit mir selbst zu beschäftigen, hätte ich sicher heulen müssen. Wenn ich

mich allerdings selbst zu sehr unter Druck gesetzt hatte, rannte ich auch plötzlich mit irgendwelchen Bekannten in eine der zahllosen Szene-Discos, um mir den Kummer von der Seele zu tanzen, was mir ungeheuer gut tat. Hauptsache es gab laute Musik und keine dummen Fragen. Meistens ging ich jedoch nur dann mit Leuten aus meinem Job aus, wenn ich nicht alleine sein wollte.

Immer wieder einmal hatte ich versucht, mich zu überwinden und einen besseren Kontakt zu meinen Eltern herzustellen, aber irgendetwas hat mich so blockiert, daß ich schon lange nicht mehr bei ihnen gewesen bin. Das fiel mir umso leichter, als sie sowieso weit von meinem jetzigen Domizil entfernt wohnen.

Während ich so vor mich hinträumend, versuchte, mein bisheriges Leben zu überblicken, war ich ein Stück weitergegangen auf diesem einsamen Waldpfad.

Plötzlich hatte ich das Gefühl beobachtet zu werden und da waren sie dann wieder, diese Stimmen, die mich seit geraumer Zeit nicht mehr zur Ruhe kommen ließen und mich in mehr oder weniger aufdringlicher Art belästigten und beschimpften:

»Schlampe! Wirst schon sehen, wo dich das hinführt!«
»Schäm dich, du Miststück!«

Immer wenn diese Stimmen mich bedrängen, habe ich den Eindruck, als wiche die Welt vor mir zurück. Alles sieht dann aus, als sei es weit von mir entfernt. Gleichzeitig ergreift mich ein Gefühl intensiver Schwäche. Ich spüre förmlich, wie mir alle Farbe aus dem Gesicht weicht.

Meine Zunge schwillt an und ich bin unfähig zu sprechen. Manchmal kann ich mich kaum aufrecht halten, weil mir die Kniee versagen. Es ist, als wären sie miteinander verschnürt. Immer dann, wenn ich es am wenigsten brauchen kann, passiert es, das heißt, ich kann es eigentlich überhaupt nicht brauchen. Oder brauche ich es? Gibt es einen Teil in mir, der leiden will? Ich hatte gelesen, daß so etwas tatsächlich vorkommt.

Dazu kommt ein fürchterlicher Juckreiz. Er überfällt meinen ganzen Körper schlagartig. Ich möchte schier aus der Haut fahren. Aber wenn ich mich kratze wird alles nur noch schlimmer. In den Nächten die solchen Tagen folgen, ist an Schlaf überhaupt nicht zu denken. Das alles habe ich auch in meinen homöopathischen Fragebogen geschrieben.

So ging das nun schon seit vielen Monaten. Zuerst hörte ich sie nur selten, diese Stimmen, dann kamen sie in immer kürzeren Abständen. Anfangs waren sie kaum wahrnehmbar und ich drückte sie erfolgreich weg, wollte sie »nicht gehört haben«. Aber je mehr ich dagegen ankämpfte, umso stärker wurden sie, diese Angriffe, – bis ich auf einen Satz in einem der Bücher meines Therapeuten stieß. Der hieß: »Kampf ist kein Mittel um zu siegen.« Was aber sollte ich tun? Diese Stimmen sind real. Sie sind deutlich vernehmbar. Ich kann sie geradezu körperlich spüren. Obwohl niemand außer mir selbst anwesend ist.

Das brachte mich schließlich auf die Idee, diese Reise anzutreten, um mich in Behandlung zu begeben und jetzt bin ich hier. Zwar gibt es diverse Mystery-Serien wie Akte X, in denen Angriffe aus übergeordneten Räumen vorkommen, Einflüsterungen von Verstorbenen, Fälle von Besessenheit durch andere Seelen, doch ich halte es da eher mit GOETHES »Zwei Seelen wohnen, ach, in meiner Brust!«
Obwohl es sich um mehrere, auch nach dem Geschlecht unterscheidbare Stimmen handelt und es mir mehr als unwahrscheinlich scheint, daß diese sich mit einer derartigen Prägnanz gleichsam aus mir selbst heraus gebildet haben sollten, so will ich doch nicht an jene anderen Möglichkeiten glauben. Das klingt mir zusehr nach nach irgendeinem Scifi-Abenteuer.

Und jetzt war da sogar noch eine weitere Stimme. Diese war neu. Sie war dunkel, weich, sinnlich, fordernd. Es war dieselbe die ich in meinem Traum gehört hatte:

»Laura, – Laura!«

Sie kam von hinter mir. Ich drehte mich um und wurde im Bruchteil einer Sekunde erfaßt von jener bekannten Sensation, von der man nicht sagen kann, ob sie sich heiß oder kalt anfühlt: ein Blitz des Erschreckens schoß mir, vom Gehirn ausgehend, durch den ganzen Leib. Da stand tatsächlich jemand hinter mir oder besser gesagt: Er saß. Er saß auf einem Stein und war – aus Stein. Aber das bemerkte ich erst beim zweiten Hinsehen. Zuerst war da dieser Schock. Einen Augenblick glaubte ich, ich sei wirklich in einem Mystery-Film. Es konnte kaum wahr sein: Da saß ein überlebensgroßer Faun auf einem Stein, ein Satyr, wie ich ihn verschwommen in meinem Traum wahrgenommen hatte. Es war Pan, der griechische Hirtengott mit den Bocksfüßen, der da auf seiner Syrinx blies.
Mitten im Wald, einige hundert Meter abseits von letzten Gehöft stand diese halbverwitterte Skulptur auf einem Sockel aus aufgetürmten Tuffsteinen ein paar Meter über dem zur Talsohle hinstrebenden Weg. Wie kam sie dahin? War das ehemals ein Park gewesen, der zu einem Schloß gehörte? Wo aber war das dazugehörige Schloß oder wenigstens Reste davon? Waren es jene Gebäude, durch deren Innenhof ich vorhin gegangen war?

Trotz der inzwischen erkannten Unbeweglichkeit der Skulptur, war ich nicht frei von einer gewissen Scheu, als ich mich jetzt langsam auf die Figur zubewegte. Selbst als ich nahe an sie herangetreten war und ihr ins Gesicht sah, war ich noch auf dem Sprung wie ein Reh, das eine unbekannte und gefahreinflößende Witterung aufgenommen hat.

Das war er also, dieser Pan, der »Allumfassende«, alles miteinander verbindende, mythische Gott der Natur. Weit und unergründlich war sein Blick an mir vorbei in die Ferne gerichtet. Und doch war da sein Ruf:

»Laura, hast du mich endlich gefunden?! Wie lange willst du dich wehren, gegen die Stimme deines Blutes?«

»Ich weiß es nicht«, hörte ich mich flüstern. »Ich weiß nicht, was du mir sagen willst.«

»Doch, du weißt es schon lange. Aber du kannst mich nicht hören, solange du diesen anderen Stimmen Glauben schenkst. Ich bin das Leben. Ich bin dein Leben. Ich bin das Leben aller Lebewesen, der Steine, Pflanzen, Tiere und Menschen, der Sonnen, Monde und Milchstraßen im gesamten Universum. Alle bewegen sich nach meinem Gesetz.«

Fragend sah ich zu ihm auf.

»Ja, ja« – um Pans Augen schien plötzlich der Anflug eines Lächelns zu spielen – »glaub es nur:

Auch Steine leben. Sie schlafen, – eine Zeit lang. Aber was ist schon Zeit! Eine schillernde Seifenblase, eine Illusion in dem Traum den du träumst!«

»Und wenn ich mich sträube gegen deine Gesetze?«

»Wie lange noch willst du dich selber kränken? Warum hörst du nicht auf damit?«

»Weil ich deine wahre Natur nicht verstehe.«

»Du meinst, weil du deine eigene Natur nicht verstehst. Das macht nichts, es geht vielen so. Wer will schon gern die Wahrheit über sich erkennen. Aber ich bin rücksichtslos im Aufdecken von Wahrheit, denn ich bin all das, was Menschen bei sich nicht sehen wollen. Darum hat man mich schließlich zum Teufel gemacht.«

»Auch ich bin in Gefahr dich dafür zu halten. Warum trägst du diese kleinen Hörner über deiner Stirn?«

»Ah, du hast also schon darüber nachgedacht. Das ist gut. Es ist Energie, die nach oben strömt, geistige Erneuerung, das Hervorquellen der Lebenskraft. Ich bin nicht nur der geile Bock!«

Ich mußte lächeln: »Aber wohl in der Hauptsache, oder jagst du nicht jeder Nymphe nach?! Was hast du mit Echo und Eupheme gemacht?! Meinst du, ich weiß das nicht? Griechische Mythologie ist eines meiner Steckenpferde!«

»Und meinst du, sie hätten es nicht genossen? Daß sie sich sträubten, machte die Sache doch erst reizvoll – und nicht nur für mich. Du kennst es von dir selbst. Oder jagt es deine Pulse nicht bis zum Hals hinauf, wenn du von mir ergriffen wirst!?«

»Ich konnte es noch nie genießen. Für mich ist es nichts besonderes, – bis jetzt.«

Tatsächlich aber spürte ich, wie sich sofort etwas in mir regte und meinen Herzschlag beschleunigte. Ein seltsames Rinnen wie von warmer Flüssigkeit durchströmte mich. Ich mußte zu Boden blicken. Dann hob ich meinen Blick wieder und richtete ihn auf die Flöte, die an Pans Lippen lag.

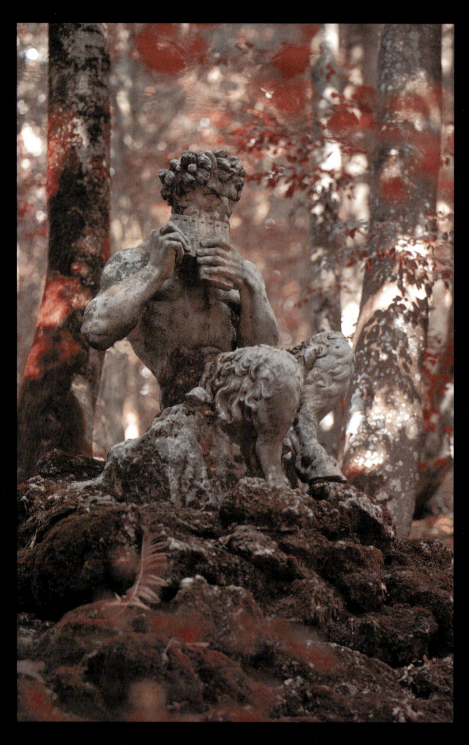

Dialog mit Pan

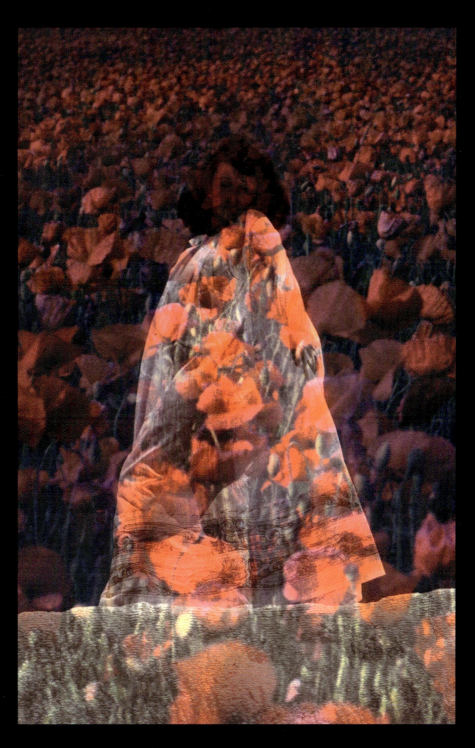

Lauras Mohnblumentraum

»Und Syrinx? Sie konnte sich nur retten, indem sie sich in ein Schilfrohr verwandelte.«

Ich glaubte ein genüßliches Lachen zu hören: »Sie hatte Angst, – Angst vor Pan, sozusagen panische Angst. Dafür spiele ich heute noch auf ihr. Oder kennst du ein einziges Mädchen, deren Geliebter ihrer nicht überdrüssig wurde, nach ein paar Jahrhunderten des Spiels?«

»Du bist ein Tier, ein ungestümes wildes Tier!«

Nachdenklich strich ich der Figur über die zotteligen, steinernen Schenkel und betrachtete ihre Bocksfüße. Eine Aura ungestümer Kraft ging von ihnen aus.

»Das stimmt nur zum Teil. Ich bin viel mehr, wie du bereits erkannt hast.«

Ich bemerkte, daß ich mich – etwas vertraulicher – gegen den kühlen Stein gelehnt hatte. Sofort drang Pans dunkel-kehlige Stimme erneut an mein Ohr. Dabei war auch hierbei nicht recht auszumachen, ob ich diese innerlich wahrnahm oder sie von außen hörte.

»Versprichst du mir etwas?«

»Was?«

»Ich möchte, daß du mich jeden Tag einmal besuchst. Und wenn es nur für wenige Minuten ist. Versprich es!«

»Versprechen sind schwer zu halten, das solltest gerade du wissen. Wieviele Liebesschwüre sind schon geschworen worden! In jedem dieser Fälle hast du dich irgendwann dazwischen gedrängt.«

»So seh ich's auch! Und das war gut so, bevor diese Liebe erstickt wäre an Gewöhnung.«

»Du bist höchst unmoralisch!«

»So seh ich's nicht! Oder glaubst du das Leben an sich sei unmoralisch? Das sind nur die Gebote, die ihr euch selbst gegeben habt.«

»Menschen brauchen Gebote, sonst ufert alles aus!«

»Auch wenn diese Gebote ihre Lebendigkeit untergraben?«

»Ich, – ich meine, – du hast, – du machst …«

»Hör auf von mir zu sprechen! Oder hast du dich nicht selbst in Erstarrung gebracht durch deine Gebote?«

Ich bemerkte Trotz in meiner Stimme als ich mich antworten hörte: »Und du, sieh dich an: Bist du nicht auch erstarrt!«

»Ich bin nur ein Gleichnis für deine eigene Unbeweglichkeit.«

»Aber die Stimmen, sie sagen mir …«

»Stimmen? – Was sind das für Stimmen?«

»Stimmen eben. Sie sind da. Sie beschimpfen mich. Sie sagen mir was nicht gut ist. Sie sagen mir, daß ich nicht gut bin.«

»Aahh, – nicht gut. Das ist interessant. Was ist gut und was ist böse?

Das war mir zuviel. Das hielt ich nicht aus. Außerdem hatte ich keine Lust auf philosophische Gespräche dieser Art. Es war mir zu anstrengend. Nein, nicht heute. Ich floh.

»Du wirst wieder kommen! Ich weiß es!« Pans Lachen tönte mir noch im Ohr, als ich schon wieder die Ortschaft erreicht hatte. Als ich noch über den Nymphenschänder nachdachte, fiel mir eine Geschichte ein, die ich in einem der Bücher gelesen hatte, die mein Homöopath verfaßt hat. Es handelte sich um eine wahre Begebenheit:

Da war die Rede von einem 20-jährigen Mädchen, das sich nach einer Vergewaltigung durch einen unbekannt gebliebenen Täter von diesem Schock nie erholt hatte und in Depressionen versank, jedoch jede Zuwendung ablehnte.[3]
Bevor es dazu kam, war sie zwei Jahre lang mit einem jungen Mann befreundet gewesen, hatte sich ihm jedoch nie hingegeben. Er wollte sie heiraten ... hat in der ganzen Zeit keinen einzigen Versuch gemacht, mit ihr zu schlafen. Als er sie schließlich darum bat, ließ sie ihn abblitzen. Ja, sowas gibt's auch noch heutzutage. Ein paar Wochen später hat er's wohl nochmal versucht, – aber sie ließ ihn nicht an sich heran, woraufhin er sie schließlich verließ. Kurze Zeit danach passierte es. Ihre Mutter grübelte darüber nach, ob sie bei der Erziehung ihrer Tochter etwas falsch gemacht habe. An ihrem eigenen Verhalten dem anderen Geschlecht gegenüber konnte sie nichts ähnliches entdecken.

So hat also Gott PAN gewaltsam jene unsichtbare Tür eingetreten, die sanft zu öffnen ihm verweigert worden war. Gab es vielleicht etwas in mir, das ahnte, worauf ich selbst gerade zusteuerte, nach jenem geheimen Gesetz, das alle Seelen auf einer höheren Ebene miteinander in Beziehung treten und voneinander wissen läßt? Suchte ich bereits insgeheim nach meinen Täter?

Ein wenig schaudert mir bei dem Gedanken, daß da vielleicht tief in meinem Inneren etwas brodelt, irgendein höllisches Gebräu, das ans Licht will, etwas das sich schon zu lange unter dem Deckmantel des braven Mädchens verborgen haben könnte. Von der Homöopathie erhoffe ich mir allerdings, daß sie mir dabei helfen wird es aufzudecken und los zu werden.

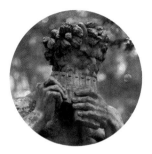

[3] RABA, PETER: *Homöopathie – das kosmische Heilgesetz*, 2. Auflage 2001, S. 381., Andromeda-Verlag.

PETER RABA

Sinn der Träume und Technik der Traumdeutung

Ich greife hier meinen (auf S. 60) folgenden Gedanken zur Persönlichkeitsspaltung etwas voraus, um auf Lauras Traum mit dem Mohnblumenkleid eingehen zu können. Wir haben ihn erst nachträglich bearbeitet, nachdem mir Lauras Aufzeichnungen von ihr anläßlich ihres ersten Besuches in der Praxis zugänglich gemacht worden waren. Da er aber richtungweisend für ihre weitere Entwicklung war und Auskunft gibt, über ihre geheimen Wünsche und Leidenschaften, soll er bereits an dieser Stelle erklärt werden. Nun liegen wir ja meistens falsch, wenn wir versuchen, unserem Gegenüber seinen Traum zu erklären. Die einzig vernünftige Erklärung schlummert nämlich in ihm selbst. Wir können ihn aber dabei unterstützen, sich den Kokon zur Selbsterkenntnis selbst zu öffnen.

Unsere Seelen präsentieren uns Träume als eine Chance, neue und bessere Wahlmöglichkeiten für Konfliktsituationen zu kreieren. Jeder Traum ist ein Puzzle aus Scherben eines Spiegels der Persönlichkeit, Scherben, die von uns neu zusammengesetzt werden können und sollen, sodaß aus einem chaotischen Scherbenhaufen wieder ein *Kaleidoskop* wird, ein »schönes Bild«. Gleicht der Albtraum einem durch Wellenberge aufgewühlten Meer, so sehen wir im erlösten Traum unser Spiegelbild wie in einem stillen See.
Auf dem schrittweisen Weg zu unserem innersten göttlichen Kern durchschreiten wir verschiedene Stationen, die den konzentrisch angeordneten Wallbildungen eines Mandalas gleichen. Haben wir eine Prüfung erfolgreich bestanden, so öffnet sich ein Tor im nächstinneren Ringwall des Mandalas.

Sehr schön und mit großer Offenherzigkeit hat PATRICIA GARFIELD hierüber geschrieben in ihrem Buch: *Der Weg des Traum-Mandala,* auf das wir noch näher zu sprechen kommen werden.
Träume kommen aus der Zukunft, um deren bestmögliche Verwirklichung unsere Seele bereits weiß. Sie werden uns mit unermüdlicher Liebe aus den inneren Ordnungszentren heraus geschickt, als Reorientierungshilfen auf dem Weg zu einer schöneren Zukunft. Es liegt dabei in unserer Hand, wie wir die von unseren Träumen signalisierten Möglichkeiten aufzugreifen bereit sind.

Dabei erweisen sich oft die als am schrecklichsten empfundenen Träume nachträglich als die besten und so gesehen gibt es überhaupt keine »schlechten Träume«, denn jeder Traum hält eine wichtige Botschaft für uns bereit.

Als ein einziges Beispiel hierfür mag jener Traum einer jungen Frau angeführt werden, den diese anläßlich eines Traumseminars im Jahr 2001 zum besten gab. Sie hatte geträumt, sie werde von vier Männern vergewaltigt, die ihr bei lebendigem Leibe die Haut abzogen und ihr dieselbe sodann vor Augen hielten.

Bei der anschließenden Arbeit mit diesem Traum kam sehr schnell heraus, daß sie sich seit Jahren gleichsam selbst Gewalt angetan hatte, indem sie ihre weibliche Natur verleugnete, um ein wenig Zuneigung und Liebe von ihren Eltern zu erhalten. Die hatten sich nämlich einen Jungen gewünscht.

Das sah dann in der Praxis so aus, daß diese hübsche Frau sich in Motorradlederhosen zwängte und den Gang eines Mannes angenommen hatte, was mir bereits aufgefallen war, als sie im Seminarraum zum ersten Mal von ihrem Stuhl aufgestanden und zur Türe gegangen war. Die Träumerin war angewiesen worden, in die einzelnen Bilder ihres Traum hineinzuschlüpfen und diesen eine Stimme zu verleihen. Sodann solle sie diese Teile zu Zwiegesprächen untereinander ermuntern, um mittels Frage und Antwort die Botschaft hinter den Traumbildern selbst in Erfahrung zu bringen. Als sie in die Rolle der abgezogenen Haut schlüpfte und als diese zu sprechen anhob, kam es spontan aus ihr heraus: »Du willst doch schon lang' aus der Haut fahren. Aber du traust dich nicht. Ich bin deine alte Haut. Streif sie endlich ab! Häute dich!« Und als die Vergewaltiger sagte sie: »Weil du es alleine nicht fertig bringst, helfen wir dir dabei.« Und dann: »Du vergewaltigst dich in einem fort!« Wie sich anschließend herausstellte, bedeutete die abgezogene Haut nichts anderes, als daß sie endlich aus ihrer angenommenen männlichen Rolle schlüpfen solle, um sich so verwirklichen zu können, wie sie sich das eigentlich wünschte, nämlich als Frau. Auf die Frage, warum sie sich gleich vier Vergewaltiger erschaffen habe, meinte sie: »Es mußten vier sein. Mit einem von ihnen wäre ich fertig geworden.« Danach fing sie hemmungslos an zu weinen. Schließlich ging das Weinen in ein befreites Lachen über und dann fiel sie abwechselnd ihrer Freundin und mir um den Hals.

Dieses Seminar war für sie ein Schlüsselerlebnis und eine große Befreiung. Als ich ihr sechs Wochen später auf dem Homöopathie-Kongreß in Hagenbach[4] begegnete, hatte sie die Lederklamotten zugunsten eines ihrer Figur schmeichelnden Kleides abgelegt und wirkte wie erlöst. Sie war tatsächlich aus ihrer alten Haut herausgeschlüpft und hatte ihr ganzes Leben umgekrempelt.

Um nun die Traumscherben wieder zusammenzusetzen, sodaß sich ein klares Bild ergibt, bietet sich folgende Technik an: Der Träumer versetzt sich in die Rolle eines jeden Teils seines Traums und verleiht diesem eine Stimme in der ICH-BIN-Form. Er kann sich dabei auf verschiedene Stühle setzen, um der inneren Dissoziation auch im Außen eine Entsprechung zu geben und einen Dialog zwischen den einzelnen Traumteilen beginnen.

---

[4] Dieser Kongreß findet jedes Jahr einmal, meistens im Mai statt. Auskünfte und Anmeldung über: Mahalo-Institut, Mechtilde Wiebelt, Jakobspfad 8, 76779 Scheibenhardt, Telefon (0 72 77) 91 92 83, Fax (0 72 77) 91 92 81.

Lauras Mohnblumen-Traum

Als wir nun Lauras Traum vom Kleid mit den Mohnblumen auf diese Weise bearbeiten, ergab sich folgendes:

Laura: »Warum erscheint ihr auf meinem weißen Kleid?«
Die Mohnblumen: »Du bist erstarrt, wir wollen dich beleben.«
Laura: »Und warum seid ihr so rot und nicht zum Beispiel lila?«
Die Mohnblumen: »Weil du eben Rot brauchst.«
Laura: »Warum erscheint ihr mir als Mohnblumen?«
Die Mohnblumen: »Du sollst dich selbst vergessen.«[5]
Laura: »Warum nehmt ihr so überhand?«
Die Mohnblumen: »Wir wollen, daß du uns wahrnimmst. Wir wollen, daß du dich selber für wahr nimmst.«
Laura: »Warum verwandelt ihr euch in Zungen?«
Die Zungen: »Weil wir danach lechzen, daß du dir deine Wünsche erfüllst.«
Laura: »Warum seid ihr so feurig?«

Während dieser Arbeit hat sich das Gesicht Lauras in zunehmendem Maße gerötet. Ich empfehle ihr, nun in der ICH-BIN-Form zu sprechen. Nur mühsam bringt sie heraus:

Laura: »Ich bin – eine Zunge. Ich bin – viele Zungen. Ich bin – viele feurige Zungen. Ich will – wir wollen – züngeln, – lecken – schlecken. Ich bin eigentlich ein Schleckermaul. Aber ich durfte es nie sein. Ich bekam nur selten ein Stück Schokolade und immer nur dann, wenn ich so war, wie sie mich haben wollten …«

Ich: »Weiter, da ist noch mehr.« Als sie jetzt antworten soll, wird Laura puterrot vor Scham.
Laura: »Ich – ich – nein, das kann ich nicht.«
Ich: »Sagen Sie *Ich will nicht,* dann sind Sie ehrlich.«
Laura: »Ich will ja, aber …«
Ich: »Aber sie erlauben es sich nicht.«
Laura: »Ja.«
Ich: »Könnten Sie sich vorstellen, daß Sie einfach nur wütend sind darüber, daß es Ihnen so schwer fällt, sich zu Ihren Wünschen zu bekennen.«
Laura (hochgradig erregt): »Ja, ich bin wütend. Ich habe eine ungeheure Wut im Bauch, daß ich mich nicht getraue zu sagen, daß ich mir manchmal vorstelle, daß Zungen mich berühren, an mir schlecken, Zungen von Männern, Zungen von Frauen und daß mich das wahnsinnig erregt …«

---

[5] Anm.: Vermutlich eine Anspielung auf die Selbstvergessenheit, die sich unter dem Genuß des Mohnsaftes einstellt.

Ich: »Jetzt haben Sie's gesagt.«

Laura: »Ach ja. Gott sei Dank … ja, – aber Gott ist das nicht recht.«

Ich: »Woher wissen Sie, daß es Gott nicht recht ist?«

Laura: »Weil, … weil … es ist nicht gut, nein, es ist einfach nicht richtig, es ist niedrig, tierisch, primitiv.«

Ich: »Wer sagt das? Sagt das Gott?«

Laura: »Ich weiß nicht, … nein … man tut so etwas eben nicht!«

Ich: »Wer ist ‚man'?«

Laura: »Man – man –, Sie bringen mich ganz durcheinander!«

Ich: »Das ist der Sinn der Übung. Wie wollen Sie Ordnung in sich schaffen, solange ihre alte Ordnung, ihre alten Glaubenssätze nicht aufgelöst sind? Wer immer sie installiert hat, es sind Menschen gewesen, Laura. Menschen sind keine Alleswisser. Menschen können sich irren.«

Laura: »Aber woher soll ich wissen …«

Ich (indem ich auf ihren Bauch deute): »Nur von da drinnen. Da ist das Telephon zu Gott. Es ist ein rotes Telephon, für höchste Alarmbereitschaft. Er sitzt immer dort. Sie erreichen Ihn. Gott schläft nicht. Er schläft nie.«

Laura: »Meinen Sie wirklich?«

Ich: »Mein' ich wirklich!«

Laura: »O Gott, – da muß ich wohl noch einiges umlernen. Mit meinem Bauch hab' ich lang nicht mehr gesprochen.«

Die Farbe Rot

Rot gilt von alters her als Farbe der Liebe, des Lebens und der Leidenschaft. Es kann auch ein Symbol für nicht gelebten Zorn sein. Ein hochroter Kopf signalisiert in jedem Fall, daß der, der ihn trägt, einen »Marsischen Konflikt« nährt.

Zu Beginn der Arbeiten an seinem Film *Lola rennt,* hatte Regisseur TOM TYKWER lediglich das Bild einer Frau mit feuerroten Haaren vor Augen, einer Frau, die vor der schier unlösbaren Aufgabe steht, innerhalb von 20 Minuten einhunderttausend Mark in bar auftreiben zu müssen. Vom Ansatz her ähnlich wie in der Filmkomödie »*… und täglich grüßt das Murmeltier*« (1993), wird hier ein und dieselbe Situation in mehreren Variationen aufgerollt. Angetrieben von ihrem Willen und ausgestattet mit enormem Einfallsreichtum, macht Lola insgesamt drei Anläufe, um mit der Situation besser zurecht zu kommen als beim jeweils vorangegangenen Mal. In der ersten Variation kommt es dahin, daß sie, beim Versuch, ihrem Geliebten zu helfen, von der Polizei erschossen wird. Beim zweiten Versuch erwischt es ihren Geliebten und erst als alle Beteiligten gelernt haben, etwas liebevoller miteinander umzugehen, ergeben sich minimale Veränderungen im Ablauf des Geschehens, die schließlich dahin führen, daß das Paar nicht nur gemeinsam überlebt, sondern sogar noch mit hunderttausend Mark Gewinn aus der Affaire herauskommt.

Ein Lehrstück für die These, daß aggressives Verhalten kein Mittel ist um Siege auf irgendeinem Gebiet zu erringen.

Wie sich im folgenden noch zeigen wird, fühlt sich Laura von einer Frau angezogen, deren ansonsten dunkles Haar ebenfalls von einer rötlichen Tönung überhaucht ist und die wahrscheinlich kein Problem damit hat, ihre erotischen Bedürfnisse auszuleben. Sie sucht sich also instinktiv den ihr fehlenden Part im Außen, der die Chance in sich birgt, eine Normalisierung ihrer Gefühlswelt zu beschleunigen.

In Patricia Garfields Buch *Der Weg des Traum-Mandala* gibt es diverse Stellen aus denen der Bezug der Farbe Rot zu sexueller Leidenschaft und zum Orgasmus recht deutlich hervorgeht. So schreibt sie beispielsweise:

»Ein anderes Mal segelte ich in einem luziden Traum hoch oben in der Luft. Da spürte ich, daß ich wachzuwerden begann. Mir fiel ein, daß es gelingen kann, das luzide Stadium zu verlängern, indem man sich auf ein kleines Detail der Szene konzentriert, bevor es verblaßt. Ich wählte schnell eine winzige rote Zeichnung, die ich weit unter mir auf dem Gehsteig erkennen konnte. Ich behielt dieses sichtbare Muster im Auge und stürzte mich darauf hinunter. Indem ich durch die Luft hinunterflog, löste ich mich plötzlich in einen Orgasmus auf. Als ich diesen Traum von der ›roten Zeichnung‹ hatte und auch als ich den Traum vom ›Rubinvogel‹ hatte, bekam ich Blutungen in der Mitte meines Regelzyklus.«

Und an anderer Stelle:

»Trotz dieser Erfahrungen mit Rothaarigen, empfand ich rotes Haar immer als schön, vor allem einen Kupferton. Wenn er natürlich ist, gefällt mir diese ungewöhnliche Farbe, und ich bewundere das Lichterspiel darauf, das ihm Leben verleiht … Was immer die Erklärung sein mag – Rot durchdringt von Zeit zu Zeit meine Träume, und es hat eine klar umrissene symbolische Bedeutung, zu deren Verständnis ich während eines bestimmten Traums gelangte … In diesem Traum wurde ich selbst zur Erdbeerdame. Mit rot schimmernden Wangen und roten Haaren personifizierte ich meine sexuelle Leidenschaft wie die Erdbeerdame in einem früheren Traum …«[6]

Was passiert, wenn ein Mensch gegen seine Instinkte handelt, kommt sehr schön in Christian Andersens Märchen *Die roten Schuhe* zum Ausdruck. Da näht sich ein armes Waisenkind aus roten Stoffetzen ein paar Schuhe. Obwohl das Endergebnis noch etwas unbeholfen und ziemlich grob erscheint, fühlt sich das Mädchen gut zu Fuß und innerlich reich, wann immer sie in diesen aus eigener Kraft und ihrem Einfallsreichtum geschusterten Schuhen durch den Dornenwald (des Lebens) geht um Beeren (Erfahrungen) zu sammeln. Als sie der goldenen Kutsche einer alten reichen Dame begegnet, kann sie dem Angebot nicht widerstehen und steigt ein. Nun genießt sie zwar alle Annehmlichkeiten eines sorgenfreien Lebens. Ihre selbstgemachten roten Schuhe jedoch werden verbrannt. Erst als ihr bei einem Schuster ein Paar neue rote Schuhe aus

---

[6] Garfield, Patricia: *Der Weg des Traum-Mandala*, Ansata-Verlag, Interlaken, 1993, S. 136f.

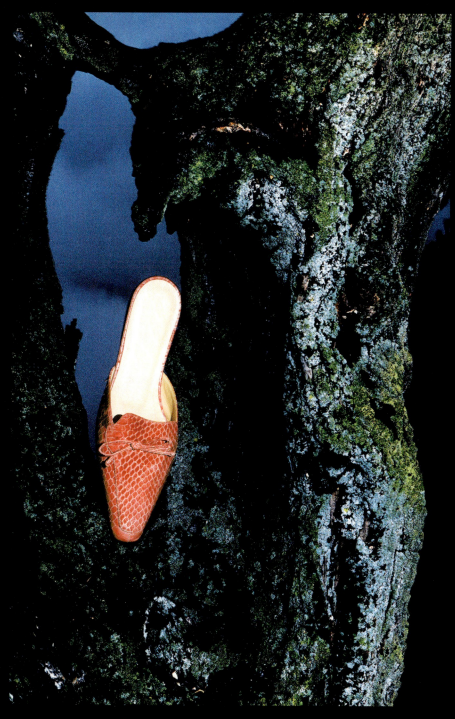

Des Teufels Tanzschuh

feinem Leder von der – farbenblinden – alten Dame gekauft werden, erwachen Lebenslust und Tatendrang erneut in dem Mädchen. Vor allen Dingen fühlt sie sich unwiderstehlich zum Tanzen angeregt. Doch da diese Schuhe nicht selbstgemacht sind, werden sie nicht mehr von dem Mädchen beherrscht und gewinnen Macht über ihr Leben und Schicksal. Ihre Farbe ist kein sanftes, gemäßigtes Rot mehr. Es ist das grelle Rot unkontrollierbarer Leidenschaft, welche ihre Trägerin unweigerlich zur Selbstzerstörung führen muß. Der Geist der Verführung hat sie verflucht und zwingt sie, ab sofort nach seiner Pfeife zu tanzen (von einem Erlebnis zum nächsten zu eilen, um ihren Hunger nach Erfahrung zu stillen). Diese Schuhe können nicht mehr aufhören zu tanzen, und das Mädchen kann sie auch nicht mehr von ihren Füßen lösen, sodaß sie in ihrer Not den Scharfrichter bittet, ihr lieber beide Füße abzuhacken, als daß sie gezwungen wäre, auf ewig weiter tanzen zu müssen.

Dieses Märchen ist geradezu eine Metapher für das Arzneimittelbild von Tarantula hispanica – *der Wolfsspinne.* Der Tarantula-Charakter legt eine ungebremste Arbeitswut an den Tag und bringt sich dabei allmählich selbst um. Seine gesamte Symptomatik bessert sich durch zügelloses Tanzen.

Wir erinnern uns an Lauras Arbeitseifer und ihr Sicherheitsventil, das Tanzen:

»Manchmal stürzte ich mich derart in die Arbeit, daß ich nichts anderes mehr denken konnte. Wahrscheinlich wollte ich auch nichts anderes denken. Wenn ich Zeit gehabt hätte, mich mit mir selbst zu beschäftigen, hätte ich sicher heulen müssen. Wenn ich mich allerdings selbst zu sehr unter Druck gesetzt hatte, rannte ich auch plötzlich mit irgendwelchen Bekannten in eine der zahllosen Szene-Discos, um mir den Kummer aus der Seele zu tanzen, was mir ungeheuer gut tat.« (S. 28f.).

Wie wir noch sehen werden, gibt es die verschiedensten Ansatzpunkte für eine Therapie von Laura aus homöopathischer Perspektive. Tarantula bietet nur eine Möglichkeit hiervon. Wir werden auf die Spinnenmittel und speziell Aranea diadema – *die Kreuzspinne* an anderer Stelle noch zurückkommen.

Schon lange bevor Laura zu mir in Therapie kam, hatte ich ihr angeraten, sich ein Buch zu kaufen. Es war *Die Wolfsfrau* von CLARISSA PINKOLA ESTÉS. Ich hatte es ihr empfohlen, weil ich schon damals das Gefühl hatte, die darin ausgesprochenen Wahrheiten und therapeutischen Metaphern könnten sie darin unterstützen, sich selbst besser zu finden und zu artikulieren. Damals war mir allerdings Lauras Problematik im einzelnen noch nicht bekannt. Lediglich eine gewisse Starre in ihrem Benehmen war mir aufgefallen. Gleichzeitig staunte ich über ihre Wißbegier in meinen Seminaren und ihre eloquente Ausdrucksweise.

Bevor sie nun die Reise zu mir unternahm, erinnerte ich sie noch einmal daran, sich diese Leselektüre mitzubringen und als ich nun ihre folgenden Aufzeichnungen zu Gesicht bekam sah ich, daß sie dem auch nachgekommen war.

Die Autorin der Wolfsfrau beschäftigt sich recht eingehend mit der alten Sage *Die Tanzschuhe des Teufels,* auf der das Märchen von HANS CHRISTIAN ANDERSEN gründet. Sie schreibt da im Anschluß an das von Laura (auf S. 47) angeführte Zitat:

»Das Ganze folgt einem bestimmten Muster, das Frauen studieren und sich einprägen sollten, um ihre Urinstinkte und die ihrer Töchter vor Schaden zu schützen. Auch auf den psychischen Wildbahnen gibt es Fußfallen und allerhand vergiftete Köder, die von einem verunsicherten Wildwesen nicht unbedingt als solche erkannt werden.
Die *feral women*[7] jeden Alters, aber ganz besonders die jungen, haben ein ungeheuer starkes Bedürfnis, frühere Versäumnisse zu kompensieren. Sie sind geistig und seelisch ausgehungert und lassen sich deshalb auf Beziehungen und Abenteuer ein, durch die sie wieder in irgendwelche Käfige geraten und ihr Leben erneut eingeengt wird.
Wenn ihr jemals eingesperrt, eingeengt und dominiert worden seid und seelisch Hunger gelitten habt, dann wißt ihr, was es heißt, sich wie eine ausgehungerte Bestie zu fühlen. Die heißhungrige Frau ist extrem verletzbar und frißt normalerweise jede Giftpille, die ihr als ›Seelenmedizin‹ verschrieben wird, solange sie nur mit genügend Zucker überzogen ist.«[8]

Anschaulicher kann man es kaum ausdrücken und ich konnte nur hoffen, daß die Macht der homöopathischen Arznei auch hier – wie ich es schon so oft erlebt hatte – dafür sorgen würde, daß die Tränen in Lauras Seele gestillt werden könnten, sodaß sie nicht irgendwann durch den Hunger ihres Körpers dazu getrieben würde, sich die roten Tanzschuhe anzuziehen.

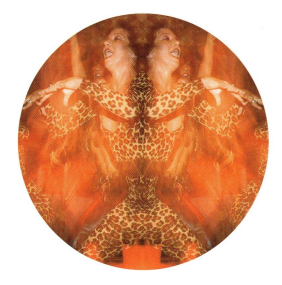

[7] Engl.: *feral* »wildlebend, wild, barbarisch«, aber eigentlich noch mehr. Wie CLARISSA ESTÉS ausführt, ist unter einer *feral creature* »eine ursprünglich wild lebende Kreatur« zu verstehen, »die gezähmt wird und dann aus irgendwelchen Gründen in den Zustand der Wildheit zurückkehrt«. (ESTÉS, CLARISSA PINKOLA: *Die Wolfsfrau – die Kraft der weiblichen Urinstinkte,* S. 236, Wilhelm Heyne-Verlag, München 1993).
[8] *Die Wolfsfrau,* S. 236.

LAURA LUST

Wer bist Du?   Samstag, 28. Juli 2001

Ich erwachte nachts um 4 Uhr. Ein weiterer Traum weckte mich:

Ich war unausweichlich eingeengt in einem Raum zusammen mit anderen Menschen, die ich nicht näher identifizieren konnte. Ich befand mich am weitesten links außen. Von rechts gegenüber kamen Eindringlinge, die uns bedrohten. Eine Frau mit Stahlhelm hielt ein Gewehr in ihren Händen. Es war klar, daß ich erschossen werden sollte. Irgendwie war es mir egal. Ich bewegte mich in einem Bogen nach rechts und ging dann frontal auf diese Frau zu:
»Sieh mich an!« Sie sah zu Boden. »Blick mir in die Augen!« Erneut wich sie mir aus, wandte ihren Blick nach links. Ich herrschte sie an: »Wer bist du?! Wer hat dir so übel mitgespielt, daß du deine Wut an mir auslassen willst?« Jetzt sah sie mich an. Ihr Gesicht verzog sich schmerzlich und sie begann zu weinen.

Ihr Kummer rührte mich und ich wachte auf. »Wir erfahren etwas über uns, wenn sich die einzelnen Teile des Traums miteinander unterhalten«, eine Technik, die ich unbewußt bereits in diesem Traum angewandt hatte. Das Ergebnis war, daß dieser Teil von mir, der sich da mit einem Stahlhelm zu schützen versuchte, in Tränen ausbrach. Ja, – wer hatte mir so übel mitgespielt, daß es soviel versteckte Aggression in mir gab? Konnte es außer den erniedrigenden Erfahrungen meiner Kindheit vielleicht noch etwas anderes, tiefer vergrabenes sein, etwas das noch weiter zurücklag?

Nachdem ich gut gefrühstückt hatte, beschloß ich, mir ein Ruderboot zu mieten und auf den See hinauszufahren. Es war ziemlich viel Betrieb zu dieser Zeit und ich erwischte gerade noch das letzte Boot. Das Rudern wollte anfangs nicht so recht klappen, denn es war eine Ewigkeit her, seit ich zuletzt mit so einem Boot umgegangen war. Das letzte Mal an das ich mich erinnere, war anläßlich eines Ausflugs während meiner Internatszeit gewesen. Anfangs scherte das Boot einmal mehr nach links, dann wieder nach rechts aus, weil ich die Kraft meiner Arme ungleichmäßig verteilte. Manchmal spritzte ich mich auch naß dabei, weil ich mit dem Ruder zu abrupt eintauchte oder vorzeitig die Wasserfläche berührte. Aber nach einiger Zeit gewöhnte ich mich daran, meine Bewegungen miteinander in Einklang zu bringen und einen gleichmäßigen Ruderschlag auszuführen.
Gemächlich begann ich, die größte der zahlreichen kleineren und größeren Inseln zu umrunden und legte an ihrem Westufer neben einer dekorativen

Zwergkiefer an, deren Stamm sich fast waagrecht über die Uferböschung hinausgelegt hatte. Meine Arme taten etwas weh und ich wollte eine Pause machen. Ich breitete meine Decke aus und schlüpfte aus Rock und Bluse. Darunter trug ich einen Badeanzug mit einem ornamentalen Muster, das den Akanthus-Blättern griechischer Säulen nachempfunden war. Hinter den spitzen Ausläufern dieser Blätter fühlte ich mich irgendwie geborgen, auch wenn sie dem Stoff lediglich aufgedruckt waren.

Am Ufer der in geringer Entfernung gegenüberliegenden kleinen Insel tummelten sich ein paar nackte Gestalten. Einige Jungs rannten hinter ihren Mädchen her, die sich kreischend ins Wasser stürzten. Ich suchte nach Wolken, um mich in ihnen zu verlieren, konnte aber keine einzige entdecken. Der Himmel war wolkenlos. Nach einiger Zeit kam ich erneut ins Träumen und mußte an Pan und das abrupt beendete Gespräch denken.

Trotzdem konnte ich mich an diesem Tag nicht mehr aufraffen, der Skulptur einen Besuch abzustatten. Ich verbrachte den Nachmittag in Ruhe und aß lediglich ein paar Früchte. Nachdem ich hier völlig abgeschirmt war von äußeren Störeinflüssen, ließ ich mich einfach fallen. Eine ungeheure Erschöpfung machte sich bemerkbar, die ich nicht nur zurückführte auf die beruflichen Anstrengungen der vergangenen Monate. Ich konnte mir das nur durch meinen ständigen inneren Konflikt erklären. Eine vage Vermutung beschlich mich, daß meine leeren Batterien auch mit der krampfhaften Aufrechterhaltung der zahlreichen Schutzwälle zu tun haben könnten, die ich im Laufe der Zeit um mich herum aufgebaut hatte.

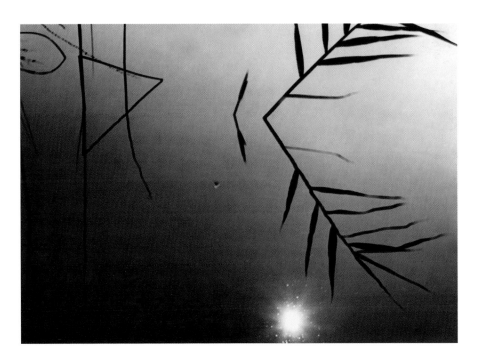

Als ich da auf meiner Decke lag, meine Sachen und ein Badetuch als Kopfkissen benutzend, fiel ich in einen Dämmerschlaf, aus dem ich hin und wieder erwachte, um eine Frucht zu essen oder mich mit einem Schluck Mineralwasser zu erfrischen. Trotz der herrschenden Hitze und obwohl mir das Wasser des Sees relativ warm zu sein schien, hatte ich lange Zeit nicht das Bedürfnis zu baden. Erst spät am Nachmittag wagte ich einen ersten Versuch. Da der See an dieser Stelle sehr flach ist, mußte ich ziemlich lange über die runden Kiesel laufen, bis ich mich allmählich hineingleiten lassen konnte. Das Wasser war aber seidig weich und tat gut. Als ich wieder draußen war, wollte ich natürlich den nassen Badeanzug los werden. Da inzwischen noch andere Menschen in der Nähe lagerten, war ich dabei wieder einmal auf unangenehme Weise mit meinen anerzogenen Schamgrenzen konfrontiert. Hätte ich mich nicht durch Überhängen des Badetuchs vor neugierigen Blicken schützen können, wäre ich das nasse Ding darunter sicher nicht los geworden.

Allmählich begann ich die erfrischende Umgebung ein wenig zu genießen. Merkwürdigerweise verschonten mich die lästigen Stimmen weitgehend. Nur einmal meldete sich eine keifende Frauenstimme. Das war, als ich den fröhlich Badenden am gegenüberliegenden Strand wieder mit den Augen folgte, die da immer einmal wieder so unbekümmert pudelnackt ins Wasser stürmten. Dann tönte es in mir: »Du Nutte! Dreckstück. Herausprügeln müßte man es aus dir!« Ich dachte an Pan. Da verstummten sie.

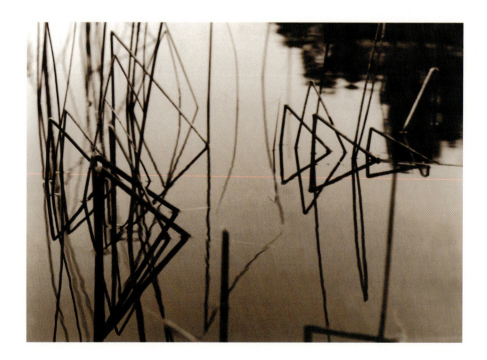

Sonntag. Nach wie vor hochsommerliche Hitze. Heute versuchte ich es im öffentlichen Strandbad. Aber das war nichts für mich. Es war fürchterlich laut und der Andrang gewaltig. Ein etwas widerlicher Geruch vom Wasser her, ließ erst garnicht den Wunsch in mir aufkommen, dort schwimmen zu wollen. Also begab ich mich nur hin und wieder unter die Dusche und fuhr nach dem Mittagessen in einem Seerestaurant bald zurück zu meiner Pension.

Außer meiner Arzneimittellehre befand sich ein einziges Buch in meinem Reisegepäck, das ich mir schon vor einiger Zeit auf Anraten von PETER RABA gekauft hatte, und zwar war das *Die Wolfsfrau*. Bis jetzt hatte ich nicht mehr als ein paar Sätze darin gelesen, war aber noch nicht dazu gekommen mich wirklich eingehender damit zu beschäftigen und in die Gedankengänge der Autorin zu vertiefen. Das Buch hatte bereits ziemlich Furore gemacht und ich ahnte, daß es Antworten auf viele meiner Fragen und Probleme für mich bereit hielt. Ich hatte es mitgenommen, weil ich glaubte, während meiner beruflichen Auszeit endlich Muße zum Lesen zu finden. Nun schien mir der geeignete Moment gekommen, um erneut einen Blick hineinzuwerfen. Ich schlug es einfach in der Mitte auseinander und fing an zu lesen. Das erste Kapitel auf das ich stieß, trug die Überschrift:

Die ausgehungerte Frau

»… *The feral woman* ist eine Frau, die mit sämtlichen Urinstinkten intakt zur Welt gekommen ist, dann domestiziert oder sogar ›überdomestiziert‹ wurde und schließlich versucht, wieder zu ihrer ursprünglichen Wildheit zurückzufinden, aber dabei in alle möglichen Fallen tappt, weil ihre Instinkte abgestorben sind. Da ihre natürlichen Zyklen und Schutzsysteme zerstört worden sind, ist die Rückkehr in ihren ursprünglichen Seinszustand für sie nicht ungefährlich. Ihr fehlt die Wachsamkeit der ungebrochenen Wildnatur und so wird sie leicht zum Opfer.«[9]

Ich glaube, noch schlimmer wäre es, aus Angst in Fallen zu tappen, sich der Lebendigkeit zu berauben und garnichts mehr zu versuchen, um sich die eigene Wildnatur wieder zurück zu erobern. In dieser Stagnation steckte ich schon zu lange, ohne daß es mir bewußt gewesen war. Vor allen Dingen daran mußte und wollte ich etwas verändern. Auch auf die Gefahr hin, zu scheitern. Nachdem mein Leidensdruck ins Unerträgliche angestiegen war, begann ich damit, mir immer wieder vorzusagen, daß ich nun willens wäre,

[9] *Die Wolfsfrau*, S. 236.

47

alles anzunehmen, was das Schicksal mir bieten würde. Das schien mir immer noch besser zu sein, als mir am Ende eingestehen zu müssen, ich wäre gescheitert und vollkommen zu Eis erstarrt.

Am Nachmittag ließ es mir keine Ruhe mehr. Ich ging tatsächlich wieder hin. Wohin? Natürlich zu der Pansfigur im Wald.

»Hab' ich's dir nicht vorhergesagt?« Der ernste Ausdruck des Fauns schien sich verflüchtigt zu haben. In dem Maß wie sein kehliges Lachen mich erfüllte, fing auch die Figur an, schelmisch den Mund zu verziehen. »Und wie wär's heute mit unserem abgebrochenen Dialog über Gut und Böse?«
Als ich schwieg, tönte es mir von selbst entgegen: »Ich weiß nicht, welcher Idealvorstellung von Reinheit du nacheiferst. Aber je mehr du versuchst, die wilde Laura zu verscheuchen, die da in dir wohnt und Luft zum Atmen braucht, umso weniger Gutes tust du dir.«
»Aber man hat mir gesagt …«
»Wer ist ,man' und außerdem: Willst du immer nur glauben, was andere dir sagen? Meinst du wirklich, andere wüßten, was gut für dich ist?
»Keine Ahnung.«
»O doch, du hast eine Ahnung, und nicht nur das. Hör auf damit, irgendwelche hochgestochenen Ziele zu verfolgen, von denen dir gesagt wurde, sie seien gut und erstrebenswert. Was du Vollkommenheit nennst, ist sehr relativ. Du hast dich hierher zurückgezogen, um dir zu erlauben, selbstgesetzte Grenzen zu sprengen. Niemand wird dich deshalb tadeln oder gar bestrafen.«
»Ich weiß nicht.«
»Aber ich weiß. Es gibt da etwas in dir, das leiden will. Das findet es garnicht gut, wenn es dir zu gut geht.«
»Also doch«, dachte ich bei mir. Pan war der geborene Verführer. Er stellte all meinen Anschauungen auf den Kopf.

»Glaubst du es wäre gut, das von dir als böse Angesehene in der Schublade Seelenmüll abzuladen? Oder wäre es nicht eher böse zu nennen, immer nur gut sein zu wollen? Würdest du andererseits ständig nur deine boshaften Seiten hervorkehren, so würde es auch sicher böse für dich enden. Die Frage ist, wieviel an sogenanntem Bösen, das du in dir hegst, wirst du wahrnehmen wollen? Wieviel von dem, was du für böse hältst, kannst du verdauen, ohne daß dir das große Kotzen vor dir selber kommt? Doch wenn Du's aushältst, wirst du dir dadurch manches Gute tun!

Ich schlich um die Figur herum, so wie ich auf höherer Ebene die Frage umkreiste. Für Augenblicke kauerte ich mich hinter Pan zusammen. Er lachte: »Willst du Verstecken mit mir spielen? Das geht nicht. Ich bin auch bei dir, wenn du nicht bei mir bist. Das scheinbar Böse, das du da so krampfhaft ausklammerst, weißt du was das ist?«

48

Ich war bemüht, an ihm verbeizublinzeln, als es auch schon unüberhörbar in mir tönte:

»Das ist dein ungelebtes Leben! Du bist belesen, aber diese Art von Wissen kannst du dir nicht anlesen, das mußt du an dir selbst erfahren.«

»Und wie soll ich das machen?« hörte ich mich fragen.

»Indem du in den Apfel der Versuchung beißt. Du kannst deine Erlösung nicht vorwegnehmen und du bist zu klug, um das nicht zu wissen. Du kannst dich nicht ins Licht hineinmeditieren, wenn du nicht vorher deine Drecklöcher ergründet hast, oder das was du dafür hältst. Du mußt nicht zum Tier werden, um in den Himmel zu kommen, aber du wirst Pegasus nicht besteigen, solange du vermeidest den Höllenritt zu dir selbst zu wagen.

Ich zitterte: »Fang damit an zu lieben was in dir ist, und wenn dir auch noch so graust davor!«

Wieder fällt mir auf: Solange ich mit Pan spreche, sind die anderen Stimmen still.

»Und wie werd' ich nun gut in deinem Sinne?«

Pan lachte: »Hat dir das dein Therapeut nicht gesagt?«

»Ich glaube schon«, hörte ich mich antworten.

»Dann wiederhol' es mir!«

»Indem ich Toleranz übe.«

»Und was heißt das?«

RABA hat einen Satz dafür, den hab' ich mir gemerkt: »Jeder tut zu jedem Zeitpunkt sein Bestmögliches, gemessen an dem Bewußtsein das er hat.«

»Du weißt es also.«

»Aber es ist so schwer zu verwirklichen, den anderen zu ertragen, nur … .

Pan ergänzte meinen Gedanken: … nur um ein wenig besser zu begreifen, was ihn antreibt zu handeln wie er handelt. Das wäre Erbarmen! Aber kannst du dich selbst ertragen? Hast du mit dir selbst Erbarmen?«

Wieder blickte ich zu Boden.

»Kannst du nicht verzeihen, auch ohne im einzelnen zu wissen, was man dir angetan hat? Wenn du damit aufhörst, eine Handlung danach zu bewerten, ob sie deiner Ansicht nach gut oder schlecht ist, kommst du heraus aus dem Dschungel der Selbstvernichtung. Hab' auch ein klein wenig Nachsicht mit dir selbst und deinen Wünschen.«

»Was weißt du von meinen Wünschen?«

»O, sehr viel.« Pan schien wieder zu schmunzeln. Wie dumm auch von mir: Pan heißt ›alles‹ und Pan weiß alles.

»Und, was wünsche ich mir denn?«

»Du wünscht dir Liebe.«

»Ich will Sex ohne Scham!« Das Blut schoß mir in den Kopf, als ich mich das sagen hörte.

»O nein, das ist nur das Verlangen deines Körpers, dessen Zellen schon zu lange Entbehrung leiden. Im Grunde willst du Liebe. Deine Seele leidet

Hunger. Du willst geliebt werden, aber dazu mußt du dich erst einmal selbst lieben lernen, all das Dunkle, deinen eingebildeten Schmutz, das versteckte Begehren, das du untergebuttert hast und nach außen mit schönen Kleidern und ein wenig Schminke kaschierst.«

Schon wieder bemerkte ich, wie ich verlegen und schuldbewußt zu Boden blickte. Woher kamen sie nur, diese ständigen Schuldgefühle? Kaum war ich in diesen Zustand abgeglitten, verschwand auch die Röte aus meinem Gesicht so schnell wie sie gekommen war. Wieder einmal spürte ich, wie schon so oft in solchen Situationen, wie sich eine zunehmende Starre über meinem Gesicht ausbreitete, verbunden mit einem klebrigen Gefühl auf der Haut, so als hafte mir eine Spinnwebe an, die mich gefangen hielt. Diese Starre löste sich auf, wenn ich errötete, was häufiger der Fall war. Das aber war mir auch nicht recht. Allerdings blieb dann auch das Spinnwebgefühl regelmäßig und für einige Zeit verschwunden. Es war ein ständiges Hin- und Her. Natürlich war mir der enge Zusammenhang zwischen meinem körperlichen Befinden und dem augenblicklichen Zustand meines Gemüts schon seit längerer Zeit bewußt. Das Dumme war nur, daß es mir trotz dieses Wissens nicht gelang, willentlich etwas an meinem Zustand zu verändern.

»Hör' auf, darüber nachzugrübeln«, fühlte ich meine stille Frage beantwortet: »Lebe einfach. Pan wird für das andere sorgen!«

Also gut, noch einmal: »Ich will Sex ohne Scham!« War ich das überhaupt, die das sagte? Oder war es wieder nur ein Teil von mir. Jener Teil, der da unten zwischen meinen eng aneinander gepreßten Schenkeln ein so kärgliches Dasein fristete. Mir kam eine Idee. Ich wollte einen Versuch machen. Wenn ich schon soviele Stimmen bei mir, in mir und um mich hatte, warum nicht noch eine mehr?
»Wer bist du?« fragte ich zaghaft in mich hinein und dachte dabei an die Stelle, die mir soviel Kummer machte.
»Ich bin deine Lust«, drang es ganz klein von da unten zu mir herauf.
»Lust? – Was ich durch dich erfahre, macht mir wenig Lust.«
»Das liegt nicht an mir«, tönte es zurück. »Ich wüßte schon, wie ich es dir schön machen könnte. Aber du fragst mich ja nicht. Du sprichst nicht mit mir.«
»Soeben tu ich es.«
»Stimmt. Aber mußte ich dir erst so weh tun, bis du auf die Idee kamst, dich mal direkt an mich zu wenden?«
»Hm. Sieht ganz so aus. Hast du denn auch einen Namen? – damit ich dich ansprechen kann, wenn wir uns unterhalten? Wie heißt du?«
»Olga.«
»Olga«? »Warum Olga?«
»Olga eben. So wie du Laura heißt, bin ich Olga. Deine Olga.«
»Na schön, dann bist du eben Olga. Auch gut.«

Ich winkte Pan zu und wandte mich zum Gehen. Ich wollte etwas essen. Immer wenn ich intensiv mit mir selbst konfrontiert war, bekam ich plötzlich Hunger. Überhaupt wurden meine diversen Wehwehchen sofort besser, wenn ich etwas im Magen hatte. Das hielt nur leider nie an. Im Vorbeifahren hatte ich ein italienisches Restaurant entdeckt. Dort wollte ich hin. Es war sehr schön über dem See gelegen, direkt an einer Ausfallstraße des Orts. Von den Fenstern des Speisesaals aus konnte man wahrscheinlich zusehen, wie die Sonne hinter dem See versank.

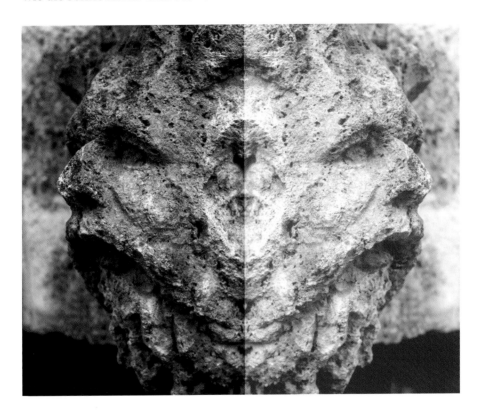

Der Parkplatz war fast vollständig besetzt und in dem Lokal herrschte lebhafter Betrieb, aber ich bekam noch einen Platz. Ich war wie stets gut angezogen und erregte beim Eintritt in den Raum Aufsehen. Einer Frau, die alleine am Abend in ein Restaurant geht, sieht man auch auf dem Land nach. Es war mir unangenehm, aber mein Hunger war stärker als meine innere Unsicherheit. Ein Kellner führte mich zum Tisch eines älteren Ehepaars. Dort fühlte ich mich wohl. Ich bestellte Fisch. Ich liebe Fisch. Ich könnte jeden Tag Fisch essen. Als ich zu meiner Hotelpension zurück fuhr, war es immer noch hell, aber ein goldgelber Mond hing bereits wie ein Beil über den Bergen. Ich setzte mich noch auf den Balkon und genoß den Anblick der vor mir ausgebreiteten Moorlandschaft.

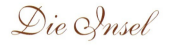

Es ist Abend. Ich schreibe rückblickend auf den Tag.

Heute Nacht hatte ich gut geschlafen. Ich ließ mir Zeit, duschte ausgiebig und ging dann – gerade noch rechtzeitig – zum Frühstücksbuffet, bevor abgetragen wurde. Die anderen Gäste waren alle schon unterwegs. Das gute Wetter hielt an.
Ich fuhr nochmal hinunter zum See. Man hatte mir gesagt, daß es einen lohnenswerten Rundweg gäbe, der vom Südufer ausginge. Für den Fall, daß ich während meiner Wanderung an einer zum Baden einladenden Stelle vorbeikäme, hatte ich vorsorglich wieder meinen Badeanzug angelegt. Die Einladung zum Baden erfolgte auch, aber auf ganz andere Weise, als ich mir das ausgemalt hatte. Auf dem Weg kam ich an einem Bootshaus vorbei. Ein junger Mann war gerade dabei sein Paddelboot herauszuholen. Obwohl er sehr kräftig war, tat er sich natürlich schwer mit dem langen Ding, noch dazu, da das Bootshaus etwas erhöht lag und ein paar steile Stufen zum Ufer hinunter führten. Etwas amüsiert blieb ich stehen und beobachtete ihn aus gehörigem Abstand. Obwohl er über die Schwierigkeit, das Boot zu Wasser zu bringen genau Bescheid zu wissen schien, fragte ich mich doch, welchen Trick er nun anwenden würde. Nachdem er noch einmal in dem Schuppen verschwunden und gleich danach wieder erschienen war, bekam ich Antwort auf meine stumme Frage, denn er hielt einen zweirädrigen Untersatz in Händen. Während er nun mit der einen Hand den Bug des Bootes anhob, um mit der anderen den Karren unterzuschieben, rutschte er offenbar auf irgend etwas aus und wäre um ein Haar auf dem Hintern gelandet. Die Geschicklichkeit, mit der er das gerade noch verhindern konnte, nötigte mir ebensoviel Bewunderung ab, wie mich sein verdutzter Gesichtsausdruck zum Lachen brachte. Nun bemerkte er mich.

»Nicht lachen, mithelfen!«

Auf einmal war ich kein Außenstehender mehr. Ehe ich mich's versah, war ich involviert. Als ich näher trat, sah er mich an und fragte, ob ich mit ihm hinausfahren wolle.
Einen Augenblick lang schwieg ich irritiert. Dann fielen mir Worte ein, die ich schon einmal irgendwo gehört oder gelesen hatte: Sei offen für die Angebote des Lebens und mach das Beste daraus. »Warum eigentlich nicht«, hörte ich mich sagen und half dem Jungen sein Boot ins Wasser zu bringen. Ich sage »der Junge«, denn im Vergleich zu mir mußte er um einige Jahre jünger sein. Er schien erfreut, und machte es mir mit Kissen und Decken ihm gegenüber bequem.

»Ziehen Sie die Schuhe aus. Sie müssen ein paar Schritte ins Wasser rein, um einsteigen zu können, sonst schrammt das Boot unten auf.«

Ich folgte gehorsam und brachte zum Ausdruck, daß ich noch nie zuvor mit einem Boot dieser Art gefahren war und ein wenig besorgt sei, daß es vielleicht bei einer unbedachten Bewegung von mir ins Kippen kommen könnte. Mein Blick fiel dabei auf einen alten Kahn, der zu zwei Dritteln abgesoffen, im Schilf der Uferböschung lag.

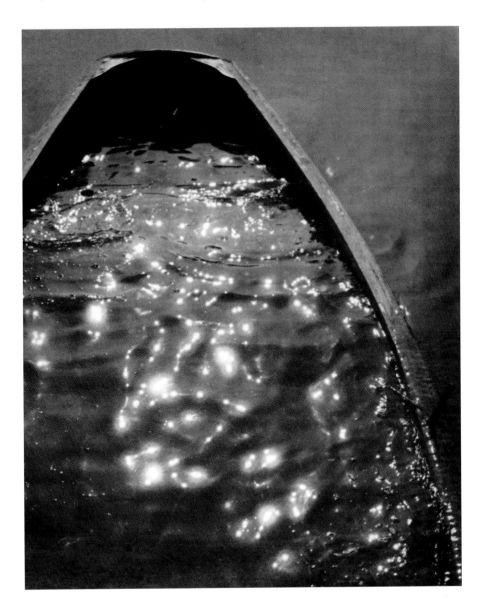

Mein Gegenüber beruhigte mich, indem es auf die prallen Bordkanten hinwies, unter denen sich mit Luft gefüllte Schläuche abzeichneten. Kaum hatten wir abgelegt und steuerten auf den See hinaus, waren sie wieder da, die vermaledeiten Stimmen:

»Laura, Schlampe! Verdammtes Dreckstück!«
Ich wurde blaß.

»Ist Ihnen nicht gut? Sollen wir umkehren?« Er schob mein sichtbares Unwohlsein auf meine sein Boot betreffenden Unsicherheitsgefühle. Ich verscheuchte die Stimmen, indem ich sie – übrigens zum ersten Mal in robustem Tonfall – auf die gleiche Weise innerlich anschrie wie sie das taten: »Haut ab, ihr Mistviecher! Ich kann euch nicht brauchen! Ich schlag euch windelweich, wenn ihr euch nicht verzieht!« Da schwiegen sie tatsächlich, wenigstens für diesmal.
»Ein Schwächeanfall. Nichts Ernstes. Ich hab' das manchmal und bin deshalb hierher zu einer speziellen Behandlung gekommen.«
»Schon länger hier?«
»Nein, erst seit vorgestern.«
»Ah, – wie lange werden sie bleiben?«
»Ich weiß nicht, – so lange es notwendig ist.«
Ich musterte ihn verstohlen unter meiner Sonnenbrille. Ein gut gebauter, sonnengebräunter Körper. Nicht zuviel, nicht zuwenig. So viel verlockende Männlichkeit am frühen Morgen sollte man verbieten. Schon wieder ein Verbot. Wer sollte mir etwas verbieten. Ich mußte an Rainer denken. Da

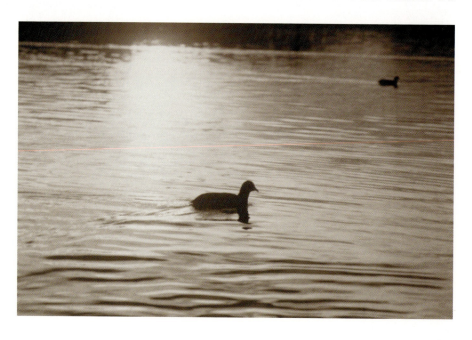

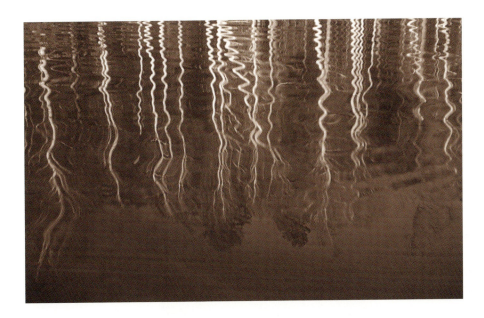

wurde ich wieder traurig, dachte an meine Schwierigkeiten mit Männern im allgemeinen und ganz besonders mit Rainer. Außerdem: was mir da gegenüber saß, war viel zu jung für mich! Auch wieder so eine gesellschaftlich installierte Normvorstellung: Zu jung! Aber was könnte ich schon für ihn sein, so mies wie ich mich fühlte.

Er schien meine Gefühlsschwankungen zu bemerken, schwieg aber. Ruhig und sicher zog er die Paddel durch, gab dem Boot Schwung in rhythmischem Takt. Bald waren wir an der Südseite der großen Insel angelangt, auf der ich bei meiner ersten Bootsfahrt angelegt hatte. Das mit Kiefern und Birken bestandene Ufer zog langsam an uns vorüber.

Das Schweigen dauerte an. Auf der Seeseite begleiteten uns ein paar flinke schwarze Schwimmvögel. Es waren keine Enten. Ab und zu tauchte eines der Tiere unter und blieb für längere Zeit verschwunden, bis es dann an völlig anderer Stelle wieder heraufkam.

»Was sind das für Vögel?« ich deutete auf die behende dahingleitenden kleinen Dinger.

»Man nennt sie Haubentaucher. Mehr weiß ich auch nicht über sie.«

So muß ich wohl auch in mich hineintauchen, um meinen Problemen auf den Grund zu gehen, dachte ich. In manchen Traumbüchern werden Träume von Wasser mit dem Unterbewußtsein in Verbindung gebracht. Vor allem, wenn von Überschwemmungen geträumt wird, so heißt es, stehe eine Überflutung mit bisher unterdrücktem Seelenmüll bevor.

Ich streifte diese Gedanken ab, versuchte, dem Gespräch eine neue Wendung zu geben. »Sie treiben viel Sport?« Blöde Frage, dachte ich bei mir, das sieht man doch an seinem durchtrainierten Körper.

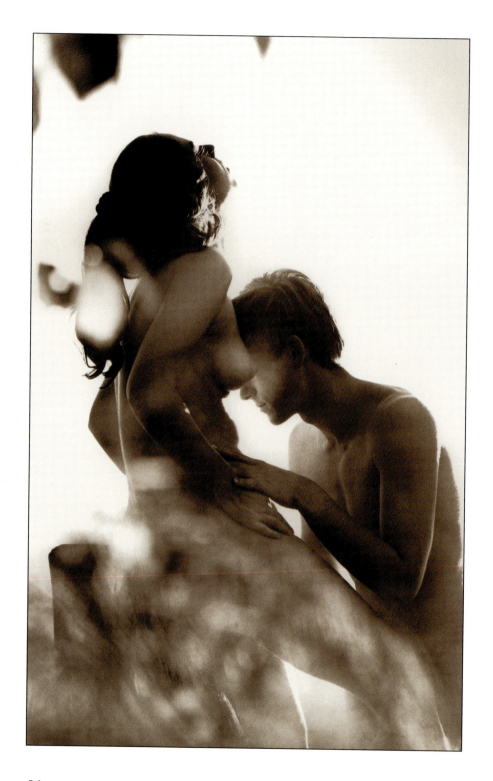

»Es geht. Schwimmen, ein wenig Tennis. Im Winter Skifahren.«
»Wo fahren wir hin?«
»Zur nächsten Insel. Da sind ein paar Freunde von mir.«
Ich drehte den Kopf in Bugrichtung. Er steuerte die kleine Insel an, auf der ich das letzte Mal die kreischenden Mädchen mit Augen verfolgt hatte, als sie von ihren Jungs ins Wasser gescheucht wurden.
»Zu den Nackten? Ich zieh mich nicht aus.«
»Kein Problem. Hier tut jeder was er will«, beruhigte er mich.
»Was machen Sie eigentlich?«
»Was wird jemand wie ich schon machen: BWL im letzten Semester. Jetzt hab ich noch Schonzeit. Im Herbst geht's dann richtig los zum Endspurt! Achtung, wir sind gleich da«, er deutete über meinen Kopf weg nach vorne. Übrigens, ich bin Gerard. Wollen Sie mir Ihren Namen sagen?«

Ich kam nicht mehr dazu, denn in diesem Moment berührte das Boot den Grund. Einige andere lagen da schon auf dem Kies. »Jetzt hat's doch ein wenig geknirscht«, entfuhr es mir. »Ja, leider«, meinte Gerard. »Ganz kann man's nie vermeiden.« Wir wurden sofort fröhlich begrüßt: »Hey, Gerard, wen bringst du denn da mit?«
»Das weiß ich selbst noch nicht. Hab sie grade nach ihrem Namen gefragt.«
»Ich bin Laura«, hörte ich mich sagen.
»Hallo, Laura!« Ein Mädchen mit langen blonden Haaren im Evakostüm reichte mir die Hand und half mir aus dem Boot heraus. Dann fiel sie Gerard um den Hals. »Du kommst spät. Wo hast du dich herumgetrieben?«
»Hab mir einfach Zeit gelassen.«

Im Zentrum der winzigen Insel lagerte eine Gruppe von mehreren jungen Männern und Frauen. Ich wußte kaum wo ich hinschauen sollte. Mit soviel Nacktheit auf einmal war ich noch nie konfrontiert gewesen. Schließlich siegte meine Neugier. Fast alle Mädchen hatten ihre Bikinizone mehr oder weniger stark ausrasiert. Eine hatte ihre Härchen in der Mitte zu einem frechen Schopf zusammenfrisiert. Zwei hatten ihre Tangas angelassen, was mich ungemein beruhigte. Eine andere, sehr sinnlich wirkende schlanke Frau mit keck wippenden Brüsten und wundervoll schimmerndem, üppigem Kopfhaar, das in dunklen weichen Wellen ihr Gesicht umspielte, sah aus, als würde sie Werbung für ein Haarspray machen. Dafür war sie unten rum bis auf einen winzigen kurzgeschorenen Rest vollständig enthaart. Ihre hervorstehenden Brustwarzen waren überdies gepierct und mit goldenen Ringchen geschmückt. Irgendwie erinnerte sie mich an meine Freundin Cynthia, die es auch auf diese stark erotisierende Ausstrahlung anlegte. Marcella hieß die Schöne, wie ich bald heraushören konnte. Ob sie unter den hier Anwesenden einen speziellen Freund hatte, konnte ich nicht ausmachen. Sie schien mit allen vertraut.
Als ich sie verstohlen betrachtete, fiel mir wieder einmal auf, daß ich Frauen fast mit männlichen Augen betrachtete. Zumindest stellte ich mir vor,

daß Männer Frauen auf diese Art ansehen und konnte verstehen, warum sie sie begehrenswert finden und körperlichen Kontakt mit ihnen suchen. Ich weiß nicht wieso, aber immer wieder einmal passierte es mir, daß ich mich zu einer Frau mehr hingezogen fühlte, als zu einem Mann. Und wenn das geschah, dann waren es Frauen, wie diese Marcella, die im Gegensatz zu mir mit Sex wohl überhaupt keine Probleme hatten. Es ist, als würde ich irgendwie Hilfe von solch einem Gegenüber erwarten.

In meiner Internatszeit hatte ich mich zwar manchmal mit einem der Mädchen ein wenig herumgedrückt, wenn wir uns unbeobachtet glaubten. Dabei möchte ich nicht sagen, daß ich lesbisch veranlagt wäre.
Als ich diesen Gedanken nachhing, wurde ich wieder durch eine innerliche Schimpfkanonande erschüttert, aber es gelang mir ein zweites Mal, die Angreifer zu verscheuchen.
Die Männer trugen ihre Männlichkeit ungeniert zur Schau. Es schienen durchweg Studenten zu sein. Sie schwatzten, aßen Mitgebrachtes aus Rucksäcken, lachten und rauchten. Es herrschte ausgelassene Unbekümmertheit. Sie hatten ein paar Steine zusammengetragen und ein kleines Feuer gemacht, um mitgebrachte Fische zu braten.
»Es ist verboten, Feuer zu machen. Man muß aufpassen, daß sie einen nicht erwischen,« sagte einer zu mir. Schon wieder war also etwas verboten. Allerdings bemerkte ich, daß es leicht entflammbare Wacholderbüsche auf der Insel gab. Gerard saß am Feuer und legte kleine Zweige davon auf die Glut, um die Fische mit dem Geschmack des Wacholders zu beräuchern.

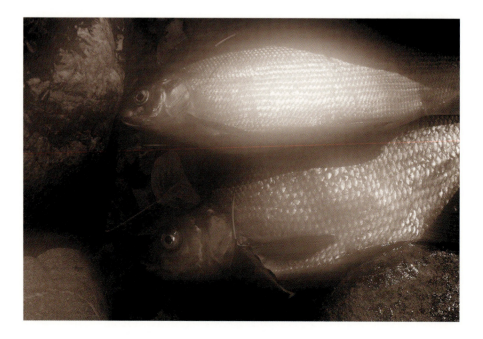

Sonst gab es auf der Insel noch Birken und eine schöne große Linde, die sich über die Uferböschung neigte. Die Bäume boten guten Sichtschutz zum Wasser hin. Als die Fische fertig waren, bot man mir davon an. Es schmeckte köstlich. Keiner der Männer war in irgendeiner Weise aufdringlich. Keiner machte eine Bemerkung über meinen Badeanzug. Es schien selbstverständlich, daß eine Frau, die neu in diesem Kreis auftauchte, sich den anderen nicht gleich gänzlich hüllenlos präsentierte.

Wir badeten, sonnten und unterhielten uns. Nach einiger Zeit kam es mir schon etwas komisch vor, die anderen zu Siezen. Also beschloß ich das zu ändern. Es fiel mir zwar nicht gerade leicht, nackte Männer mit Du anzusprechen, aber ich begann mich daran zu gewöhnen. An meine Eltern durfte ich allerdings dabei nicht denken – aber ich tat's eben doch. Fast hatte ich ein wenig Mitleid mit ihnen. Arme Mama. Was hat dich so unnachgiebig streng gemacht? Und Vater? Undenkbar.

Mir wurde so recht bewußt, in welcher Isolation ich mich eigentlich befand. Diese kleine Insel war wie ein Symbol für meine innere Verlassenheit. Wenn ich mir all diese Menschen, die mich gerade umgaben, wegdachte, dann entsprach das genau der Situation in die ich mich hineinmanövriert hatte. Ich verscheuchte meine trübsinnigen Gedanken. Diese Menschen waren ja da. Sie waren wirklich, aber sie umgaben mich auf eine mich erschreckende Art und Weise mit ihrer paradiesischen Nacktheit. Es würde an mir liegen, ob ich fähig sein könnte, meine Reserviertheit ihnen gegenüber nach und nach aufzugeben.

Insgesamt war es ein rundum gelungener Tag. Als es dunkel wurde, fuhr mich Gerard zurück. Marcella und die anderen hatten ihre eigenen Boote. Wir verstauten die Boote, d.h. nicht jeder hatte einen Liegeplatz im Bootshaus. Einige hatten sie woanders untergebracht und steuerten, nachdem wir die große Insel passiert hatten, ein anderes Ufer an. Wieder andere banden sie auf dem Dach ihrer Autos fest, nachdem wir angelegt hatten.

Ich bedankte mich für das schöne Erlebnis, verabschiedete mich und ging ebenfalls zu meinem Wagen. Gerard fragte, ob ich wiederkommen würde, sie wären noch länger in der Gegend. Ich sagte, ich wüßte es nicht. Es würde sich zeigen, wie sich das mit meiner Therapie vereinbaren ließe. Außerdem deutete ich an, daß er sich keine Hoffnungen auf eine schnelle Urlaubsliebschaft machen solle. Ich sei »in festen Händen«.

»Kein Problem«, meinte er und gab mir trotzdem eine Mobilnummer, unter der ich ihn würde erreichen können. Schon wieder kein Problem! – verflucht, bin ich nun schon ein halber Grufty? Diese Leute nehmen alles so verdammt locker, daß man glauben könnte, sie hätten mit überhaupt nichts ein Problem.

PETER RABA

Die gespaltene Persönlichkeit

»Die großen Epochen unseres Lebens liegen dort,
wo wir den Muth gewinnen
unser Böses als unser Bestes umzutaufen.«

FRIEDRICH NIETZSCHE

Wie aus Lauras Aufzeichnungen hervorgeht, liegt die Vermutung nahe, daß die Hintergründe für ihre Spaltung auf eine inzestuöse Vergewaltigung ihrer Psyche und ihres Körpers durch ihren Vater zurückzuführen sein könnte. Und daß eine Spaltung vorliegt, die sie zu ihrem Schutz installiert hatte, daran konnte nach Lage der Dinge wohl nicht gezweifelt werden. Anders war auch das Hören von – scheinbar fremden – Stimmen nicht zu deuten, wollte man sich nicht auf esoterische Spintisierereien einlassen oder sich auf okkultes Terrain begeben.

Übrigens begegnet man Traumata durch frühkindlichen Mißbrauch heute leider sehr häufig, wenn man, wie ich, eine homöopathische Praxis führt. Das Delikt der Notzucht von Kindern und Jugendlichen beiderlei Geschlechts innerhalb von Familien ist viel weiter verbreitet, als gemeinhin angenommen wird. Die Gesellschaft verschließt weitgehend die Augen davor, und aus Angst vor der Schande kommen solche Tatbestände nur sehr selten ans Licht oder gar vor ein Gericht. Das alles war mir nicht neu. Dennoch war ich erschüttert, als ich mich in EVE ENSLERS *Vagina-Monologe* vertiefte und dort las, daß es allein in Amerika noch weitaus schlimmer darum bestellt ist, als ich angenommen hatte. Sie schreibt da unter anderem:

»In den letzten zehn Jahren habe ich mich tatkräftig um Frauen gekümmert, die kein Zuhause haben und die wir ›Obdachlose‹ nennen, um sie in eine Kategorie einzuordnen und so zu vergessen … Während dieser ganzen Zeit habe ich nur zwei getroffen, die als kleine Mädchen nicht Opfer sexuellen Mißbrauchs in der Familie oder als junge Frauen vergewaltigt wurden. Ich habe eine Theorie entwickelt, wonach für die meisten dieser Frauen ›Zuhause‹ ein schrecklicher Ort ist, ein Ort, aus dem sie geflohen sind, und daß viele von ihnen im Frauenhaus zum ersten Mal Sicherheit, Schutz und Wohlgefühl kennenlernten, durch die Gemeinschaft mit anderen Frauen.«[10]

---

[10] EVE ENSLER: *Die Vagina-Monologe*, S. 69f., Edition Nautilus, Verlag Lutz Schulenburg, Hamburg.

Wie schon im Vorwort vermerkt, scheinen viele Fälle unterschiedlich gearteter Persönlichkeitsspaltungen in Zusammenhang zu stehen mit Sexualdelikten, die von den Opfern als derart traumatisierend erlebt wurden, daß ihr Bewußtsein sich von diesen Erlebnissen zu trennen suchte, ja sogar sich bisweilen in mehrere Persönlichkeitsanteile aufspaltete.[11]

Erst in jüngster Zeit scheint man der Annahme, daß es so etwas wie eine Multiple Persönlichkeit gibt, in Deutschland überhaupt Beachtung zu schenken, während über diese Dinge in Amerika der 30er Jahre des letzten Jahrhunderts bereits gearbeitet wurde.[12] Bislang wurden solche Fälle wohl in Ermangelung tieferen Verständnisses in die Schublade eines »Borderline-Syndroms«, einer Schizophrenie oder Hysterie gelegt. Wobei die letztere Bezeichnung sogar eine gewisse Berechtigung hat, wenn wir von der griechischen Urbedeutung des Wortes *hystera* als der ›Gebärmutter‹ ausgehen.

»Wenn deutsche Psychiatrie nichts gefunden hat, so kann da auch nichts sein. Also ist er, der Therapeut, ein wissenschaftlicher Phantast, und – wie willkommen – selbst in der Gefahr eines querulatorischen Paranoikers. Dies ist einer der Fälle, da man froh ist, daß es Amerika gibt. Denn als wissenschaftlichen Massenwahn abzutun, was dort gesicherte Entwicklung ist, dürfte selbst orthodoxe Psychiatrie sich enthalten.«[13]

Als ob ein Spiegel gewaltsam zertrümmert wird und nun kein einheitliches Bild mehr reflektieren kann, wird die Persönlichkeit in Scherben zerschlagen, die zwar wieder danach streben, zu einem Ganzen zusammenzuwachsen, jedoch ohne den Anstoß einer ursächlich wirkenden Therapie hierzu nicht mehr in der Lage sind. Nur bedingungslose Liebe in Verbindung mit dem *kosmischen Heilgesetz des Ähnlichen* wird letztlich fähig sein, diese Reintegration abgespaltener Teile zu bewerkstelligen.

Rudolf Steiner sprach von einer *helianthischen Heilkunst,* bei der diese Ganzwerdung aus den innersten Lichtzentren des Menschen heraus zu geschehen habe. Im Gegensatz hierzu schrieb er der Schulmedizin lediglich die Möglichkeit zu *halluzinatorischen* – also »Scheinheilungen« zu, bei denen nach Verschwinden der oberflächlichen Symptomatik sich bald andere tieferliegende Übel einstellen, die dann niemand mehr mit der ursprünglichen Beschwerde in Verbindung bringt. Der Patient hat ganz einfach »eine neue Krankheit«.

---

[11] Peter K. Schneider zitiert aus einer Dissertation der Ärztin Edda Hüdepohl: »Auslösend für die Aufspaltung des Bewußtseins, scheinen traumatogene Situationen in der frühen Kindheit zu sein … . Bei MP-Patienten (Anm.: Multiple Persönlichkeit) handelt es sich zu bis zu 80% um Opfer inzestuöser Vergewaltigung, körperlicher Mißhandlung (70%) und psychophysischer Vernachlässigung 60%)« in: Schneider, Peter K.: *Ich bin wir, Die multiple Persönlichkeit,* 2. Auflage, Zur Geschichte Theorie und Therapie eines verkannten Leidens, Humanistische Psychiatrie 3, ars una-Verlag München 1997.

[12] Vergl. hierzu die Arbeiten des prominenten Psychiaters Sandor Ferenczi: *Das klinische Tagebuch von 1932,* 1988 sowie: *Schriften zur Psychoanalyse I,* 1970, II 1972. Hier finden sich gut belegte Fälle über die Persönlichkeitsspaltung als einer Schutz- und Abwehrreaktion.

[13] Schneider, Peter K.: *Ich bin Wir – Die Multiple Persönlichkeit,* S. 5, ars una, München 1997.

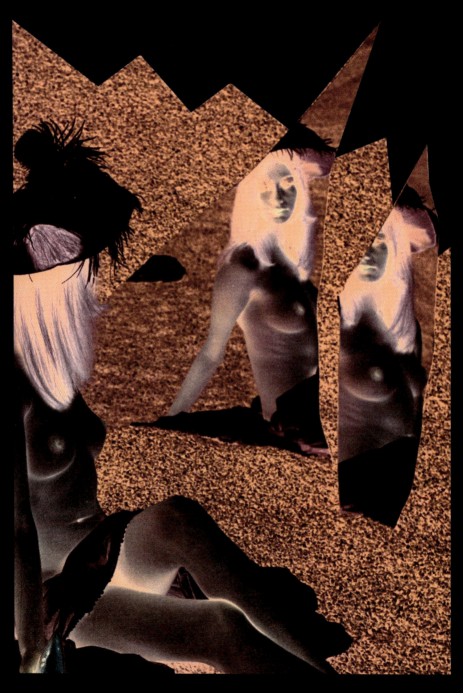

Der Zwiespalt von ...

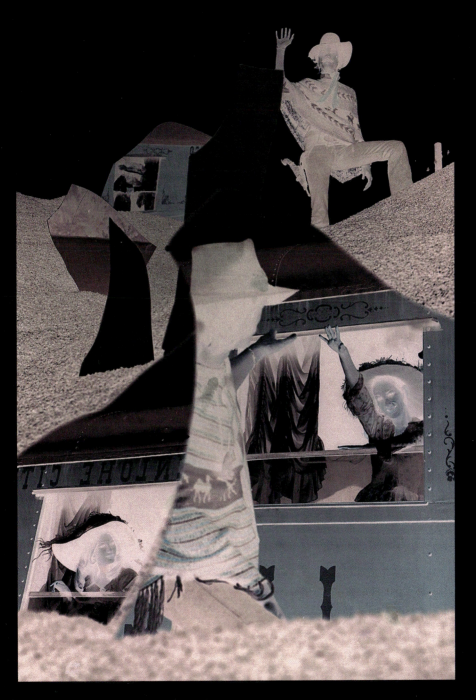

Anacardium

Gnädigerweise scheint es Selbstregulationsmechanismen zu geben, die eine Multiple Persönlichkeit bisweilen sogar in einen komatösen Schlafzustand entführen, damit ihr Inneres an einer seelischen Neuordnung hin zum Besseren arbeiten kann. Solch ein Individuum erwacht dann unter Umständen nach Monaten des Tiefschlafs als ein neuer, fröhlicherer und geistesgegenwärtigerer Mensch, als er es jemals vorher gewesen war. Es gibt Fälle in denen sich dann auch seine Handschrift zum Reiferen und Ausdrucksstärkeren hin verändert hat.[14]

Selbstredend erlaubt es Lauras Fall nicht, von einer echten Multiplen Persönlichkeit zu sprechen, deren wesentlichstes Merkmal meistens – Ausnahmen bestätigen die Regel – darin besteht, daß die einzelnen Teile, wenn die *persona* sich in sie hineinbegeben hat, nichts mehr von ihren jeweiligen anderen Teilen wissen. Wenn also bei Laura die Spaltung auch nicht sehr ausgeprägt war, so durfte doch von einer handfesten Neurose ausgegangen werden, womit gemeint ist, daß das frühkindliche Bewußtsein überfordert war, die auf es einstürmenden verletzenden Geschehnisse anders zu bearbeiten, als durch das Vorziehen von Schutzfiltern vor die äußere Wirklichkeit. Von einem Verarbeiten konnte zu diesem Zeitpunkt jedenfalls keine Rede sein.

Es darf daran erinnert werden, daß der Ausdruck *Neurose* eigentlich falsch gewählt ist, um solche Erscheinungsbilder umschreiben zu können, da seine wörtliche Übersetzung eine »degenerative Veränderung von Nervenfäden und Ganglien« bedeuten würde. Solches könnte sich aber allenfalls als chronische Folge einer Bewußtseinsstörung der geschilderten Art einstellen. Es ist nicht ihre Ursache.

Auffallend bei all solchen Rettungsversuchen der Psyche ist die Fähigkeit zur Dissoziation von dem traumatischen Geschehen. Dementsprechend finden wir, wie sich im folgenden noch zeigen wird, bei Laura eine – nennen wir es – »natürliche Begabung« zur »Ein-Bildung« *(Halluzination)*, welche hier instinktiv als therapeutisches Regulans von ihr eingesetzt wird. Indem sie sich auf eine Station des inneren Beobachters zurückzieht, kann sie ihre erotischen Phantasien auf einen imaginären Schirm projizieren und ausleben, ohne erneut verletzt zu werden. Das heißt, sie selbst behält die Zügel in der Hand, wie weit sie jeweils zu gehen bereit ist. Indem sie von Mal zu Mal ihre Grenzen weiter absteckt, nähert sie sich allmählich dem sie verletzenden Ursprungsgeschehen immer weiter an, bis ihre Seele nach und nach dazu bereit ist, die alten Inhalte zur erneuten Konfrontation freizugeben.

Hier hatte also eine Patientin zu mir gefunden, die durchaus aus einem Modejournal entsprungen sein könnte, eine Frau, die es unter Aufbietung eines eiser-

---

[14] Man vergleiche den Fall *Mary* in PETER K. SCHNEIDER *Ich bin wir,* S. 10 f. ars una, München 1997.

nen Willens und angetan mit dem Harnisch der Disziplin, rein äußerlich »geschafft« hatte und die trotzdem innerlich an diesem Mangel an Selbstbewußtsein litt. Eines allerdings war auffallend. Laura war sehr darauf bedacht, nur ja keine Fehler zu machen. Sie verstand den Begriff »Fehler« noch nicht als eine Möglichkeit, Lernprozesse zu absolvieren und verurteilte sich selbst, wenn etwas nicht so lief, wie sie sich das vorstellte. Das ging aus dem zusätzlichen Gespräch hervor, das ich im Anschluß an die Fragebogen-Analyse mit ihr führte. Und da fiel mir ein, was WITOLD EHRLER einmal diesbezüglich geschrieben hatte: »Der Fehler im System muß also durch einen Fehler getilgt werden. Das ist wahre Homöopathie, das ist der Giftaspekt der Arznei!« An diesen Satz mußte ich noch oft denken, als ich im Laufe der nächsten Wochen mit Lauras Tagebuchaufzeichnungen konfrontiert war.

Einer der sich keinen Fehler erlauben will, muß den Mut aufbringen, bewußt einen solchen zu machen, um daran zu lernen. Und das tat diese Frau in einer Art und Weise, vor der ich nur den Hut ziehen kann. Die Konsequenz, mit der sie sich dabei in für sie unbekanntes und verbotenes Terrain vorwagte, um sich selbst, ihre unterdrückten Triebe und eigenen Tiefen zu ergründen, verdient meine vorurteilslose und unbedingte Anerkennung. Wo vielleicht andere die Nase rümpfen werden, mache ich eine Verbeugung.

Wobei ich ihre sexuellen Experimente garnicht als Fehler angesprochen wissen möchte. Ich sehe grundsätzlich alles als legitim an, was zur inneren und äußeren Befreiung führt. Laura ließ ihre Visionen zu, ohne sie abzuwürgen und landete am Ende in einer befreiten Sexualität, bei der sie die »Verantwortung für ihre Lust« selbst übernahm.

Früher ging man ins Amphitheater, um die Seele durch Schrecken, Furcht und Mitgefühl zu reinigen. Heute übernehmen unter anderem womöglich Horrorfilme die *Katharsis*.[15]

Viele Menschen delektieren sich an einer imaginativen oder auch ganz realen erotischen Inszenierung, welche Lust verhindert oder zumindest hinauszögert. Es wäre eine Untersuchung wert, wieviele von ihnen in ihrer Kindheit oder Jugend von Eindrücken geprägt wurden, in welchen Lust an die Erfahrung von Angst oder Schmerz gebunden war. Auf jeden Fall erschafft eine Kopplung von Angst, Schmerz und sexueller Lust, wie sie durch frühkindliche Bestrafungsaktionen automatisch stattfindet, eine schier unlösbare Verbindung dieser Elemente untereinander. Für alle Zukunft kann keines dieser Gefühle mehr isoliert in Erscheinung treten. Immer werden diese anderen emotionalen Aufwallungen mit beteiligt sein.

---

[15] Geistig-seelische Reinigung, Läuterung, von griech.: *katarhein* »reinigen«, eigentlich »niederfließen«, von *kata* »herab, nieder« und *rhein* »fließen« (Vergl. die erlösende Wirkung der Tränen).

Die allgemeine Verrohung der Gefühlswelt, auf der Basis einer geistigen Verwahrlosung, ist wohl auch der Grund für die allerorten zunehmenden sadomasochistischen Rituale, welche man als Versuch jener gequälten Seelen werten kann, sich durch ein Ähnliches, als was schon einmal unter anderen Umständen erlitten wurde, von den sie bedrückenden Zwängen zu befreien. Wobei ich einem Ritual, wenn es denn auf die rechte Art und Weise praktiziert wird, durchaus erlösende Kraft zusprechen möchte. Das allerdings erfordert viel Einfühlungsvermögen und Wissen um die wahren Zusammenhänge und ob das jeder derzeit praktizierenden Domina zugänglich ist, wage ich zu bezweifeln.

Die Theologin und Ex-Domina HEIDE-MARIE EMMERMANN, äußerte sich vor Jahren in einem Fernseh-Interview hierzu folgendermaßen:

»Ich bin davon überzeugt, daß die Domina eine Therapeutin ist und es ist ganz wichtig, daß das ein anerkannter Beruf wird, weil er möglicher Kriminalität vorbeugt. Sexuelle Kriminalität, wie sie heute aufgedeckt wird, ist nicht nötig. Ich habe mit einem Juristen gearbeitet, der Phantasien hatte, Kinder zu verge-waltigen und er brauchte es dann nicht de facto zu tun. Er kam vor jedem Prozeß in dem es um solche Dinge ging, zu mir. Wir sind dann diese Phantasien durchgegangen. Er hat sie bis zu dem Punkt formuliert, an dem er über sich selbst in Entsetzen kam. Dann war es erlöst.«

Die beschriebenen Aktionen sind ihrem Wesen nach psycho-homöopathisch, denn sie arbeiten nach dem Prinzip des gleichnishaft Ähnlichen. Auch solche und vergleichbare Neigungen können wir natürlich bis jetzt nur erklären, indem wir unsere Zuflucht zu der Idee der Reinkarnation nehmen.[16]

Hierzu fällt mir eine Begebenheit ein, die mir vor vielen Jahren einer meiner Freunde erzählt hat. Da sie vom Inhalt her zu unserem Thema paßt, sei die Essenz davon hier kurz wiedergegeben. Besagter Freund hatte zu dieser Zeit eine Affaire mit einer schönen und erotisch sehr aufregenden Frau, die ich auch einmal kurz zu Gesicht bekam. Wie er mir später erzählte, war ihm aufgefallen, daß sie während ihres gemeinsamen Liebesspiels sehr oft beide Arme über dem Kopf verschränkt hielt. Das brachte ihn auf die Idee, sie zu fragen, ob sie unbewußt mit dem Gedanken spiele, dabei angebunden zu sein. Sie erschrak und verneinte das, wurde aber doch sehr nachdenklich. Anderntags kam sie von selbst darauf zurück. Sie bekundete, zwar furchtbare Angst davor zu haben, wolle sich aber dieser Angst stellen und wünsche, von ihm gefesselt zu werden und zwar in aufrechter Position.
Sie gingen also zusammen auf den Dachboden seines Hauses, wo sie sich entkleidete und von meinem Freund zwischen dem Gebälk der Dachkonstruktion mit starken Stricken gebunden wurde. Sie betonte, er solle sie nicht schonen und die Seile sowohl an Händen wie Füßen bis zur Grenze des Erträglichen anspannen.

---

[16] Vergl.: RABA, PETER: *Homöopathie – das kosmische Heilgesetz,* S. 292 ff., 2. Auflage 2001, Andromeda-Verlag, Murnau.

Als das geschehen war, begann er sie mit seinen Händen überall und äußerst liebevoll zu berühren und zu streicheln, woraufhin plötzlich eine Sturzflut von Tränen aus dieser Frau herausbrach. In abgerissenen Sätzen berichtete sie sodann, sie sei völlig unerwartet von einer Bilderflut nie gekannter Plastizität überfallen worden, gerade so, als befände sie sich in einem 3-D-Kino. Dabei habe sie sich in einem mittelalterlichen Kellergewölbe wiedergefunden, in dem sie von Folterknechten mißhandelt und vergewaltigt worden sei. Im Anschluß daran habe man sie verurteilt und auf dem Scheiterhaufen hingerichtet.

Man kann nun zu solchen Aussagen stehen wie man will. Es ist dabei auch nicht wichtig, aus welchen Tiefen einer Seele derlei unverarbeitetes Material heraufgeholt wird. Des weiteren ist es nicht von Bedeutung, ob es sich bei dem Erlebten tatsächlich um Szenen einer alten Inkarnation gehandelt haben könnte. Interessant ist aber, daß eine im Ansatz ähnliche Situation, Bilder einer ihr wiederum ähnlichen Situation hervorzurufen imstande ist. Des weiteren ist es von Bedeutung, daß, wann immer so etwas geschieht, es sich um traumatisch besetzte Themen handelt, denn offensichtlich besteht keine Notwendigkeit, anderes als traumatisches Material zu präsentieren, weil eben nur solche Geschehnisse Symptome erzeugen, die auf die eine oder andere Weise das gegenwärtige Leben behindern.

Diese These erfährt eine Bestätigung, wenn wir uns eine weitere tatsächliche Begebenheit vor Augen führen, welche mir ein anderer meiner Freunde erzählte, der ebenfalls im psychotherapeutischen Bereich tätig ist. Er behandelte vor Jahren mittels hypnotischer Sitzungen, einen offenbar bekannteren Leichtathleten, der seit einem Sturz beim Hundert-Meter-Lauf ziemlich desorientiert war, an keinen Wettkämpfen mehr teilnehmen konnte und auch mit seinem sonstigen Leben nicht mehr gut zurecht kam.
Er hatte sich offenbar kurz vor dem Ziel und in siegversprechender Position befunden, als er ausrutschte und stürzte. In der hypnotischen Rückführung kam heraus, daß das schneidende Geräusch eines Düsenjägers ihn irritiert und offenbar den Sturz ausgelöst hatte. Damit gab sich aber mein Freund nicht zufrieden. Er führte ihn weiter zurück, immer auf der Suche nach einem vielleicht ähnlich einschneidenden Ereignis.
Tatsächlich wurde ein solches auch in der Kindheit des Mannes gefunden, was nunmehr eindeutig den Sturz als Folge dieses Ereignisses erklärbar machte:
Dieser Mann hatte als ein Junge von etwa 6 Jahren offenbar irgendetwas ausgefressen, weswegen die Mutter laut schreiend hinter ihm herlief, woraufhin er in Erwartung von Schlägen aus dem Haus rannte. In eben diesem Augenblick war auch ein Düsenjäger über das Haus hinweggerast, sodaß der Junge – nunmehr doppelt erschrocken – das Gleichgewicht verlor und hinfiel. Die Ähnlichkeit dieser Szene (Laufen plus Düsenjäger) hatte im Bruchteil einer Sekunde eine – nicht bis ins Wachbewußtsein dringende – Erinnerung provoziert, die viele Jahre später den Sturz beim 100 m-Lauf auslöste. Als die Kindheitsszene noch einmal heraufbeschworen und der Mann sich gedanklich mit seiner Mutter ausgesöhnt

hatte, war fortan sein Leben wieder in Ordnung gekommen und er konnte auch wieder an weiteren Wettkämpfen teilnehmen.

Ich möchte hier zusätzlich noch die Schilderung eines Falles in Kurzfassung einbringen, an welchem deutlich wird, wie sehr ein Mensch durch das Setzen von Ankern in Verbindung mit einer Bestrafungsaktion konditioniert wird, über Jahre hinweg sich selbst zu bestrafen, auch wenn die ursprüngliche Bestrafung schon längst nicht mehr stattfindet.

Anläßlich der Auswertung des Anamnese-Journals einer jungen Frau war mir aufgefallen, daß da über einen Zeitraum von annähernd 10 Jahren ihres Lebens immer wieder von Verletzungen und Unfällen die Rede war, die sie wenigstens ein mal im Jahr ereilten. Immer war dabei der Kopf betroffen. So war sie in einem Jahr von einem Wagen gefallen und hatte eine schwere Kopfverletzung davongetragen. In einem anderen Jahr war sie von einem Auto angefahren worden, was wiederum zur Folge hatte, daß sie mit einer Gehirnerschütterung ins Krankenhaus eingeliefert werden mußte. Das nächste Mal war sie mit dem Kopf in eine Glastür gerannt und hatte sich dabei verletzt und einmal fiel buchstäblich der berühmte Blumentopf aus dem Fenster einer höhergelegenen Wohnung herunter und ihr auf den Kopf, und das just in dem Augenblick, als sie aus der Haustüre trat. Eine reife Leistung ihres Unbewußten!

Auf eine homöopathische Arznei hin – ich glaube mich zu erinnern – daß es Natrium muriaticum war, – (die entsprechende Rubrik heißt KOPF/*Kopfschmerz nach mechanischen Verletzungen,* mit 20 dort angeführten Arzneien) – wurde ihr schließlich bewußt, daß ihr Vater sie vor Jahren häufig auf den Kopf geschlagen hatte. Immer dann, wenn sie mit ihren Schulaufgaben beschäftigt war, hatte er sich beobachtend hinter sie gestellt, und ihr, wenn sie einen Fehler machte, eine »Kopfnuß« verpaßt. Dazu bekam sie auch stets noch den auditiven Anker gesetzt, sie wäre ein dummes Mädchen und hätte Strafe verdient.
Erst als sie schon volljährig war und ihr Elternhaus bereits verlassen hatte, kam es zu dieser merkwürdigen Unfall-Neigung in Serie, wobei jedesmal ihr Kopf in Mitleidenschaft gezogen war. Ganz offensichtlich hatte sich in ihren Kinder- und Jugendjahren die Überzeugung herangebildet, sie müsse von Zeit zu Zeit bestraft werden. Blieb nun diese Strafe über Gebühr lange aus, so erschuf sie sich Situationen, in denen sie Schmerz genau an der Stelle auf sich zog, an der sie es gewohnt war, nämlich an ihrem Kopf. Als die Arznei das Bewußtsein dafür geschärft hatte, wie sich dieses Glaubensmuster herangebildet hatte, konnte sie ihrem Vater vergeben und damit die auslösende Matrix aufheben.

Laura hatte also gut beobachtet, als sie zu dem Schluß kam, daß sie vielleicht die von ihrer »*Kindheit und Jugend her gewohnten Schläge vermißte.*« (S. 24)

Sie benutzte bei ihren – zwischen den Sitzungen bei mir praktizierten – selbsthypnotischen Trancen teilweise ein gestalttherapeutisches Modell, wie sie es in einem meiner Traum-Seminare kennengelernt hatte und wie es erstmals von Fritz Perls entwickelt wurde. Dies machte es ihr möglich, die einzelnen Figuren ihrer Träume und Visionen in einen Dialog miteinander zu bringen. Gleichzeitig blieb sie dabei ihr innerer Beobachter, um ihre Gedanken und Gefühle analysieren zu können.[17]

Eine andere Technik, die sie von mir lernte, basiert auf einem Modell des Neurolinguistischen Programmierens, kurz NLP. Es handelt sich um die sogenannte dreifache Dissoziation. Man verwendet diese Technik, wenn zu erwarten steht, daß traumatische Inhalte zutage treten, denen der Patient nicht gleich gewachsen ist, sodaß die Gefahr einer Psychose droht. Dabei wird er angewiesen, gedanklich vor sich eine Leinwand oder einen Bildschirm zu konstruieren, auf den er bestimmte, bislang unversöhnte Szenen projiziert. Gleichzeitig soll er sein Bewußtsein von seinem Körper lösen und sich gleichsam von hinten über die eigene Schulter blicken. Wird dieser Vorgang exakt ausgeführt, so gerät die Persönlichkeit in einen doppelten Abstand zum Geschehen auf der Leinwand und fühlt sich dadurch gefühlsmäßig genügend gesichert, um zu wissen, daß ihr nichts passieren kann. Sodann wird erklärt, daß der Patient im folgenden sein eigener Regisseur, sein eigener Kameramann und Toningenieur ist. Er hat also alle Möglichkeiten an der Hand, um die dort ablaufenden und von ihm ausgewählten Szenen aus dem Film seines Lebens zu bearbeiten und zum besseren hin zu verändern. Er wird damit solange fortfahren, bis er das Gefühl hat, mit der jetzt von ihm kreierten Situation zufrieden zu sein. Er kann also z.B. den Film zu einem Standbild einfrieren, wenn ein kontinuierlicher Ablauf zu bedrängend wird, er kann aus farbigen Bildern schwarz-weiße machen und umgekehrt, er kann die Bilder in Zeitlupe oder Zeitraffer fahren, den Ton wegblenden und vieles mehr. Zuletzt können alle auf der Leinwand erschienenen Personen liebevoll zu einer einzigen Figur verschmolzen werden, die sich der Patient dann in Gedanken einverleibt.

Das Interessante dabei ist, daß unser Bewußtsein solche Arbeit als real ansieht, wodurch sich wieder einmal mehr zeigt, daß eine gedanklich erzeugte Realität die mächtigste Realitätsebene zur Beeinflussung des menschlichen Bewußtseins überhaupt darstellt:

»Die Fähigkeit, sein Bewußtsein aufzuspalten und Teilzustände in getrennter Identität isolieren zu können, ist – bei unterschiedlicher Begabung – dem Menschen spontan eigen. Bestimmte therapeutische Techniken können eingesetzt werden, um die Trennung oder Integration dieser Bewußtseinszustände zu steuern und habituell einzuüben. Dies ist dann angezeigt, wenn ein Mensch zu Verteidigungszwecken gegen extreme Traumatisierung diese Fähigkeit so weitgehend oder anhaltend einsetzt, daß die daraus resultierende Desorganisation den Gewinn der Schutzoperation übersteigt.«[18]

---

[17] Perls, Fritz: *Gestalttherapie in Aktion,* Klett-Cotta, Stuttgart (Tonbandprotokolle von Perls Traum-Seminaren, eine sehr empfehlenswerte Lektüre).
[18] Peter K. Schneider: *Ich bin Wir,* S. 26, ars una, München 1997.

Normalerweise werden solche Abläufe in der Praxis unter Anleitung und Betreuung des Therapeuten stattfinden. Die rasche Auffassungsgabe und natürliche Begabung von Laura machten es möglich, daß sie nach einiger Zeit des Übens diese Manipulationen weitgehend selbständig praktizieren konnte. Wie sie mir versicherte, kultiviere sie ihre inneren Vorstellungswelten sowieso ständig. Das, was ich da mit dem wissenschaftlichen Ausdruck *Dissoziation* (»Aufspaltung« – in unterschiedliche Perspektiven oder Ablösung des Bewußtseins von einem traumatisierenden Geschehen) bezeichnete, würde sie fast jeden Tag in mehr oder weniger starkem Maße und ganz automatisch betreiben.

Naturgemäß fällt es einem Menschen, der seine Persönlichkeitsstruktur aus den genannten Gründen bereits »von Haus aus« in mehr oder weniger starkem Maße dissoziiert hat, leichter, derlei gedankliche Übungen zu vollziehen. Über den Fortgang von Lauras innerem Film erfuhr ich allerdings immer erst durch die jüngsten, mir von ihr vorgelegten Seiten ihres Tagebuchs.

Danach ist es für mich erstaunlich, daß der kindliche Anteil in Lauras Gemüt trotz der auf sie einstürmenden, ihre Seele wie ihren Körper verletzenden Angriffe, Strategien entwickeln konnte, um – bis auf die quälende Stimmenbelästigung als Hauptsymptom – sich als ein einigermaßen einheitlicher Mensch zu bewahren. Wenn wir bedenken, zu welch anderen Dissoziationsmanövern ein Mensch unter ähnlichen Umständen seine Zuflucht nehmen muß, eine beachtenswerte Leistung.

Man möge sich nur vor Augen halten, daß – vor allem junge Mädchen – oft keine andere Möglichkeit sehen, als sich beispielsweise in eine Magersucht zu flüchten, um zu vermeiden, zu einer – auch sexuell vollwertigen – Frau heranzuwachsen. Andere dissoziieren sich durch besonders heftige *Metrorrhagien*[19], um dadurch unterbewußt zu erreichen, nicht berührt zu werden. Wieder andere entstellen ihren eigenen Körper durch ihre Gefühle von Ekel und Haß, machen sich selbst »häßlich« durch eine Akne oder dick, was dem gleichen Grundgedanken entspringt.

Eine äußere Dissoziation vom Elternhaus zu erreichen, indem man einfach von dort auszieht, ist den meisten aus finanziellen Gründen unmöglich. Wenn es im einen oder anderen Fall dennoch gelingt, landen viele der Mädchen auf der schiefen Bahn und rutschen ins Pornogeschäft oder in die Prostitution ab. Sie erliegen dabei einem unbewußten zwanghaften Wiederholungstrieb, der sie letztlich stets aufs neue in die einstmals das Trauma auslösende Situation hineinführt. Zumindest gehen viele von ihnen völlig wahllos zahlreiche sexuelle Affairen ein. Es scheint, als hätte sich ein Glaubensmuster eingebrannt, sie selbst und

---

[19] Lang anhaltende, »das Maß sprengende« Monatsblutungen von griech.: *metron* – »Maß« und *rhein* »fließen, strömen«.

ihr eigener Körper seien nichts wert und könnten jederzeit genommen oder benützt werden. Ja, es gibt sogar Fälle, bei denen sich solche Mädchen in eine völlige Handlungslähme hineinmanövrieren, in hysterische Blindheit, Taubheit und Ohnmacht.

All das war bei Laura nicht der Fall. Sie hat sich selbst nie gänzlich aus ihrem Körper verdrängt. Lediglich Teilbereiche – hier allerdings das Lebenszentrum in ihrem Schoß – wurden mehr oder weniger von Taubheit befallen, eine notwendige Maßnahme, um den Schmerz der für sie ekelerregenden Berührungen durch den eigenen Vater nicht mehr fühlen zu müssen. Jeder sexuelle Kontakt mit ihrem – wie sie betont, überaus rücksichtsvollen Freund – bewirkte aber eine unterbewußte Erinnerung daran, was sofort die partielle Anästhesie ihrer Vagina in Erscheinung rief.

Bei Laura war ein – wenn auch nicht lustvoller – Geschlechtsverkehr sogar noch möglich. In anderen Fällen kann die innere Ablehnung allerdings soweit gehen, daß eine Penetration überhaupt nicht zustande kommt. Ich erinnere mich der Geschichte einer jungen Frau die unter einem derart ausgeprägten *Vaginismus*[20] litt, daß sie sich nicht einmal einen Tampon einführen konnte. Unter der Einnahme der LM-Potenzen von Cactus grandiflorus – *der Königin der Nacht,* kam es zur Auflösung des Vaginismus und der in tiefe Regionen abgedrängte Hintergrund der Störung tauchte wieder auf aus der Versenkung: Ihr älterer Stiefbruder hatte ihr in jungen Mädchenjahren wiederholt Gewalt angetan und mit fürchterlichen Strafen gedroht, für den Fall, daß sie das anderen Menschen offenbaren würde. Anläßlich eines sonntäglichen Kirchgangs, bei dem sie auch am heiligen Abendmahl teilnahm, stellte sie sich vor, sie nähme mit der Oblate zugleich den lieben Gott in sich auf, der fortan ihren Bauch verschlossen halten würde. Nachdem sie ihrem Bruder innerlich verziehen hatte, war fortan ein Vaginismus nie mehr aufgetreten.

Die KENT-Rubrik WEIBLICHE GESCHLECHTSORGANE/*Vaginismus* enthält im übrigen außer der Königin der Nacht noch insgesamt zwanzig weitere Arzneien, wobei auffallend ist, daß sich eine ganze Reihe von Pharmaka darunter befinden, wie sie der Homöopath je nach vorherrschender Symptomatik ganz allgemein bei Folgen von Kummer-, Angst- und Schocksyndromen verabreicht.

Eventuell wirkte sich die von Lauras Mutter betriebene Unterbringung in einem Internat, trotz der Strenge, die dort wiederum waltete, als eine rettende äußere Dissoziation aus. Einem Schutzengel ähnlich, hatte ihre Lebenskraft sich dabei in unterirdische Bereiche zurückgezogen und ihre kreative Seite beflügelt. Dieser Transformationsprozeß machte es ihr möglich, sich zu den beruflichen Leistungen aufzuschwingen, denen sie ihre jetzige Stellung zu verdanken hat. Aller-

---

[20] Automatisch einsetzender krampfhafter Verschluß der Vagina beim Versuch der Penetration oder kurz danach, sodaß der Penis nicht oder nur unter größter Mühe wieder entweichen kann.

dings war dabei ihre Sexualität – wenigstens vorläufig – auf der Strecke geblieben und rumorte unerledigt in ihr herum. Aber ein anderes Ventil stand ihr noch zur Verfügung. In dem von ihr ausgefüllten Fragebogen war unter dem Begriff Hobbys unter anderem vermerkt: Tanzen: »*Ich tanze für mein Leben gern. Es hilft mir, nicht einzufrieren. Wenn ich ‚ganz daneben bin‘ gehe ich in eine Disco. Ich benötige niemanden, der mit mir tanzt. Ich tanze ganz für mich alleine. Dabei fällt einiges von mir ab.*«

Daß dies ein excellentes Zeichen für Tarantula ist, wurde bereits weiter oben erwähnt. Der Homöopath nimmt solches zur Kenntnis, wird aber deswegen nicht gleich zur Wolfsspinne als einem Simile für diesen ganzen Fall greifen.

Aus all dem hier Vorgebrachten, dürfte ersichtlich geworden sein, daß das Multipel-Werden einer Persönlichkeit keineswegs als negativ anzusehen ist, auch wenn es letztlich zu Erscheinungen führen kann, die der Psychiater als pathologisch einstufen wird. Das führt Peter K. Schneider zu der Feststellung:

> »Schließlich ist in der Selbstmultiplikation eines Kern-Ich in seine Stellvertreter eine grandiose schöpferische Qualität enthalten. Die Umgangssprache nennt dies Phantasie.«[21]

Wie wir im weiteren Verlauf von Lauras Entwicklung noch feststellen können: An diesbezüglicher Phantasie mangelt es ihr nicht. In dem Maße, wie sie sich bei ihren selbsthypnotisch-introspektiven Exkursionen von ihrem Primärbewußtsein trennt, installiert sie neue Räumlichkeiten auf einer zweiten Bewußtseinsebene und stattet sie gleichzeitig mit dem von ihr gewünschten Mobiliar aus. Zusätzlich erschafft sie für die Rollen der Stellvertreter keine fiktiven Figuren, sondern beruft ihr vertraute und sympathische Frauen auf ihre innere Bühne, von denen sie annehmen darf, daß sie ihr bei ihrer Enthemmung und ihrem Selbstfindungsprozeß dienlich sein werden.

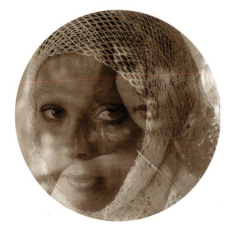

---

[21] Schneider, Peter K.: *Ich bin Wir,* S. 28, ars una, München.

Die Möglichkeiten der Homöopathie

*»Man muß noch Chaos in sich haben
um einen tanzenden Stern gebären zu können.«*

Da Heilwerden ein »Ganzwerden« bedeutet und dieses immer aus einem geistigen Zentrum heraus geschehen muß, dürfte klar werden, warum stark traumatisierte Menschen den gesteigerten Wunsch verspüren, sich ins Gebet zu retten. Es ist dies als eine Anrufung ihrer eigenen helianthischen Mitte zu verstehen, aus der heraus allein die Verschmelzung mit abgesprengten Anteilen der Persönlichkeit betrieben werden kann und muß. Durch das Gebet wird – mehr oder weniger bewußt – dieses Zentrum angerufen, mit der Bitte um Heilung durch Versöhnung mit dem Unerträglichen.

Und so können wir davon ausgehen, daß all jene Arzneien, die sich da finden in der Kent-Rubrik: Gemüt/*Religiöse Probleme,* eben auch solche Mittel darstellen, welche geeignet sind, tiefliegende Traumata anzugehen und womöglich aufzulösen.
Um dem interessierten Laien wie auch dem angehenden Homöopathen eine Ahnung hiervon zu vermitteln, seien im folgenden einige der wichtigeren drei- und zweiwertigen Heilstoffe aus dieser Kolumne angeführt:

Mittel im 3. Grad

Hyoscyamus* – *das Bilsenkraut*
Lachesis* – *die Grubenotter*
Lilium tigrinum* – *die Tigerlilie*
Sulphur* – *der Schwefel*
Veratrum album* – *die weiße Nieswurz*
Zincum* – *das Metall Zink*

Mittel im 2. Grad

Argentum nitricum – *Silbernitrat*
Arsenicum album – *Weißer Arsenic*
Aurum – *das metallische Gold*
Belladonna – *die Tollkirsche*
Ignatia – *die Ignatiusbohne*
Kalium bromatum – *Kaliumbromid*
(bei Kent nur einwertig, aber höher zu bewerten)
Lycopodium – *der Bärlapp*
Medorrhinum – *die Tripper-Nosode*
Platina – *das Metall Platin*
Psorinum – *die Krätze-Nosode*

Sepia – *der Tintenfisch*
Stramonium – *der Stechapfel*

In der Rubrik: GEMÜT / *Beten* finden sich darüber hinaus die folgenden Mittel

Mittel im 3. Grad	**Mittel im 2. Grad**
Aurum* – *das Gold*	**Arsenicum alb.** – *der weiße Arsenic*
Pulsatilla* – *die Küchenschelle*	**Belladonna** – *die Tollkirsche*
Veratrum album* – *die weiße Nieswurz*	**Stramonium** – *der Stechapfel*

Es folgen dann noch einige als einwertig verzeichnete, u.a. Hyoscyamus – *das Bilsenkraut,* Opium – *der Schlafmohn* und Platina – *das Metall Platin.*

Wie sich zeigt, finden wir hier allein vier Arzneien, die als Bestandteile der von den weisen Frauen bereiteten Liebestränke und Flugsalben Verwendung fanden, nämlich Bilsenkraut, Stechapfel, Tollkirsche, und die Weiße Nieswurz. Gewissermaßen als innerseelische Korrekturhilfe taucht innerhalb einer durch vergiftende Überdosierung entstehenden Wahnvorstellung, der Wunsch nach dem zentrierenden Gebet auf.

Ich greife hier dem Geschehen vor und zitiere einen Satz aus Lauras Aufzeichnungen vom 2. August mit der Überschrift MARCELLA. Es heißt da unter anderem: »*Ich versuche dann immer zu beten. Dabei weiß ich gar nicht, ob ich richtig beten kann. Ich mach' es wohl eher wie ein Kind, wenn es um etwas bittet. Wahrscheinlich müßte ich beten, wie jemand der sich bedankt, so als ob es mir schon gut ginge. Ich weiß es nicht ... aber ein wenig leichter schien es diesmal schon zu sein.*« (S. 103)

Manch eine der bisher aufgelisteten Arzneien könnte nun in einen Bezug zu Lauras körperlichen und emotionalen Störungen gebracht werden. »Ein klein wenig Gutes tut ein jedes Mittel, auch wenn es nicht optimal paßt«, höre ich meinen geliebten Lehrer, den großen schweizer homöopathischen Arzt, ADOLF VOEGELI, in seiner nicht zu verleugnenden schweizer Mundart sagen, bevor er im Jahr 1995 diese Erde verlassen hat.
Aber es geht ja nun darum, von Anfang an zu versuchen, möglichst viel an vorherrschender Symptomatik zur Deckung zu bringen mit dem, was das entsprechende Arzneimittelbild anbietet. Und so werden wir sehen, welche Arzneien aus den hier aufgelisteten sich letztendlich als die besten Simile[22] erweisen werden. Denn jetzt noch nicht sichtbare Imponderabilien können das Steuer ganz plötzlich in eine andere Richtung lenken.

---

[22] Von lat.: *similis* – »ähnlich«. Vergl. das griechische: *homoion* – »das Ähnliche« (Homöopathie). SAMUEL HAHNEMANNS berühmter Satz, der die Erkenntnis des Ähnlichkeitsgesetzes zum Inhalt hat, lautete: *Similia similibus curentur* – »Ähnliches wird durch Ähnliches geheilt«.

Eine weitere in diesem Zusammenhang eventuell wichtig werdende Kent-Rubrik ist die der lüsternen Phantasien (Gemüt/*Phantasien, wollüstige*, heißt es bei Kent), denen sich Laura, wie wir sehen werden, in recht ausgeprägter Weise hingibt, um ein Ventil für ihre unterdrückte und zensierte Libido zu haben.

Dort finden wir unter anderem die uns mittlerweile schon etwas geläufigen Mittel Anacardium, Belladonna und Lilium tigrinum immerhin noch einwertig vertreten. Sodann fällt auf, daß hier wiederum Aurum zweiwertig auftaucht, ebenso wie Lycopodium – *der Bärlapp* und Opium – *der Schlafmohn.*

Eine ebenso bedeutsame Rubrik ist sicherlich diejenige, die da heißt: Gemüt/*Beschwerden durch Schreck*. Für unsere Betrachtungen wähle ich aus dieser wiederum diejenigen Arzneien aus, die wir schon weiter oben aufgelistet haben. Dies geschieht ganz einfach deshalb, um dem noch Uneingeweihten die Technik des *Repertorisierens,* wie das vergleichende Suchen und Aufspüren eines homöopathischen Mittels genannt wird, vor Augen zu führen. Der Homöopath benutzt dazu ein nach Symptomen und Körperregionen geordnetes großes Nachschlagewerk der Arzneien, des amerikanischen Arztes James Tyler Kent, das sogenannte Kent'sche *Repertorium,* das sich bis auf den heutigen Tag neben Hahnemanns *Organon der Heilkunst* als das Basiswerk für eine sinnvolle Homöotherapie behauptet hat.

Die hier unter dem Oberbegriff Gemüt angeführten Arzneien zu den Folgen von Schreck sind unter anderem die folgenden:

Mittel im 3. Grad:	**Mittel im 2. Grad:**
Aconit* – *der blaue Eisenhut*	Anacardium – *die Tintennuß* (einwertig)
Ignatia* – *die Ignatiusbohne*	**Argentum nitricum** – *das Silbernitrat*
Lycopodium* – *der Bärlapp*	**Aurum** – *das metallische Gold*
Natrium muriaticum* – *das Kochsalz*	**Hyoscyamus** – *das Bilsenkraut*
Opium* – *der Schlafmohn*	**Lachesis** – *die Grubenotter*
Phosphoricum acidum* –	**Platina** – *das Metall Platin*
die Phosphorsäure	
Phosphorus* – *der gelbe Phosphor*	Stramonium – *der Stechapfel* (einwertig)
Pulsatilla* – *die Küchenschelle*	Zincum – *das Metall Zinc* (einwertig)
Silicea* – *der reine Quarz oder Feuerstein*	

Auffallend ist, daß hier – vor allem in der Auflistung der zweiwertigen Arzneien – wiederum einige Heilstoffe vertreten sind, die wir schon in den weiter oben angeführten Rubriken vorgefunden haben.

Eine der wohl wichtigsten Beobachtungen ist allerdings Lauras Feststellung:

»… *War das dann wieder vorbei und es ging mir körperlich gut, so meldeten sich die verwünschten Stimmen und beschimpften mich.*« (Kapitel Marcella, S. 103)

Das führt den wachsamen Homöopathen schließlich zu einer kleinen, aber sehr wesentlichen Repertoriumsrubrik, die da unter den Gemütssymptomen zu finden und folgendermaßen betitelt ist: Gemüt/*Geistige Symptome im Wechsel mit körperlichen.* Diese Rubrik ist eine der wichtigsten Schlüsselrubriken im Repertorium. Sie ist vor allem deshalb interessant, weil hier nur fünf Arzneien angeführt sind und alle haben sie eine ausgeprägte Affinität zu traumatischen Ereignissen. Vier davon haben überdies einen auffallenden Bezug zur Sexualsphäre. Außer dem einwertig vermerkten Arnica – *dem Bergwohlverleih,* stehen hier lediglich vier zweiwertige Arzneien:

Cimicifuga – *das echte Wanzenkraut*
Crocus sativus – *der Safran*
Lilium tigrinum – *die Tigerlilie*
Platina – *das Metall Platin.*

Wenn sich der Homöopath dafür entscheidet, dieser Rubrik Gewicht zu verleihen, was nach Lauras zitierter Aussage sinnvoll erscheint, so engt dies die Mittelbetrachtung und -Findung ganz entscheidend ein. Nach Lage der Dinge und der übrigen Symptomatik bleiben dann nämlich nur noch zwei Arzneien – wenigstens vorläufig – in der engeren Wahl und zwar ist das zum einen die Tigerlilie und zum anderen Platin.
Die genannte Rubrik ist deshalb für unsere Betrachtungen wertvoll, weil eine wechselseitige Symptomverschiebung von körperlichen und geistigen Beschwerden häufiger in der Folge nicht verkrafteter Traumata auftritt.

Vor Jahren behandelte ich eine Frau, deren Monatsblutung erstmals nach einem emotionalen Schock aussetzte, woraufhin sich von Stund an eine Depression einstellte. Diese hielt monatelang an, um immer dann wieder auf einen Schlag zu verschwinden, wenn ihre Periode erneut einsetzte. Das ging einige Male so hin und her, bis eine LM 12-Potenz von Cimicifuga dem Spuk ein für allemal ein Ende setzte. Allein diese Arznei taucht außer in der genannten Rubrik noch gleichzeitig und als einziges Mittel in jener anderen auf, die da heißt: Weibliche Geschlechtsorgane/*Menses unterdrück nach Gemütsbewegung.*

All solche ersten Überlegungen entsprechen selbstverständlich nur einem groben Raster. Viele kleinere und womöglich unbeachtete Symptome können plötzlich an Bedeutung gewinnen und sich bei der Hierarchisierung in den Vordergrund spielen. Es lag mir aber daran, solche Betrachtungen trotzdem hier vorzustellen, um einem mit den Möglichkeiten und der Arbeitsweise noch nicht vertrauten Leser wenigstens eine erste Ahnung von den Möglichkeiten der Homöopathie im allgemeinen zu geben, und ihn mit der Vorgehensweise eines auf die klassische Weise arbeitenden Homöopathen im besonderen, vertraut zu machen.

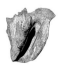

Anacardium —
die Malakka- oder Tintennuß
Signatur des Zwiespalts

Ich fasse hier einiges zusammen, was nicht nur aus Lauras Anamnese-Journal herauszulesen war, sondern auch aus ihren ersten Tagebuchaufzeichnungen, die sie mir aber erst einen Tag nach unserem jüngsten Gespräch zugänglich machte.

Dieser Fragebogen zur homöopathischen Anamnese war sauber und gut von ihr ausgefüllt worden. Im Gegensatz zu vielen Patienten, die diese Seiten schlampig bearbeiten und mit kaum entzifferbarem Gekritzel bedecken, hatte sie sich sichtlich bemüht und alles in Druckbuchstaben geschrieben. Ihr Begleitbrief war in Schreibschrift gehalten und zeigte ein Schriftbild von künstlerischem Grundcharakter, das aber etwas hin- und herschwankte und starke Hemmungen im sexuellen Bereich erkennen ließ. Vor allem die G-Schleifen waren nicht durchgezogen. Sie brachen im Ansatz der Biegung nach oben ab. Ein hervorragender Graphologe hatte mich einmal auf diese Bedeutung der G-Schleifen hingewiesen. Je runder, üppiger und durchschwingender sie sind, umso mehr haben wir es mit einem Menschen von tiefer erotischer Empfindsamkeit und Genußfähigkeit zu tun, so sagte er. Zu dem mir hier vorliegenden Schriftbild würde er gesagt haben: »Sie hat ihren Sex am Fleischerhaken aufgehängt.« Dieser Mann war genial. Er konnte mir anhand von Schriftbildern in verschiedenen Fragebögen innerhalb von Sekunden sagen, woran der betreffende Patient litt, ob er z.B. stotterte oder ein Bettnässer war. Dabei betrieb er die Graphologie nicht einmal professionell, sondern lediglich als Hobby. Leider ist er schon seit einigen Jahren verstorben. Aber ein paar einfache Grundregeln konnte er mir noch mit auf den Weg geben.

Das im Journal eingeklebte Foto zeigte Laura als eine elegant wirkende, gepflegte Frau mit vollem blondem Haar, das über dem Nacken in einer einzigen Welle eingerollt und kunstvoll hochgesteckt war. Sie verfügte über ein apartes und ausdrucksstarkes Gesicht, dem man aber die innere Anspannung ansah, unter der sie ständig zu stehen schien. Das war mir bereits in meinen Seminaren aufgefallen, von denen Laura drei hintereinander in relativ kurzen Abständen besucht und dabei große Wißbegier gezeigt hatte. Nach dem angegebenen Geburtstag war sie im Zeichen des Skorpion geboren und mittlerweile dreißig Jahre alt.

Ich blätterte weiter in dem Bogen, um mir vorerst einen Überblick zu verschaffen. Von Fall zu Fall gehe ich dabei unterschiedlich und nicht immer in chronologischer Reihenfolge der Fragerubriken vor. Nach dem ersten Eindruck, den ich durch das Schriftbild gewonnen hatte, schlug ich zunächst jene Seiten auf, welche die Kolumnen zur Sexualität und den Geschlechtsorganen enthielten. Von dort erhielt ich die Bestätigung für meine vorweg getroffene Annahme: Die monatliche Blutung war nicht als eine regelmäßige anzusprechen. Sie kam zu früh, war zu spärlich, setzte unvermittelt ein und hörte wieder auf. (Kent'sches *Repertorium:* Rubrik Weibliche Geschlechtssorgane/*Menses/intermittierend*).

Dann ging ich auf die Suche nach den »merkwürdigen, sonderlichen Symptomen« gemäß § 153 des sogenannten *Organon der Heilkunst* von Samuel Hahnemann,[23] der »Bibel der Homöopathie«, wie manche Homöopathen dieses Buch nennen. (Das ist ein Kodex, wie Klassische Homöopathie zu bewerkstelligen sei: nämlich mit jeweils nur einem einzigen, dem gegenwärtigen Zustand des Patienten bestmöglich angepaßten Heilmittel, welches durch stufenweise Dynamisierung seiner vergiftenden Stofflichkeit beraubt und in eine rein energetisch-informative Dimension übergeführt wurde. Dies zur Erklärung für bisher mit der homöopathischen Heilkunst noch nicht vertraute Leserinnen und Leser).

Und da fiel nun als hervorstechendstes Merkmal dieses Phänomen der Stimmen auf, welche die Patientin beschimpften und verfluchten, wovon sie mir schon am Telephon berichtet hatte. Es ist dies ein Zeichen, das unter anderem der geprüften und in den homöopathischen Arzneimittellehren überlieferten Symptomatik von Anacardium, *der Malakka- oder Tintennuß* entspricht, welche manche auch »Elephantenlaus« nennen, obwohl sie mit einer Laus natürlich nichts zu tun hat.

Die nierenförmig gebogene Nuß sitzt einer roten herzförmigen Frucht auf.[24] Das heißt, eigentlich ist das, was wir auf den ersten Blick für die Frucht halten, lediglich der überdimensional angeschwollene Stiel derselben, der sich zu einem eigenständigen, etwas schwammigen Organ ausgebildet hat. Im Vergleich hierzu erscheint die Nuß selbst verschwindend klein. Der süße Nußkern wird umhüllt von einer doppelwandigen Schale, in welche Cavernen eingelagert sind. In diesen befindet sich ein milchiges Sekret, das sich an der Luft schnell schwärzlich verfärbt. Es ist, als ob die Nuß, um ihren Wohlgeschmack zu erzeugen, alle Verunreinigungen in diesen »Zwiespalt« einfließen läßt.
Dies macht die eigentliche Signatur der Pflanze aus, welche sich in Relation setzen läßt zu ähnlichen Seelenhaltungen beim Menschen. Aus diesem Kammersekret der Tintennuß, die uns auch als Cashew-Nuß bekannt ist, wird die homöopathische Arznei hergestellt.

---

[23] Hahnemann, Samuel: *Organon der Heilkunst,* Haug-Verlag, Heidelberg.
[24] griech.: *ana* »zurück, weg von« und *kardia* »das Herz«, also frei übersetzt: »Weg vom Herzen und hin zur Herzlosigkeit«. Eine schöne Abbildung dieser Pflanze und ihrer Früchte befindet sich in meiner *Homöovision,* auf S. 107. Sie ist *Köhler's Atlas der Medizinal-Pflanzen* entnommen. (Verlag Th.Schäfer, GmbH, Hannover).

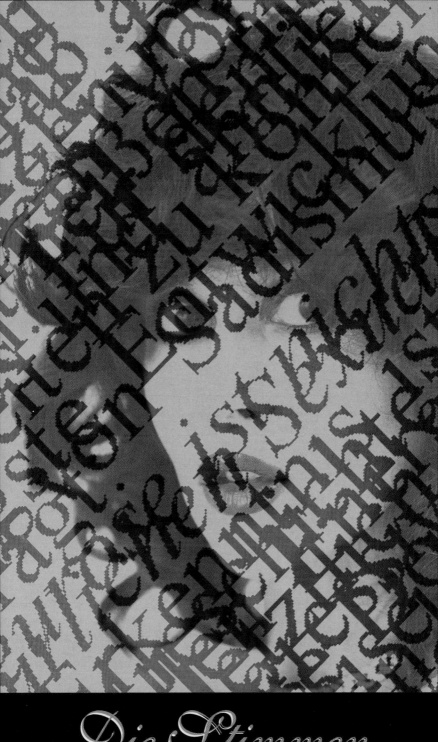

Die Stimmen

Die Ähnlichkeit der Symptomatik eines Patienten zur Arzneiinformation des Sekrets, kann sich nun äußern in einer grundsätzlichen Menschenfeindlichkeit, wie sie unter anderem erwachsen kann aus frühkindlichen Verletzungen und Vertrauenseinbrüchen. Diese Thematik klang bereits an, als ich die Fragen zur Kindheit in Lauras Anamnesebogen durchforstete, und erfuhr nach unserem ersten Gespräch weitere Bestätigung durch das, was ich im Anschluß aus den freizügigen Aufzeichnungen Lauras in Erfahrung bringen konnte, die mich immer wieder verblüfften, denn daß hier »mehrere Seelen in einer Brust« wohnten, wurde sehr schnell offenkundig.

Anacardium ist unter anderem gekennzeichnet durch eine innere Haltlosigkeit, welche zu einem völligen Verlust des Selbstvertrauens führen kann. Die Notwendigkeit einer Abgrenzung gegenüber Übergriffen durch Fremdpersonen kann zu einer erschreckenden Gefühllosigkeit führen. Die innere Qual solcher Menschen kann nach außen in der Form durchschlagen, daß sie damit beginnen, Tiere, ja sogar ihr Lieblingstier zu quälen. Oft leiden diese Patienten an innerer Hitze bei gleichzeitig auftretenden äußerlichen Kältegefühlen, woraus wiederum dieser seelische Zwiespalt abzulesen ist. Auch das Gefühl eines innerlich fühlbaren Pflocks, der den Energiefluß blockiert, ist sehr typisch.

All das, was ein Patient in den Schächten seines Unterbewußtseins vergraben hat, weil die Erinnerung daran zu schmerzlich ist, belastet seine Seele. Es sind das jene psychischen Leichen, die irgendwann zu stinken anfangen und unbedingt ordnungsgemäß begraben werden sollten. Die Triebkraft der Seele sorgt dafür, daß sie sich auf die eine oder andere Weise melden, wenn das Bewußtsein reif für eine erneute Sichtung geworden ist.
Laura erwähnte nebenbei, daß sie häufig Träume von Leichen habe, die sie quälten und erschreckten. Das ist nun ebenfalls ein markantes Zeichen, das auf Anacardium verweist, welches in der betreffenden Rubrik bei KENT als einzige Arznei im Fettdruck, also dreiwertig angeführt ist. (Man vergleiche diesbezüglich auch das Arzneimittelbild von Aranea diadema – *der Kreuzspinne*, auf das wir noch zu sprechen kommen werden).

Bezüglich der Stimmen, die sie terrorisierten, gibt es mehrere infrage kommende Arzneien (KENT: GEMÜT/*Wahnvorstellungen/hört Stimmen*). Laura hatte angegeben, daß diese Stimmen sie sogar mit ihrem Namen anriefen. Das allerdings identifiziert Anacardium als einzige hierfür infrage kommende Arznei. Unter: *Stimmen die sie beim Namen rufen*, findet sich im Repertorium nur noch die Tintennuß.
Ich bin der Ansicht, daß diese Stimmen als Manifestationen eigener Selbstverdammung anzusehen sind. Wie aber war das erklärbar. Laura entsprach vom äußeren Erscheinungsbild her so gar nicht meiner Vorstellung von einem Anacardium-Patienten. Bisher hatte ich nur einen einzigen »Stimmen-Hörer« zu behandeln gehabt. Das war ein verdruckster Mann von untersetzter Statur gewesen. Seine Behandlung hat sich seinerzeit ziemlich in die Länge gezogen. Er ent-

sprach dem Typus des rachsüchtigen Versagers, als den man sich einen Anacardium-Anwärter normalerweise vorstellt.

In der griechischen Herrscherin Klytaimnestra aus SOPHOKLES' Tragödie *Elektra* haben wir den klassischen Typus einer Anacardium-Persönlichkeit vor uns: Sie ermordet zusammen mit ihrem Geliebten Aegistos ihren Gemahl Agamemnon und zeigt sich völlig unbeeindruckt durch Elektras – ihrer Tochter – Wehklagen. Gegen Ende des Dramas wird sie ihrerseits von Orest, dem Bruder Elektras hingerichtet.

In ihr treffen aufeinander: GEMÜT/*Grausamkeit* (Anacardium dreiwertig, nur noch von Hepar sulphur – *der Kalkschwefelleber* eingeholt), *Boshaftigkeit* (KENT: dreiwertig) und *Mangel an moralischem Empfinden* (KENT: zweiwertig). Die immer wieder angesprochenen Rachegöttinen, die Erinnyen, entsprechen den inneren Stimmen und Wahnvorstellungen, welche einen Missetäter bei seinem Namen rufen (Anacardium einziges Mittel). Natürlich finden wir in Klytaimnestra auch starke Züge von Platin, das zudem noch die Geilheit und Lust zum Töten mit einem Dolch (in der Tragödie wird Agamemnon mit einem Beil erschlagen) in sich trägt. Die Frage ist in ähnlichen Fällen immer, welcher Symptomatik man bei der Hierarchisierung den Vorzug geben möchte. Oft ist es ja auch so, daß zwei Arzneien einander gut ergänzen, wenn sie eine Affinität zueinander haben.

In Laura haben wir nun beileibe keine moderne Klytaimnestra vor uns. Außerdem müssen ja bei einem Patienten keineswegs immer alle Symptome aus der Arzneimittellehre im Extrem vorhanden sein. Manchmal genügen bereits zwei bis drei, – bisweilen sogar ein einziges Zeichen von Rang – um erstaunliche Wirkungen zum besseren hin durch die Mittelgabe möglich zu machen.

Wie der Leser erkennen wird, finden sich im Verlauf des weiteren Geschehens durchaus auch Züge von Platina (dem Metall Platin in homöopathischer Aufbereitung) bei Laura, wovon später noch eingehender zu sprechen sein wird.

Vom Bewußtsein abgesprengte Themen können einen Patienten tatsächlich in Form von Wahnvorstellungen verfolgen. Ich erinnere mich einer jungen Frau, die vor einer Prüfung stand. Sie hatte seit Wochen Angst vor dieser Situation und kultivierte ihre Angst in besonders ausgeprägtem Maße. Eines Nachts erwachte sie davon, daß die Materialisation ihrer Angst-Elementale sich in Form einer grauen Gestalt auf ihr Bett gesetzt hatte. Das Schemen verflüchtigte sich, als sie es ansprach und das Licht einschaltete.

TOLKIENS moderner Mythos vom *Herrn der Ringe* fällt mir ein, der in erschreckender Weise unserer Zeit den Spiegel vorhält und auf einen jeden von uns paßt. Denn alle tragen wir diesen Ring des Bösen und unserer Ängste in uns. Es würde an Laura liegen, die Ungeheuer in ihren Tiefen zu besiegen, um sich selbst zu erlösen. Ein bestmöglich passendes Simile würde ihren Prozeß katalysieren können, aber wie war diese, ihre Spaltung erklärbar und wo lagen die Wurzeln ihres Traumas und deren letzte Verzweigungen?

Als nächstes beschäftigte ich mich mit ihren Angaben zur Kindheit. Da fanden sich allerdings genügend Hinweise, welche dem Verdacht auf Anacardium als einem möglichen Heilstoff neue Nahrung gaben. Der ständige Streit im Elternhaus, die Schläge, die sie als Kind erhielt, eine – bis dahin allerdings nur als Vermutung geäußerte sexuelle Belästigung durch den eigenen Vater – was ihr zwiespältiges Verhalten zur eigenen Sexualität und ihre latent vorhandene Ablehnung dem männlichen Geschlecht gegenüber erklärbar machen könnte.

Laura mußte frühzeitig lernen, lieblosen Befehlen zu gehorchen. Das hat sich eingebrannt. Zwar hat sie sich zur weitgehenden Selbständigkeit hochgearbeitet, aber wie sie in ihren Aufzeichnungen zugibt, ist sie doch sehr dankbar für ein strenges Reglement:

»Trotzdem war ich mir einer tief in meinem Inneren eingenisteten Unsicherheit bewußt, die ich nach außen hin aber gut hinter der Maske eines freundlichen Lächelns und gekonnten Make ups zu verstecken wußte. Jedenfalls war ich dankbar, zu wissen, daß es über mir noch eine Betriebsführung gab, die mir meine Richtlinien vorschrieb. Auf der anderen Seite ging mir manches gegen den Strich und ich mußte auch hier viel schlucken.« (hier S. 28)

Der sprichwörtliche Menschenhaß von Anacardium (KENT: GEMÜT/*Misanthropie:* Anacardium zweiwertig) kam bei Laura nicht zum Vorschein. Auch keine *Boshaftigkeit, Missgunst* und *Schadenfreude* gegenüber anderen (KENT: Anacardium dreiwertig). Alle Mißgunst richtete sich gegen sie selbst, weil dieser stark verankerte Glaube bei ihr bestand, daß »man gut sein müsse«. Deshalb ist ihre Selbsttherapie, die sie in ihren Gesprächen mit Pan betreibt, so bemerkenswert, weil sie sich durch die Figur des Pan hier Weisungen im Sinne einer »Neuen Ethik« nach ERICH NEUMANN[25] erteilt. Eine von ihrem Unterbewußtsein genial konstruierte Strategie, von der ich allerdings erst erfuhr, als sie mich fragte, ob ich ihre bisher schon gemachten Aufzeichnungen als eine zusätzliche Informationsquelle nutzen wolle.

Für mich faszinierend ist es auch immer wieder, zu beobachten, wie wir plötzlich in Situationen hineingeführt werden, die uns fördern, weil sie uns fordern und zwar kommt dieser Mechanismus immer dann in Gang, wenn wir ehrlich darum bemüht sind, an unserem Leben etwas zu verändern. Bereits die ernsthafte Absicht, scheint diesbezüglich ein Räderwerk in höheren Gefilden in Gang zu setzen. Typisch dafür ist die Begegnung Lauras mit einer Figur des Pan, welche tatsächlich vorhanden ist und vollkommen abseits von den üblicherweise begangenen Wegen in meiner näheren Umgebung mitten in einem Wald steht.

Und dann fanden sich da mehr und mehr Symptome, welche einen Beginn der Therapie mit Anacardium als sinnvoll erscheinen ließen: Erinnern wir uns an die

---

[25] NEUMANN, ERICH: *Tiefenpsychologie und neue Ethik,* Kindler-Verlag, München, Fischer TB sowie: *Zur Psychologie des Weiblichen,* Walter-Verlag, Olten, Fischer TB.

folgende Passage aus Lauras Tagebuchaufzeichnungen:
»*Immer wenn diese Stimmen mich bedrängen, habe ich den Eindruck, als wiche die Welt vor mir zurück. Alles sieht dann aus, als sei es weit von mir entfernt. Gleichzeitig ergreift mich ein Gefühl intensiver Schwäche. Ich spüre förmlich, wie mir alle Farbe aus dem Gesicht weicht … . Meine Zunge schwillt an und ich bin unfähig zu sprechen. Manchmal kann ich mich kaum aufrecht halten, weil mir die Knie versagen. Es ist, als seien sie verschnürt … . Dazu kommt ein fürchterlicher Juckreiz. Er überfällt meinen ganzen Körper schlagartig. Ich möchte schier aus der Haut fahren. Aber wenn ich mich kratze, wird alles nur noch schlimmer. In den Nächten die solchen Tagen folgen, ist an Schlaf überhaupt nicht zu denken.*« (Hier S. 29)

Die Objekte scheinen weit entfernt (Anacardium zweiwertig)
Das behinderte Sprechvermögen (Anacardium zweiwertig)
Verfärbung des Gesichts: Blässe (Anacardium dreiwertig)
Allgemeine Schwäche (Anacardium dreiwertig)
Das Gefühl, die Knie seien verschnürt (EXTREMITÄTEN/*Knie/wie bandagiert*, Anacardium zweiwertig)
Der Juckreiz, welcher schlimmer durch Kratzen wird (Anacardium dreiwertig)
Die Schlaflosigkeit durch Juckreiz (Anacardium einwertig)
Der Mangel an Selbstbewußtsein (Anacardium als einziges Mittel dreiwertig).

Im Fragebogen war zusätzlich noch eine Stuhlverhaltung angegeben: Große Schwierigkeiten beim Stuhlgang, oft nur unter Anstrengung und Pressen zu entleeren. Die KENT-Rubrik für dieses Symptom weist nun viele Mittel auf und ist deshalb für eine Mittelwahl alleine nicht ausreichend. Interessant wird sie aber dann, wenn ein bereits in Aussicht genommener Heilstoff hier zusätzlich noch im dritten Grad erscheint, was bei Anacardium wiederum der Fall ist.

Diese Stuhlverhaltung in Verbindung mit häufigen Schmerzen im Sakralgebiet deutet oftmals auf eine psychisch bedingte Blockierung der sexuellen Energie hin, was zu den in Lauras Fragebogen gemachten Angaben zur Sexualität paßt. Mein berühmter Lehrer ADOLF VOEGELI, schloß aus dieser Symptomatik auch gerne auf ein geiziges Wesen seiner Patienten. In einem seiner Seminare sagte er in seinem kehligen Schwyzerdütsch: »Wer den Geldbeutel nüt aufbringt, der bringt auch's Arschloch nüt auf.«

So oder so, – läßt sich in jedem Fall eine Verhaltung von Energie aus dieser Symptomatik ablesen. Nicht selten findet sich in Verbindung mit einer analen Blockierung auch eine vaginale und umgekehrt. Wobei im Falle von Laura noch offen ist, ob es nicht auch zu einer analen Penetration gekommen sein könnte, was sich durch den weiteren Verlauf zu bestätigen schien. Wenn wir uns in Erinnerung rufen, was bereits eingangs in ihren Aufzeichnungen vermerkt ist, dann wird dieser Verdacht fast zur Gewißheit: »*Oft wache ich danach auch mitten in der Nacht auf mit furchtbaren Krämpfen in meinem Anus und einem schneidenden Schmerz, der durch meine Eingeweide nach oben zieht*« (Hier S. 20).

Selbstverständlich tauchen auch Zeichen auf, die für andere Mittel sprechen würden. Da ist z.B. das in Lauras Tagebuch, wie auch im Fragebogen angesprochene starke Verlangen nach Seefisch. Würden wir das höher bewerten, als die übrigen Zeichen, so landeten wir bei Phosphor. Auch das leichte Erröten Lauras könnte in diese Richtung weisen, denn für eine 30-jährige Frau, die sich noch dazu in exponierter Stellung behaupten muß, ist das schon bemerkenswert. Es ist allerdings eine weitere Bestätigung dafür, daß hier etwas entschieden in die falsche Richtung läuft, und das ist nach Lage der Dinge der gestaute Geschlechtstrieb. Gleichzeitig zeigt solchermaßen sich ausbreitende Röte an, daß diejenigen, die davon befallen sind, letztendlich darüber zornig sind, daß es ihnen nicht gelingt, ihre Gefühle unter Kontrolle zu halten oder dort auszuleben, wo sie hingehören. Im Repertorium gibt es eine kleine Rubrik mit nur 5 Arzneien, die diesem Tatbestand gerecht werden könnten. Außer dem fett gedruckten Ferrum (Eisen) und dem zweiwertigen Coffea (Rohkaffee), sind die übrigen drei, nämlich Phosphor, Sepia und Sulfur allerdings nur im ersten Grad dort eingetragen (GESICHT/*Farbe/Rot bei Erregung*).

Wie aber leicht einzusehen ist, fällt solch eine Angabe gegenüber einem *Hören von Stimmen* nicht, oder zumindest im Augenblick weniger, ins Gewicht. Selbst wenn wir die »Orgasmusschwierigkeiten« an erste Stelle setzen würden und diesethalben beispielsweise auf Arzneien wie Berberis, Brom oder Kalium carbonicum kämen, so merkt ein etwas weiter mit den Finessen der homöopathischen Heilkunst Vertrauter, doch sofort, daß das nicht des Pudels Kern sein kann. Also lag es zwingend nahe, Anacardium als erstes einzusetzen, um dann zu sehen, inwieweit es fähig wäre etwas zum Positiven hin zu verändern, bzw. welche Leichen damit womöglich aus den Katakomben des Unbewußten geholt werden könnten und ob es Sinn machen würde, danach länger bei dieser einen Arznei zu bleiben. Nachdem sich die Ereignisse aber überstürzten und dabei vor allem Lauras sexueller Konflikt klar zutage trat, waren sehr schnell andere Mittel gefragt, welche zusätzlich zur Tintennuß verabfolgt wurden, um den in Gang gekommenen Prozeß bestmöglich zu begleiten.

Viel wäre noch zu sagen über diese außergewöhnliche Arznei Anacardium, vor allem was die innere Zerrissenheit zwischen dem Streben nach *Religio* einerseits und der Selbstverdammung der eigenen Triebe andererseits angeht. Es ist aber nicht Sinn dieser Publikation, dem Leser hier möglichst vollständige Arzneimittelbilder vor Augen zu führen. Das kann bei anderen Autoren nachgelesen werden. Hervorragend beschrieben wurde vor allem die psychische Symptomatik dieses Mittels von der amerikanischen Homöopathin ANANDA ZAREN in ihrem Buch *Kernelemente der Materia Medica der Gemütssymptome Bd. II.*[26] Auch der australische homöopathische Arzt PHILIP M. BAILEY, schildert einige Anacardium-Fälle in seiner *Psychologischen Homöopathie.*[27]

---

[26] Ulrich Burgdorf-Verlag, Göttingen, 1994.
[27] Droemer'sche Verlagsanstalt München, 1998.

ANANDA ZAREN führte als erste die Begriffe von *Wunde, Wall* und *Maske* in die Sprache der Homöopathie ein. Dabei soll in knappster Reduzierung das Folgende zum Ausdruck kommen:

Wird ein Mensch verletzt, so entsteht eine – körperliche oder emotionale – Wunde. Gleich einem Sandkorn, das in eine Auster eindringt und deren zarten Körper reizt, werden autonom ablaufende energetisch gesteuerte Regulationsprozesse einsetzen und versuchen, einen Wall um die Wunde zu schlagen. Im Falle der Auster bewirken deren Kalkabscheidungen eine Umhüllung des Fremdkörpers, sodaß eine Perle heranwächst, die aufgrund ihrer glatten Oberfläche, nicht mehr schmerzt. Beim Menschen fungiert der Schutzwall gleichzeitig als Deponie für den Müll aus Zorn, Haß und Aggression. Wird seine Aufnahmekapazität überschritten, so wird er seine dunkle Fracht wieder entleeren, indem er sie entweder in gewalttätigen Handlungen nach außen abgibt oder – wenn deren massive Unterdrückung das nicht zuläßt – in autoaggressiven Aktionen gegen sich selbst richtet.

In dieser Weise sind die gegen Laura gerichteten, sie verurteilenden Schimpfattacken durch die sie belästigenden Stimmen zu verstehen. Laura hat es trotz allem verstanden, sich im Leben zu behaupten. Sie schützte sich nach außen hin noch durch die zusätzliche Maske, von der ANANDA ZAREN spricht. Eine Maske, das will sagen, ein »aufgesetztes Lächeln« oder eine gute Tarnung durch ein besonders gepflegtes Äußeres.

Über die seelische Verkrüppelung eines Anacardium-ähnlichen-Menschen äußert sich ANANDA ZAREN folgendermaßen:

»Die Entwicklung der *Wunde* von Anacardium findet in frühen Lebensstadien statt, wenn das Kind an einer emotionalen Aushungerung innerhalb der Familie leidet. Das Selbstbewußtsein dieser Kinder wird von den Eltern oder Bezugspersonen beschädigt, die die Kinder zurückweisen oder nicht akzeptieren. Eine Vorgeschichte fortgesetzten Mißbrauchs – körperlich, emotional und sexuell –, andauernder Vernachlässigung oder körperlicher Gewaltanwendung gehört ebenfalls zu den Faktoren, die für die Entstehung der Anacardium-Wunde verantwortlich sein können. Psychologische Untersuchungen haben einen engen Zusammenhang zwischen Mißbrauchserlebnissen in der Kindheit und der späteren Entwicklung zu eigener Mißbrauchsneigung erwiesen. **Mißbrauch** ist charakteristisch für die *Wunde* von Anacardium, und Mißbrauch entwickelt sich auch zu einem Verhaltensmuster, das Bestandteil des *Walls* von Anacardium wird.«

Und weiter unten:

»Diese Kinder sind gegenüber der Flut von Verurteilungen seitens der Familie vollständig schutzlos und offen. Sie sind nicht in der Lage, sich gegen die negativen Projektionen abzuschirmen. Nicht lange, und sie entwickeln einen *Wall,* der all die Dunkelheit in sich aufnimmt, die sie umgibt. Aus Liebe und Haß wird der Faden der Dualität gewoben, der das Arzneimittel durchzieht.«[28]

[28] ZAREN, ANANDA: *Kernelemente der Materia Medica der Gemütssymptome Bd. II,* S. 53f., Verlag Ulrich Burgdorf, Göttingen, 1994.

In noch ernsteren Fällen hat der oder die betreffende Person den Wunsch, sich »aus der Welt zu schaffen«. Selbst Laura äußerte in ihren schwärzesten Stunden den Wunsch, ein gnädiger Gott möge sie »*wieder aus ihrem Körper heraus – und zu sich nehmen*« (Hier S. 23). Und so stehen in der KENT-Rubrik GEMÜT/*Selbstmordneigung* wiederum einige der unter *Religiöse Affektionen* bereits angeführten Arzneien. Hier finden wir als

Mittel im 3. Grad	Mittel im 2. Grad
Aurum* – *das Gold*	**Anacardium** – *die Tintennuß*
Natrium sulfuricum* – *das Glaubersalz*	**Arsenicum alb.** – *der weiße Arsenic*
	Belladonna – *die Tollkirsche* (einwertig)
	Hyoscyamus – *das Bilsenkraut*
	Kalium bromatum – *Kaliumbromid*
	Lachesis – *die Grubenotter*
	Lilium tigrinum – *die Tigerlilie*
	(hier nur einwertig)
	Psorinum – *die Krätze-Nosode*
	Pulsatilla – *die Küchenschelle*
	Sepia – *der Tintenfisch*
	Stramonium – *der Stechapfel*
	Zincum – *das Metall Zink*

und etliche andere mehr.

Geben wir abschließend noch dem Geist von Anacardium selbst das Wort, wie er sich durch WITOLD EHRLER anläßlich einer C4-Verreibung geäußert hat:

»… So werden in mir die Väter zu Tätern, die Mütter zu Opfern, denen jede Würde genommen ist, da diese nun absichtlich mißhandelt werden. Aber damit nicht genug. So zwinge ich die Söhne, dieses Mißverhältnis abermals auszugleichen, indem sie suchen, ihre Mütter wieder zu retten – im Kampf gegen den eigenen Vater. Das wiederum bedeutet die Unmöglichkeit des Sohnes, des künftigen Mannes, zu einer eigenständigen Liebe gegenüber einer Frau zu gelangen, die sich abermals mißachtet und betrogen fühlt. Sie wiederum rächt sich durch Liebesentzug, innere Verweigerung, Verachtung und letztlich tiefe Entfremdung, was den Mann dazu treibt, sie sich als Opfer einfach zu nehmen, usf. So schließt sich ein Ring. Ihr habt hier einen Ring der Ausgleichsreaktionen vor euch liegen, aus dem es so einfach kein Entrinnen mehr gibt. Denn es ist in mir eine neue Ordnung entstanden, die sich selber extrem stabilisiert.«

Und an anderer Stelle:

»Das eigentliche Problem in mir ist eure mißverstandene Männerrolle. Ihr tragt ja in Wahrheit eine Schmach in euch, die ihr wieder wettzumachen sucht, da ihr euch durch das weibliche Prinzip nicht mehr getragen fühlt (welches wiederum durch euren eigenen Vater mißhandelt wurde). So seid ihr eigentlich von beiden Elternteilen im Stich gelassen und müßt euren Selbstwert aus euch selber schöpfen, in völliger Isolation voneinander. Eine wahrlich schwierige Situation! Denn, mit diesem zutiefst angestrebten Ziel – selbst etwas wert zu sein und das

Mißgeschick der beiden Eltern ausgleichend zu übernehmen – geht ihr in jene bereits beschriebene Bewegung hinein, es nur weiter fortzutragen, selbst wenn ihr es ausgleichend zu beenden strebtet. All euer Arrangement, euer Fleiß, eure Perfektion wird euch nichts nützen, denn seinem Kern liegt ein Gewaltakt zugrunde, der dieses Mißgeschick stets perpetuiert.
Was hat diese Isolation für eine innere Folge? Ihr werdet damit innerlich dem weiblichen Prinzip soweit entfremdet, daß ihr – ohne es bewußt zu begreifen – latent homosexuell werdet, selbst wenn ihr von dieser Bewegung nichts bemerkt.«[29]

Hier kommt von einer höheren Ebene aus betrachtet, sehr deutlich zum Ausdruck, in welchem Ring scheinbarer Unausweichlichkeit, Laura sich eingeschlossen befindet. Aber das ist die Gnade des kosmischen Heilgesetzes des Ähnlichen, das da sein ihm Ähnliches zu heilen imstande ist und damit diesen Ring zersprengt: hier wird der Geist der Arznei selbst zum Mittler der Erlösung. Und der Leidende? Er – oder sie – wird, – von der Weisheit und Triebkraft seiner Seele geführt, – zum rechten Zeitpunkt den Weg zu seinem ihn erlösenden Homoion finden.

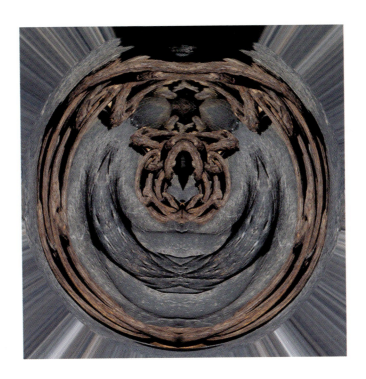

[29] EHRLER, WITOLD: Homöopathische Postille Nr. 6, *Kräfte der Macht – Kräfte der Nacht,* S. 48f., über Petra Held, Fuchsstraße 3, 79102 Freiburg, Telefon/Fax (07 61) 70 11 55.

LAURA LUST

Irdisches Fegefeuer

Im Rückblick:

Ich war morgens als Allererste bestellt. Ich war sehr aufgeregt und wollte sofort über alles reden. Aber RABA ließ mich erst einmal zusehen, wie er türkischen Kaffee zubereitet. Dabei wird ein speziell gebrannter und besonders fein gemahlener Kaffee verwendet, wie man ihn in kleinen Beuteln in türkischen Geschäften kaufen kann. Er erklärte mir genau die Vorgehensweise. Man nimmt ein Kupferkännchen und füllt es mit Wasser. Dann gibt man soviele Löffel eines speziellen, besonders schonend gebrannten Kaffees in Pulverform hinein, wie man beabsichtigt, Tassen Kaffee herzustellen. Dazu kommt dann die gleiche Menge braunen Zuckers und je nach Menge, ein viertel bis ein halbes Lorbeerblatt. Wie mir Peter Raba erklärte, ersetzen manche den Lorbeer auch durch zwei oder drei Körnchen Kardamon. Dann läßt man das Ganze aufkochen, bis es Blasen bildet. In der Mitte des Gebräus zeigt sich stets eine besonders große Blase. Sie wird »das Auge Allahs« genannt. Wenn sie platzt, ist der Kaffee fertig. Manch einer läßt ihn danach noch dreimal, andere sogar siebenmal kurz aufkochen. Danach kann das fertige Getränk in kleine Moccatässchen abgegossen werden. Dieser Kaffee war im Gegensatz zu dem, den ich aus dem Büro kannte, eine Wohltat. Diese Zeremonie brachte mich erst einmal von meiner Übererregung herunter. Danach war ich bereits wesentlich entspannter.

Wir haben über meine Fragebogenauswertung und die erste Arznei gesprochen, die ich erhalten sollte. Es ist ein Mittel, das nicht sehr oft gebraucht wird und im Seminar zur Einrichtung einer Haus- und Reiseapotheke, haben wir es auch nicht behandelt. Wie wir von der Praxis aus feststellten, hatte die Apotheke LM-Potenzen von Anacardium ebenfalls nicht vorrätig. Es würde aber noch heute nachmittag da sein. RABA sagte, ich solle regelmäßig berichten, »was sich so tut«. Ich habe ihm angeboten, mein Tagebuch einsehen zu dürfen, wenn das hilfreich sein sollte. Zwar weiß ich nicht, auf was ich mich da einlasse, aber nach allem, was ich bisher über Homöopathie erfahren habe, ist es, glaube ich, doch sehr wichtig, so offen wie möglich zu sein. Ich bin sehr gespannt.

Nach der Konsultation fuhr ich zu meiner Pension zurück. Danach wollte ich mich auslaufen und beschloß einen Spaziergang durch das Moor zu machen. Es ist immer noch so heiß. 35° C im Schatten. Ich kam ganz schön ins

Schwitzen, obwohl ich mir Zeit ließ. Auf dem Weg lag eine schwarze Schlange. Ein schlechtes Omen? Jedenfalls schlug ich einen größeren Bogen um sie. Wie ich später hörte, sollen sie ziemlich giftig sein. Eine Abart der Kreuzotter, aber ohne Rückenzeichnung. Ich erzählte meiner Wirtin davon. Sie wußte wovon ich sprach und meinte, die Bauern würden sie als »Moosotter« bezeichnen.

Am späteren Nachmittag fuhr ich zur Apotheke. Das Mittel war da. Anacardium in einer LM 18. Drei bis fünf Tropfen sollte ich täglich einnehmen. Ich konnte es kaum erwarten. Fast war ich versucht, vor lauter Ungeduld gleich vor der Apotheke etwas davon auf die Zunge zu träufeln. Dann riß ich mich zusammen und beschloß, es noch bis zur Rückkehr in meine Pension auszuhalten. Als erstes ging ich unter die Dusche. Dann ließ ich ein paar Tropfen in ein Glas fallen, das ich vorher zu einem Viertel mit Wasser gefüllt hatte. Ich schwenkte es, um die Flüssigkeit in Rotation zu bringen, so wie es mir mein Therapeut geraten hatte. Vielleicht war es ja Einbildung, aber bereits nach kurzer Zeit glaubte ich eine Wirkung zu verspüren. Ein klein wenig wurde mir schwindelig. Also ließ ich mich auf das Bett fallen, um zu beobachten, was weiter geschah.
»Keine Nebenwirkungen, nur Heilreaktionen«, – das hatte ich mir gut gemerkt: Kein Gift. Lediglich eine Information an mein Unbewußtes. Es kommt nichts Neues dazu, aber das Vorhandene wird wachgerüttelt. Nach weiteren zehn Minuten verspürte ich verstärkt jenen – ich nenn' es mal »Knoten im Gehirn« – der mich schon öfters gequält hat, besonders bevor die Stimmen einsetzten und mich beschimpften.

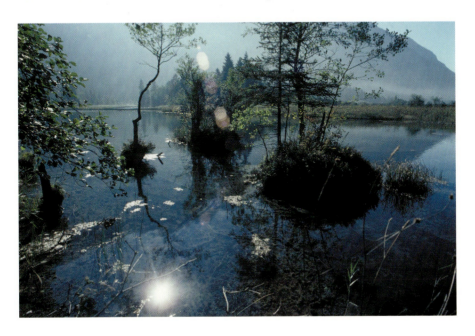

Beim Abendessen nahm ich nur wenig zu mir und ging früh schlafen. Eine ungeheure Müdigkeit hatte mich ergriffen. Ich war sofort weg. Mitten in der Nacht wachte ich auf und hatte einen heißen Kopf. Ich hatte Durst und verwünschte es, daß ich nicht daran gedacht hatte, mir noch etwas mit auf's Zimmer zu nehmen. Also ging ich ins Bad und trank Wasser. Dann legte ich mich wieder hin. Nach einiger Zeit tauchte ich wieder ab und träumte wirres Zeug, was dann überging in die folgenden Bilder, an die ich mich gut erinnere:

Ein Haus stand in Brand. Leute rannten umher und versuchten, noch etwas vom Inventar zu retten. Ich bemühte mich krampfhaft, ihnen dabei zu helfen, Möbelstücke aus dem Haus zu tragen, aber es ging nicht. Meine Beine waren wie bandagiert und festgebacken. Ich mußte zusehen, wie das Feuer um sich griff. Ich schrie: »Man muß die Feuerwehr rufen!« und griff nach meinem Handy. Als ich am anderen Ende jemand dran hatte und sagte, sie sollten sich beeilen, glaubte ich zu hören, daß das sinnlos sei. »Es muß brennen!« Ich war verzweifelt. Dann kam zu allem Überfluß auch noch die Polizei und verhaftete mich als Brandstifterin.

Ich erwachte und merkte, daß ich Fieber hatte. Nur keine Panik! – Schon wieder Pan, schoß es mir durch den Kopf – Fieber ist gut, es ist »wie ein Fegefeuer«, sagt RABA immer. Dein altes Haus muß wohl tatsächlich abbrennen, sonst kann nichts Neues aufgebaut werden. Ich staunte über die Mächtigkeit der homöopathischen Arznei. Diese paar Tröpfchen! Mein Kopf glühte. Ich glühte. Na klar war ich die Brandstifterin! Ein wenig mußte ich lächeln. Ich hatte diesen Brand entfacht und die Feuerwehrleute hatten recht. Es muß brennen. Wie sich doch Albträume oft ins Gegenteil verkehren, wenn man sie mit anderen Augen ansieht.

Ich trank wieder etwas Wasser und versuchte nochmal in Schlaf zu fallen. Es ging nicht. In meinem Kopf tobte es. Da dachte ich: Jetzt hol' ich die Reiseapotheke und nehm' ein Kügelchen Belladonna C30, so wie wir das gelernt haben, im Seminar: Im akuten Fall darf auch mit einer anderen Arznei eingegriffen werden. Ich stand auf und griff nach dem Lederetui. Ein Kügelchen sollte genügen. Drei fielen raus. Egal. Auch nicht mehr an Information als in einem. Was dir da so alles in Bruchteilen von Sekunden durch's Hirn schießen kann! Auf die Zunge damit, – wieder etwas Wasser und hinlegen!

»Ich werd' dir schon Feuer machen unterm Arsch!« Das war Pan. Auf einen Schlag war ich im Wald und bei der Skulptur. Ich glaubte zu bemerken, daß sie sich bewegte. Sie tanzte im Wald umher. Um sie herum sprangen Nymphen. Sylphen schwebten durch die Luft. Ich konnte ihre durchsichtigen Körper sehen. Dann war es mehr ein Hexensabbat. Münder gingen in Küssen auf, Leiber wälzten sich übereinander, durcheinander, kopulierten, verschmolzen miteinander. Ich phantasierte. Zwar nahm ich wahr, daß ich phantasierte, aber ich ließ es geschehen. Manchmal war ich mitten in dem seltsamen Treiben gefangen, dann wieder war ich mir bewußt, daß ich einer Wahnvorstellung nachhing. Aber was ist Wahn und was ist Wirklichkeit?

»Laura, verfluchte Nutte! Elendes Miststück! Aus dem Haus! Raus mit dir! Und laß dich nicht wieder blicken!«

Das waren die anderen, die verhaßten! Da waren sie also wieder.

»Aber das Haus ist abgebrannt«, hörte ich mich sagen.
»Da ist kein Haus mehr, in das ich gehen kann. Ich komm nicht zurück!«

Der Schmerz in meinem Kopf ließ etwas nach und dann muß ich wohl wieder eingeschlafen sein.

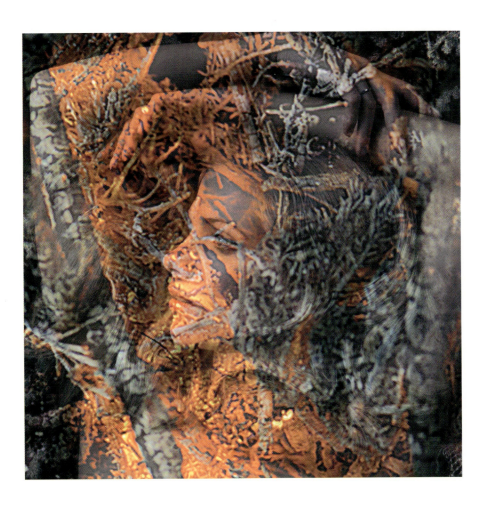

Die Katze

Als ich am Morgen darauf erwachte, faßte ich als erstes mit der Hand nach meinem Kopf. Ich stellte fest, daß ich fast keine Temperatur mehr hatte. Ich fühlte mich besser, war aber ziemlich schwach. Noch etwas benommen und leicht schwankend ging ich zur Balkontür, zog die Vorhänge auf und blickte hinaus. Wieder ein strahlender Tag. Trotzdem beschloß ich, heute zuhause zu bleiben. Das war etwas zu heftig gewesen, heute nacht. Es mußte wohl schon ziemlich spät sein? Zehn Uhr! Frühstück ade. Aber ich hatte sowieso keinen Hunger. Nachdem ich beschlossen hatte, mich nicht zu beeilen, ging ich erst einmal unter die Dusche. Das Frühstücksbuffet war abgetragen, aber meine Wirtin hatte ein Einsehen, als ich ihr erzählte, wie es mir heute Nacht ergangen war und brachte mir noch nachträglich Tee und eine Kleinigkeit zum Essen.

Die Katze des Hauses kam von der Terrasse herein. Sie rieb ihren Kopf an meinen Beinen und begann zu schnurren. Mit einem Satz war sie plötzlich auf meinem Schoß gelandet.
»Na sowas! Das macht sie sonst nie«, meinte die Wirtin und zu mir gewandt: »Sie müssen eine besondere Anziehungskraft haben.«
Mit einer Hand trank ich meinen Tee, mit der anderen streichelte ich die Katze. Es ist ein schönes Tier, mit ziemlich langem, weichem Fell von ausgewogenem Schwarz und Weiß.

Auf ihrem Kopf zieht sich das Schwarz auf einer Seite über ihr Auge, während die andere Seite weiß verblieben ist. Auf ihrer Stirn entdeckte ich sogar eine Art Yin-Yang-Symbol, jedoch nicht in Form eines Kreises. Es sah eher aus wie eine langgezogene Raute, die sich nach hinten über den Kopf zog. Als ich gefrühstückt hatte, gab ich der Katze einen Schubs und ging wieder nach oben. Das war nun tatsächlich merkwürdig: Sie folgte mir auch jetzt noch mit steil erhobenem Schweif.

Inzwischen sitze ich hier und mache meine Notizen. Die Katze hat es sich auf dem Bett bequem gemacht. Bei Peter Raba habe ich angerufen und mit ihm über die Geschehnisse der vergangenen Nacht gesprochen. Er hat sich gefreut, daß ich fähig war selbständig zu handeln und mit Belladonna einzugreifen. Ich solle aber heute kein Anacardium nehmen, allenfalls daran riechen, oder das Fläschchen nur mit mir herumtragen. Auch befürwortete er meine Entscheidung, meine Seele baumeln zu lassen und heute mal gar nichts zu tun.
Ich ließ die Balkontüre einen Spalt offen und zog die Vorhänge zu. Sollte die Katze genug von mir haben, konnte sie das Zimmer über den Balkon

verlassen und auf einen Baum springen, dessen starke Zweige die Brüstung beinahe erreichten. Ich brauchte mir also keine Gedanken um sie zu machen. Schließlich ist das hier ihr Zuhause.

Dann legte ich mich wieder hin. Bisher hatte die Katze am Fußende des Bettes gelegen. Jetzt kam sie laut schnurrend zu mir herauf. Dabei verharrte sie von Zeit zu Zeit, indem sie mit merkwürdig tapsigen Bewegungen auf der Stelle trat. Dabei spreizte sie ihre Zehen ein wenig, sodaß es aussah, als wolle sie die Bettdecke von sich weg drücken. Hin und wieder verfing sie sich mit ihren hervorgestreckten Krallen im Stoff. Ich konnte mir dieses sonderbare Verhalten nicht erklären und beschloß, meinen Therapeuten, bei dem ich auch zwei Katzen gesehen hatte, bei nächster Gelegenheit danach zu befragen. Manche Leute sagen, daß ihnen lautes Schnurren von Katzen auf die Nerven geht. Auf mich wirkte es beruhigend und entspannend und so schlief ich noch einmal ein. Als ich wieder erwachte, war die Katze verschwunden und mit ihr weitgehend die Schmerzen in meinem Kopf.

Keine weiteren interessanten Vorkommnisse an diesem Tag.

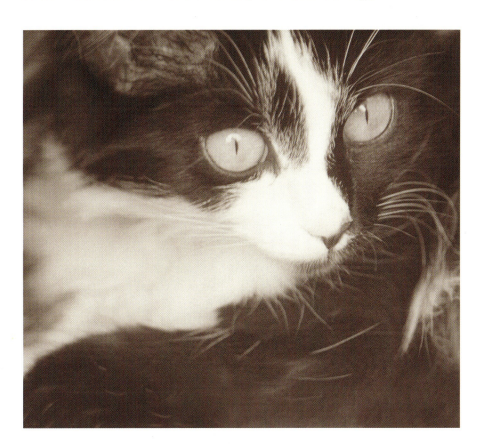

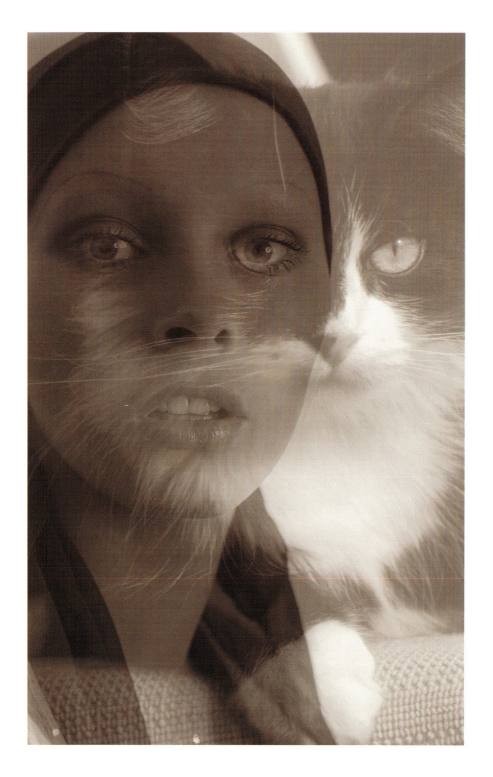

Peter Raba

Atropa Belladonna — die Tollkirsche

Läuterndes Fegefeuer

Bella Donna – die »schöne Frau«. Die Namensgebung rührt vom Gebrauch des atropinhaltigen Saftes der dunklen Beeren der Tollkirsche her, den sich eitle Italienerinnen früherer Zeiten – in wasserverdünnter Form – in die Augen träufelten, um dadurch weitgestellte Pupillen und einen glutvollen, alles durchdringenden Blick zu erhalten. Daß sie dabei für eine gewisse Zeit halb blind waren, war ihnen offenbar egal. Hauptsache, sie konnten die Männer ihrer Wahl mit funkensprühenden, kirschgroß geweiteten Glutaugen erregen.

Diese Weitstellung der Pupillen! Wo und wann tritt sie normalerweise auf? In der Dunkelheit und bei Tieren, die das Dunkel nutzen, um ihrem Jagdtrieb zu folgen. Machen wir uns durch Einverleibung von Nachtschattengewächsen in vergiftender Dosis ihnen ähnlich, werden wir notgedrungen die Realitätsebene wechseln und eindringen in das Reich der Eulen und Katzen, der Gnome und Feen, der Monster und Schimären der Nacht. Wir werden unseren niederen Instinkten und Trieben ausgeliefert sein und nur noch wenig bis keine Macht über uns selbst haben.

Atropa Belladonna! Atropos, das ist eine der drei Töchter der Nacht bei den Griechen. Die anderen beiden sind Klotho und die den Homöopathen bekannte Lachesis – die »Zuerteilerin der Lose«. Die drei – welche gedanklich auch mit den Erinnyen verbunden werden –, sind vergleichbar den altgermanischen Nornen, die den Schicksalsfaden spinnen, den sie aber auch durchtrennen können. *Moirai* heißen sie in ihrer Gesamtheit. Im *Schild des Herakles,* aus Hesiods *Theogonie,* wird Atropos als die älteste der drei Schwestern dargestellt.

Belladonna – die Tollkirsche. Wir finden sie im geheimnisvollen Dämmer der Fichtenwälder und am Rande von Kahlschlägen des Voralpengebietes. An den Zweigen der bis zu mannshohen Sträucher laufen in langen Reihen die bräunlich-violetten, glockenförmig geneigten Blüten zwischen elliptisch-eiförmigen Blättern entlang. Im Herbst funkeln dem Wanderer schon von weitem verlockend die schwarzen Früchte entgegen. Auf den Verzehr auch nur weniger Beeren dieses Nachtschattengewächses sollte man allerdings besser verzichten, um nicht akute Vergiftungszustände zu riskieren. Diese sind vor allem gekennzeichnet durch hohes Fieber mit Wahnvorstellungen, Tobsuchtsanfällen und drohender völliger Erblindung. Ab einer bestimmten Dosis, die je nach Konstitution des

95

Vergifteten verschieden ist, tritt der Tod durch Atemlähmung ein. Jedenfalls hat schon mancher den Versuch, sich mittels der Beeren in angenehme erotische Visionen hineinzusteigern, mit dem Leben bezahlt.

Es wird vermutet, daß dem Wein bei den alljährlich stattfindenden dionysischen Mysterien der alten Griechen, nicht nur Auszüge des Stechapfels (Stramonium) beigefügt waren, sondern auch der Saft von Tollkirschen sowie eventuell Teile der muskarinhaltigen Hüte von Fliegenpilzen. Auf die Wirkung des Weines allein kann jedenfalls das rasende Gebaren der Mänaden nicht zurückzuführen sein. Die Dienerinnen des Gottes Dionysos warfen sich, wie man den alten Schriften entnehmen kann, mit »weitaufgerissenen« Augen und »wildflammendem« Blick den Männern entgegen und manch einer mag in der allgemeinen Ekstase dieser Orgien, die drohende Gefahr nicht mehr erkannt haben und von den Frauen im Blutrausch zerbissen und zerrissen worden sein. (KENT weist unter GEMÜT/*Beißwut*, Belladonna und Stramonium dreiwertig aus).

Im Mittelalter wurde die Tollkirsche dann zum Bestandteil der Liebestränke von Hexen und den von ihnen gemixten Flugsalben. Aber das mußten schon wahrhaft weise Frauen gewesen sein, welche diese Tränke und Salben zurechtmischten, damit die unangenehmen Wirkungen den angenehmen nicht über den Kopf wuchsen. Und selbst dann noch waren Vorsicht, Wissen und Erfahrung vonnöten, um diese Flüge gut zu überstehen und den eigenen Körper wohlbehalten wieder zu erreichen. Denn daß man hierbei aus dem eigenen Körper austritt und sich nur noch an einer Plasmaschnur in andere Sphären hinein bewegt, dürfte auch klar sein. Wessen Silberschnur auf dieser Reise zerriß, der kehrte nicht mehr zurück.

Eine Vergiftung mit Belladonna zerreißt darüber hinaus die Idealvorstellung der Liebe, wie Menschen sie sich kreiert haben. Die Tollkirsche stürzt die Liebe aus der Höhe der Erotik in die Niederungen roher sexueller Gewaltanwendung. Wer sich auf eine Begegnung mit Belladonna als einer rohen Droge einläßt, dem wird das Band der Liebe wie wir es kennen und definieren, zerrissen werden. WITOLD EHRLER, der sich anläßlich seiner Verreibungen von Stoffen, bis zur vierten Stufe einer Centesimal-Potenz auf solche Begegnungen einläßt, erfährt phantastische Botschaften hierbei. Werden Substanzen auf diese Weise aus ihrer reinen Stofflichkeit befreit, so fängt der Geist der Arznei selbst an zu sprechen, durch den, der ihn da befreit hat. Und dabei offenbarte die Tollkirsche unter anderem folgendes:

»Trete ich in euer Leben ein, wird es um euer glückliches Liebesleben geschehen sein. Denn dann kommt immer alles ganz anders, als ihr es euch gedacht und gesetzt habt … . In mir wird euch ein Gegenband dazu gesetzt, um eure Liebe zu verunmöglichen. Mit Macht knüpfe ich ein anderes Band zwischen die einzelnen Wesen, die dann nicht mehr wissen, was mit ihnen – und ihren Idealen – geschieht. Ihr werdet nun in einem ewigen Unglück zerrissen werden und das Band, die fremde Macht, gibt niemals auf. Sie bleibt da und will von eurer Liebe nichts wissen. Sie folgt ihrem eigenen Gesetz. Dieses Gesetz heißt: Folge deinem Triebe

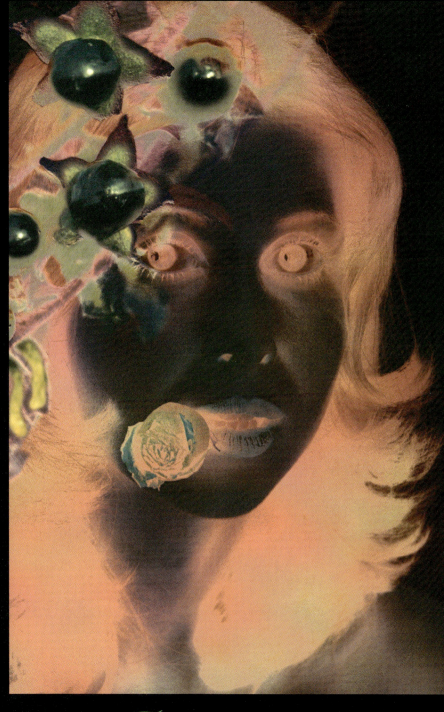

Belladonna

in dir, folge deinem wilden Stier in dir. Kümmere dich nicht um deine Liebe, die dann zerbrechen oder scheitern wird! Scheinbar zerbrechen, scheinbar scheitern, denn ich gebe euch nur soviel Band und Kraft darin, wie eure Liebe, die ihr euch einst setztet, selbst enthält, damit es ein Gleichgewicht des Schreckens gibt, ein Gleichgewicht der Mächte. Die Nachtschattengewächse gleichen in ihrer Macht alles aus, was auf der Ebene der Macht eben auszugleichen ist. In mir der Tollkirsche ist es eure eigene Liebessetzung, die ein Gegenüber bekommt, die euch toll werden läßt.«[30]

Das alles kann das potenzierte Pharmakon Belladonna zu einem wundervollen Simile machen, wenn es darum geht, ähnliche Zustände bei einem kranken Menschen wieder zu normalisieren. Der Genius der Arznei heilt den Genius der Krankheit. Und so wird Belladonna vor allem anzuwenden sein bei akuten fieberhaften Zuständen, in Verbindung mit einem aufgewühlten Gemüt. Sei nun dieses Fieber ausgelöst durch Zugluft oder eine Überreizung des Bewußtseins durch Eindrücke aus Gegenwart oder Vergangenheit, welche nicht alle gleichzeitig verkraftet werden können. Auch Aconit, der blaue Eisen- oder Sturmhut, kennt diese hohen, plötzlich einsetzenden fieberhaften Zustände, aber so, wie das hervorstechendste mentale Symptom des Sturmhuts eine abgrundtiefe Angst ist, die sich bis zur Todesangst steigern kann, ist das Wesen von Belladonna gekennzeichnet durch eine wütende Grundeinstellung, weswegen sie ja auch Tollkirsche genannt wird.

Laura hat das, was sie im Grundlagen-Seminar gelernt hatte, durchaus richtig angewendet. Was die erste Gabe von Anacardium aufgewirbelt hatte, wollte auf möglichst schonende Weise vom Bewußtsein verarbeitet werden. Und dabei ist es legitim, mittels passender Arznei, einer möglicherweise zwischenzeitlich akut auftretenden Beschwerde zu begegnen. Ich sehe deshalb flankierende Mittelgaben nicht als störend an, sondern als eine sinnvolle Begleittherapie.

Bei Prüfungen von Belladonna haben sich wiederholt Träume von Feuer bei den Probanden eingestellt. (KENT: SCHLAF/*Träume von Feuer,* Anacardium dreiwertig, Belladonna zweiwertig). Belladonna war also auch aus dieser Sicht das geeignete Simile, um die starke Anfangswirkung der Tintennuß auszugleichen. Wie ich später von Laura erfuhr, wußte sie von diesem Spezificum der Feuerträume bei Belladonna nichts. Sie hat aber aufgrund des Fiebers und ihres Kopfschmerzes instinktiv die richtige Mittelwahl getroffen, was daraus erhellt, daß das Fieber bereits am nächsten Tag abgeklungen war und sich auch am darauffolgenden Abend nicht wieder einstellte.

Der Feuertraum war als Beginn eines geistigen Fegefeuers anzusehen, das die Persönlichkeit Lauras vom Leichengift der Vergangenheit reinigte.

---

[30] EHRLER, WITOLD: Homöopathische Postille Nr. 6, *Kräfte der Macht – Kräfte der Nacht.* S. 9, über Petra Held, Fuchsstraße 3, 79102 Freiburg, Telefon/Fax (07 61) 70 11 55.

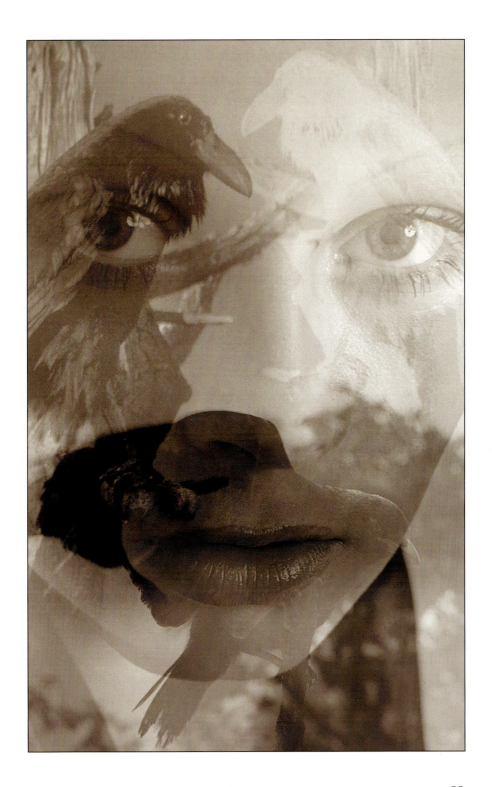

LAURA LUST

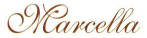 Marcella   Donnerstag 2. August 2001

Ich erinnere mich an einen seltsamen Traum von heute nacht:

Ich stehe in einem Park. Die Stimmung ist düster und bedrückend. Es sieht nach Regen aus. Schwere Wolken schieben sich voreinander her. Auf den Bäumen sitzen Scharen schwarzer Vögel, die aussehen wie Raben oder Krähen. Ich kann das nicht genau unterscheiden. In einiger Entfernung eine Art Schloß, auf das ich zugehe. Es wirkt unheimlich, einsam und verlassen. Als ich es erreicht habe und die breit angelegte Treppe hinaufgehen will, erwachen die steinernen Löwen an ihrem Fußende zum Leben und bewegen sich drohend und tief grollend auf mich zu. Ich weiche zurück und erwache.

Meine Bettdecke lag weggestrampelt halb auf dem Boden. Ich bemerkte, daß ich meine Hand zwischen die Schenkel geklemmt und fest gegen meinen Schoß gedrückt hielt. Es war drückend heiß im Zimmer. Eine Kirchturmglocke schlug. Dann nach kurzer Pause noch eine zweite, weiter entfernte. Diesmal zähle ich die Schläge. Es war sechs Uhr morgens. Das erste Licht drang zum Fenster herein. Ich nahm meine Anacardium-Tropfen. Dann maunzte es plötzlich. Die Katze kam zur Balkontüre herein, sprang mit einem Satz auf mein Bett und begann laut zu schnurren. Ich nahm sie in den Arm und fiel noch einmal in einen leichten Schlummer.

Irgendwie hatte ich das Gefühl, daß es noch heißer werden würde heute. Ich überlegte, wie und wo ich den Tag verbringen könnte. Einerseits tat es mir gut, niemanden um mich zu haben und selbst bestimmen zu können, was ich tun werde. Andererseits war es nicht sehr erheiternd, kein Gegenüber zu haben, mit dem ich mich austauschen konnte.

Ich schielte nach meinem Handy. »Soll ich oder soll ich nicht?« Für einen kurzen Augenblick glaubte ich zu spüren, daß Olga sich meldete:
»Ja, ruf ihn an! Ich will es!«
»Ach du, sei still, du spinnst. Der ist doch viel zu jung für mich, und überhaupt …«
»Willst du nun besseren Sex oder nicht?«
»Verführerin! Das liegt doch an mir und meinen Hemmungen, nicht am Mann!«
»Bist du dir da so sicher?«
»Ja, bin ich«, dachte ich trotzig in mich hinein.

»Na, dann bleib' keusch bis du vermoderst!«
»Verdammt! Aber wer denkt denn auch gleich an sowas!«

Also kramte ich das Handy raus und wählte die Nummer, die mir Gerard gegeben hatte. Er klang ziemlich verschlafen: »Wer stört so früh?« Fast wollte ich schon wieder auf's Knöpfchen drücken. Dann riß ich mich zusammen und sagte: »Entschuldigen Sie, ich bin's, Laura. Ich kann später anrufen.« Unbewußt war ich wieder auf Distanz gegangen und ins »Sie« verfallen.
»Nein, warte. Was ist los?«
»Ich wollte nur fragen, was Sie, – ich meine, – was macht ihr heute?«
»Wir fahren wieder raus. Das muß man ausnützen, solange es so schön ist.«
»Wo kann ich dich treffen?«
»Am Bootshaus – wann war das, – Montag?«
»Wann soll ich da sein?«
»Laß mir'n bisschen Zeit. Ich bin versumpft gestern nacht. Sagen wir elf?«

Ich war einverstanden. Das gab mir ein wenig Luft. Ich hatte Bienen im Bauch wie ein Teenager beim ersten Rendevous. »Geh und kauf dir einen Bikini, du kannst nicht wieder in diesem Einteiler auftauchen!« Das war die dunkle Stimme Pans. Ich mußte daran denken, daß ich ihn nicht besucht hatte, die letzten Tage. »Aber ich bin doch da«, tönte es. »Ich – besuche – dich!«

Mir fiel auf, daß ich keine anderen Stimmen mehr gehört hatte. Erst als mir das bewußt wurde, meldeten sie sich. Aber nicht mehr so laut und keifend. Ich sollte mit ihnen reden, hatte RABA gesagt. Es hat keinen Sinn sie zu bekämpfen. Hat er auch gesagt. Das Mittel schien zu helfen. Etwas veränderte sich.
Ich fuhr in die Ortschaft, suchte nach einem Laden und stieß auf ein Geschäft mit schöner Wäsche. Eigentlich zu teuer hier, in der Stadt wär's preisgünstiger, aber was soll's?! Die Auswahl an Badeanzügen und speziell Bikinis schien mir jedoch äußerst dürftig. Etwas ernüchtert verließ ich den Laden und sah auf die Uhr. Da es noch früh am Tage war und mir genügend Zeit verblieb, beschloß ich, ein paar Kilometer weiter in einen anderen Ort zu fahren. Dort wurde ich fündig. Niemand sonst war im Laden. Ich wurde gleich bedient. Es schien die Inhaberin selbst zu sein, die mir Bikinis in verschiedenen Qualitäten und Designs vorlegte. Da mir keines der Muster zusagte, griff ich nach einem einfachen Zweiteiler in schwarz, der mir gefiel. Das heißt, beim näheren Hinsehen bemerkte ich, daß er garnicht so einfach war. Das Höschen fiel ein wenig sehr knapp aus und wurde jeweils von drei Strings an beiden Seiten gehalten. Das sah sicher recht aufreizend aus. Also redete ich mir das schnell wieder aus und legte es – wie ich glaubte unauffällig – beiseite. Mein Gegenüber hatte mich stillschweigend beobachtet und griff ein: »Ich glaube, sie haben instinktiv schon richtig gewählt. Der steht Ihnen sicher hervorragend. Probieren Sie ihn.«

»Ich weiß nicht recht. Er ist schon sehr freizügig. Ich möchte nicht so auffallen.« Meine Verlegenheit war nicht zu übersehen.
Schon wieder schoß mir die Röte ins Gesicht und ich verwünschte das.
»Nimm ihn!« Ich spürte, wie Olga sich meldete und drängelte: »Nun mach schon! Oder glaubst du, du hast diesen Anzug zufällig gefunden? Er ist wie für dich gemacht!«
»Anzug! – Du bist gut! Das ist doch kein Anzug, das ist ein, – ein …«
»Na was denn? Was ist es denn?« fragte Olga anzüglich.
»Es ist eine Schande!«
»Wessen Schande? Eine Schande ist es, wenn du ihn nicht nimmst und diese Gelegenheit vorübergehen läßt.«
»Wenn Papa mich in dem Ding sieht …!«
»Er sieht dich aber nicht.«

Olga oder Pan? Pan oder Olga? Ich weiß nicht, wer mich letztlich überredet hat, dieses alles andere als schlichte Stück zu erstehen. Erstehen ist wohl der richtige Ausdruck dafür. Das Stehen fiel mir nämlich einigermaßen schwer inzwischen. Meine Knie wankten ein wenig und fühlten sich wieder wie eingeschnürt an. War es die Ladenchefin, war es Pan oder war es Olga, die da ungeduldig in meinem Unterleib aufmuckte. Wie schnell ich mich an den Namen gewöhnt hatte: Olga. Es klang einschmeichelnd, seidig-glatt, berauschend wie dunkler Likör und kandierte Früchte, wie Erdbeeren mit Sahne, sündige Schokolade, wie stark gesüßter, russischer Tee aus dem Samowar.

Die Inhaberin drängelte mich, das Ding anzulegen und so verschwand ich in einer Kabine. Dort gewannen Pan und Olga eine Schlacht. Die schimpfenden Stimmen hielten sich – dank Anacardium nehme ich an – ziemlich zurück und so hatte ich nur die zwei gegen mich und meine Ängste. Allerdings blieb mir fast das Herz stehen, als ich mich so stark entblößt im Spiegel sah und das war bei mir nicht nur eine Redensart. Ich hatte das öfter und es fühlte sich jedesmal so an, als würde mein Herzschlag buchstäblich für eine Sekunde aussetzen. Es kommt nicht immer, wenn ich mich über etwas aufrege, aber es überfällt mich unter Garantie, wenn ich mich in Gedanken mit etwas Sexuellem beschäftige, mit etwas das meiner Olga Lust machen würde. Dann schwirren Schmetterlinge in meiner Brust, aber nicht auf die angenehme Art. Nein, es ist eher bedrückend. Warum nur ist das so bei mir? Nacktheit ist doch eine ganz natürliche Sache, sollte man meinen. Jeder normale Mensch würde mich auslachen. Oft mußte ich in solchen Situationen auch ganz dringend Pipi und wenn das dann gerade unmöglich ist, wie eben jetzt, wurde der Druck auf meiner Brust noch stärker. Ließ er nach, oder zog sich vielleicht sogar ganz zurück, so meldete sich Olga. Aber auch nicht so, wie ich mir das wünschen würde, nein, sie zog mich nach unten, als ob sie sich für immer aus mir herausdrängen und ganz von mir verabschieden wolle. Gleichzeitig ist mir dann, als ob ich meine Tage bekäme. Aber nichts dergleichen. War das dann wieder vorbei und es ging mir körperlich gut, so meldeten sich die verwünschten Stimmen und beschimpften mich. Ich versuche dann immer zu beten. Dabei weiß ich garnicht, ob ich richtig beten kann. Ich mach es wohl eher wie ein Kind, wenn es um etwas bittet. Wahrscheinlich müßte ich beten, wie jemand der sich bedankt, so als ob es mir schon gut ginge. Ich weiß es nicht ... aber ein wenig leichter schien es diesmal schon zu sein.

Als ich meine Sachen endlich abgelegt hatte, zwängte ich mich in diesen Bikini hinein. Das Unterteil war derart schmal geschnitten, daß man die seitlichen Schnüre hoch über die Hüftknochen ziehen mußte. Das machte zwar wunderschöne lange Beine, wirkte aber sehr provokativ. Mit dem Teil sah ich aus wie einer meiner eigenen Entwürfe. Auf dem Papier hatte ich das gut drauf, aber bei mir selber? Als ich noch am Überlegen war, drang von draußen die Stimme der Chefin herein: »Na, wie sitzt er denn?« Ich überwand mich und öffnete den Vorhang.

»Mein Gott! Sie sehen phantastisch darin aus! Da könnte man ja vor Neid erblassen!«
Ich erröte wieder. Sie bemerkte es.
»Aber wissen Sie, was Ihnen am besten steht? Das ist der Hauch von Rosen auf ihrem Gesicht. Wer kann sich denn heute noch so charmant schämen! Pflegen Sie das!«
So konnte man's also auch sehen.

Nachträglicher Einschub: Wenn ich zu diesem Zeitpunkt geahnt hätte, in welche Art von Geschäfte mich Pan und Olga demnächst noch treiben würden, ich hätte mich nicht mehr im Spiegel betrachten können. Nicht damals.

Also berappte ich den recht ansehnlichen Preis für vergleichsweise so wenig Stoff und sah zu, daß ich aus dem Laden herauskam. Das teure Stück behielt ich gleich an. Ich sah auf die Uhr. Inzwischen näherte sich der kleine Zeiger der Elf, aber der große war schon etwas jenseits der Zwölf gerückt. Gerard hatte allerdings auch nicht danach geklungen, als ob er heute in sportlicher Höchstform und auf die Minute pünktlich sein werde. Ich machte sogar noch einen Abstecher, um ein paar Früchte, etwas Gebäck und eine Flasche Wasser einzukaufen. Das könnte sich bei der Hitze als vorteilhaft erweisen. Außerdem wollte ich auch für die anderen etwas dabei haben.

Das ist auch so eine Sache: Immer bringe ich es fertig, in Eile zu sein. Hätte ich mal etwas Muße, dann treibe ich mich gewaltsam voran und möchte noch mehr in noch weniger Zeit hineinpressen. Manchmal kommt es mir so vor, als lenkte ich mich dadurch von meinen eigentlichen Problemen ab. Als ich endlich am Bootshaus ankam, war Gerard noch nicht da. Ich hätte

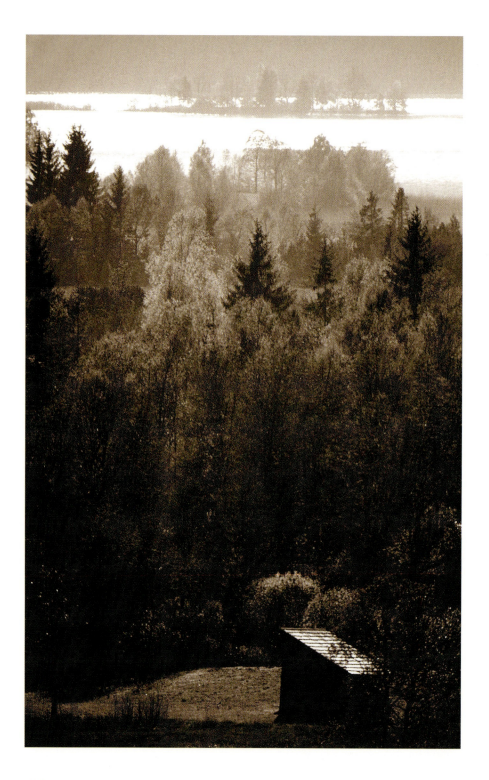

so tun können, als würde ich bereits gewartet haben. Aber als er dann kam und sich entschuldigte, schien mir das unfair und ich erklärte, daß ich auch eben erst eingetroffen war.

Als wir die Insel erreichten, war es schon fast Mittag. Diesmal waren nicht alle gekommen. Einige hatten es vorgezogen, trotz der brütenden Hitze in die Berge zu gehen, wie ich hörte. »In den Bergen weht immer ein wenig Wind«, erklärte mir Gerard. Ich bemerkte, daß ich nach Marcella Ausschau hielt. Sie schien heute nicht mitgekommen zu sein. Fast war ich ein wenig enttäuscht. Als ich gerade fragen wollte, ob sie wohl auch in die Berge gegangen sei, kam sie hinter einem Busch hervor. Sie war nur im Wasser gewesen. Ein Brilliantfeuerwerk von Tropfen perlte auf ihrer makellosen Haut und die wogende Welle ihrer wunderschönen Haare glänzte wie dunkles Kupfer in der Sonne. (Ich bemerke, wie ich beim Schreiben ins Schwärmen gerate). Sie begrüßte mich fröhlich und setzte sich wie selbstverständlich neben mich.

Dann kam der Augenblick in dem es mir angebracht schien, mich des einfachen Sommerkleides zu entledigen, das ich heute trug. Ich erhob mich wieder und spürte, wie mein Herzschlag in die Höhe schnellte und mein Atemrhythmus sich beschleunigte. Etwas ungeschickt nestelte ich daran herum. Olga meldete sich kurz und meinte: »Laß es endlich fallen, dumme Kuh, oder glaubst du, es sieht dir einer was weg?!« Als es dann von meinen Hüften glitt, beobachtete ich mit gesenktem Kopf und aus den Augenwinkeln die Reaktion der Gruppe. Für einen ganz kurzen Moment brach die Unterhaltung ab und so etwas wie eine elektrische Aufladung schien sich auszubreiten. Gerard blies die Backen auf und einer der anderen Männer ließ die Luft hörbar durch die Zähne entweichen. Wieder war ich sehr verlegen und froh in Marcellas Nähe zu sein und eine Art Rückendeckung durch ihre noch unverblümtere Nacktheit zu genießen. Sie sah bewundernd zu mir hoch und meinte: »Donnerwetter, du hast dich aber angehübscht heute!« Ein Gespräch entwickelte sich.

Marcella hatte sich in den vergangenen Jahren in einem Nachbarort ein Kosmetik-Studio aufgebaut. »Es hat schon gedauert, bis es richtig in Gang kam, aber jetzt läuft es«, meinte sie. Die Menschen legen wie immer großen Wert auf äußere Schönheit. Aber ich mach auch Ernährungsberatung, Tiefengewebsmassage, Bioenergetik und solche Sachen, weißt du. Außerdem sorg' ich ein wenig für die innere Schönheit.« »Was meinst du damit?« wollte ich wissen. Es stellte sich heraus, daß sie alle drei Reiki-Grade hatte und die Leute auch gern zu ihr kamen, weil sie offenbar über die rein äußere Behandlung hinaus, die schöne Energie wahrnahmen, die von ihr ausging und die auch mich in Bann gezogen hatte.

»Sind die aus echtem Gold?« Ich deutete auf die kleinen Ringe an ihren Brustwarzen.

»Ja klar«. Etwas anderes würde ich sowieso nicht vertragen.
»Tut es weh?«
»Was, – es machen zu lassen, oder sie zu tragen?«
»Es machen zu lassen.«
»Auch nicht viel mehr, als wenn du dir die Ohren pieksen läßt.«
»Ich könnte das nicht.«
»Du weißt garnicht, was du alles könntest«, antwortete sie und ein feines Lächeln umspielte ihren Mund.
»Warum tust du das?«
»Weil es mir so gefällt«, antwortete sie, als ob es die selbstverständlichste Sache der Welt wäre, sich so darzubieten.

Ich konnte nicht anders. Sofort wurde ich heimgesucht von wilden Phantasien, die in meinem Kopf abliefen. Ich sah, wie an den Ringen zwei feine Kettchen befestigt waren und diese schöne Frau daran im Gefolge zweier anderer einen langen Gang entlang geführt wurde. Dieser Gang befand sich in einem verwunschenen Schloß. Er wurde aufgehellt durch eine Reihe schlanker, hoher Fenster, die auf einer Seite nach oben strebten. Am hinteren Ende des Ganges glaubte ich eine Tür erkennen zu können. Es blieb mir aber keine Zeit, um mir auszumalen, was hinter dieser Tür wohl sein würde und was die beiden dort mit ihr anstellen würden. Wieder fiel mir auf, daß ich nur Frauen wahrnahm in meiner Phantasie. Warum sah ich keinen Mann? Hing das irgendwie zusammen, mit meinem Vater und dem Haß und Abscheu, den ich vor ihm empfand? Warum zum Teufel sah ich überhaupt solche Sachen? Das paßte doch garnicht zu mir. Oder doch? Könnte es mit der Arznei zu tun haben? Was holte dieses Anacardium da aus mir heraus? Und wenn ja, aus welchen Tiefen meiner Seele tauchten solche Vorstellungen auf? Ich erschrak über mich selbst.

Und da waren sie dann wieder die inneren Stimmen, die mich verdammten.

Marcellas Stimme riß mich aus meiner Träumerei:
»Woran denkst du?«
Ich zuckte zusammen. Als ob sie ahnte, was ich da gerade in mir vorging, sah sie mich prüfend an und nickte bedächtig mit dem Kopf.
»Ich kann's mir schon denken.«
Ich fühlte mich ertappt. Aber Marcella lächelte: »Es kann sehr erregend sein, beobachtet zu werden, solange es Spaß macht und sich in Grenzen hält.«
»Aber wo sind die Grenzen?«, wollte ich wissen.
»Das bestimmst du ganz allein.«
Ich mußte schlucken.
»Ich glaube, du brauchst ein bisschen mehr Spaß im Leben.«
»Damit könntest du recht haben«, hörte ich mich antworten.

Sie schenkte mir einen unergründlichen Blick aus ihren meergrünen Augen. Wieder war ich hingerissen und wie verzaubert von dem rosigen Schimmer den die Sonne über ihr dunkles Haar legte. Dann beugte sie sich zu mir herüber, legte mir für einen kurzen Augenblick ihren schlanken Arm um die Schulter und küßte mich auf den Ansatz des Halses hinter meinem Ohr. Ich war wie betäubt. Diese plötzliche Geste intimer Zuneigung verwirrte mich ebenso wie der betörende Geruch, einer Mischung aus hochsommerlich durchglühtem, nach Honig riechendem Haar, und dem Duft ihrer sonnengebräunten Haut.

Marcellas unvermutete Umarmung spielte eine andere, aber doch irgendwie ähnliche Szene in meine Erinnerung ein, die jetzt vor meinem inneren Auge auftauchte. Es war in der Stadt gewesen. Ich stand vor einem Plakat, das eine Ausstellung erotischer Kunst ankündigte. Nach einem Dialog mit mir selbst und einer Kontroverse mit den mich üblicherweise beschimpfenden Stimmen, hatte mich die Neugier schließlich doch dorthin getrieben. Ich ging an den Vitrinen und Bildern vorbei. Immer wieder war ich erstaunt, welch bizarre Blüten die menschliche Phantasie gerade auf diesem Gebiet hervorgetrieben hatte – und das alles, um eines zweifelhaften Lustgewinns willen? »Warum soviel sexuelle Ausbeutung?«, sagte ich leise vor mich hin. Auf einmal spürte ich, daß jemand direkt hinter mir stand. Abrupt hatte ich mich umgedreht. Hinter mir stand meine Freundin Cynthia, die mein fragendes Gemurmel mitangehört hatte.
»Cynthia, … was treibt dich hierher?«
Lachend hatte sie geantwortet: »Dasselbe wie dich, – die Neugier.«

Sie war auf mich zugegangen, hatte mich ein wenig länger an sich gedrückt, als sie das üblicherweise tat und küßte mich auf die Wangen. Marcellas ähnliche Geste war es, die mir diese Erinnerung wieder hochspülte.

Cynthia hatte mich untergehakt und mich mit sich fortgezogen: »Sagtest du Ausbeutung?… Aber Laura, – Menschen glauben, es sei nicht genug Energie für alle da, also versuchen sie sich an der Energie des anderen zu bereichern. Das gilt für Geld genauso wie für Sex. Die meisten dieser gestöhnten »Ich-liebe-Dichs« sind nichts anderes als sexueller Vampirismus.«
»Wo hast'n das gelesen? Das ist doch nicht von dir?«
»Stimmt, hab' ich irgendwo gelesen, weiß aber nicht mehr wo.«
»Dann wäre auch Eifersucht nichts anderes, als Angst. Angst, sich nicht mehr von der Energie des Geliebten nähren zu können.«
Cynthia war stehen geblieben und sah mich direkt an: »Genau! – A propos Neugier, – wie ernst ist es dir damit, deine verborgenen Begierden kennenzulernen?«
»Wie kommst du denn darauf?«
»Ich lese ein wenig in Menschen … und deine Beziehung zu Rainer, – na ja, das ist es doch eigentlich auch schon lange nicht mehr. Willst du dir nicht

endlich etwas Gutes tun, etwas ›Verbotenes‹, etwas das deine Neugier befriedigt, das dir Spaß macht, dich kribbelig macht? Du verbietest es dir und willst es eigentlich doch.«

Erschrocken sah ich sie an: »Verführerin!«

»Ich weiß, was ich bin, aber du weißt es nicht, – noch nicht. – Ich wüßte um eine Möglichkeit, wie du dir selbst begegnen kannst, wenn du das willst. Willst Du?«

»Was ist das für eine Möglichkeit?«

Wohl wissend, daß es meine Neugier schüren würde, wenn sie mir ihre Gedanken nur in kleinen Portionen zukommen ließe, brachte sie als nächstes nur über die Lippen:

»Es gibt da ein Haus …«

»Was ist das für ein Haus?«

»Ein Haus. Es ist weder gut noch böse.«

All das fiel mir jetzt wieder ein, als mir Marcella gerade so nahe gekommen war und mir ein ähnliches Angebot machte, wenn ich das recht verstanden hatte. Warum interessieren sich Frauen für mich? Ich meine in dieser ziemlich eindeutigen Art? »Weil du dich für sie interessierst«, drang Olgas Stimme aus meinen vaginalen Tiefen empor.

Mir fiel übrigens auf, daß Marcellas Haut keineswegs so bleich und sonnenempfindlich war wie man sie bei den meisten Rothaarigen vorfindet. Sie war vielmehr von einem matten Bronzeton. Das brachte mich auf die Idee, daß der leichte Kupferschimmer, der über ihrem ansonsten dunklen Kopfhaar lag, vielleicht nicht ganz echt sein könnte. Sie hatte sicher etwas nachgeholfen. Das schien sich zu bestätigen, als ich meinen Blick kurz auf den Rest ihres Schamhaars warf, der da auf ihrem Venushügel prangte. Der war nämlich ebenfalls dunkel. Ich sagte aber nichts, erhob mich schnell und stürzte mich ins Wasser. Mein erhitztes Gemüt brauchte ebenso dringend eine Abkühlung wie mein heißer Körper.

Das Wasser war samtweich und das Gefühl, so viel davon auf meiner Haut zu spüren, herrlich. Wie schön müßte es erst sein, gänzlich unbekleidet zu schwimmen. Ich hatte das in meinem Leben noch nie gemacht. Das wäre bei meiner Erziehung auch noch in den 80er Jahren einem Kapitalverbrechen gleichgekommen. Nicht auszudenken, was mein armer Po hätte erdulden müssen. Ganz abgesehen davon, daß ich auf so eine Idee gar nicht gekommen wäre. Bei dem Gedanken daran krampfte sich sofort wieder alles in meinem Unterleib zusammen. Es mag vielleicht merkwürdig klingen, aber ich bin der Ansicht, daß es sogar heute noch zu ähnlichen Strafzeremonien in vielen Familien kommt, wie ich sie selbst erlebt habe. Wahrscheinlich weiß man nur nichts davon.

Ich schwamm ein wenig hinaus in den See. Als ich mich umdrehte, war Marcella plötzlich hinter mir und strahlte mich an. Schweigend schwam-

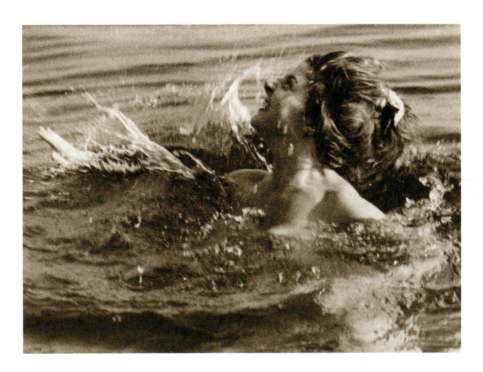

men wir eine Weile nebeneinander her. Dann drehte ich um und sie folgte mir. Schwer atmend ließ ich mich auf mein Badetuch fallen und barg den Kopf zwischen den Händen. Ich spürte, wie sie mir die Tropfen mit ihrem Handtuch vom Rücken wischte.

»Du mußt dich unbedingt eincremen. Du bekommst sonst den Sonnenbrand deines Lebens! Ist es okey für dich, wenn ich das mache?«

»Ja natürlich«, sagte ich und verspürte sofort wieder ein leichtes inneres Vibrieren, das sich verstärkte, als ich ihre Sonnenmilch auf meinen Rücken tropfen fühlte, wohin sie kurz danach ihre Hände legte. Ihre Berührung berührte mich im wahrsten Sinne dieses Wortes. Ich wollte es vor ihr verbergen, denn da war sie wieder, die Scham. Ich schämte mich ganz fürchterlich. Warum und weswegen? Ich weiß es nicht.

Aber sie hatte es schon bemerkt. Wahrscheinlich hatte sie schon sehr viel mehr von mir erkannt, als mir selbst bewußt war.

»Hey, – du bist völlig verkrampft! Entspann' dich! Laß es geschehen. Das tut dir gut.« Ihre Stimme war sanft, eindringlich und liebevoll. Es war eine Art von Liebe, wie ich sie bis jetzt, obwohl ich inzwischen dreißig Jahre alt geworden war, nicht kennengelernt hatte und eine Ahnung beschlich mich, daß es unendlich viele Facetten von Liebe geben müsse, die ich nicht kannte. Was würde passieren, wenn sie mir das Top öffnete? Würde ich es aushalten? Aber nichts dergleichen geschah. Sie verschob es nur ein klein wenig. Dann massierte sie meine Schultern und meinen Nacken. Es war unbeschreiblich. Noch nie in meinem Leben war ich mit solcher Hingabe und Zärtlichkeit berührt worden. Immer nur waren es Schläge gewesen, körperliche und seelische. Immer nur hatte ich mich zusammennehmen müssen. Nie war es mir gestattet gewesen, mich auch einmal gehen zu lassen. Und sofort war da auch wieder diese Stimme in mir, daß mir soviel Glück gar nicht zusteht. Ganz schön verkorkst offenbar! Verkorkst, – verkorkt? Welcher Flaschengeist würde sich erheben, wenn ich den Korken aus dieser, meiner gewaltsam verschlossenen Flasche ziehe. Ein klein wenig ruckelt ja schon die homöopathische Medizin daran herum, das spüre ich.

»Dreh dich um!«

Gehorsam folgte ich und legte mich auf den Rücken. Dann waren ihre Hände auf meinem Bauch. Ob ich es wollte oder nicht, Olga meldete sich und meinte: »Sie hat recht, genieß es! Ich jedenfalls genieße es!«

»Sei still, da unten!«, dachte ich.

»Jetzt nimm die Arme hoch!«

Wieder folgte ich ihr und dann waren ihre Hände mit einer unglaublichen Zartheit in meinen Achselmulden und ihre Finger strichen an der Innenseite meiner Arme entlang. Und beim Zurückgleiten ließ sie mich ganz sanft ihre Nägel spüren, diese sehr gepflegten und in einem tiefen Rot lackierten Nägel. Ich erschauerte und konnte nur mit Mühe ein Stöhnen unterdrücken. Gleichzeitig spürte ich, wie meine Brustwarzen hart wurden und sich durch das Oberteil des Bikinis drückten.

In EVE ENSLERS Buch gibt es ein Kapitel, in dem sie schildert, wie eine Frau ihr eigenes Stöhnen entdeckt und wie sie dann plötzlich von der Idee besessen ist, andere Frauen zum Stöhnen zu bringen. Offenbar entwickelte sie darin eine derartige Perfektion, daß sie ihren Beruf als Rechtsanwältin an den Nagel hängen konnte. Frauen fingen sogar an, sie dafür zu bezahlen.

Das fiel mir jetzt ein, als Olga sich wieder meldete. Wenn ich ihre Bitte richtig verstand, sagte sie: »Ich will von Marcella zum Stöhnen gebracht werden.« Da mein Kopf sowieso erhitzt war, konnte niemand sehen, daß ich schon wieder errötete.

»Willst du das Ding da nicht aufmachen?«

Marcella deutete auf mein Oberteil.

Ich blinzelte zwischen halb geschlossenen Augenlidern durch.

»Es sieht ja wunderhübsch aus, aber du bekommst Streifen.«

»Meinst du?« fragte ich etwas unbeholfen und verwünschte mich.

»Ja, mein' ich.«

Ich richtete mich auf und griff mit den Händen nach hinten. »Herrgott nochmal, was bin ich nur so schüchtern mit meinen 30 Jahren!«

Sie reichte mir die Flasche mit der Sonnenmilch. »Da, das machst du besser selbst. Du hast übrigens schöne Titten. Kein Grund sie zu verstecken.« Ich schwang mich zu einer amüsiert-ironischen Antwort auf: »Hab nicht den

Eindruck daß dieser sogenannte Bikini viel versteckt.« Da mußten wir beide lachen. Trotz Marcellas Sonnenmilchaktion mußte ich bald darauf in den Schatten eines Baumes umziehen. Sonst hätte es mich bei aller Vorsicht doch noch erwischt. Die Sonne brannte wirklich unbarmherzig heiß vom Himmel herunter. Da vom See her immer ein kleiner Luftzug über das winzige Inselchen hinwegstrich, merkte man es nicht gleich.

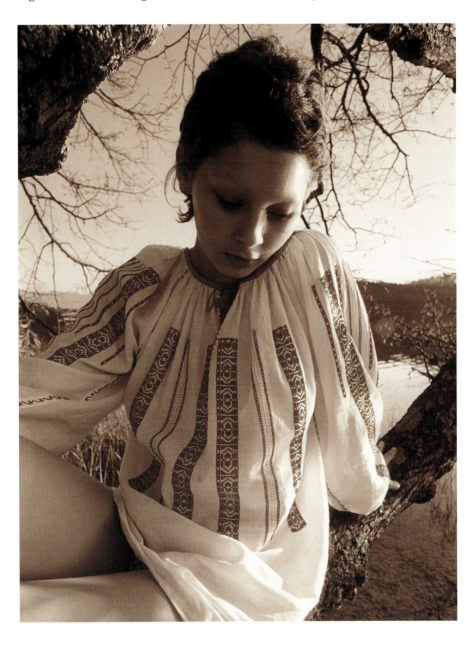

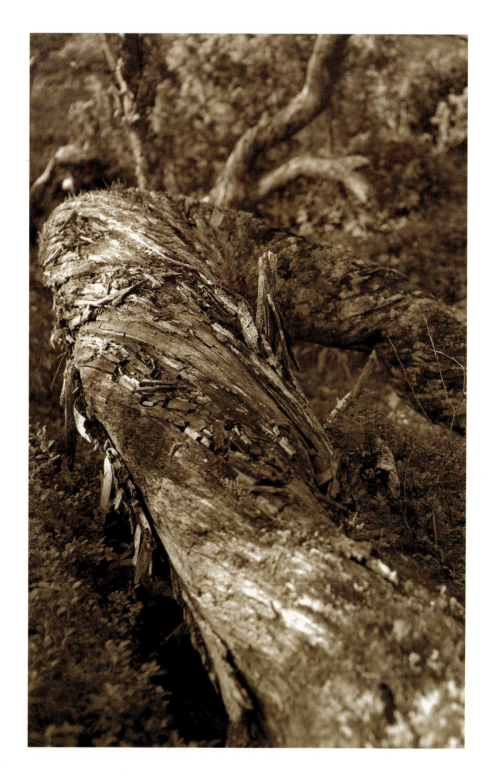

Ich holte die Tasche mit meinen Einkäufen, trank ein wenig von dem mitgebrachten Wasser, aß eine Frucht und bot auch den anderen von der Fülle meiner Mitbringsel an. Ich wollte Kommunikation, aber ich merkte, wie schwer ich mir damit tat. Nach einer Weile zog ich meine mitgebrachte Decke an einem Zipfel einige Meter weiter in den Schatten der, nahe der Uferböschung stehenden, großen Linde. Dann bettete ich meinen Kopf auf das zusammengelegte Kleid, schloß die Augen und schlummerte ein. Wie von ferne drangen die Stimmen und das von Zeit zu Zeit aufflackernde Lachen der anderen an mein Ohr. Gerard kam kurz zu mir und fragte, ob es mir gut ginge. Dann tauchte ich ab in eine Art Tieftrance, aus der ich nach unbestimmter Zeit wieder hochschreckte. Ich hatte eine merkwürdige, sehr klare aber etwas ekelhafte Vision gehabt:

Vor mir lag ein umgestürzter Baum, welcher der Länge nach aufgebrochen war. Sein Kernholz war zu dunkelbraunem Holzmehl zerfallen und im äußeren noch festen Teil steckte eine Art weißlicher Wurm, der sich gerade von innen nach außen zum Licht hin fraß. Ich versuchte ihn mit aller Macht nach innen hin und zu mir herauszuziehen, aber er schien sich geradezu aufzublähen, um das zu verhindern und klemmte derart fest, daß ich keinen Erfolg hatte. Von dieser krampfhaften Bemühung wachte ich schließlich auf.

Ich schüttelte mich und blickte in Richtung Sonne, die um einiges tiefer stand. Ich mußte doch länger geschlafen haben, als ich es vorgehabt hatte. Erneut wurde mir bewußt, wie müde ich immer noch war. Es war, als wolle mein Körper mir sagen: »Gut, daß du endlich nachgibst. Es gilt aufzufüllen, was du von deiner Substanz genommen hast. Sollte das schon die alleinige Botschaft des Traums gewesen sein? Sicher fraß da noch mehr in mir. Wenn ich mich in die Rolle des weißen Wurms versetzte, der da zum Licht hinstrebte ... was ›wurmte‹ mich eigentlich so und widerstrebte meinen Bemühungen, es herauszuziehen? Immerhin schien die homöopathische Arznei einiges sichtbar zu machen.

Ich stürzte mich noch einmal ins Wasser, um wieder einigermaßen aus meiner Lethargie zu erwachen. Der Nachmittag verlief rundum fröhlich. Der Sonnenuntergang hinter dem See war zauberhaft. Dann setzten wir uns in die Boote. Marcella fragte mich, ob ich mit ihr fahren wolle und ich willigte ein. Gerard meinte lachend: »Na, gehst du mir schon fremd?« Ich sagte: »Aber wir haben doch nichts miteinander.« Er grinste und sagte: »Leider nein.«
Auch Marcella war sehr gewandt im Umgang mit ihrem Boot. Ich brauchte nichts zu tun, hielt nur manchmal meine Hand in das seidenweiche bräunlich-tintige Wasser. Während wir so dahinpaddelten, erzählte ich ihr meine Geschichte und warum ich hier Urlaub machte. Sie schien nur wenig jünger zu sein als ich und hörte mir aufmerksam und still zu. Ich weiß nicht, warum ich mich auch ihr gegenüber so offen über meine Probleme äußern

konnte. Vielleicht, weil sie mir durch ihre Berührung so nah gekommen war und ich instinktiv spürte, daß mir ihre Nähe gut tat. Vom ersten Augenblick an, hatte ich ein Gefühl zärtlicher Zuneigung zu dieser schönen und geheimnisvollen Frau empfunden.

Danach haben wir alle noch zusammen zu Abend gegessen und den Anblick auf den See genossen. Gerard meinte, wir sollten morgen nicht hinausfahren. Er habe so eine Ahnung, als ob das Wetter umschlagen würde. Es sah allerdings nicht danach aus. Der Himmel war, wie stets in den letzten Tagen, wolkenlos. Einer meinte: »Du kannst ihm glauben, er kennt sich aus. Wir könnten eine Radtour machen.« Irgendwie hatte ich das Gefühl, daß ich morgen nicht mit dabei sein würde.
Beim Abschied tauschten Marcella und ich unsere Mobilnummern aus. Sie gab mir zu verstehen, daß sie mich gerne wiedersehen würde: »Ich mag dich. Besuch' mich mal! Ich hab' noch drei Wochen Urlaub.« Ich fragte sie: »Bist du lesbisch?« Wieder sah sie mir mit ihren strahlenden Meeraugen geradewegs ins Gesicht: »Ich mag schöne Menschen – beiderlei Geschlechts.«

Der Mond näherte sich seiner vollendeten Rundung. Er tauchte das Moor in ein überirdisch anmutendes Licht. Ich zog mir einen Lehnstuhl auf den Balkon und träumte in der lauen Sommernacht vor mich hin. Leider nur sehr selten gibt es in unseren Breiten derart warme Nächte, daß man draußen sitzen – ja sogar schlafen kann. Einen Augenblick überlegte ich, ob ich mir die Matratze aus dem Bett ziehen und mich auf dem Balkon unters Sternenzelt legen sollte. Dann siegte wieder einmal meine sogenannte gute Erziehung. Ich wollte meiner Wirtin die Matratze nicht verschmutzen, indem ich sie einfach auf den Boden legte. Also begnügte ich mich mit dem Stuhl. Die Katze, die sich draußen im Garten herumtrieb, hatte offenbar mein Kommen bemerkt, war an dem Baum hochgeklettert, sprang vom Zweig auf die Brüstung, begrüßte mich mit einem lauten ›Mau‹ und rollte sich schnurrend in meinem Schoß zusammen. Ich schien tatsächlich eine besondere Anziehungskraft auf sie auszuüben. Nach einiger Zeit überfiel mich trotz der äußeren Wärme ein leises Frösteln. Ich hatte wohl doch ein wenig zuviel Sonne abgekriegt. Also ging ich nach drinnen, setzte die Katze aufs Bett und begab mich unter die heiße Dusche. Danach kam allmählich die Müdigkeit zurück, sodaß ich mich hinlegte. Die Katze nahm ich in meinen Arm.

Die Stimmen hatten mich heute weitgehend in Ruhe gelassen. Wenn diese Arznei so schnell Gutes in mir tut, kann es gar so schlimm noch nicht mit mir bestellt sein, dachte ich, und das waren meine letzten Gedanken bevor ich einschlief. Aber die Wirkung war doppelbödig. In dem Maß, wie meine unterbewußte Selbstverdammung zurückging, kam alles in mir hoch, was sich über die Jahre an unverarbeitetem Mist und unausgelebten Wünschen in mir angesammelt hatte.

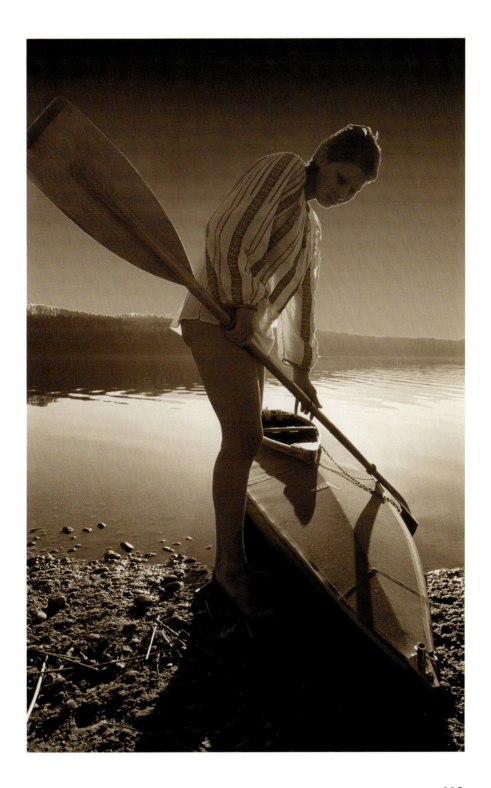

Im Schloß der Begierden

NONNE UND HURE: EIN SCHACHSPIEL

Freitag 3. August 2001, Morgen

Ich träumte und wie ich beim Erwachen bemerkte, war es die Fortsetzung jenes Traums, der mich gestern nacht schon heimgesucht hatte. Sein erster Teil war sehr klar:

Wieder befand ich mich in dem Park und in der Nähe des verwahrlosten Schlosses mit den steinernen Löwen auf den Podesten am Ansatz des geschwungenen Treppengeländers zum Eingangsportal. Aber etwas in mir hatte sich verändert. Aufs Neue wurden die Löwen lebendig und wieder grollten sie, aber ich hatte plötzlich den Einfall nach Pan zu rufen und er war da und er brachte sie dazu, die Köpfe etwas schief zu legen und ihr anfängliches Grollen in ein tiefes Brummen zu verwandeln, das sich nicht mehr ganz so gefährlich anhörte. Es glich nun eher dem Schnurren einer riesigen Katze. Dennoch hatte ich nicht den Mut, dem ersten, der mir nahe kam, die Hand auf seinen Kopf zu legen, geschweige denn ihm die Mähne zu kraulen.

Trotzdem bedeutete mir Pan, die Treppe hinaufzugehen. Ich erreichte das Eingangstor. Es war nur angelehnt. Ich betrat die Halle. Niemand schien anwesend zu sein. Alle Räume in die ich blickte, sahen aus, als wären sie schon vor langer Zeit verlassen worden. Ich ging weiter durch Gänge und erreichte einen Raum aus dem Stimmen zu dringen schienen. Zwei Frauen spielten dort miteinander Schach. Die mir zugewendete trug das Gewand einer Nonne mit einer breit ausladenden Haube. Sie war mir völlig unbekannt. Diejenige, welche mir den Rücken zukehrte war fast vollständig nackt, d.h. sie war eingezwängt in ein Outfit aus ledernen Riemchen und Schnallen, welches ihre Körperformen provozierend herausarbeitete und zur Schau stellte. Bei meinem Eintritt drehte sie sich um. Ich erkannte meine Freundin Cynthia. Ich fragte, was das alles zu bedeuten habe. Irgendwie glaubte ich auf einer Ebene, auf der es keiner Worte bedurfte, zu verstehen, daß dies ein Schachspiel sei, bei dem es darum ging, die Nonne zu besiegen und schrittweise zu entkleiden. Die Nonne schien das Spiel nicht sehr gut zu beherrschen, denn sie machte einen eher ängstlichen und betrübten Eindruck. Cynthia nahm ihr auch gerade einen Stein weg und forderte von ihr, als erstes das schwarze Oberkleid abzulegen.

Danach wurde alles sehr verschwommen und ich irrte scheinbar ziellos durch ein Labyrinth verschachtelter Gänge und Treppen. Allmählich kristallisierte sich aber

116

doch ein Ziel heraus. Es schienen die Kellerräume des Schlosses zu sein. Meine Beine fühlten sich bleiern an. Ich kam kaum voran. Hindernisse um Hindernisse stellten sich mir in den Weg.

Als ich den Keller endlich erreichte, glaubte ich das Klagen von Stimmen zu hören. Ich ging ihnen nach und erkannte einzelne vergitterte Zellen, in denen Frauen eingesperrt waren. Sie machten einen verwahrlosten und halb verschmachteten Eindruck. Niemand schien sich um sie zu kümmern. Eine Mischung aus Traurigkeit und Erbarmen erfaßte mich. Ich suchte nach einem Schlüssel oder einer Brechstange, um die Zellen öffnen zu können. Aber da war nichts, womit mir das hätte gelingen können.

Dann standen da auf einmal meine Eltern vor mir. Vater hatte etwas Drohendes im Blick und Mutter hielt sich völlig verschüchtert im Hintergrund.

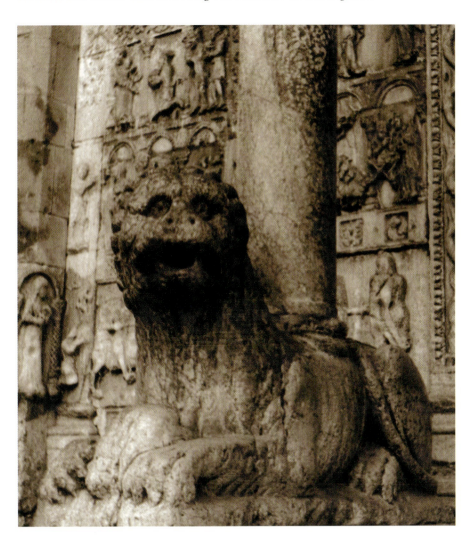

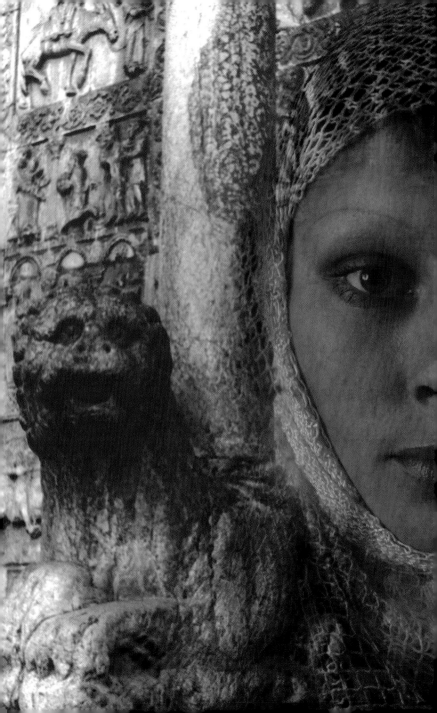

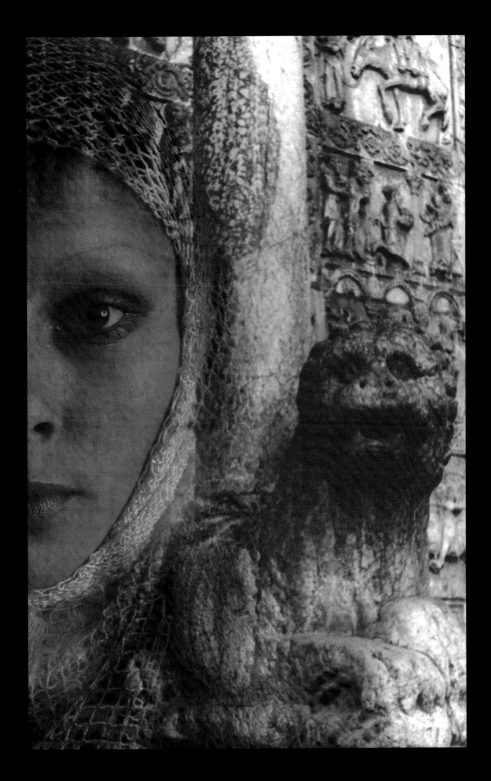

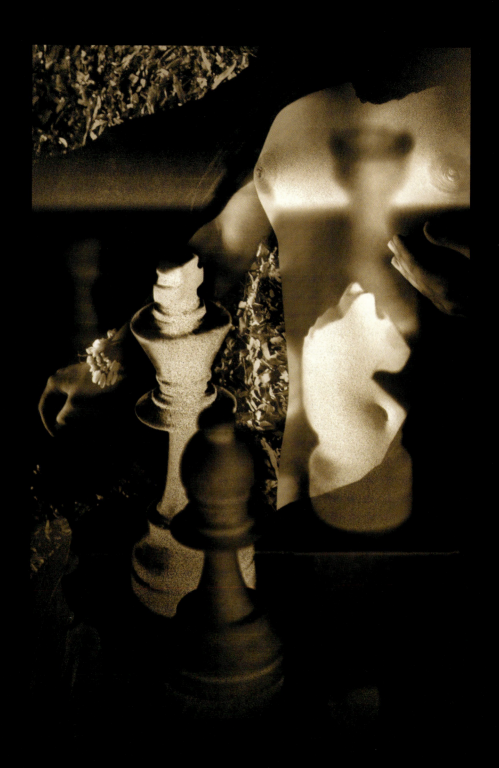

Ich erwachte. Es war sieben Uhr morgens. In mir läuteten die Alarmglocken. Es war mir klar, daß ich einen Termin brauchte. Sofort nach dem Frühstück schrieb ich auf, was ich geträumt hatte. Dann rief ich in der Praxis an. Ich durfte sofort kommen. Ich packte zusammen, was ich bisher geschrieben hatte und machte mich unverzüglich auf den Weg.

RABA las alles durch und ließ mich dann den Traum der letzten Nacht spielen.

»Sie wissen ja, daß jeder Teil des Traums, ein Teil von Ihnen selbst ist.« Ich nickte.

»Nun gut, spielen Sie ihn. Führen Sie Zwiegespräche zwischen den einzelnen Teilen. Wir haben das ja zur Genüge geübt. Mit den einfacheren Symbolen, den Löwen, der Treppe, dem Schloß, können Sie zuhause arbeiten. Daß das Schloß stellvertretend für Ihre Persönlichkeit steht, brauch' ich Ihnen wohl nicht mehr zu erklären. Arbeiten wir also – wie übrigens in der homöopathischen Repertorisationsarbeit auch – mit den, merkwürdigen, sonderlichen Symptomen.[31] Was erscheint Ihnen denn als das Merkwürdigste an diesem Traum?"

»Das ist zweifellos die Nonne, die sich entkleiden soll. Aber sie kämpft darum, es nicht zu müssen. Deshalb wohl das Schachspiel.«

»Gut, spielen Sie sie!«

Ich begann, etwas zögernd: »Ich bin … ich bin … eine Nonne. Warum tust du mir das an? Warum willst du mich besiegen?«

RABA: »Jetzt die andere, wie heißt sie?«

Ich: »Cynthia«.

RABA: »Okey, was antwortet sie?«

Ich: »Ich bin deine Freundin. Es geht nicht um Sieg. Ich will dir helfen. Ich will dir helfen, deine Scham zu überwinden, – weil sie dich hindert. Sie hindert dich, das zu leben, was du eigentlich bist, … das was du dir wünscht.«

RABA: »Und weiter? Was ist das Nächstwichtige?«

Ich: »Das sind wahrscheinlich die Frauen in den Kellerverliesen des Schlosses.«

RABA: »Okey, fragen Sie sie.«

Ich: »Wer seid ihr?« – Ich sah etwas hilflos zu meinem Therapeuten hin: »Ich bekomm' keine Antwort. Sie sehen nur maßlos traurig aus.«

---

[31] Gemeint ist der berühmte § 153 von SAMUEL HAHNEMANNS (1755 - 1843) *Organon der Heilkunst,* der da lautet: »Bei dieser Aufsuchung eines homöopathisch spezifischen Heilmittels sind allerdings die auffallenderen, sonderlichen, ungewöhnlichen und charakteristischen Zeichen und Symptome des Krankheitsfalles besonders fest und fast ausschließlich ins Auge zu fassen. Denn besonders diesen müssen sehr ähnliche in der Symptomenreihe der gesuchten Arznei entsprechen, wenn sie die passendste zur Heilung sein soll. Die allgemeinen und unbestimmten Symptome wie Appetitmangel, Kopfweh, Mattigkeit, unruhiger Schlaf, Unbehaglichkeit ect. verdienen in dieser Allgemeinheit, wenn sie nicht näher bezeichnet sind, wenig Aufmerksamkeit, da man so etwas Allgemeines fast bei jeder Krankeit und jederzeit sieht.«

Aber hatte ich nicht plötzlich den Eindruck als meldete sich Olga, ganz zaghaft und kleinlaut da unten in mir: »Willst du das wirklich wissen? Du hast uns doch längst niedergemacht.«

RABA meinte, er hätte dazu schon eine Idee, aber ich müsse es selbst herausfinden. Auf jeden Fall habe es wohl etwas mit meinen unterdrückten Gefühlen zu tun. Also fing ich noch einmal an: »Wer seid ihr? Warum hat man euch hier eingesperrt?«

»Und jetzt schlüpfen Sie mal in die Rolle dieser Frauen und sprechen Sie als eine von ihnen«, ermunterte er mich und ich daraufhin:

»Ich bin ... wir sind ...« Ich fühlte, wie mir wieder das Blut in den Kopf schoß und er bemerkte es und versuchte mir zu helfen:

»Wohin würde denn diese Energie fließen, wenn Sie sich erlauben würden, sie an anderer Stelle, als in Ihrem Gesicht zu empfinden?« Er sah mich ermunternd an.

Ich nickte betreten: »Dann bekäme ich vermutlich Lust und hätte das, von dem ich nicht weiß, wie es sich anfühlt, – einen Orgasmus,« woraufhin RABA meinte: »Oder vielleicht sogar mehrere. Wieviele Frauen haben Sie denn da unten eingesperrt in Ihrem Schloßverlies?«

»Aber ich habe doch gar nicht ...«

RABA: »So, meinen Sie?«

O je, ich wußte ja, wie recht er hatte. Es ist mein Haus, mein verkommenes Schloß, mein Keller und mein Gefängnis. Ich habe das alles installiert. Ich bin dafür verantwortlich.

»Aber ich konnte doch nicht anders, was hätte ich denn machen sollen?«

»Natürlich konnten Sie nicht anders: Jeder tut zu jedem Zeitpunkt seines Lebens ...« Ich ergänzte: »... das Bestmögliche was er kann ...«,

»... gemessen an der Situation und dem Bewußtsein das er hat«, vollendete RABA einen seiner Lieblingssätze. Dann sagte er: »Sie bekommen jetzt ein zweites Mittel aufgeschrieben. Das nehmen Sie bitte im Wechsel mit dem anderen. Ihr Anacardium lassen wir auf jeden Fall als Basisarznei weiterlaufen. Ich bin aber hochzufrieden, daß die Stimmen nach dieser kurzen Zeit schon etwas zahmer geworden sind. Wenn Sie zuhause sind, sezieren Sie bitte diesen Traum weiter, beziehungsweise: Leben Sie ihn aus, gestalten Sie ihn um, bis er Ihnen gefällt. Wenn es beängstigend wird, arbeiten sie mit dreifacher Dissoziation. Das kann ich nicht zu jedem so sagen, aber Sie können das. Gehen Sie in jede einzelne Situation solange hinein, bis sie Ihnen bestmöglich versöhnt scheint. Wenn Sie trotzdem das Gefühl haben, alleine nicht weiterzukommen, rufen Sie mich wieder an. Aber vielleicht haben Sie ja sogar jemanden, der sich ein wenig um Sie kümmert. Diese Marcella scheint mir nicht ganz ungeeignet ...«

Ich mußte lächeln: »Mir auch nicht«.

»So wie Sie sie schildern, – bei Ihrem Faible für Ihresgleichen doch verständlich. Scheint ja ein schnurriges Kätzchen zu sein.«

»Ich weiß, sie würde mir sicher helfen. Sie ist sehr einfühlsam. – Ach, weil Sie das gerade erwähnen, da fällt mir ein ...«

Und dann fragte ich Peter Raba nach dem eigenartigen Verhalten der Katze, die mit ihren gespreizten Pfoten meine Bettdecke getreten hatte.

Er lachte: »Das ist der sogenannte Milchtritt. Das machen Katzen oft noch bis ins hohe Alter, wenn sie zu früh von der Mutter entfernt wurden. Meine macht das auch. Sie ist als Katzenbaby völlig verwahrlost und halb verhungert von der Straße aufgelesen worden.« Und dann erzählte er mir, daß Katzenkinder den Bauch der Mutter in rhythmischen Abständen mit ihren Pfoten drücken, um auf diese Weise mehr Milch aus den Zitzen der Katzenmamma zu pressen. Bei dem Gedanken daran durchströmte mich ein ganz warmes Gefühl in meiner Brust und ohne zu wissen warum, fing ich an zu weinen. RABA betrachtete mich sehr aufmerksam und machte sich offenbar seine eigenen Gedanken hierzu.

Als ich die Praxis verließ, sah ich auf das Rezept, das ich erhalten hatte. Lilium tigrinum LM 18, stand da drauf. Immer wieder mal mußte ich darüber nachdenken, warum von diesen Mitteln noch eine Wirkung ausgeht. Nur mit dem Verstand allein war es kaum zu erfassen, jedenfalls für mich nicht. Ich konnte nur versuchen, es mir gefühlsmäßig klar zu machen.

Ich fuhr sofort zur Apotheke und – o Wunder, sie hatten es vorrätig. Diesmal gab ich meiner Ungeduld nach und ließ sofort ein paar Tröpfchen davon auf die Zunge fallen. Dann fuhr ich heim. Ich sage »heim«, denn inzwischen war mir meine kleine Pension schon sehr ans Herz gewachsen. Das lag zum einen an meiner netten Wirtin und zum anderen sicher auch an der schönen Katze, die mir so vertraut geworden war.

In meinem Zimmer angekommen, habe ich sofort im BOERICKE[32] nachgelesen, was da alles über die Tigerlilie stand. Soweit ich das aus diesem Buch – das ich neben meiner Taschenapotheke immer mit mir führe – erkennen konnte, fand sich da schon einiges, was zu mir paßte. Aber selbst wäre ich nicht auf die Idee gekommen, dieses Mittel einzunehmen.

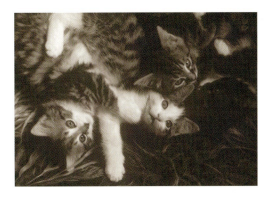

---

[32] BOERICKE, WILLIAM: *Homöopathische Mittel und ihre Wirkungen*, Haug-Verlag, Heidelberg, (Anm.: Eine kurzgefaßte Arzneimittellehre im Taschenformat. Gut geeignet für Anfänger, um einen ersten Überblick über die homöopathischen Mittel zu bekommen).

Peter Raba

Der eingesperrte Orgasmus

Das Bild vom Frauengefängnis wird offenbar des öfteren als eine Metapher für den unterdrückten Fluß sexueller Energie, in die Träume von unglücklichen Frauen eingespielt. Ich erinnere mich eines ähnlichen Falles, bei einer anderen Frau, den ein Kollege mir schilderte. Da war es eine Höhle, vor der ein Wächter stand. Die Frauengestalten hingen an eisernen Ringen, die in die kalten Felswände eingelassen waren. Auch diese Frauen waren vollkommen ausgemergelt und zerlumpt. So weit ich es mir noch vergegenwärtigen kann, konnte die Patientin den Wächter schließlich überlisten, sich Eingang verschaffen, und die armen Dinger befreien. Sie hat sie ans Licht gebracht und zu einem Bach geführt, sie gebadet, abgetrocknet und mit Nahrung versorgt. Seit dieser Aktion war eine vollständige Verwandlung mit ihr vonstatten gegangen. Sie war wieder zu ihrer Lust und zu ihren Orgasmen gekommen. Um nichts anderes handelte es sich nämlich bei diesen armen Frauengestalten. Höhle, Kerker und Verliese dieser Art, scheinen gängige Konstruktionen des kollektiven Unbewußten zu sein, um solche psychischen Blockaden zu versinnbildlichen.

Wiederum ganz ähnlich schreibt Patricia Garfield in ihrem Buch *Der Weg des Traum-Mandala* über dieses Phänomen:

»Später, als ich verheiratet war, wurde meine fortwährende sexuelle Erregung und Frustrierung in meinen Träumen deutlich sichtbar. Selbst jetzt, wenn ich vorübergehend verzichten muß, tauchen ‚hungrige' Wesen in meinen Träumen auf. Vögel in Käfigen mit zerzaustem Gefieder, die seit Wochen nicht gefüttert und gepflegt worden sind, und hungrige Katzen machen mich symbolisch auf meinen Zustand aufmerksam.

Erst als die Umstände wirklich günstig waren, erst als ich mehr mit mir selbst eins war und mich bei einem geliebten und fähigen Mann, ganz sicher fühlte, hatte ich die Freiheit, mich aufzulösen und dabei doch zu wissen, daß ich am Leben bleiben würde. Der Orgasmus wurde zu einem dauernden, fast täglichen Bestandteil meines Daseins … . Ich habe mich weit vom mageren jungen Mädchen entfernt, dessen Körper vor Angst eingefroren war. Gewandelt hat sich auch die gehemmte Studentin, die die Kollegen als ›Eiszapfen‹ taxierten. Mein Körper ist mehr ein Teil von mir und reagiert geschmeidig nach meinem Wunsch. Er kann frei in Leidenschaft strömen …«[33]

Hier werden die eingesperrten Orgasmen von verwahrlosten Vögeln in Käfigen symbolisiert. Wiederum ist es ein Sinnbild des Gefängnisses.

Eine mir bekannte junge Künstlerin durchlief eine Lebensphase, in der sie eine Serie von Bildern malte, denen sie den Titel *Flughemmung* gab. Sie hatte dabei

---

[33] Garfield, Patricia: *Der Weg des Traum-Mandala,* Ansata-Verlag, Interlaken, 1981, S. 47.

ziemlich dunkle, vermummte Gestalten auf die Leinwand gebannt, welche eingepfercht waren in eine Art Ballonkorb ohne Ballon. Dieser ähnelte aber eher einem Käfig, als daß man auf die Idee hätte kommen können, er wäre Teil eines Fluggeräts. Die junge Frau hatte damals Probleme mit sich selbst gehabt und versucht, sie – wie übrigens viele Künstler – über ihre Kunst nach außen zu bringen und auf diese Weise zu bewältigen.

Im weiteren Verlauf der oben zitierten Stelle schildert PATRICIA GARFIELD, wie sie allmählich zu dem Schluß kam, daß orgiastisches Träumen, bzw. der Orgasmus selbst »ein natürliches Element des luziden Träumens«[34] sei. Wer während des Träumens weiß, daß er träumt, kann auf seinen Traum gestalterisch einwirken. Er ist soweit innerlich aufgelichtet, daß er mit einem Mehr an freigewordener Energie umgehen kann. Diese Energie hebt ihn entweder in höhere Gefilde, sodaß sich Träume vom Fliegen einstellen oder sie entlädt sich in einem Orgasmus. PATRICIA drückt es so aus:

»Auf Grund meiner eigenen Erfahrung bin ich davon überzeugt, daß bewußtes Träumen orgastisch ist. Zuviele meiner Studenten haben über ähnliche ekstatische Erlebnisse im luziden Traum berichtet, als daß man die Phänomene meiner persönlichen Eigenart zuschreiben könnte. Es ist irgendwie eine mystische Erfahrung, eine Miniaturerleuchtung, wenn man erkennt, daß man träumt und diesen Zustand verlängern kann. Ich halte es für durchaus möglich, daß man beim luziden Träumen eine Hirnpartie stimuliert, bzw. eine Reaktionskette auslöst, die mit allen möglichen ekstatischen Zuständen in Zusammenhang steht. Das Gefühl des Fliegens, sexuelle Höhepunkte, überaus klare, Glück vermittelnde Bewußtheit und ein Gefühl des Eins-Seins ergeben sich im länger anhaltenden Zustand des luziden Traums ganz natürlich.«[35]

Noch ist Laura von der Möglichkeit, solche Erlebnisse genießen zu können, weit entfernt. Es würde die Aufgabe der Homöopathie sein, zu versuchen, die Blockaden zu brechen und den Weg dahin zu ebnen. Wie bereits zu erkennen ist, müssen dabei zuerst einmal die erzwungenermaßen in ihr aufgerichteten Glaubensgebäude erschüttert werden. In der Folge wird vermutlich – wie sich das des öfteren zeigt – ein Wust an unterdrücktem Material nach oben geschwemmt werden, welches sodann gesichtet und sortiert werden muß. Wie sich immer wieder zeigt, wirkt die homöopathische Arznei dabei als ein Katalysator, um solche Prozesse bestmöglich zu steuern und zu klären.

Dieses Geschäft des Sortierens dessen, was für das gegenwärtige Leben noch benötigt wird und was nicht, ist eine außerordentlich schwierige Aufgabe. Dabei ist alles was dabei zutage tritt, völlig wertfrei zu betrachten. Es heißt auch nicht, daß das, was dabei abgelegt wird, schlechter sei, als das, was derzeit behalten wird. Das über Bord geworfene wird lediglich im Hier und Jetzt nicht mehr benötigt, um eine klarere Sicht auf gegenwärtigen Ereignisse zu ermöglichen. Ein weiterer Sinn solcher Aktionen muß darin bestehen, daß Laura – die hier als stellvertre-

---

[34] *Luzides* Träumen – »lichtes Träumen«, d.h. der Träumer weiß, daß er träumt und kann seinen Traum willentlich lenken.
[35] *Garfield, Patricia: Der Weg des Traum-Mandala*, S. 48.

tend für andere angesehen werden kann – letztlich für sich selbst und mit sich selbst – ein gutes Gefühl bekommt, gleichgültig, was immer sie tun mag, gemäß der alten Formel des AUGUSTINUS »Liebe Gott und tu was du willst«.

Lauras Traumlöwen — die Schwellenhüter

Das Portal zu Lauras Traumschloß der Begierden wird bewacht von zwei steiner- nen Löwen. Indem diese aus ihrer Erstarrung erwachen und sich zu verlebendi- gen beginnen, deuten sie darauf hin, daß die Träumerin dabei ist, tiefer in das Haus ihrer Persönlichkeit einzudringen und dabei ihre in diesem Bereich blo- ckierte Lebensenergie aufzutauen. Ihrer Natur gemäß erschrickt Laura erst ein- mal vor dieser unvermuteten Konfrontation. Instinktiv ruft sie ihr allumfassendes Bewußtsein in der Gestalt von Pan an, der ihr dabei hilft, diese erste Hürde auf dem Weg zur Begegnung mit sich selbst zu nehmen.

Symbolisiert der Traumtiger meist die ungezügelte sexuelle Triebkraft, so ist die Botschaft, die ein Löwe für den Träumer bereithält, schon etwas differenzierter. Der Löwe ist ein Feuerwesen. Seiner Lichtnatur entsprechend kann er bei Men- schen auftauchen, die in der Blüte ihrer Jahre stehen und sich in der Glut des in- neren Feuers läutern wollen. Auch sie müssen sich mit den noch ungebändigten Anteilen ihrer seelischen Energie befassen, was ein bisweilen heldenhaftes Vor- gehen erfordert. Der Entschluß, den Laura gefaßt hat, sich auf die Reise zu sich selbst zu machen, kommt solch einer Begegnung gleich. Sodann ihre weitere Willensbekundung, in das Schloß ihrer Begierden einzudringen. Daß sie dort auf ihren Konflikt stößt, der durch das Schachspiel zwischen Nonne und Hure bildhafte Gestalt gewinnt, ist die notwendige Konsequenz, denn genau diesen Konflikt gilt es zur Aussöhnung zu bringen.

Die nun für ihr weiteres Vorankommen gewählte Tigerlilie wirkt dabei als Kataly- sator bei eben diesem Prozeß.

Medorrhinum — ein Schlüssel zur Verlebendigung?

Im Grunde ist es die gehemmte und unterdrückte romantische Sehnsucht nach Hingabe, welche die absonderlichsten Blüten in Lauras Phantasiewelt aufschie- ßen läßt, wie wir noch sehen werden. Es ist das medorrhinische Verlangen nach

Verschmelzung,[36] das sie zu ihren bizarren und immer extravaganteren Inszenierungen verleitet. Es ist die ewige Suche des »Medorrhinischen Menschen«, sein Seelendual zu finden, weswegen er sich zu immer neuen Eskapaden hinreißen läßt. Die mystisch-religiöse Komponente dieser großen Nosode[37] ist bei Laura zwar ebenfalls vorhanden. Trotzdem räume ich Medorrhinum nur wenig Chancen ein, den vorliegenden Fall günstig voranzutreiben.

Wie im nachfolgenden Kapitel über Lilium tigrinum noch eingehender angesprochen, arbeitete der Leiter der Berliner Hahnemann-Schule, ANDREAS KRÜGER, an einer ähnlichen Problematik bei einer schüchternen und sexuell verklemmten Frau und erlag dabei wiederholt der Versuchung, ihr diesen – sich zweifellos anbietenden – und für viele Fälle großartigen Heilstoff zu verabfolgen. Er schreibt:

»... Da gab ich ihr (da ich gerade selbst Medorrhinum genommen hatte, immer alle Menschen in ihr Glück und in ihre Lust hineinsprengen wollte) Medorrhinum. Medorrhinum-Therapeuten, die da noch nicht so gelöst sind, denken immer, jetzt machen wir den homöopathischen Dauerencounter, vier Wochen C1000, drei Mal täglich – und dann muß einfach Lebendigkeit eintreten! ›Du mußt jetzt lebendig sein!‹ (Was natürlich Schwachsinn ist, wenn ich in einen verpanzerten, völlig ängstlichen, biopathischen Organismus diese Shiva-Urtinktur Medorrhinum hineinpuste, dann kann ich nur eines erreichen, daß dieser Mensch schlichtweg Angst kriegt zu sterben, völlig zu verbrennen, zu platzen und dann seinen Panzer noch enger macht!).«

Und an anderer Stelle: »Ich gab ihr noch mal Medorrhinum. Wieder ohne Wirkung.«

Ich bringe diesen Einschub in meine Betrachtungen für all diejenigen Homöopathie-Cracks, die sich da vielleicht denken: Warum gibt er ihr nicht einfach Medorrhinum und dann ist sie lebendig! So einfach ist es eben meistens nicht.

Betrachten wir noch einmal Lauras Traumlöwen. Die machtvolle charismatische Ausstrahlung des Löwen paßt von ihrem Wesen zum Prototyp des Medorrhinum-Menschen. In einem Vortrag, den MICHAEL ANTONI über die astrologischen Bezüge von Tierkreiszeichen zu Medorrhinum an der Berliner Samuel-Hahnemann-Schule hielt, brachte der die Gedanken KRÜGERS mit anderen Worten zum Ausdruck:

»Hat man viel von den anderen Tierkreiszeichen und keine Löwe-Energie, dann entsteht besonders leicht der pathologische, kranke Zustand von Medorrhinum. ... Fehlt das Löwige, dann fehlt die Selbstbewußtheit, fehlt die Zentriertheit und das Zentrum, fehlt das starke Ego, das sich traut, die medorrhinische Fülle zu nehmen und das die Fülle auch verkraftet. ... Löwe

---

[36] Näheres siehe unter *Medorrhinum* in RABA: *Homöopathie – das kosmische Heilgesetz*, 2. Auflage, S. 593ff., sowie in *Eros und sexuelle Energie durch Homöopathie*, 2. Auflage, S. 334 und in *Göttliche Homöopathie*, S. 238ff.
[37] Homöopathische Arzneien, die durch Potenzierung aus einem Krankheitsstoff gewonnen werden. Von griech.: *nosos* »die Krankheit«.

hilft dabei, nicht immer dieser enormen, mächtigen, medorrhinischen Welle hinterher-zu-hecheln. Löwe hilft, die riesige hawaianische Welle zu surfen, auf der Welle zu reiten, ohne von ihr weggerissen zu werden. Löwe hilft auch einfach mal durch die Welle hindurchzutauchen. Denn das eigentliche Ziel bei Medorrhinum ist nicht die Welle, sondern die Stille danach.«[38]

Das ist der Grund, warum die beiden Löwen am Fuß zum Aufgang von Lauras Traumschloß der Begierden sich verlebendigen und ihr entgegen kommen. Sie wollen ihr helfen, die von ihr selbst aufgeworfene Bugwelle an sexueller Energie zu meistern. Trotzdem ist sie verhemmt, erkennt die Löwen nicht als innere Krafttiere an, und kann deshalb diese Energie auch noch nicht bändigen.

Bei der vorangestellten und von Laura geschilderten Konsultation, hatten wir diesen Teil des Traums ebenfalls bearbeitet. Sie war dann fähig, sich vorzustellen, wie sie allmählich zu einer weniger angstbesetzten Beziehung mit diesen Löwen kommen würde. Ich ermunterte sie, die Löwen zu bitten, sie bei ihrem Prozeß mit ihrem Mut und selbstsicheren Auftreten zu unterstützen. Sie sollte in Gedanken möglichst oft mit diesen Tieren sprechen und ihre rege Phantasie dazu benutzen, sich ihnen auch immer mehr anzunähern.

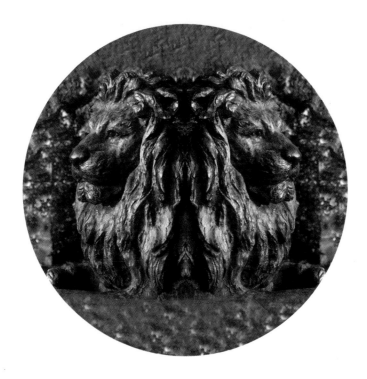

[38] MICHAEL ANTONI: *Medorrhinum,* in: *Berliner Heilpraktiker-Nachrichten,* 18. Jahrgang, Nr. 3, S. 13, Juni/Juli 2001.

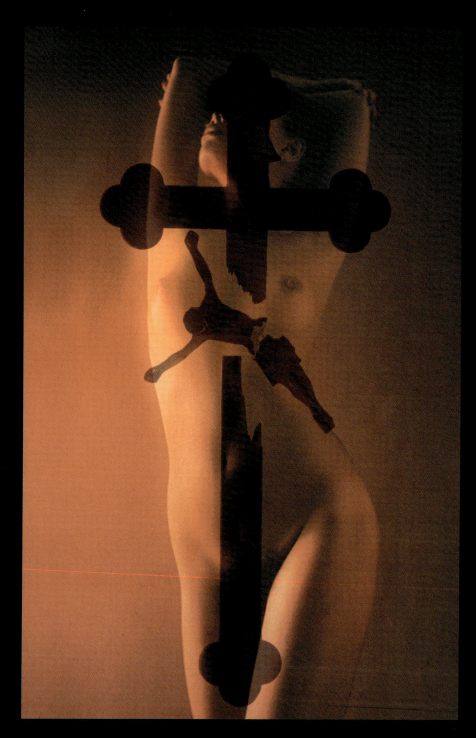

Lilium tigrinum

Lilium tigrinum – Tigerlilie
Die heilige Hure

Anacardium hatte Türen geöffnet und sein therapeutisches Spektrum war sicher noch längst nicht erschöpft. Deshalb sollte es auch ruhig als Basismittel weiterlaufen. Nun aber zeigte sich, durch die besondere Symptomatik von Laura, daß es hilfreich sein könnte, eine zweite Arznei flankierend mit einzusetzen. Dank der Erkenntnis des Genius der einzelnen homöopathischen Heilstoffe, wie er sich durch die Prüfungen am gesunden Menschen geoffenbart hat, besitzt der Homöopath sehr genaue Kenntnisse über die spezifische Wirkungsweise der Mittel, vor allem auch, was deren psychische Bandbreite angeht. Meine Wahl für die nun fällige Verordnung war auf die Tigerlilie gefallen. Durch Lauras jüngste Aufzeichnungen war ich auf Symptome aufmerksam geworden, wie sie in dieser Deutlichkeit aus dem ausgefüllten Fragebogen nicht zu erkennen waren. Wie wir im weiteren Verlauf ihrer erotischen Phantasien erkennen werden, findet sich noch eine Menge mehr an Hinweisen, welche eine Bestätigung für den Einsatz dieser Arznei liefern. Kern dieser Betrachtung war Lauras Traum vom Schachspiel zwischen Nonne und Hure. Ich sage Hure, meine aber damit nicht notwendigerweise, eine Frau die ihren Körper verkauft.[39] Dies ist ein nicht mehr zu übersehendes Zeichen, was nun eindeutig für den Einsatz der Tigerlilie spricht.

Alle Lilien fallen durch ausgeprägte vaginale Aspekte auf, wie man leicht an ihren tiefen und duftenden Blütenkelchen erkennen kann. Die weiße Lilie – das ist wie »die unbefleckte Empfängnis«, die Blüte der Tigerlilie ist mit dunklen Flecken übersät. Es gibt mehrere Variationen von befleckten Lilien. In meinem Werk *Homöovision* habe ich ein paar von ihnen im Bild nebeneinander gestellt. Eine der bekannteren, und in den bayerischen Alpen noch anzutreffenden, ist der Türkenbund – *Lilium martagon*. Er kommt der Tigerlilie sehr nahe. Wie beim Türkenbund, sind auch die Blütenblätter der Tigerlilie weit aufgespreizt und nach hinten gewölbt. Dem in der Signaturenlehre bewanderten, offenbart sich bei diesem Anblick eine Gebärde totaler geschlechtlicher Hingabe. Man halte sich dabei vor Augen, daß der Wurzelstock dem Kopf der Pflanzen entspricht und die Blüte ihren Geschlechtsorganen.

»Selbstbefleckung« ist deshalb ein Thema von Lilium tigrinum. Damit ist weit mehr gemeint als Masturbation. Zwar weist KENT die Tigerlilie in dieser Rubrik nicht aus, aber der gelehrige Schüler HAHNEMANNS, CLEMENS VON BOENNINGHAUSEN, wußte sehr wohl darum und seine Beobachtungen fanden Eingang in die

---

[39] Das Wort leitet sich aus dem althochdeutschen *huor* her, was soviel heißt wie Ehebruch (aus Liebe). Nach dem *Etymologischen Wörterbuch der deutschen Sprache* von Kluge/Götze ist »die germanische Wurzel *hor* urverwandt mit dem lateinischen *carus* ›lieb‹, altirisch *cara* ›Freund‹, *caraim* ›ich liebe‹, altgallisch *carissa* ›Kupplerin‹, lettisch *kars* ›lüstern‹.«

Repertorien von BARTHEL/KLUNKER und MARTIN BOMHARDT. Selbstbefleckung, damit ist gemeint eine Absprengung verdunkelnder Teile in die Kammern des Unbewußten. Beim Menschen entspricht es einer geistigen Selbstbefleckung, wenn er seine von der Gesellschaft nicht akzeptierten Persönlichkeitsanteile in den Krypten seiner Seelenstruktur versteckt. Das Unterirdisch-Rumorende wird zur Plage in Form von Selbstvorwürfen, Gewissensbissen und Schuldgefühlen.

Bei der Tigerlilie entsprechen dem die dunklen Flecken auf ihren Blütenblättern. Wie kaum bei einem anderen homöopathischen Mittel, ist bei Lilium tigrinum das Bewußtsein für die Einheit von Sexualität und Spiritualität verloren gegangen. Höchstens noch von Anacardium – *der Tintennuß,* die das Dunkle, sie Belastende, in die Kammern ihrer Nußschale hinein ausschwitzt, kennen wir diesen tiefen Sturz in die Verzweiflung (Verzweifachung) aller Existenz.

Das ist das Bild der Nonne, die mit der Hure Schach um die jeweilige Machtübernahme spielt. (Farbbild auf S. 120) Aber es gibt keine Vorherrschaft. Es verhält sich damit wie mit dem Yin-Yang-Symbol: Im reinen Weiß befindet sich bereits ein Anteil Schwarz und umgekehrt. Will das Weiß das Schwarz besiegen und drückt dessen Anteil innerhalb des beide umgebenden Kreises zusammen, so wächst im gleichen Augenblick – vom Weiß noch unbemerkt – inmitten seiner Fläche der schwarze Punkt zu immer größeren Ausmaßen an.

Die Figur des inneren all-einigenden Christos ist sowohl dem Anacardium-Menschen, wie auch dem Lilium-tigrinum-Charakter zerbrochen. Sie zerbirst in dem Maße, wie der Eros, also die alles bewegende Kraft frei fließender Energie, abgeblockt wird. Das geschieht durch ein in die Welt der Dualitäten abgestürztes und damit getrübtes Bewußtsein, welches den spirituellen Aspekt der Sexualität nicht mehr wahrnehmen kann. Wird Sex durch moralische Dogmen tabuisiert, zerbricht der Kristall (der Christ im All) des reinen Bewußtseins.

Grausamkeiten empfindungsloser Charaktere erzeugen Verletzungen. In der Folge bilden sich wiederum Haßgefühle, psychische Schutzwälle und körperliche Verhärtungen bei den so verletzten Menschen aus.
Wenn wir – abweichend von der etymologischen Definition –, Sünde[40] als gleichbedeutend mit einer »Absonderung« vom natürlichen Schöpfungsplan betrachten, dann macht sich vor allem der moderne Mensch immer mehr in diesem Sinne schuldig, weil er gegen die vom Kosmos vorgegebene Urordnung der Dinge verstößt, was unweigerlich einen Zerfall nach sich ziehen wird. Symbol für solch einen Zerfall alter, überholter Ordnungen ist der Turm, wie er

---

[40] Nach KLUGES *Etymologischem Wörterbuch der Deutschen Sprache* ist Sünde ein germanisches Wort. Es geht auf ein altes Partizip von »sein« zurück: »wirklich wahr seiend«. Daraus entwickelten sich die Bedeutungen »der, der es gewesen ist, der Missetäter, der Schuldige«. Sünde bedeutet also ursprünglich »Schuld an einer Tat«. Nach Duden verbindet sich mit dem althochdeutschen Begriff *sunte* von Anfang an eine Übertretung göttlicher Gebote.

durch die gleichnamige Karte im Tarotspiel charakterisiert ist. Die betreffenden Bilder reichen vom Sturz des Turmbaus zu Babel bis zu dem gewaltsamen Zusammenbruch der Türme des World Trade-Centers in New York. Betrachten wir die Dinge von dieser hohen Warte aus, so erhebt sich allerdings die Frage, was denn nun an der Weltwirtschaft geändert werden müßte, damit sich wieder menschenwürdige Zustände im Sinne einer von Gott gegebenen Ordnung einstellen könnten, worüber mühelos ein eigenes Buch geschrieben werden könnte. Über den Unfug des Hortens von Geldern sowie die derzeitig vorherrschende Zinspolitik und das Prinzip der gegenseitigen Ausbeutung habe ich mich im Kapitel *Die Dynamis des Geldes* in meiner *Göttlichen Homöopathie* etwas eingehender ausgelassen. Doch zurück zu unserem Thema:

Sünde können wir auch als eine Absonderung von der paradiesischen Einheit des Fühlens, Denkens und Handelns betrachten und zu begreifen suchen. Stören wir beispielsweise ein Gefühl sich ausbreitender Liebe und Zuwendung durch rationale Überlegungen und aufkeimende Ängste, so haben wir den freien Fluß der Energie unterbunden und damit das Paradies ein weiteres Mal verlassen. Haß gegen uns selbst wird die Folge sein und somit erkennen wir Selbsthaß als die wohl einzig wahrhafte Sünde.

Wem von frühester Kindheit an Glauben gemacht wird, er entspräche nicht dem von den Eltern projizierten Idealbild, der wird versuchen »lieb Kind« zu sein, sich schämen und seine Ganzheit zugunsten von ein wenig Zuneigung, und dem was er für Liebe hält, opfern. Die eigenen Bedürfnisse werden verleugnet und all das, was einer natürlichen Triebkraft entspringt und der Verlebendigung dienen würde, abgewertet und in den Verliesen des Unbewußten eingesperrt. Da man in den meisten Fällen nicht »ausreißen« kann, beginnt die Dissoziation – was einem »innerlichen Davonlaufen« gleichkommt. Bezeichnend ist die Doppelbedeutung des Wortes »ausreißen«. Zum einen ist damit ein Weglaufen gemeint. Zum anderen ist das ganz wörtlich zu verstehen: Man will sich etwas – was einem nicht paßt – »aus der Seele reißen«. Wird das durch äußere Suppressionsmaßnahmen verhindert, so entsteht der Wunsch nach einer räumlichen Trennung: Man versucht auszureißen, also ganz einfach davonzulaufen.

Ist der Konflikt nicht lösbar, richtet sich der Sinn auf die Anrufung der eigenen Gottmitte, das heißt man beginnt zu beten. Es ist das Gebet um Reinheit, Licht und Erlösung von den Übeln dieser Welt, das durchaus so weit gehen kann, sich den Tod zu wünschen. Aber je mehr der Lilium tigrinum-Mensch zum Licht hin betet und meditiert, umso heftiger tauchen die noch haßerfüllten und unversöhnten Anteile der Persönlichkeit aus dem Dunkel der Seele auf und schreien nur umso lauter: Ich bin ein Teil von dir. Nimm mich wieder zu dir und liebe dich dafür.

Es ist auch die Thematik der sogenannten *Neuen Ethik* eines ERICH NEUMANN, dessen Kernideen Laura in ihrem zweiten Gespräch mit Pan, in dem es um die

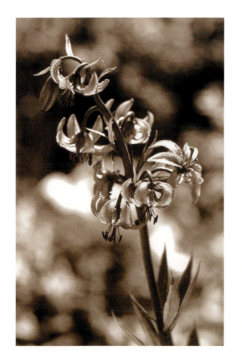

Begriffe Gut und Böse geht, diskutiert. In einem aus der Fülle ähnlicher Artikel herausragenden Essay zur Thematik *Der ganzheitliche Mensch – der gespaltene Mensch*, schreibt WOLFGANG HUSSONG:

»In der alten Ethik gilt als gut, wer imstande ist, sein Böses erfolgreich zu verdrängen. Den Weltrekord im Verdrängen des Bösen halten die ›Heiligen‹ (oder besonders Frommen), deshalb gelten sie auch als besonders ›gute‹ Menschen. Das nicht in die Eigenverantwortung genommene ›Böse‹ dieser ›guten‹ Menschen aber strahlt über unsichtbare, ›unterirdische‹ Kanäle auf die Umwelt ab und fällt jenen zu, die eben nicht so gut verdrängen können und denen dann meist nichts anderes übrig bleibt, als für die Guten deren Böses noch mitzuleben. Scheidet diese Möglichkeit aus, weil beispielsweise die Guten mit hinreichender Gewalt auch das Böse in ihrer Umgebung unterdrücken, so richtet sich eben dieses Böse innerlich gegen die Betroffenen. In der Umgebung von ›Heiligen‹ finden sich häufig viele Sünder, in Familien mit ›sehr guten‹ Eltern böse oder aber auch auffällig brave und dann oft kranke Kinder. Und vielfach finden sich in den Klassen von im alten Sinne ethisch guten Lehrern überdurchschnittlich viele ›böse‹ und aufsässige Schüler. Die schauerliche Wirkung der Allzuguten ist eine Vergiftung der menschlichen Umwelt; die Vergiftung der tierischen, pflanzlichen und mineralischen Umwelt entstammt der gleichen seelischen Grundhaltung. Auf genau diese Vergiftung und Infizierung der Umwelt mit nicht als eigenem anerkanntem ›Bösem‹ und auf die Beendigung dieser unmenschlichen Unsitte zielt die Forderung der neuen Ethik nach der Verantwortung für die Wirkung eigenen Tuns und Denkens auf die Umwelt. Eine Wirkung, die gerade auch das Unbewußte des Mitmenschen angreift, wobei der Infektionsvorgang sowohl den Tätern, wie den Betroffenen meist gar nicht bewußt wird.«[41]

Ein Stück weiter unten heißt es dann:

»Das Böse, das in der neuen Ethik anzunehmen ist, das ist das ungelebte Leben. Das ist das Dunkle, die Triebe, das hat zu tun mit Körper, Sexualität, Aggression, Irrationalem – aber auch mit nicht zugelassenem Licht. Auch geistige und spirituelle Qualitäten schlummern in uns und wollen gelebt sein. Es geht also nicht darum, zum Tier zu werden, sondern darum, ein ganzer Mensch zu werden: um seine irdische und seine himmlische Herkunft zu wissen und beides auf menschlicher Ebene und in menschlicher Gestalt zu realisieren und zu verbinden zu einer neuen Einheit.«

[41] Aus einem Artikel für eine ältere Ausgabe der Zeitschrift *esotera*, den ich auch Laura zugänglich gemacht habe.

In Erinnerung an einen Psycho-Marathon, bei dem 42 Stunden lang ohne Schlaf, ohne Essen und Rauchen ausgekommen werden mußte und in dem es um die Thematik von Lust und Schuldgefühlen ging, erinnert sich Inge Lossek:

»Wir werden in zwei Gruppen geteilt, einer Lust- und einer Schuldgruppe. Die Lustgruppe wird zum Bordell und ich zu ihrer Puffmutter, unsere Kontrahenten werden zu einem Kloster mit Nonnen, Mönchen und einem Abt. Wir verkleiden uns unseren Rollen entsprechend, und im Nu beherrscht das Kloster akustisch die Szene mit lautem Wehklagen über unsere Moral, mit geschmetterten Chorälen und übertrieben inbrünstigen Gebeten. Jetzt merke ich, daß ich viel lieber zu diesem Kloster gehören würde, als eine überzeugende Puffmutter darzustellen. Auf einmal scheint es so schwierig, mich sexy zu geben, die Aufmerksamkeit auf meine Attraktivität zu lenken und meine Damen auf Männerfang mitzureißen. Wieviel einfacher haben es da die Klosterinsassen, sich bei unserem Anblick verschämt und angewidert abzuwenden. Ich war selbst überrascht, wie schwer es mir fällt, die Lust bzw. Bordellmutter zu repräsentieren. Und so kommt es, wie es kommen mußte: Das Kloster missioniert uns ›arme Sünder‹ und legt uns Reue und Buße tun auf. Die Nonnen und Mönche dürfen von uns alles verlangen, um unser Ego zu zerstören, und ich, als ehemalige Chefin, werde am meisten gepiesackt.
Hier erlebe ich eine zweite Überraschung, welche Lust und welchen Spaß ich aus der scheinbar unterlegenen Position für mich entwickle. Ich genieße es, keine Verantwortung zu tragen, das Opfer zu spielen, zu stöhnen und zu leiden, und damit meinen Quälern Schuldgefühle zu bereiten… . Aus der untergeordneten Position den anderen zu kritisieren oder anzuklagen war mir vertraut. Ich fühlte mich sicher in der Unterlegenheit. Dagegen hat es mich verunsichert, selbst zu bestimmen.«[42]

Um all diese Themen geht es in der Hauptsache bei Lilium Tigrinum. Wie wir noch sehen werden, erschafft sich Laura in ihren erotischen Phantasien genau diese Situation der Unterlegenheit, für die die Fessel das äußere Symbol darstellt, was dann bereits zur Thematik von Aranea diadema – *der Kreuzspinne,* überleitet.

Es ist übrigens auffallend, mit welch instinktiver Sicherheit eine Seele das ihr fehlende Element sucht und auch erkennt. Vor Jahren behandelte ich eine Patientin mit typischer Lilium-tigrinum-Symptomatik. Als ich ihr sagte, welches Mittel ich ihr aufzuschreiben gedachte, sah sie mich mit großen Augen an. Es kam heraus, daß sie bereits eine Woche vorher, vor einer Buchhandlung stehen geblieben sei, in der ein Plakat mit einer besonders

[42] Zs *Leben,* Jahrgang 8, April - Juni 2001, S. 25, LebensGut Nr. 1, 02627 Hochkirch.

schönen Abbildung der Tigerlilie gehangen hatte. Völlig fasziniert von diesem Bild, sei sie hineingegangen und habe der Besitzerin dieses Poster regelrecht abgeschwatzt. Es hinge seitdem an der Wand gegenüber ihrem Bett, sodaß sie es vor dem Einschlafen jederzeit vor Augen habe.

Es ist auch bezeichnend, daß man dieser Lilienart den Beinamen des Tigers verliehen hat, denn dieser steht für ungezähmte und gefährliche Triebkraft. Patienten durch deren Traumdschungel Tiger schleichen, müssen lernen, ihren zu stark und zerstörerisch ausgeprägten Sexualtrieb zu bändigen. Nun werden nicht alle Frauen, die es lieben, sich in getigerter Kleidung zu präsentieren, deswegen automatisch auch gleich die Tigerlilie als Arznei benötigen. Unterbewußt setzen sie aber doch Signale, um auf ihre Triebnatur hinzuweisen.
Betrachten wir die von der Tigerlilie gesetzten Zeichen etwas eingehender und versuchen wir, Entsprechungen zu Lauras sonstiger Symptomatik aufzuzeigen. Da gibt es diese Sequenz, als sie in dem Wäschegeschäft einen Bikini anprobiert. Hier strotzt ihr Bericht geradezu von Lilium-Symptomen. Da haben wir zum einen Lauras Ausspruch (S. 102):

»... es fühlte sich jedesmal so an, als würde mein Herzschlag buchstäblich für eine Sekunde aussetzen« (KENT: BRUST/*Als ob das Herz aufgehört hätte zu schlagen.* Hier gibt es 16 Mittel. Lilium tigrinum ist zweiwertig dabei).
Dann geht es weiter mit *»... es überfällt mich unter Garantie, wenn ich mich in Gedanken mit etwas Sexuellem beschäftige, mit etwas das meiner Olga Lust machen würde«* (KENT: GEMÜT/*Furcht vor moralischer Entgleisung abwechselnd mit sexueller Erregung*, Lilium dreiwertig).
Und weiter: *»Dann schwirren Schmetterlinge in meiner Brust ... es ist eher bedrückend«* (KENT: BRUST/*Empfindung von Flattern*, Lilium dreiwertig).
»Oft mußte ich in solchen Situationen auch ganz dringend Pipi und wenn das dann gerade unmöglich ist, wie eben jetzt, wurde der Druck auf meiner Brust noch stärker.« (KENT: BRUST/*Brustschmerz, wenn Harndrang unterdrückt wird*, Lilium dreiwertig).
»Ließ er nach, oder zog sich vielleicht sogar ganz zurück, so meldete sich Olga. Aber auch nicht so, wie ich mir das wünschen würde, nein, sie zog mich nach unten, als ob sie sich für immer aus mir herausdrängen und ganz von mir verabschieden wolle.« (KENT: BRUST/*Herzschmerz abwechselnd mit Schmerz im Uterus*, Lilium dreiwertig sowie: WEIBLICHE GESCHLECHTSORGANE/*Schmerz Uterus und Uterusregion, abwärtszerrend*, Lilium dreiwertig).
»War das dann wieder vorbei und es ging mir körperlich gut, so meldeten sich die verwünschten Stimmen und beschimpften mich.« (KENT: GEMÜT/*Geistige Symptome im Wechsel mit körperlichen*, Lilium zweiwertig). *»Ich versuche dann immer zu beten«* (KENT: GEMÜT/*Religiöse Affektionen abwechselnd mit sexueller Erregung*, Lilium einwertig, Platin zweiwertig als die beiden einzigen Mittel in dieser Rubrik).

Wie sich im weiteren Verlauf zeigen wird, kommen dazu die Phantasien von Vergewaltigung, welche das KENT'sche Repertorium nicht enthält. Das *Symbolische*

Repertorium von Bomhardt weist diesbezüglich Lilium aber als einziges Mittel aus und das noch dazu im 2. Grad.

Diese Phantasien sind für Laura, wie wir sehen werden, sehr wichtig. Sie sind ihr Hilfsmittel, um an ihre Gefühle, sprich: ihre blockierten Orgasmen heranzukommen. Addieren wir noch ihren Fleiß im Beruf dazu, das Sich-in-die-Arbeit-stürzen, die innere Ruhelosigkeit und ihr Getriebensein (Hier S. 28): »*Es gab Phasen, in denen ich so hektisch war, daß ich alles gleichzeitig erledigen wollte. Es ist mir nicht klar, ob ich das machte, um gelobt oder um von mir selbst und meinen Problemen nicht berührt zu werden*« (KENT: GEMÜT/*Eile/in seinem Beruf*, mit insgesamt 13 Mitteln, Lilium dreiwertig, mit einer Unterrubrik *Möchte verschiedene Dinge auf einmal tun,* in der Lilium als einziges unter nur drei Mitteln, wiederum im 3. Grad vertreten ist). Wir dürfen also annehmen, daß sich nach Einsatz der Arznei schnell einige quälende Körpersymptome verabschieden werden und stattdessen die Notwendigkeit, sich den unterdrückten Trieben und sexuellen Wüschen zu stellen, stärker in den Vordergrund rücken wird. Jedenfalls ist Lauras *Hunger nach Sex* unübersehbar. Das kommt ja auch schon aus ihrer spontanen Äußerung bei ihrem inneren Dialog mit Pan zum Vorschein: »Ich will Sex ohne Scham.« Die Lilium-tigrinum-Frau spricht von Sex, sie hungert nach Sex, und meint eigentlich Liebe. Das ist eines der auffallendsten Merkmale solcher Frauen.

Unter der KENT-Rubrik GEMÜT/*Schamhaftigkeit,* findet sich übrigens die Tigerlilie nicht. Dafür ist sie im *Symbolischen Repertorium* vertreten.
Anacardium, Belladonna, Hyoscyamus, und vor allem **Pulsatilla*** und **Stramonium,** denen wir schon ein wenig mehr Beachtung geschenkt haben, zieren diese Spalte aber auch bei KENT.

Der *Wunsch nach brutalem Sex,* ist laut BOMHARDT allein schon ein Zeichen für Lilium tigrinum. Zumindest ist kein anderes Mittel in dieser Spalte verzeichnet. Im Anfangsteil von Lauras Bericht findet sich eine Stelle, wo es heißt: »*Auf der anderen Seite gab es einen Teil in mir, der genau das wollte, – dieses, Überwältigtwerden. Ach, wenn er doch auch einmal ausgerastet wäre, gebrüllt hätte oder mich – und dabei fühle ich, wie mir das Blut in den Kopf schießt – in den Dreck gestoßen, und brutal genommen hätte*« (Hier S. 23). Das ist wiederum Lilium tigrinum, wie es im Buch steht.

Bei aller inneren Zerrissenheit, die aus Lauras Berichten herauszulesen ist und welche man ihr, bei direkter Begegnung ansehen konnte, war sie doch eine Frau von der viel Herzlichkeit ausging, was wiederum gut zur Tigerlilie paßt. In Bomhardts *Symbolischer Materia Medica* entdeckte ich im Arzneimittelbild von Lilium tigrinum u.a. den Ausdruck: *Antwortet auf intimste Fragen.* Ich mußte lächeln. Das tat sie, weiß Gott. Noch nie war mir eine Frau begegnet, die bei aller Problematik in Sachen Sex, gleichzeitig so ungeniert darüber sprechen und schreiben konnte. Dem doppelköpfigen Charakter eines jeden Mittels entsprechend, gibt es dem gegenüber jedoch bei KENT auch die Rubrik GEMÜT/*Furcht etwas Ungehöriges zu sagen,* mit Lilium als einziger Arznei. Das wiederum können wir bei Laura nicht auf den ersten Blick feststellen, denn bei aller Schamhaftigkeit war sie doch – zumindest mir gegenüber – von großer Offenheit.

Bei BOMHARDT fand ich auch das Symptom: *Gefühl eines Klumpens im Rektum:* »*Oft wache ich danach auch mitten in der Nacht auf mit furchtbaren Krämpfen in meinem Anus und einem schneidenden Schmerz, der durch meine Eingeweide nach oben zieht. Ich muß dann aufstehen und ein wenig umherlaufen, bis sich das allmählich wieder legt*« (Hier S. 20).
Nachdem anläßlich einer proktologischen Untersuchung, welche in Lauras Fragebogen erwähnt wurde, nichts Nennenswertes festgestellt worden war, verfestigte sich in mir der Verdacht auf eine anale Penetration des jungen Mädchens – vermutlich per manum – durch ihren Vater.

Schlägt man die Rubrik der *schmerzhaften Afterkrämpfe* im Repertorium nach (ANUS/*Krampf, Einziehung*), so findet sich zwar an dieser Stelle die Tigerlilie nicht, wohl aber ein Mittel wie Opium, unsere Haupt- und Staatsarznei bei Folgen von Schreck und Schock, und das als einziges Mittel im 2. Grad.

Ein »normaler« Schulmediziner mag vielleicht solche Gedankengänge als Hirngespinste und Phantastereien abtun. Für einen auf der Schiene der Geisteswissenschaften arbeitenden klassischen Homöopathen sind es aber legitime Überlegungen.

Auch das *Verlangen nach Tanzen,* findet sich im Symbolischen Repertorium als zur Tigerlilie gehörig. Natürlich nicht in dem starken Maß, wie etwa bei Tarantula – *der Wolfsspinne.* Auch diese ist eine Arznei, welche bei stark selbstzerstörerischen Tendenzen angezeigt ist, ebenso wie Carcinosinum – die Krebs-Nosode. Letzteres paßt vor allem zu stillen ernsthaften und frühreifen Kindern, die viel zu früh in die Pflicht genommen wurden und auf das Erleben einer glücklichen Kindheit vollkommen verzichten mußten. Ich habe über die beiden Mittel ausführlich in meiner *Göttlichen Homöopathie* geschrieben.

Als Ätiologie für Störungen wie sie nach dem Einsatz der Tigerlilie verlangen, weist Bomhardt darauf hin, daß es sich um »verwöhnte Mädchen« – handeln kann, »die immer alles bekommen haben und sich nie um eine Existenzsicherung kümmern mußten, Kinder, denen alle Wünsche erfüllt wurden.« Das ist aber nur die eine, sozusagen die lichte Seite von Lilium. Das wäre Lilium album – die weiße Lilie. Die Flecken der Tigerlilie, die den eigentlichen Zwiespalt ausmachen, die das Doppelbödige beinhalten, sind dadurch nicht erfaßt. Diese andere Seite ist sehr ähnlich der von Anacardium. Und das können eben Kinder sein, die durch frühkindlichen Mißbrauch oder ständige Bestrafungen geschädigt sind oder zumindest eine starke Mißachtung ihrer natürlichen Bedürfnisse erfahren haben sowie eine profunde Unterdrückung ihrer erwachenden sexuellen Energien. Deshalb findet sich logischerweise die Tigerlilie auch zweiwertig in der KENT-Rubrik: GENITALIEN/*Folgen von Unterdrückung des sexuellen Verlangens.*

Da es sich hierbei in Anbetracht unseres Themas um eine sehr wichtige Rubrik handelt, möchte ich sie dem Leser nicht vorenthalten. Über die einzelnen Arzneien kann er sich dann ausführlicher in meinem Werk *Eros und Sexuelle Energie durch Homöopathie* informieren.

Die Arzneien dieser Rubrik sind die folgenden:

Mittel im 3. Grad:

Camphora* – *der Kampferbaum,* eine unserer Hauptarzneien bei Schock- und Kollapszuständen in Verbindung mit kaltem Schweiß, ähnlich Veratrum album.
Conium* – *der gefleckte Schierling,* bekannt durch den Schierlingsbecher des Sokrates. Das Mittel par excellence bei einer Restriktion der Lebensenergie ganz allgemein und diversen Arten von kanzerogenen Systementgleisungen, kurz Krebs genannt.
Lyssinum* – *die Tollwutnosode,* bei einer Unterdrückung der Triebkraft durch Wut, z.B. nach Revierkonflikten oder einem Verlust der Libido der Frau, z.B. nach einer Entbindung.
Pulsatilla* – *die Küchenschelle,* bei Unterdrückung der sexuellen Energie aus Angst vor dem anderen Geschlecht, z.B. bei pubertierenden Teenagern.

Mittel im 2. Grad:

Apis – *die Honigbiene,* eine beachtenswerte Arznei für junge oder »grüne« Witwen, die ihre sexuelle Frustration durch übermäßigen »Bienenfleiß« zu kompensieren suchen.
Carboneum oxigenisatum – *Niederschlag einer Kohlenöllampe,* bei ausgeprägten komatösen Zuständen in Verbindung mit Halluzinationen, Kieferschluß *(Trismus)* und tonisch-klonischen Krämpfen, wie nach schwerem Schock.
Helleborus niger – *die Christrose,* bei Verlust der Sexualkraft im Alter (ähnlich Conium).
Lilium tigrinum – *die Tigerlilie,* bei Unterdrückung der Sexualkraft durch Verbote, nach Zurückweisung oder nach Mißbrauch.
Phosphoricum acidum – *die Phosphorsäure,* bei Unterdrückung der Sexualkraft nach fortgesetzten Enttäuschungen oder bei Verlust derselben nach zu großer Verausgabung.

Mittel im 1. Grad:

Berberis – *die Berberitze,* durch Entzündungen des Urogenitaltrakts.
Calcium carbonicum – *der Austernschalenkalk,* bei entsprechender Symptomatik, die nach Calcium als einem »Konstitutionsmittel« verlangt.
Picricum acidum – *die Pikrinsäure,* bei Verlust der Sexualkraft durch zu starke sexuelle Verausgabung, in Verbindung mit Prostata- und Wirbelsäulensymptomen.

Platina – *das Metall Platin,* bei Unterdrückung infolge Abtötung der Gefühlswelt durch Stolz und Grausamkeit. Das Mittel für die Domina.

Insgesamt gesehen sind die diesbezüglichen Rubriken im *Synthetischen Repertorium* von BOMHARDT und BARTHEL/KLUNKER Bd. III, wesentlich umfangreicher und differenzierter. Dem Leser mag aber dieser erste Eindruck genügen, um ihm erkennbar zu machen, daß derlei Symptome einer homöopathischen Behandlung überhaupt zugänglich sind.

In der *Homöopathie-Zeitschrift,*[43] Ausgabe II, des Jahres 1998, schildert der Dozent und Leiter der Samuel-Hahnemann-Schule Berlin, ANDREAS KRÜGER, einen Lilium-tigrinum-Fall, der einige Ähnlichkeiten zu Lauras Problematik erkennen läßt. Im Unterschied zu Laura, war dieser Fall aber offensichtlich schwieriger zu lösen. Rund zwei Jahre dauerte es, bis diese Frau zu ihrer endgültigen Erlösung fand, Jahre, in denen Krüger bisweilen am Verzweifeln war. Parallel zur Homöopathie hatte er die Patientin an einen Primärtherapeuten weiterempfohlen und schickte sie zur bioenergetischen Körperarbeit und zur Familienaufstellung nach BERT HELLINGER. Darüber hinaus ließ er sie mit Tantra-Therapeutinnen zusammenarbeiten.

Unter anderem ist an diesem Fall interessant, daß der Patientin jedesmal schwindlig wurde, wenn sie versuchte, sich erotischen Phantasien hinzugeben. Schwindlig werden, das bedeutet ja eigentlich: aus der Szene verschwinden wollen, was bei Laura Gott sei Dank nicht der Fall war. Ich erinnere mich einer anderen Patientin, der ständig schwindlig wurde, wenn es um Erotik ging. Ihr Mittel war Causticum gewesen. (Causticum wird von KENT in der Rubrik WEIBLICHE GENITALIEN/*Sexuelles Verlangen vermindert,* als einzige Arznei im 3. Grad angeführt).

Nach Einnahme einer höheren LM-Potenz begann sich im 2. Chakra ein Energiewirbel zu bilden. Sie sprach von einem Quellgefühl, als ob eine Qualle oder Seeanemone sich periodisch öffnen und schließen würde. Da ihr das unheimlich war, hat sie dieses Gefühl dann sehr schnell wieder abgewürgt. Anläßlich eines FREUD'schen Versprechers (»Jetzt hat er wieder geschwindelt«), kamen wir darauf, daß sie sich immer dann, wenn ihr schwindlig wurde, selbst etwas vormachte, sich also gewissermaßen selbst »beschwindelte«.

ANDREAS KRÜGER beschreibt nun auf insgesamt sieben Seiten sehr eingehend, was mit seiner Patientin im einzelnen geschah. Auch sie war unter einer überaus frommen Mutter und einem sexuell überaktiven Vater aufgewachsen. Wegen der Aufmerksamkeit heischenden Parallelen zu Lauras Geschichte, erlaube ich mir, einige Passagen aus diesem Bericht hier mit einzubringen. Er schreibt:

[43] Erhältlich über das Homöopathie-Forum e.V., Grubmühlerfeldstraße 14 a, 82131 Gauting bei München, Postfach 14 60, Telefon (0 89) 89 34 14-0, Fax (0 89) 89 34 14-66.

»Relativ schnell waren wir in der Anamnese bei ihrem eigentlichen Hauptproblem; sie erzählte mir von zwei immens starken Impulsen in sich. Einmal starke sexuelle Impulse, unendlich stark, Phantasien, die immer wieder in ihr aufkamen; davon, Prostituierte zu sein, sadomasochistische Phantasien. Andererseits starke religiöse Phantasien. Sie war eine ausgesprochen spirituelle Frau. Aber diese religiösen Phantasien belebten nicht die sexuellen Phantasien, wie es sein könnte, sondern sie gaben diesen sexuellen Phantasien etwas Negatives, Abartiges, Schmutziges. Die Konsequenz, die sie daraus zog, war die, ihre spirituellen und meditativen Anstrengungen zu erhöhen in der Hoffnung, daß wenn sie lange genug meditiere, wenn sie 85 mal das Herzsutra in der Stunde bete, vielleicht diese – O-Ton Patientin – ›perversen‹ Phantasien sie nicht mehr belästigen würden.«

Im Gegensatz zu ihr scheute sich Laura nicht, mitten hinein zu gehen in ihre sexuellen Wunschvorstellungen, sich immer weiter von ihnen tragen zu lassen, was sicher mit dazu beitrug, daß sie letztendlich dann auch schneller aus ihrer verqueren Situation herauskam. Doch lesen wir weiter, was ANDREAS KRÜGER berichtet, der im Laufe dieser zwei Jahre aus den unterschiedlichsten Erwägungen heraus eine Vielzahl von Mitteln versuchte, bis sich schließlich die Tigerlilie eindeutig zu erkennen gab. Aber das ist eben das Los des Homöopathen. Manchmal funktioniert es reibungslos und dann wieder ist es zum Haare raufen und man beißt sich die sprichwörtlichen Zähne aus. Andreas schreibt:

»Dann hatte meine Patientin den Traum, Schlangen würden ihre Gebärmutter fressen. Ich dachte, jetzt habe ich es endlich begriffen, jetzt ist es klar: Lachesis. Nichts, nichts. Dann hatte sie den Traum, in dem Schweine auftraten. Den hatte schon einmal eine andere Patientin von mir, die Krebs hatte. Und meine Patientin wußte im Traum, die Schweine sind schuld an dem Krebs ihrer Mutter. Ich gab ihr noch einmal Hyoscyamus – hat auch nicht geholfen! ... Dann noch einmal ein heftiger Traum, der ähnlich war wie der mit dem Zuhälter. Diesmal erschien ihr ein Riese mit einer riesigen Erektion und sagte zu ihr: ›Ich warte schon so viele Jahre auf dich! Liebe mich! Oder ich werde sterben!‹ Bei diesem Traum bekam ich erstmalig Angst. Ich dachte, wenn jetzt nicht bald etwas passiert, entwickelt sie wirklich ein Carcinom. Denn was da um Liebe schreit und die Angst ausdrückt, sterben zu müssen, sind natürlich diese inneren unterdrückten Teilpersönlichkeiten. Ich gab ihr noch mal Medorrhinum. Wieder ohne Wirkung. Ich empfahl ihr, weil ich mich als mit meiner Leibtherapie nicht mehr effizient empfand, sich an einen Primärtherapeuten zu wenden, mit dem ich zusammenarbeite. Bei dem kam sie sehr schnell auch vom inneren Erleben her an einen Punkt: Dieses Sexverbot durch ihre moralische Mutter. Und sie erzählte mir erstmalig, daß sie bis zu diesem Zeitpunkt (eine Frau Anfang dreißig!) noch nie, trotz heftiger Erregung, die immer wieder in ihr aufkam, masturbiert hatte ...«

Also auch diesbezüglich ein sehr ähnliches Verhalten wie Laura. Nach dem diese Patientin erstmals eine Dosis Lilium 200 erhalten hatte:

»Sofort viel Energie, aber großer Haß gegen sich selbst, Selbstmordgedanken – die Patientin wußte aber, es ist völlig irrational. Und in dieser Verzweiflung oder aus dieser Verzweiflung heraus masturbierte sie das erste Mal. Es tat ihr total gut, und sie hatte kein schlechtes Gewissen! Vier Wochen später: Masturbieren macht Spaß, gibt Kraft! Viele sexuelle Träume. Bei schlechtem Gewissen, was natürlich immer noch auftrat, sofort Unterleibskrämpfe. (Es ist ganz interessant, bei Menstruationsstörungen wirklich mal nach dem schlechten Gewissen zu fragen.) ... Die Leibtherapie ging weiter. Und wir versuchten, die alten Elementale zu exorzieren: Wenn ich meine Sexualität lebe, bin ich schuldig und böse. Wir verwandelten die Elementale in: Wenn ich meine Sexualität lebe, bin ich lebendig und gut! Wir gaben dem Kind Nährmeditation: Annehmen und Lust. Wir bearbeiteten den Glaubenssatz: Wenn ich meine Lust lebe, sterbe ich und bin verflucht, in: Wenn ich meine Lust lebe, werde ich leben und bin gesegnet.«

Danach kommt es zu einem ersten Rendezvous, bei dem diese Frau, – die übrigens selbst Heilpraktikerin war – zum ersten Mal unkomplizierten Sex mit einem verständnisvollen Mann genießen kann. Danach boomt plötzlich ihre Praxis und es kommen viele Leute mit sexuellen Problemen. Ähnlich Laura, wird auch sie oft ganz rot, wenn von solchen Dingen die Rede ist.
KRÜGER sagt ihr: »... Überhaupt nicht schlimm, das ist ein Zeichen von Lebendigkeit. Wer nicht mehr rot wird, ist schon wieder verklemmt.«

Diese Patientin erhielt von ANDREAS KRÜGER im folgenden Jahr noch eine C1000 und eine C10 000 von Lilium und ging damit ihrer Erlösung entgegen. Die Kirche scheint ein wichtiges Traumsymbol im Zusammenhang mit unerlöster Sexualität zu sein, denn auch diese Frau hatte, ähnlich Laura einen diesbezüglichen Traum.

»Danach Erlösungstraum: Sie ist in der Kirche und macht mit dem Freund Sex in der Kirche. Sie bekommt dabei ein ganz schlechtes Gewissen – man macht in der Kirche keinen Sex! Sie guckt hoch zum Christus. (Es gibt zwei Versionen dieser Geschichte. Ich erzähle die vorsichtige:) Der Christus lacht. Seitdem ist alles gut. Sie fängt selbst an, Leibarbeit zu praktizieren, spürt den Od in ihren Händen. Sie schenkt mir einen Band mit Liebeslyrik der Sufis. Gott ist für den Sufi der Geliebte. Der Geliebte, der Vater, die Frau, die Mutter. Der Sufi dreht sich in seinem Tanz in seiner Liebe zu Gott. Frei nach BALSHEM TOW: Gott beiwohnen ist die höchste Form der liebenden Gottesbegegnung.«

Lassen wir zum Abschluß dieses Kapitels – wenigstens auszugsweise – die Tigerlilie selbst zu Wort kommen, so wie sich ihr Genius gegenüber WITOLD EHRLER äußerte, anläßlich einer Verreibung bis zur Stufe C4:

»... Denn ihr seid nicht von dieser Welt. Davor wart ihr etwas ganz anderes. Um diese Unschuld zurückzuerlangen, gilt es zunächst, den Weg der Lilie zu gehen, der euch diesen Zustand als Gewand zurückschenkt ... Hier werdet ihr zum ersten Male in eurem Leben nicht mehr zerrissen werden von sich widerstreitenden Kräften, verschiedenen inneren Anforderungen, hier wird euch zum ersten Male innerer Einklang geschenkt, da ich, die Lilie, das, was euch im Kerne ausmacht, in mich aufnehme und es euch als Gewand wieder zurückschenke. So bekommt ihr eure Gnade innerer Unschuld als Geschenk von mir zurück, seid zum ersten Male wieder ganz und gar nur ihr selbst – und zwar als Liebende, nicht als Setzende ... . Es ist ein zartes Kleid voller Hingabe. Und es wird auch die anderen dazu führen, euch zu glauben, daß ihr auf dem Wege seid, eure innere Liebe zu suchen und zu finden. Ob dies stimmt oder eine Verführung ist, könnt ihr jedoch in mir noch nicht entscheiden, da der Weg noch nicht an sein Ende gekommen ist. Er kann es nicht, ist doch dieses Gewand nur ein geliehenes aus dem Reich der großen Kräfte des Meeres, das euch dieses Vermögen gab.

Die Frage bleibt also, was dann käme, würde euch dieses Gewand wieder entzogen. Werdet ihr den Weg zu eurer inneren Liebe halten können? Oder bricht dann alles als Trug wieder in sich zusammen? Dies steht in keinster Weise vorher fest. Es hängt mit einer inneren Einstellung zusammen, über die ich nichts auszusagen weiß. Immerhin habt ihr die Frage so deutlich nach eurer Liebe gestellt, daß ich aus dem großen Pool der Kräfte zu euch herniederstieg, euch zu zeigen, was ihr als Liebende wirklich seid, was ihr wäret, könntet ihr das, worin ihr Gott am nächsten seid, … wirklich leben.«[44]

Es wird sich zeigen, in wieweit die Tigerlilie fähig ist, Lauras inneren Zwiespalt zu heilen und sie zu wahrer Liebesfähigkeit hinzuführen. Immerhin ist diese Arznei im Augenblick ganz zweifellos das Mittel der Wahl. Öffnet sie durch ihre Einnahme Türen zu noch tieferen Schichten von Lauras Wesen, für die sie nicht mehr zuständig ist, weil ihr therapeutisches Spektrum ausgeschöpft sein sollte, so muß erneut überlegt werden, welcher Genius von welcher Arznei dann gefragt sein wird.

Übrigens gibt es auch bei guter Übereinstimmung mit einer offensichtlich vorherrschenden Symptomatik – keine Garantie dafür, daß ein danach eingesetztes Mittel zum Erfolg führt. Der Triumph wird immer dann ausbleiben, wenn die Leitidee eines Falles vom Genius des verabfolgten Mittels nicht wirklich erfaßt wird, denn dieses geistige rote Band, das sich durch einen Fall zieht, ist jeweils höher zu bewerten als jedes noch so verführerisch erscheinende Symptom. An dem hier nur kurz gestreiften Lilium-tigrinum-Fall von ANDREAS KRÜGER kommt das sehr deutlich zum Ausdruck. Wie man im ausführlichen Original-Text nachlesen kann, hat er sich eine unendliche Mühe bei der Auswahl seiner Arzneien für diese Patientin gemacht, und sich aus den unterschiedlichsten Überlegungen heraus ihrer Problematik zu nähern versucht, bis ihm dann endlich die erlösende Idee mit der Tigerlilie kam.

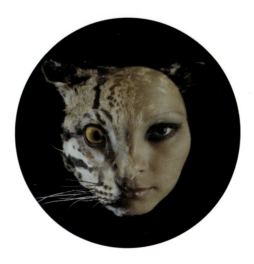

[44] C4-Postille 4 – *Am Rande von Spiritualität.* S. 47 f. Bezug der Postillen und Auskunft über Seminare über Petra Held, Fuchsstraße 3, 79102 Freiburg, Telefon/Fax (07 61) 70 11 55. E-Mail: p.held@surfeu.de.

LAURA LUST

Lustangst und Unterwerfung

Freitag, 3. August 2001   Vormittag

Nach dem Studium der Arzneimittellehre warf ich mich noch einmal auf's
Bett. Der Tag versprach noch heißer zu werden, wenn das überhaupt möglich war. Das Thermometer zeigte jetzt schon fast 30° C im Schatten. Aber
heute war es keine trockene hochsommerliche Hitze, die Beständigkeit erkennen ließ. Sie schien mir drückend und schier unerträglich zu sein. Vielleicht hatte Gerard doch recht mit seiner Behauptung, das Wetter würde
umschlagen. Außer einem zarten, rauchartigen Schleier, mit dem das Blau
über mir überzogen schien, war jedoch noch nichts zu erkennen.

Die Hitze in Verbindung mit der Auswirkung der Tigerlilie, wühlte lange
unterdrückte Gelüste in mir hoch. Ich schloß die Augen und nahm mir
meinen jüngsten Traum von heute Nacht erneut vor. Sofort stellten sich die
inneren Bilder mit ungeheurer Klarheit ein. Vieles konnte ich jetzt deutlicher erkennen, als mir das nachts möglich gewesen war. Beispielsweise
war mir entgangen, daß ich von Kopf bis Fuß in Schwarz gekleidet war. Ich
trug ein enganliegendes tailliertes Kostüm. Diesmal schien in meiner Vorstellung zwar noch die Sonne im Park, aber es wetterleuchtete am Himmel
und eine sich nähernde Gewitterfront kündigte sich an. Hohe Wolkentürme schoben sich langsam über die Baumkronen, auf denen die dunklen Ra-
benvögel unbeweglich hockten. Der Himmel spiegelte ganz offensichtlich
meinen inneren Zustand. Auch in mir war dieses Wetterleuchten der Gefühle. Ich betrachtete meine Hände und stellte fest, daß sie leicht zitterten.
Ich schob das auf meine Feigheit, mir selbst zu begegnen, Einblick zu nehmen in die verborgensten Schlupfwinkel meiner Seele.

Jetzt gehe ich auf das Schloß zu, bleibe stehen, warte ab und gehe weiter.
Ich umrunde es und blicke dabei zu den hohen Fenstern hinauf. Die Mauern sind über und über mit Efeu überwuchert. Dann treffe ich erneut auf
die steinernen Löwen. Sie melden sich wieder mit diesem aufbegehrenden
Grollen, und fangen an sich zu verlebendigen. Ich rufe nach Pan. Wie von
Zauberhand in einem Trickfilm geführt, ist er sofort zur Stelle. Er ist bärtig,
trägt den gewohnten Zottelpelz mit Bocksfuß, gebärdet sich aber äußerst
charmant und redegewandt. Ein Mephistopheles im Bocksgewand. Indem
er die Pansflöte von den Lippen nimmt:

»Wenn du dich von mir führen läßt, darfst du am Ende mich verführen.«
Er macht einen Kratzfuß und lädt mich ein, die steinerne Treppe zum Ein-
gansportal hinaufzugehen. Dort oben steht jetzt auf einmal ein imposanter
schwarzer Ziegenbock, der in meinem nächtlichen Traum noch nicht vorhanden war und schaut mit stierem Blick auf mich herab. Fragend blicke ich
zu Pan hinüber. Der zuckt mit den Schultern: »Mein ständiger Begleiter«.

»Das ist unschwer zu erraten.«
»Entschuldige, er muß sich losgerissen haben. Leider schwer zu zähmen. Es
ist seine Natur.«
»So wie die Deine.« Ein unverschämtes Grinsen steht Pan ins Gesicht ge-
schrieben.
»Da bist du also wieder, Freund Satan?!«
»Ich glaube, du siehst das etwas verzeichnet«, entgegnet mir Pan.

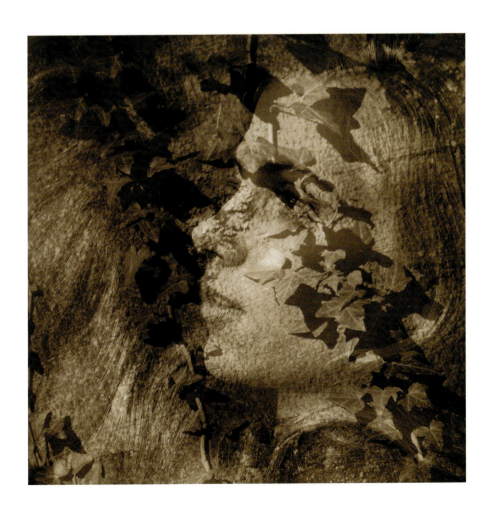

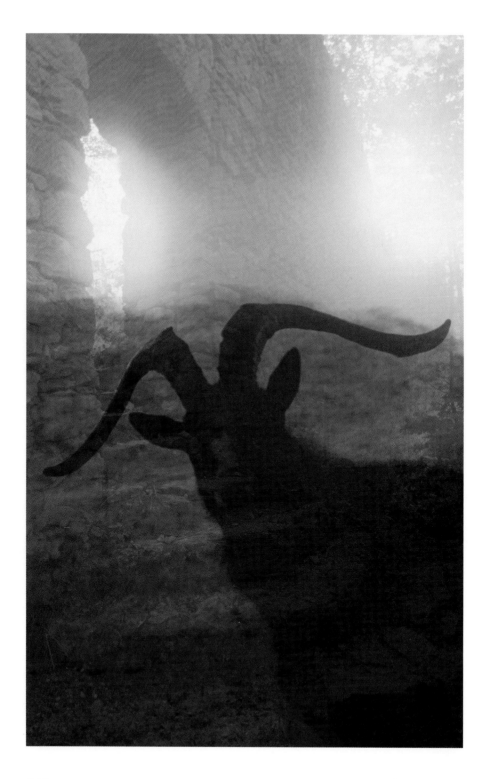

Nachträglicher Einschub: Es ist nur schwer zu begreifen, wie relativ doch der Zeitbegriff ist. All diese Sätze, die ich hier nur langsam rekonstruieren und in mein Laptop eintippen kann, formten sich auf einer rein gedanklichen, inneren Vorstellungsebene mit ungeheurer Geschwindigkeit. Sie durchrasten mein Bewußtsein mit Lichtgeschwindigkeit. (Ende des Einschubs).

»Wo verbirgst Du Dich?« Jetzt verspüre ich einen Druck auf der Brust. Vorübergehend will es mir scheinen, als hätte mein Herzschlag wieder einmal für eine Sekunde ausgesetzt, als wolle mein Herz dadurch ausdrücken, daß ich ihn in mir selbst verberge, diesen Teufel.
»Da, wo du mich am wenigsten vermutest.«
»Es stimmt also«, durchfährt es mich.
»Im übrigen bin ich weder dein Widersacher noch dein Ankläger. Deine Wünsche sind legitim. Lieb' dich einfach und tu was dir gefällt! Was, außer deinen Fesseln, glaubst du zu verlieren?! Du fürchtest, etwas loszulassen, was dir in Wahrheit nie gehörte, und du bist hungrig auf das was du dir wünscht.«

Jetzt gibt es kein Zurück mehr. Was sich da mit Macht seinen Weg in mir bahnt, es will durch Versuch und notfalls Irrtum in Erfahrung gebracht werden. Man trifft Entscheidungen, wenn die Zeit dafür reif ist. Es ist, als ob der Teufel sein Höllenfeuer in mir angezündet hätte und dieses Feuer brannte nicht nur in meiner Brust.

Mit gespielter Eleganz reicht mir Pan seine Zottelhand. Nach erneutem, kurzem Zögern ergreife ich sie. Er führt mich die Stufen hinauf, gibt dabei dem Ziegenbock im Vorbeigehen einen wohlwollenden Klaps auf sein Hinterteil und klopft mit dem Bronzering an die Tür, obwohl diese nur angelehnt ist und sich wie von wie von selbst öffnet. Ich blicke noch einmal zurück. Noch immer bevölkern die Raben die Bäume und inzwischen auch die Wiese.

Ich betrete das Schloß. Als erstes scheint es mir notwendig, es aus seiner Verwahrlosung zu erlösen und es gedanklich ein wenig zu verschönern. Ich gestalte es völlig neu. Mit einem Handstreich versuche ich die Spinnweben zu entfernen. Als das nicht gleich gelingt, rufe ich Pan zuhilfe. Danach funktioniert es. Für einen Augenblick bemerke ich, daß ich selbst schon wieder dieses Gefühl habe, als läge eine feine Spinnwebe über meinem Gesicht. Indem ich meinen Mund weit öffne und die Gesichtsmuskeln dehne, kann ich diese Empfindung vorübergehend auflösen.

In Sekundenschnelle hülle ich nun Wände und Decken in ein strahlendes Weiß und lasse alles in neuem Glanz erstehen. Danach werden die Böden geschrubbt und die hohen Fenster geputzt. Zuletzt projiziere ich Bilder an

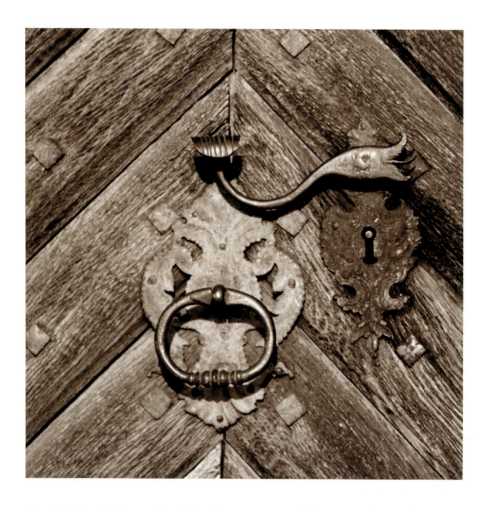

die Wände. Ich bemerke, daß ich mir darin gefalle, mir galante Gemälde, kostbare Gobelins und kristallene Lüster vorzustellen. Ganz offensichtlich gibt es auch romantisch verspielte Ecken in meiner Seele. Als ich zufrieden mit dem Ergebnis bin, schreite ich weiter, – ja, es ist jetzt ein Schreiten, die Veränderung im Außen hat Auswirkungen auf meinen Gang, wie ich soeben bemerke. Gedanklich bin ich noch in Begleitung von Pan. Wann immer wir einen neuen Raum betreten, verwandelt sich dieser nun im selben Augenblick, gemäß meiner bereits vorgefertigten Modellvorstellung.

Mit einem Teil meines Bewußtseins trete ich aus mir heraus und betrachte mich von hinten, wie ich mich da zusammen mit dem zotteligen Hirtengott durch dieses selbsterschaffene Schloß meiner Persönlichkeit bewege. Es ist ein groteskes Bild, dieser Gegensatz von menschlicher und tierischer Natur, meine schlanken Beine in den eleganten Pumps und seine fellumspielten Bocksfüße.

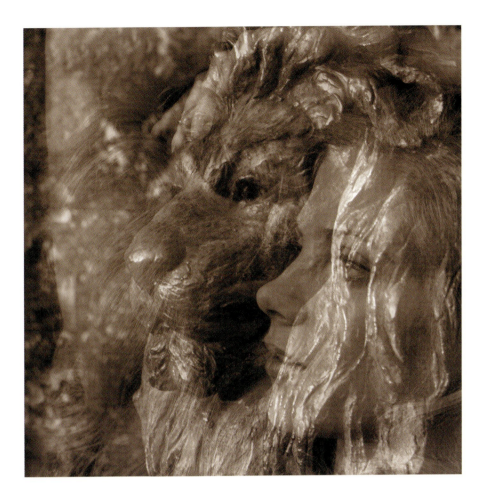

Ich muß an das alte Märchen von *La Belle et La Bête* denken, diese Geschichte, die sich um die Schöne und das Biest rankt. Auch da gibt es ein Schloß, in dem Belle ihrer dunklen Natur begegnet. Es ist dieses blutrünstige Tier. Sie muß lernen es zu lieben, oder es wird sterben. Sie weiß nicht, daß es ihr eigener Tod sein wird, wenn sie versagt. Auch ich trage dieses Tier in mir und mir graust davor.

Nun gelangen wir in jenen Raum, aus dem die Stimmen der beiden Frauen kommen, die miteinander Schach spielen. Wieder blicke ich die beiden an. Noch immer trägt die Nonne, diese weitausladende Haube. Ihre nach beiden Seiten hochgewölbten Spitzen sehen aus, als wären es Flügel einer riesigen Taube, welche ihre Trägerin im nächsten Augenblick durch die Decke des Schlosses in die Lüfte und in höhere Regionen zu entführen trachten. Cynthias Gestalt ist diesmal durch einen Umhang verhüllt, der aber nur durch ein Band an ihrem Hals zusammengehalten wird. Als sie sich uns entgegendreht, klafft er sofort auseinander. Diesmal bin ich schon vorbereitet auf ihre provozierend entblößte Weiblichkeit, welche mehr umschnürt als bedeckt ist durch dieses raffiniert geknüpfte Rüstzeug aus Lederriemen, Ringen und Schnallen, das ihre Körperformen in so aufreizender Weise herausmodelliert.

Wieder nimmt sie der mir unbekannten Hüterin der Tugend eine Figur auf dem vor ihnen stehenden Brett weg:

»Schach! Du bist gehalten einen Teil deines Keuschheitsgewandes zu veräußern!«

Ich wundere mich über meine geschraubte und antiquierte Ausdrucksweise, die sich offensichtlich der von mir gewählten Inszenierung angepaßt hat.

Soeben bemerke ich noch etwas Neues, was im nächtlichen Traum nicht ausgeprägt in Erscheinung getreten war: Um Cynthias Beine streicht eine Katze. Sie nimmt ein wenig Futter aus einem Schälchen am Boden und blickt dann erwartungsvoll zu mir auf. Sie sieht ganz anders aus als die Katze meiner Wirtin, die so oft bei mir ist. Ihr Fell ist kurz und glänzend und sie ist kohlschwarz. Ich vertiefe mich wieder in den Anblick der Nonne, die jetzt aufsteht und damit beginnt, sich ziemlich langsam und verlegen aus ihrem schwarzen Überwurf herauszuschälen.

Pan stellt mich den beiden vor: »Das ist Laura. Ich konnte sie schließlich bewegen.«

Cynthia kommt mir entgegen: »Laura, – wie schön, daß du endlich da bist. Dein Name klingt für mich immer wie ein Nocturne von Chopin bei Mondschein.

Pan verabschiedet sich mit einer grotesken Verbeugung: »Ich darf mich empfehlen. Meine Mission scheint mir – wenigstens vorerst – beendet zu sein.«

Ich glaube zu hören wie Cynthia sagt: »Aber bleib in der Nähe, – wir brauchen dich noch!«

»Aber sicher, Feste dieser Art laß ich mir nie entgehen!«

Als der Ziegenbock den Kopf zur Tür hereinstreckt, bekomme ich eine Gänsehaut. Er wird aber von Pan mitgenommen. Die beiden verschwinden durch eine Seitentür.

Cynthia und die Nonne kommen mir jetzt entgegen. Sobald Cynthia sich beginnt zu bewegen, wirkt sie noch aufreizender.

»Wie du aussiehst!« Ich bin ebenso geschockt wie fasziniert. Wieder einmal habe ich den Eindruck als würde für einen Augenblick lang mein Herzschlag aussetzen.

»Ich zeig' dir lediglich eine Seite deiner selbst, die du dich nicht zu leben traust und bin nur der Teil von dir, den du nicht anerkennen willst. Du darfst Dich aber geborgen fühlen, Es wird nichts geschehen, womit du nicht einverstanden bist. Du selbst bestimmst die Inszenierung.«

Ich bemerke, wie ich die Luft anhalte, während sie noch näher an mich herantritt. Jetzt umarmt sie mich in völlig eindeutiger Form, indem sie mir ihre Hand auf meine linke Brust legt.

Sie befühlt den Stoff von meinem Kostüm: »Wie immer vom Feinsten!«

»Es hilft mir die Haltung zu bewahren.«

»Wirst du denn auch Haltung bewahren, wenn du das kostbare Zeug nicht mehr am Leib hast? Oder geht es hier nicht vielmehr darum, deine Haltung zu verlieren?«

»Das weiß ich selbst nicht so genau«, höre ich mich antworten.

»Dann wollen wir es mal herausfinden, was meinst du?«

Jetzt nähert sie ihren Mund dem meinen, hält aber inne, kurz bevor ihre Lippen die meinen zu berühren scheinen: »Das wünscht du dir doch schon lange?«

Ich spüre, wie sich meine Lippen ein wenig öffnen. Jetzt lasse ich zu, von Cynthia geküßt zu werden. Noch erwidere ich ihren Kuß nicht.

Nun tritt die Nonne an mich heran. Unsere Blicke senken sich ineinander.

»Wer bist du?«

»Das weißt du doch. Ich bin du. Du bist ich.«

Ich betrachte die Schachpartie: »Du verlierst.«

»Ich weiß«, sagt sie. »Ich verliere für dich! Eigentlich bist Du es selbst, die etwas verlieren sollte.«

»Meine Hemmungen, ja, die will ich verlieren«, höre ich mich flüstern.

Und die Stimme der Nonne in mir: »Du siehst nicht aus als hättest du welche. Was hast du für ein Problem damit?«

»Die Dinge sind oft nicht so, wie sie zu sein scheinen. Meine Scham hindert mich an der Verwirklichung meiner Sehnsüchte.« Einen Augenblick muß ich an Marcella denken. Im gleichen Moment scheinen sich die Gesichtszüge der Nonne in die Marcellas zu verwandeln: »Geheime Sehnsüchte hat sie also, deine Freundin. Sollten wir ihr hierbei nicht ein wenig unter die Arme greifen? – »Um nicht zu sagen – unter die Scham,« vollendet Cynthia den Satz.

Wieder einmal schießt mir die Röte ins Gesicht.

»Sie errötet tatsächlich noch. Süß! Weißt du, was das bedeutet?«

»Es ist …«

»Venus läßt Mars nicht an sich heran! Es ist nichts anderes als unterdrückte Wut über deine Unfähigkeit, zu deiner Freude und Lust zu stehen.«

»Du bist der Träumer in diesem Traum und du kannst zu jeder Zeit befehlen, daß er endet«, ergänzt Cynthia die Worte Marcellas. Ich bemerke, daß die Nonne zustimmend nickt.

Ist es denn ein Traum? Es wirkt so verdammt real. Aber was ist schon wirklich und was ist irreal?

»Jeder erlebt die Welt so wie er sie sehen will. Jeder sieht sie durch seine Brille. Du hast die Wahl. In welchen Farben möchtest du dein Leben sehen?«

Die Nonne trägt nun endgültig Marcellas Gesichtszüge.

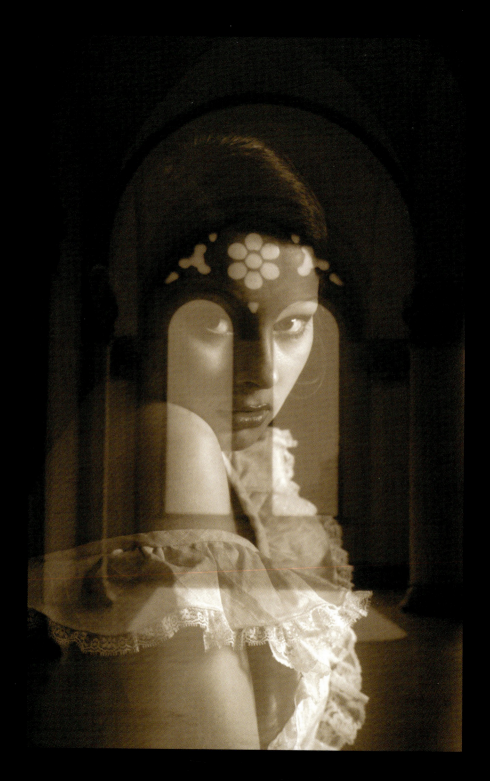

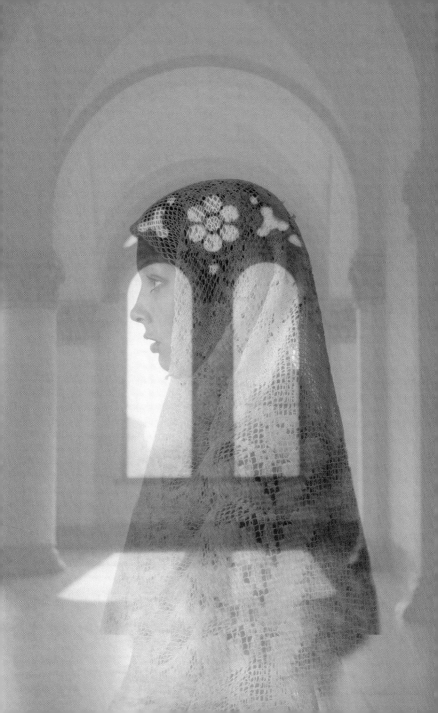

»Gefangen im Schloß der Begierden«, schießt es mir durch den Kopf. »Ich habe mich selbst gefangen im Schloß meiner Begierden! Sie werden erst abfallen von mir, wenn ich sie gelebt habe. – Es verlangt dich nach den süßen Kirschen der Sünde, Laura? Dann iß! Sonst wirst du dich irgendwann hassen dafür, sie nicht gekostet zu haben. Die schlimmste Sünde ist wohl, wenn du am Ende deines Lebens feststellst, daß du hier auf der Erde warst und nicht gelebt hast.

»Du wirst also alles tun, was wir von dir verlangen?« Cynthia sieht mich herausfordernd an.
»Ich schenk' sie euch, meine Macht.«
»Auch wenn dir das gegen den Strich geht?«
»Du gibst uns also Vollmacht, dich zu deinem Glück – oder sagen wir lieber zu deiner Selbsterkenntnis – zu bringen? – Dann werden wir sie nutzen.«

In Gedanken erteile ich den beiden die Anweisung mir nichts durchgehen zu lassen. Im Falle meiner Gegenwehr sollten sie mich zwingen, ihrem Willen gefügig zu sein. Marcella weist Cynthia leise an, eine Augenbinde zu holen. Währenddessen kommt sie auf mich zu, nimmt mich am Arm und geht ein paar Schritte mit mir auf und ab: »Woran würdest du erkennen, daß du dich gut aufgehoben fühlst?«
»Wer wird denn kein Vertrauen haben, am Arm einer Nonne? – Wenn es stimmt, was du sagst, dann bist auch du nur ein Teil von mir selbst, den ich schon lange kenne. Außerdem fühle ich mich sicher unter Vertreterinnen meines Geschlechts. Ein Mann wäre mir dabei hinderlich.«
»Vorerst! Das könnte sich ändern. Wir werden sehen, wie sicher du dich tatsächlich fühlst. Jetzt kann ich dir deinen Satz zurückgeben: Die Dinge sind oft nicht so wie sie zu sein scheinen. In mir siehst du nur die eine Seite der Medaille. Da drüben kommt die andere auf dich zu.«

Ich erkenne Cynthia, die sich mir jetzt mit wehendem Umhang wie ein seltsamer exotischer Nachtfalter mit langsamen Schritten nähert. In der Hand hält sie eine schwarze Binde.
»Du willst deiner dunklen Seite begegnen? Dann laß dir als erstes die Augen verbinden. Es wird deiner Selbstbeobachtung dienlich sein, wenn du durch keinerlei äußere Eindrücke abgelenkt bist, sodaß du dich ganz deinen inneren Bildern und Gefühlen hingeben kannst.
Marcella legt mir die Binde an.

Ich weiß nicht warum, aber als nächstes höre ich mich sagen, man möge mir die Hände binden. »Du bist keine Sklavin! Und schon garnicht die unsere. Es sei denn du willst es so, um Lust aus dieser Erfahrung zu ziehen.«
Ich bestehe darauf: »Trotzdem. Ich muß mich an ein Gefühl erinnern. Ich glaube, das schon einmal erlebt zu haben, aber ich weiß nicht wann und wo. Ich will es ergründen. Es muß nicht in diesem Leben gewesen sein …«

154

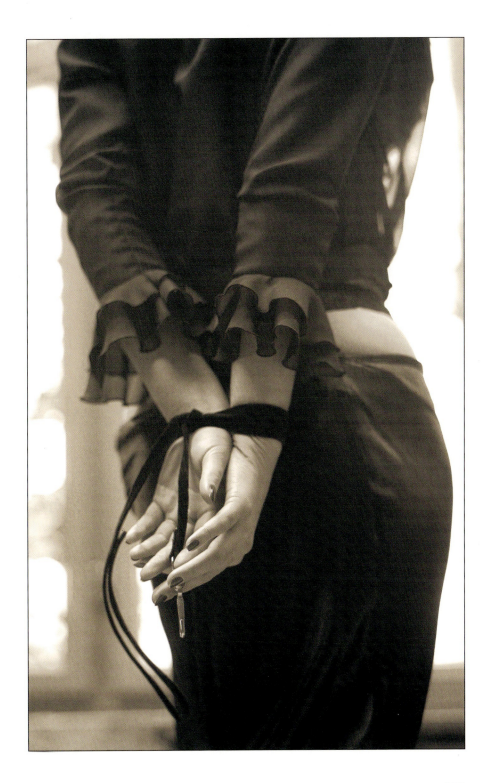

Ich spiele Cynthia gedanklich ein ledernes Band in die Hände. Sie wartet, daß ich ihr die Hände hinhalten möge. Als ich mir selbst zusehe, bemerke ich, daß ich, während ich da auf meinem Bett liege, meine Arme bereits hinter meinem Rücken verschränkt halte, sodaß die Hände direkt über dem Gesäß zu liegen kommen.

Cynthia ist überrascht:
»Oh, – du bist raffiniert! Ich bin erstaunt.«
Ich stelle mir vor, wie ich von ihr gefesselt werde, und wie sich dabei mein Oberkörper strafft und sich meine Brüste gegen das eng anliegende Jäckchen pressen.
»Erfüll' ihr den Wunsch. Sie ist noch nicht so weit, das alles freiwillig zu tun. Sonst wär' sie nicht hier.« Marcella flüstert Cynthia etwas ins Ohr. Dann höre ich mich sagen: »Ihr dürft ruhig ein wenig streng mit mir umgehen. Es könnte sonst sein, daß ich euch plötzlich davonlaufe. Ein wenig bang ist mir nämlich schon. Ein wenig sehr bang!«

Wir sind auf den Gang hinausgetreten. Ich sehe mich, wie ich da stehe, mit verbundenen Augen und versuche mir, vorzustellen, wie das ist, von den beiden geführt zu werden, während ich nichts sehen kann. Während ich hier in meiner Pension auf meinem Bett liege, inszeniere ich gleichzeitig ein Geschehen und bin doch distanziert davon. Ich kann mich sehen, während aber diejenige Laura die ich dort bildhaft wahrnehme, selbst nicht sehen kann. Wie lange wohl muß ich meine inneren Vorstellungswelten bemühen, bis ich mir erlauben kann, meine Wünsche hier und jetzt in die Tat umzusetzen? Noch habe ich nicht die geringste Ahnung, wohin mich meine masochistischen Visionen führen werden. Ich mache einfach weiter.
Nun überblicke ich den langen, leeren Gang im Inneren des Schlosses, an dessen Ende eine Tür zu erkennen ist. Von den beiden Frauengestalten links und rechts flankiert, wird nun jene Laura, die ich dort sehen kann, mit gefesselten Händen und verbundenen Augen diesen Gang entlang geführt. Mein innerer Blick richtet sich dabei auf die gefesselten Hände. Er schweift weiter zu den Beinen dieser Laura und denen der beiden anderen. Ich glaube das Geräusch unserer Schritte zu vernehmen.
Auf einmal ist die Angst wieder übermächtig da. Ich nehme mein Widerstreben wahr, gegenüber dem, was da auf mich zukommt, und meinem insgeheimen Begehren. Diese Türe am Ende des Ganges scheint überhaupt nicht näherzukommen. Ich sehe unsere drei Gestalten sich durch den Gang bewegen wie in Zeitlupe. Dann wieder scheinen sie sich in normalem Tempo zu bewegen und schließlich stockt erneut alles. Rein emotional will ich der Situation entfliehen, aber irgend etwas in mir sucht auch die Herausforderung und will zu dieser Türe.

Dann sehe ich mir meine vermummte Augenpartie genauer an. Was empfindet diese Frau, die ich bin, während sie auf diese Türe zusteuert?

Andere Szenen tauchen vor meinem inneren Auge auf. Die alte Wunschvorstellung: Ich sehe, wie ich von Rainer in den Morast gestoßen werde. Wie er sich auf mich wirft und brutal nimmt.

Weitere Bilder aus der Vergangenheit kommen hoch:
Rainer und ich waren eingeladen in Cynthias Wohnung. Wir beschäftigten uns mit einem Tarotspiel des Schweizer Malers H.R. Giger. Eine dämonische Ausstrahlung schien von den Karten auszugehen, die da kreuz und quer vor uns auf dem Tisch lagen. In meiner Erinnerung schien die Szene in ein eigenartig trügerisches Licht getaucht. Auf den Weingläsern lagen Reflexe. Alles wirkte ein wenig wie verwaschen.
»Ganz schön unheimlich«, hörte ich Rainer sagen.
»Sie stehen ja auch für verborgene Seelenzustände«, erwiderte Cynthia. »Die sind uns immer mehr oder weniger unheimlich. Aber das macht die Sache doch auch spannend. Genug der Betrachtung! Laßt sie uns mischen!«
Sie schob die Karten zusammen, nahm sie in die Hände und begann damit, sie wechselweise ineinandergleiten zu lassen.
Ich wußte nicht mehr so recht, was die anderen für Karten zogen. Ich wußte nur noch welche mir zufiel, als Rainer sagte: »Du bist dran!«
Cynthia hatte die Karten fächerartig vor mir ausgebreitet.
»Nun mach schon!«
»Langsam strichen meine Hände darüber. Dann entschloß ich mich spontan, entnahm dem Fächer eine und stieß einen kleinen Schrei aus. Jeder von uns hatte nur eine einzige Karte gezogen, um sich auf diese Weise einen Spiegel für seinen gegenwärtigen Bewußtseinszustand vor Augen zu halten. Als die Reihe an mir war, fiel mir der Teufel zu. Das war meine erste Begegnung mit Pan. Aber damals hielt ich ihn noch für den Teufel.
Die Karte zeigte den Kopf eines Ziegenbocks. Im Zentrum der Darstellung: eine schöne nackte Frau mit sehr ebenmäßigem, aber wächsern-ausdruckslosem Gesicht. In ihrer Vagina steckt ein elfenbeinerner Pfahl.

Als ich jetzt, immer noch auf meinem Bett liegend, den Blick auf meine damaligen Spielpartner werfe, erscheint mir die Umgebung plötzlich vollkommen verändert, ja geradezu verfremdet. Es ist, als ob ein Blitz der Erkenntnis mich befähigt habe, Seiten an meinen Freunden wahrzunehmen, die ich vorher nicht gesehen hatte. Die Gesichter der Umsitzenden sind seltsam verzerrt, ihr Lachen wirkt eingefroren, ihre Bewegungen abgehackt.
Wie in einer hellsichtigen Vorausschau nehme ich Cynthia für den Bruchteil einer Sekunde als Domina wahr. In meiner Vorstellung war sie schon damals eingeschnürt in diese Art Korsett aus Lederriemen, Ringen und Schnallen, welches Brüste, Scham und Gesäß in so aufreizender Weise herausmodelliert und zur Schau stellt.

Ich erinnere mich an Rainers fragenden Blick: »Ist dir nicht gut?« und höre mich wieder genau wie damals antworten: »Es geht schon. Ich frag' mich nur, was ich mit dem da zu tun habe?« Dabei deutete ich auf die Tarotkarte mit dem Ziegenbock. Für einen ebenso kurzen Augenblick sah ich mich in der Rolle der aufgespreizten Frau auf dieser Karte und ein Frösteln überfiel mich.

Eine weitere Szene kommt in mein Gesichtsfeld.
Es war am gleichen Abend nach dem Tarotspiel. Rainer schlief schon. Ich stand im Nachthemd vor dem großen Spiegel in unserer gemeinsamen Wohnung. Vorsichtig hob ich das Hemd hoch und betrachtete prüfend meine Nacktheit. Etwas drängte mich, das Hemd ganz abzustreifen. Was ich sah, erschien mir seltsam und unheimlich. Ich bin mir selbst entrückt, dachte ich. Fremd wie ein bleicher Vogel, der mit schweren Schwingen für die Zeit eines Augenaufschlags Gottes, diese Erde gestreift hat und sich wieder zum Himmel erheben möchte. Ich berührte mich, meine Arme, die Brüste, die Scham und ich wurde erfaßt von einer Mischung aus Abscheu und Begehren. Was hab' ich verbrochen, daß ich mich so unaussprechlich abgestorben fühle?

Wieder blickte ich in den Spiegel und wieder erlebte ich mich für einen Augenblick in der Position dieser gepfählten, elfenbeinernen Nackten auf Gigers Tarotkarte. Diesmal umgeben von einem Flammeninferno, als stünde ich zugleich auf einem Scheiterhaufen.

Plötzlich ertappte ich mich dabei, ein Gefühl von Lust zu empfinden, den eigenen Willen aufzugeben und wie jene Frau ausgeliefert zu sein an die Prozesse von Zeugung, Tod und Wiedergeburt. Aber sind wir das nicht sowieso? Aus welchen dunklen Winkeln meiner Seele kam diese merkwürdige Sehnsucht nach Unterwerfung? »Strafe muß sein«, hörte ich meinen Vater sagen. »Auf den Stuhl mit dir! Und hoch den Po!« War es wirklich nur das allein? Das hatten andere auch durchgemacht. Und er selbst, was hatte er mit mir gemacht? Seine überschwenglichen Liebkosungen nach jeder seiner Strafaktionen? Wie weit war das gegangen? Was sparte ich aus bei meiner Innenschau? Es mußte da noch etwas geben. Etwas ähnliches, aber noch älteres, noch furchtbareres.

Ganz offensichtlich wollte ich mir gleichnishaft Eindrücke in Erinnerung rufen, die wohlbehütet in den Kammern meiner Vergessenheit abgelegt waren, um sie jetzt aus einem reiferen Bewußtsein heraus neu zu ordnen und auf diese Weise zu erlösen. War das die Funktion des Lucifer? Dann konnte er so schlecht nicht sein. Dann war er vielleicht tatsächlich ein Lichtbringer. »Es heißt, die sicherste Methode, einer Versuchung ein Ende zu bereiten, ist es, ihr zu erliegen.« Das war die Stimme Pans in mir. Pan oder Lucifer? Lucifer oder Pan? War das nicht ein und derselbe? Außerdem hatte ich diesen Satz schon einmal von RABA gehört. Hier überdeckten sich wohl einige Eindrücke.

In jener Nacht hatte ich mich noch ins Wohnzimmer gesetzt, in Büchern über den Teufel geblättert und in einen Bildband über Hieronymus Boschs *Garten der Lüste* vertieft. Wenn also diese Tarotkarte mir nicht willkürlich zu jenem Zeitpunkt in die Finger gefallen war, dann würde jener Teufel, Lucifer oder Pan schon dafür sorgen, daß ich jetzt die richtigen Schritte tat.

Damals konnte ich nicht genau formulieren, was ich eigentlich wollte und als ich es wußte, fragte ich mich, woher diese Wünsche kamen: Sind es vielleicht die Erfahrungen vergangener Jahrtausende, die im Gedächtnis jeder unserer Zellen versteckt sind? Erfahrungen, die uns Frauen von einem überheblichen Patriarchat aufgezwungen wurden, nachdem uns zuvor die Seele abgesprochen war und wir zu Sklavinnen des heimischen Herdes und nächtlichen Lagers erzogen worden waren? Jahrtausende, in denen nur Söhne etwas galten, Töchter hingegen zur Dienstmagd degradiert, wenn nicht gar getötet wurden?

Da sich erwiesen hatte, daß ich mit freier Liebe so meine Schwierigkeiten hatte, mußte meine Befreiung wohl nach und nach geschehen, oder aber ... und dieser Gedanke erregte mich besonders, ... meine Scham mußte mir gewaltsam abgezwungen werden.

Ich habe schon lange keine Strafe mehr erhalten, dachte ich. Etwas in mir will platzen, aufspringen, zerrissen werden. Am Tag danach hatte meine Periode eingesetzt. Im Gegensatz zu sonst war sie diesmal stark gewesen, sehr schmerzhaft und zu lange anhaltend. Meine Seele weinte blutige Fetzen aus meinem Schoß.

Das war nun schon wieder fast einen Monat her. Jetzt betete ich darum, daß ich durch die für mich ausgesuchten homöopathischen Arzneien Erleichterung, ja vielleicht sogar Erlösung erfahren würde, ebenso wie ich hoffte, daß sie mein unterdrücktes Begehren zutage fördern und irgendwann vielleicht auch in die rechten Bahnen lenken könnten. Das heißt, zutage gefördert mußte es eigentlich gar nicht werden, besonders dann nicht, wenn ich – so wie ich das des öfteren tue – versuche, in meinem Gebet aufzugehen. Immer dann ist es besonders schlimm. Je mehr ich nämlich bete, umso greller schreit Olga in mir und schickt mir die unanständigsten Vorstellungen ins Hirn. Also flüchte ich mich vorerst in meine Phantasien und bestelle mir eine zweite Laura stellvertretend für mich in mein inneres Kino.

Inzwischen ist also diese Laura, geführt von Cynthia und Marcella am Ende des langen Ganges angekommen und ich höre, wie die beiden Frauen die dort befindliche Türe öffnen. Den angrenzenden Raum lasse ich sie zögernd und mit klopfendem Herzen betreten. An der freieren Atmosphäre die sie nun umgibt, soll sie merken, daß es ein größerer Raum sein muß. Aus dem Knacken von Scheiten darf sie schließen, daß ihr gegenüber ein Kaminfeuer entzündet war, so jedenfalls wollte es meine Vorstellungskraft. »Wir sind da«, hörte ich Cynthia sagen.

Der Hagelsturm

Jäh werde ich unterbrochen. Es ist meine Wirtin. Sie ruft mich mit lauter Stimme von unten: »Frau Lust, entschuldigen Sie, wenn ich Sie störe. Sie haben Ihren Wagen etwas ungeschickt abgestellt. Ein Gast kann nicht raus.«

»Mist! Jetzt war ich grade so schön drin.« Und zu der Wirtin: »Moment, ich komme gleich.« Ich brauchte einen Augenblick, um in diese Realität zurückzukehren. Mir war heiß und alles pochte in mir. Ich spürte meine Brüste. Ich spürte Olga. Schnell sprang ich aus dem Bett heraus, griff die Wagenschlüssel und sauste hinunter. Der Wagen stand tatsächlich ein wenig zu schräg und zu nah vor dem vollbesetzten Carport. Ein älterer Herr schlenderte davor auf und ab. »Tut mir leid, nicht aufgepaßt«, murmelte ich. »Kein Problem«. Er lächelte: »Nur langsam!« Ich stieg ein und fuhr den Wagen weg. Der Kies knirschte unter den Reifen. Schon wieder einer der kein Problem hat. Wenn's doch wahr wäre! In Wirklichkeit haben sie alle irgendein Problem. Ich sah auf die Uhr. Es war fast Mittag. Die brütende Hitze hielt an. Nachdem ich innerlich so aufgewühlt war, wußte ich nun nicht, ruf ich den Raba an oder geh ich erst mal zum Essen. Ich entschloß mich zu letzterem und fuhr in die Ortschaft. In einem griechischen Restaurant gab es gegrillten Fisch: *Dorade* – Seebrasse. Da konnte ich nicht widerstehen. Ich war fast allein im Lokal und so ging es schnell. Der Fisch war knusprig und schmeckte köstlich. Dazu gab es gedünstete Auberginen, Zucchini und Salat. Ich wagte es und bestellte ein viertel Rezina dazu. Den brauchte ich jetzt. Wird mich nicht gleich jemand kontrollieren, wenn ich zurückfahre.

Was nun? Der Wein in dieser Hitze hatte mich doch ein wenig duzzelig gemacht. Während sich meine Aufmerksamkeit noch einmal kurz um meine jüngste Phantasie rankte, drängten sich bereits Gedanken an die Inselclique dazwischen. Die werden wohl bei ihrer Radtour sein, sinnierte ich vor mich hin. Ob ich's mal probiere? Ich wählte Gerard's Nummer. Er ging tatsächlich dran: »Hier ist Laura. Wo seid ihr gerade?«

»Hallo Laura, schön daß du anrufst. Wir sind in einem Tal in den Bergen. Kommen gerade von einem See.« Jetzt tat es mir fast ein wenig leid, nicht gefragt zu haben, ob sie mich mitnehmen würden. Sicher hätte einer von ihnen auch noch ein Rad für mich aufgetrieben. Gerards Stimme unterbrach meine Gedanken: »Es ist toll, aber sei trotzdem froh, daß du nicht dabei bist. Es ist abartig heiß. Wir sind ganz schön fertig. Müssen zusehn, daß wir heim kommen. Es kommt Sturm auf. Bleib zuhause! Das beste was du machen kannst. Wir telephonieren wieder.« Und schon war er weg.

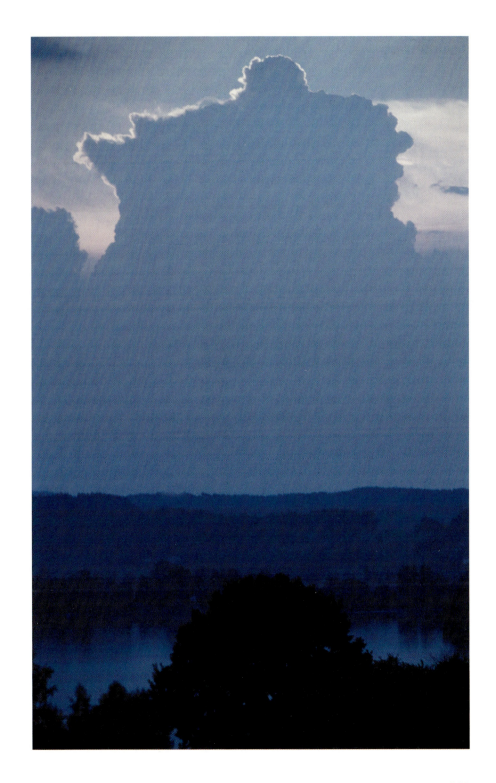

Ich sah zum Himmel auf. Die Schleier hatten zugenommen. Ich bezahlte und fuhr Richtung See. Von Westen zogen schwere Wolken auf. Gerard hatte tatsächlich recht behalten, als er riet, heute nicht raus zu fahren. Ich setzte mich auf eine Bank am Strand und beobachtete das sich mir bietende Schauspiel. Es war wirklich beeindruckend, aber auf einmal ging alles ziemlich schnell. Als die ersten Windstöße kamen, begann auch ich zu begreifen, daß sich etwas Außergewöhnliches anbahnte und sah zu, daß ich zu meiner Pension kam. Im Carport war ein Platz frei. Einer Eingebung folgend, fuhr ich den Wagen diesmal unters Dach. Als ich herauskam, fielen bereits die ersten Tropfen. In meinem Zimmer angekommen, blickte ich über das Moor. Die Berge verhüllten sich. In Fahnen wehte der Regen über dem Moor hernieder. Für kurze Zeit war ein fast schwefelgelbes Leuchten am westlichen Himmel zu sehen. Dann verhüllte sich alles und der Sturm brach mit Macht herein. Die umstehenden Bäume rauschten und ächzten. Laub in Massen und einzelne Zweige wurden abgerissen. Es wurde sehr dunkel und Regen peitschte gegen die Fenster. Auf einmal ratterte es, als würden Steine aufs Dach schlagen und im Nu war der Balkon weiß von Hagelkörnern und vollgeweht mit abgerissenen Blättern der Bäume. Aber das waren schon keine Körner mehr, das waren regelrechte Geschosse, die da vom Himmel knatterten. Verschiedentlich hörte ich es klirren. Vermutlich waren einige Fenster zu Bruch gegangen. Es dauerte nur zehn Minuten. Dann war das Schlimmste vorbei. Danach rauschte der Regen ziemlich gleichmäßig herunter. Das Zimmer, das ich bezogen hatte, lag auf der Südseite. Da der Sturm von Westen her aufgezogen und der Balkon überdacht war, hatte der Hagel auf dieser Seite keinen Schaden angerichtet. Ich öffnete Fenster und Balkontüre und trat hinaus. Die Temperatur war schlagartig abgefallen, aber die frische Luft tat gut und ich atmete tief durch.

Dann ging ich nach unten. In den Spätnachrichten erfuhren wir, daß dieser Sturm nicht nur hier am Nordrand der Alpen gewütet hatte.

Als ich zu Bett gegangen war, hörte ich noch lange dem mittlerweile leisen Rauschen des Regens zu, das in unregelmäßigen Abständen vom etwas lauteren Plitschern einzelner Tropfen unterbrochen wurde. Die Katze war heute nicht da. Sie mußte sich wohl irgendwo verkrochen haben.

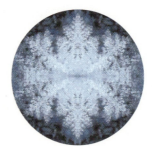

PETER RABA

Sex und Energie

Bevor wir auf Lauras Problematik wieder direkt eingehen, ist es sicher vorteilhaft, etwas weiter auszuholen und sich einige grundlegende Gedanken über Sexualität als einer Ausdrucksform von Lebensenergie zu machen. Vor allem geht es dabei auch um die Frage, was, sowohl biologisch wie emotional gesehen, geschieht, wenn sexuelle Energie unterdrückt wird.

Richtungweisend in dieser Hinsicht waren und sind bis auf den heutigen Tag die Forschungen WILHELM REICHS (1897 - 1957), eines Schülers von SIGMUND FREUD, der sich jedoch bald von dessen Anschauungen distanzierte und es vorzog, seine Erkenntnisse aus der direkten Betrachtung von Naturphänomenen zu beziehen, welche ihm schließlich das Geheimnis des Lebens enthüllten. Dem erkenntnishungrigen und noch nicht mit den Forschungen von REICH vertrauten Leser, darf übrigens aufs eindringlichste das Studium seiner überaus spannenden Werke empfohlen werden.[45] Einige der für unsere Betrachtungen maßgeblichen Erkenntnisse REICHS, lassen sich wie folgt zusammenfassen:

Eine Verwandlung von scheinbar »toter« Materie zu neuen lebendigen Entitäten, findet ständig statt. Unter dem Mikroskop konnte REICH feststellen, daß sowohl Pflanzen wie auch Mineralien, ja sogar Metalle, sich andauernd in Metamorphose befinden. Ihre Verlebendigung vollzieht sich, wenn auch von uns unbemerkt, im Microbereich und ist bei 2 - 4000facher Vergrößerung zu beobachten. Sie geht von den Randzonen einer materiellen Substanz aus, wenn diese durch einen Energiestoß – z.B. bei einem Kochvorgang stimuliert wird. So zerfällt das in einem Tümpel befindliche Gras durch die Einstrahlung von Sonnenenergie in seinen Randzonen und entsendet kleine bläulich pulsierende Bläschen, welche REICH *Bione* nannte, kleinste biologisch aktive Einheiten. Dasselbe Phänomen konnte er aber nicht nur bei Gras beobachten. Auch einfacher Quarzsand, ja sogar Eisenfeilspäne entsandten diese bläulich pulsierenden Bläschen, wenn sie vorher gekocht worden waren. War diese beobachtbare Transformation von Materie in Energie allein schon eine Sensation, so erschien vollkommen phantastisch, was REICH im Anschluß daran sah: Die Bione begannen sich, wie von Zauberhand bewegt, in einer Kreisbahn anzuordnen, miteinander zu verschmelzen und ein Protozoon, einen Einzeller mit Zellkern zu bilden.

---

[45] Insbesondere geht es dabei um *Die Entdeckung des Orgons I – Die Funktion des Orgasmus* und *Die Entdeckung des Orgons II – Der Krebs.* Sodann: *Der Einbruch der sexuellen Zwangsmoral.* Alle bei Kiepenheuer und Witsch, 1994 oder in Lizenz als TB der Fischer-Bibliothek. Weitere Bücher aus dem Gesamtwerk wurden verlegt und vertrieben vom Verlag Zweitausendeins, Frankfurt.

Wenn wir fordern, daß als Hauptmerkmal des Lebendigen die durch Energie ausgelöste eigenständige Beweglichkeit einer Zelle zu gelten habe, dann hatte REICH bei seinen zahlreichen Versuchen nichts Geringeres dokumentiert, als die Entstehung des Lebens.

Das erklärt nun, wieso beispielsweise in den vulkanischen Tiefseegräben, in vielen tausenden von Metern Tiefe, Leben entstehen kann, das zugleich an die dort herrschenden Bedingungen angepaßt ist. Es erklärt auch, warum nach einem so verheerenden Vulkanausbruch, wie dem des Krakatau im Jahre 1883, bei dem angeblich alles Leben zerstört worden war, es heute zahlreiche neue Tierarten dort gibt, die nirgendwo sonst auf der Welt anzutreffen sind.

REICH nannte die von ihm entdeckte, Leben zeugende Energie *Orgon*.[46] Er stellte fest, daß sie von organischen Substanzen angezogen und von anorganischen abgestoßen wurde, was ihn zum Bau sogenannter Orgon-Akkumulatoren anregte, in denen ein darin Sitzender sich derart aufladen kann, daß er bei seinem Verlassen aussieht, als habe er gerade einen ausgedehnten und erholsamen Spaziergang am Meeresstrand gemacht, so rosig ist seine Gesichtsfarbe.[47] REICH konnte des weiteren beobachten, daß die gefundene Energie im 90°-Winkel zu ihrer Flußrichtung ein Magnetfeld ausbildet. Somit stellt sich also unser Erdmagnetfeld als eine Sekundärenergie des die Erde umfließenden orgonotischen Stroms dar. Dieser wiederum umkreist unseren Planeten im Sinne seiner eigenen, von West nach Ost gerichteten Drehbewegung. REICH konnte auch nachweisen, daß, und warum das Orgon sich diametral entgegengesetzt zur radioaktiven Strahlung verhält. Ein wenig ausführlicher habe ich mich über diese Dinge in *Homöopathie – das kosmische Heilgesetz* sowie in *Eros und Sexuelle Energie durch Homöopathie* ausgelassen.[48]

Als Quintessenz all dieser Beobachtungen von WILHELM REICH stellte sich heraus, daß Orgon nichts anderes sein konnte, als das von den Indern so benannte *Prana*, das *Chi* der Chinesen oder HAHNEMANNS sogenannte *Dynamis* (die »bewegende Kraft«) und daß es – das Orgon – letztlich identisch ist mit der allgegenwärtigen Zeugungskraft oder sexuellen Energie.

Indem er Plasmodien kurzen Stromstößen aussetzte, konnte der Forscher belegen, auf welche Weise sich ein Lebewesen unterdrückenden Störeinflüssen zu entziehen trachtet: Das Plasmodium zieht sich in sich zusammen, es kontrahiert. Unterbleiben weitere Elektroattacken, erholt sich der Einzeller und stülpt

---

[46] griech.: *organon* »Sinnes-Werkzeug« zu *ergon* »Arbeit, Aufgabe«.

[47] Mit dem Bau von Orgonakkumulatoren beschäftigt sich heute u.a. die Firma Fischer-Orgon-Technik in 27722 Worpswede. Vergleiche hierzu auch das Buch von JAMES DEMEO: *Der Orgonakkumulator. Bau, Anwendung, Experimente, Schutz gegen toxische Energie. Ein Handbuch*, mit einem Geleitwort von EVA REICH, Verlag Zweitausendeins.

[48] *Heilgesetz*, 2. Auflage 2001, S. 348ff. *Eros*, 2.Auflage 2001, S. 750ff. Noch detailliertere Informationen erhält der Interessierte durch HEIKO LASSEKS Buch: *Orgon-Therapie – Heilen mit der reinen Lebensenergie*, Scherz-Verlag, 1997 sowie durch MARCO BISCHOFS Buch: *Biophotonen – Das Licht in unseren Zellen*, Verlag Zweitausendeins.

sich wieder aus. Wird er weiterhin auf diese Weise traktiert, verliert er seine Flexibilität, degeneriert, und stirbt schließlich ganz ab. Aus den in Spiralrotation befindlichen Bionen werden dann die von REICH so benannten T-Zellen (Todeszellen). Die eigentliche Idee der Krebserkrankung war somit erkannt. Sie dechiffriert sich als eine mehr oder weniger weit fortgeschrittene psychische oder physische Unterdrückung von Lebensenergie. Nicht von ungefähr findet sich also in der KENT-Rubrik *Folgen von sexueller Unterdrückung,* ein Mittel wie Conium – *der Schierling,* im 3. Grad, eine der Kardinalarzneien für den krebskranken Menschen.

Sollten sich diese Erkenntnisse bestätigen, dann müßte es demnach auch gelingen, einen moribunden Krebskranken durch erhöhte Zufuhr von Lebensenergie – z.B. mittels einer periodischen Anwendung des Orgonakkumulators – wieder einer Genesung zuzuführen. So jedenfalls schlußfolgerten die Anhänger WILHELM REICHS, die seine Genialität frühzeitig erkannten und flexibel genug waren, ihr bisheriges Weltbild zu erweitern. Diese Idee ist im Prinzip richtig, jedoch leiden krebskranke Gewebe vor allem an einem Mangel an Kohärenz und so können sie Licht nur schlecht oder gar nicht speichern. Es fehlt ihnen also die Fähigkeit, Bione oder Biophotonen, wie man auch sagen kann, an sich zu binden. Die gesteigerte Energiezufuhr kann aber dazu dienen, tumoröse Gewebe zum Zerfall anzuregen. Allerdings stellen sich einer letztendlich erfolgreichen Therapie oft zwei weitere Hemmnisse entgegen. Zum einen besteht da die Schwierigkeit, den anfallenden Zellschutt zerfallender Tumoren auszuschleusen. Dabei kann eine gekonnte homöopathische und/oder spagyrische Begleittherapie zur orgonotischen Behandlung Hilfestellung leisten. Das noch größere Hindernis aber ist der aus dem seelischen Hintergrund auftauchende »Psychokrebs«. Mit ihm fertig zu werden, bzw. seine auslösenden, meist schockartigen Ursachen zu überwinden, stellt sich als die eigentliche Herausforderung bei jeder Krebserkrankung dar. Genauere Hinweise zur Orgontherapie enthalten die in der vorangegangenen Fußnote genauer bezeichneten Bücher von JAMES DEMEO und HEIKO LASSEK.

Nun haben wir es ja bei Lauras »Erkrankung« nicht mit Krebs im landläufigen Sinn zu tun. WILHELM REICH hat aber für all solche Zustände, bei denen der freie Fluß sexueller Energie aus welchen Gründen auch immer, abgewürgt und dauerhaft unterdrückt wurde, den Begriff der »*Biopathie*« geprägt, in deren weiterem Verlauf das entsteht, was er die »*emotionale Pest*« nennt. So gesehen läge bei Laura zumindest eine Art psychisches Krebsgeschwür vor. Tatsächlich sind nicht selten Fälle zu beobachten, in denen eine fortgesetzte Unterdrückung natürlicher Sexualität – vor allem in späteren Lebensjahren – zu einem karzinogenen Auslöser wurde. Man denke nur an die zahlreichen Fälle von Uterus- und Prostatakarzinomen.

Ein *Mangel an Aggressivität aus Angst vor Liebesverlust* ist sicher eine der häufigeren Wurzeln aus denen die Triebe eines späteren Krebsgeschehens – zunächst noch ganz unbemerkt – aufwuchern können. Im BOMHARDT'schen *Repertorium* gibt es eine eigene Rubrik dafür, in der lediglich die Nosode Carcinosinum im 2. Grad angeführt ist. Desgleichen in der Rubrik *Liebt Affektiertheit* (Bei KENT: Stramonium). Wie der Leser bemerken wird, klingt manches in Lauras Visionen doch recht geziert. Speziell in jenen Sequenzen, wo es darum geht, daß sie sich entkleiden soll, spielt sie mit sich selbst ein Spiel des »Sich-Zierens« (Hier S. 190f). Es ist eine Geziertheit und Reinheits-Heuchelei, wie sie nur entsteht, wenn ein starkes Triebverlangen von starren Dogmen gegängelt wird. In der Rubrik *Unterdrückte Aggression* findet sich neben dem zweiwertigen Anacardium ebenfalls nur noch Carcinosinum und das fett ausgedruckte und damit dreiwertige Staphisagria – *der wilde Rittersporn.* Dieser ist neben Acidum-nitricum – der Salpetersäure (einem der besten Mittel bei Selbsthaß), eine Hauptarznei bei dem Symptom *Zorn auf die eigenen Fehler.* Wie der mit der Homöopathie bereits einigermaßen Vertraute feststellen kann, finden sich durchaus auch noch weitere Zeichen bei Laura, die an einen – wenn auch vielleicht nur vorübergehenden – Einsatz von Staphisagria als einem Zwischenmittel denken lassen.

REICH führt uns überzeugend vor Augen, wie eine »Bauch-rein-Brust-raus-Mentalität« auf den Kasernenhöfen dieser Welt, zur Unterdrückung des Geschlechtstriebes und emotionalen Panzerung herangezüchtet wird, und sich das auf solche Weise entstehende Aggressionspotential zur Durchführung von Kriegen benutzen läßt. Daß es in der Folge von kriegerischen Auseinandersetzungen besonders häufig zu fürchterlichsten sexuellen Ausschreitungen und Vergewaltigungen kommt, geschieht so gesehen, zwangsläufig. Davon können nicht zuletzt tausende von Frauen aus Bosnien Zeugnis ablegen.

Liest Du diesen Abschnitt in EVE ENSLERS *Vagina-Monologen,* dann werden dir die Tränen kommen, wenn du eine Frau bist und wenn du nur ein halbwegs normaler Mann geblieben bist, wirst du dich zu fragen haben, wie kann ich das heilen, wie können Männer so etwas je wieder gut machen. Da sind Frauen so tief verletzt, so sehr verstümmelt worden, daß ihre Seelen aufgeflogen sind in weit entfernte Gefilde eines Niemandslandes und ihr Körper nur noch funktioniert, gleich einem Roboter, der seine tägliche Arbeit verrichtet, solange bis er ausgedient hat und wegen Materialermüdung einfach irgendwann umfällt. Aber selbst dann sind diese Seelen gezeichnet und bewahren die Scharten ihrer Verletzungen auf, so nicht ein gütiger Gott sich ihrer annimmt und ihren Schoß mit dem Duft frischer Rosen überhaucht.

Um solchen Ausschreitungen entgegenzuwirken, werden – wohl mehr oder weniger bewußt – immer wieder besondere Sex-Ikonen zur Truppenbetreuung an die Front geschickt. Ihre Auftritte vor tausenden von Soldaten sollen für die nötige diesbezügliche Entspannung sorgen. Man erinnere sich nur an MARYLIN MONROES Beiträge dieser Art während des Vietnam-Krieges. Die Erlösung aus der Verkrampfung kann dabei so weit gehen, daß immer wieder Soldaten beim Anblick der äußerst knapp bekleideten Schönen in Ohnmacht fallen. So sollen im

Herbst 2001, während eines Auftritts von GERI HALLIWELL vor 6000 britischen Soldaten in der Wüste von Oman, dutzende von ihnen während der Show einfach weggekippt sein.

Trotz aller Aufklärung, trotz aller scheinbaren Freizügigkeit, was die Darstellung und Benutzung des – vor allem weiblichen Körpers – auf den Titelseiten der Magazine und in der Werbung angeht, stecken wir nach wie vor in der Biopathie, und emotionale Pest dünstet über weite Strecken des psychischen Kollektivs der Völker dieser Erde aus. Wenn wir allein an die täglich stattfindenden Verstümmelungen tausender von Frauen durch Beschneidung denken, an deren Auswirkungen überdies noch viele zugrunde gehen, weil primitivste antiseptische Maßnahmen keine Anwendung finden, dann fragt sich ein an der natürlichen Schöpfungsordnung orientierter Mensch, was dieser arme Gott sich denn noch alles auf seine Schultern laden soll, in dessen Namen solche Grausamkeiten verübt werden.[49]

Komme mir niemand und sage, hier bei uns im neuen Europa sei das doch alles gar nicht so. Versucht nämlich jemand diese unsichtbaren Ketten zu sprengen, die immer noch sehr viele mit sich schleppen ohne es zu bemerken, dann wird er keineswegs von allen ihn umgebenden Zeitgenossen dazu beglückwünscht werden. Die meisten fühlen sich nämlich wohl in dem biopathischen Sumpf, in dem sie waten. Mit Energiebeschränkungen kennen wir uns recht gut aus. Ein Mehr an Energie aber, muß sowohl physisch wie psychisch verkraftet werden. Entweder werden »die anderen« versuchen, eines Teils deines spürbaren Hochgefühls habhaft zu werden und dich energetisch anzuzapfen versuchen oder – falls du dich dagegen gut abgeschirmt hast – werden sie dich verurteilen. Eifersucht entsteht in jedem Fall aus der insgeheimen Einbildung, vom Energiefluß abgeschnitten zu sein. Die Folge ist Vampirismus oder der Scheiterhaufen der Diskriminierung. Vor allem zeigt sich das in vielen langjährigen Ehe- und sonstigen Beziehungen, welchen oft ein symbiotisch-vampiristisches Muster zugrunde liegt.

Ein Beispiel mag dem geneigten Leser veranschaulichen, wovon ich spreche. Den versuchten Vampirismus dieser Art bekam ich nämlich selbst zu spüren, als ich nach einem besonders beglückenden und energetisierenden Liebeserlebnis derart innerlich aufgeladen und erhoben war, daß ich zu schweben glaubte, als ich mich am darauf folgenden Tag zum Markt begab, um dort einzukaufen. Menschen blieben stehen und sahen mir nach. An meinem Ziel angekommen, klebten sie regelrecht an mir dran. Einer Marktfrau, bei der ich gewohnheitsmäßig einkaufte, fiel meine rosige Gesichtsfarbe auf. Sie fragte mich, wo ich in Urlaub gewesen sei. Ich antwortete ihr, ich sei nicht weg gewesen. Sie wollte es nicht glauben und ließ nicht locker: »Nun sagen Sie's schon, ist doch nichts dabei« und ich darauf: »Wollen Sie's denn wirklich wissen? Sie werden erstaunt

---

[49] Vergleiche hierzu SUZANNE HAGNBEEK: *Entjungferung,* Verlag Alf Lüchow.

sein. Es ist nämlich nicht so wie Sie denken.« Darauf sie wieder: »Aber selbstverständlich will ich's wissen.« Und ich: »Kein Urlaub wie Sie sich das vorstellen. Ich hab nur eine besonders schöne Liebesnacht hinter mir.« Darauf bekam sie einen roten Kopf. Man konnte raten, ob sie sich nun mehr schämte, so hartnäckig nachgefragt zu haben, oder weil ihre »gute Erziehung« ihr verbot, sich zu derlei Dingen offen zu bekennen. Manche der Umstehenden erheiterten sich, aber in den Gesichtern anderer zeichneten sich auch Gefühle einer Mischung aus Neid und Entrüstung ab.

Hyoscyamus – Das Bilsenkraut

Lustvolle Entblößung

Wenden wir uns nun einer Pflanze zu, deren therapeutisches Spektrum in vielen Bereichen Ähnlichkeiten zu Lauras Seelenzuständen aufweist. Die Rede ist von Hyoscyamus, dem Bilsenkraut.

Wieder ist es WITOLD EHRLER, der es auf sich genommen hat, uns durch die direkte Konfrontation mit der Kraft, die der Geist dieser Pflanze verströmt, in einen wenigstens indirekten Kontakt mit dieser Erfahrung zu bringen. Um dem Leser eine Ahnung davon zu vermitteln, zitiere ich hier Hyoscyamus beinahe in toto, gemäß EHRLERS Eingaben:

»Es ist die Erfahrung eurer Sexualität selbst, die eine fremde Macht ist. Sie ist stärker als die Liebe. Aber sie bringt auch eine eigene Frucht hervor. Es ist nicht die befruchtete Eizelle, von der hier gesprochen wird, es ist nicht das Kind, das daraus erwächst. Die Frucht, die ich bringe, ist anderer Art: Es ist die Erfahrung, vollständig ausgeliefert, vollständig nackt auf einer weiten Wiese der Möglichkeiten zu stehen und sich dieser Macht ganz preisgeben zu müssen. Ihr werdet in mir nun ganz an eure Triebe verschenkt. Euer Leben ist dann preisgegeben worden. Es zählt nichts mehr, es wurde billig dargeboten und verkauft. Ihr seid nun nichts besonderes mehr, auf das ihr euch etwas einbilden könntet. In mir ist die Erfahrung das Zentrale, gar nichts Eigenes mehr wert zu sein! Das tiefe Gefühl eigner Wertlosigkeit muß in mir erlebt werden. Es wird nicht suggeriert, es ist dann so! Ihr seid in mir nur billige, triebhafte, bedürftige Wesen, die ihren Eigenwert ganz und gar verloren haben. Ihr bekommt ihn nur durch jemanden anderes, an den ihr euch verkauft.
Jetzt hat euch nicht nur das Unglück getroffen, an einer gelungenen Liebesbeziehung gescheitert zu sein, nun wird euch auch noch euer eigener Wert abhanden kommen. Eine akzeptable Lösung rückt also in immer weitere Ferne für euch. Aber genau das ist der Weg in mir. Die Nachtschattengewächse wollen und können es nicht anders. Aber dieses Erlebnis ist eben doch eine Frucht!
Was bringt sie hervor? Sie macht euch zutiefst demütig. Denn das ewige Glück würde euch nur verblenden. Das Unglück und die Tragik eurer Sexualität, die wie ein wildes Schwein in euch tobt, und macht, was sie will, sie wird euch nicht eigenmächtig, sie wird euch demütig machen! In mir kehrt sich so zum ersten Male etwas grundsätzlich um. Und darum bringe ich die erste Frucht hervor, die an eurer Grundeinstellung etwas Wesentliches verändert.

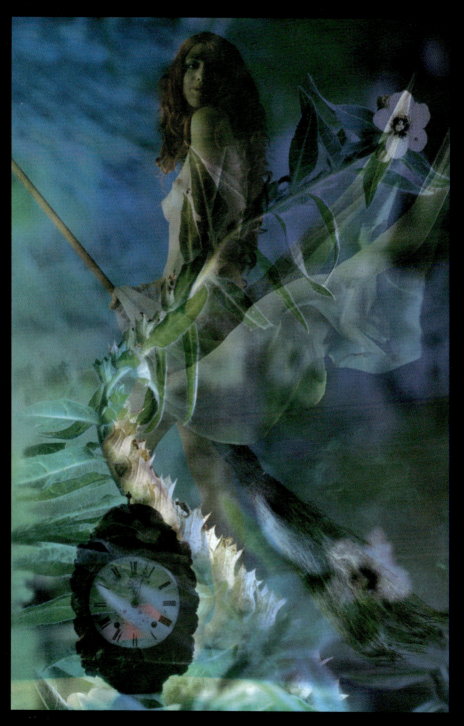

Hyoscyamus

Daß ihr scheitert, ist eine ganz wichtige Erfahrung, die ihr in der Tollkirsche so noch nicht verstehen konntet. Aber jetzt ahnt ihr darum, da euch nun noch mehr genommen wurde. Im Bilsenkraut seid ihr ganz nackt ausgezogen worden. Kein Status, kein Schein und keine Würde zieren euch mehr. Ihr seid nur noch ein triebhaftes Tier, das den jeweiligen Gegebenheiten ausgesetzt ist. Hungrig und bedürftig. Das ist jetzt eine neue Realität, die euch auf den Boden der Tatsachen bringt, was es bedeutet, ein Triebwesen zu sein.«[50]

Psychische und physische Nacktheit ist das Thema von Hyoscyamus. In der KENT-Rubrik: GEMÜT, *möchte nackt sein*, gibt es 10 Mittel. Darunter steht das Bilsenkraut als einziges im 3. Grad. Belladonna, Phosphor und Stramonium sind im 2. Grad vermerkt und Camphora, Chamomilla – *die echte Kamille*, Mercurius solubilis und -corrosivus sowie Photolacca – *die Kermesbeere*, im 1. Grad. BOMHARDT gibt darüber hinaus noch Tarantula – *die Wolfsspinne* und Tuberculinum an.

Wie wir im nächsten Abschnitt von Lauras Aufzeichnungen sehen werden, ist ihr Drang nach Nacktheit außerordentlich stark ausgeprägt. Das ist völlig verständlich, denn sie hat diesbezüglich die innere »Sau nie rauslassen« können, wie es im folgenden Kapitel zu lesen ist: »*Sau –, ja, Sau! Ich hab schon viel zu lange meine Sau nicht rausgelassen. Weil sich das nicht gehört, weil man anständig sein muß*« (Hier S. 178). Also rumort sie dort aufmüpfig an den Gitterstäben des Käfigs der Scham, in den sie von Laura jahrelang eingesperrt worden war.

Dies ist ein neuer Aspekt ihrer Geschichte, was vorerst jedoch nicht heißen muß, daß diese Arznei zusätzlich zum Einsatz gelangen müßte, da ja Lauras Verlangen nach Entkleidung durchaus notwendig erscheint, um ihr zu ermöglichen, überhaupt zum Kern ihrer *persona* vorzudringen. Wobei ihre äußere Entblößung wiederum nur symbolisch für die innere Entkleidung steht. Interessant ist allerdings, daß – dem Janusköpfigen jedes Mittels entsprechend – Hyoscyamus auch fettgedruckt in der Rubrik *Scham* bei BOMHARDT verzeichnet ist, und – man höre und staune – sogar unter *Anorgasmie* gar als einzige Arznei in dessen Repertorium angeführt wird. Wie man sich erinnert, war das eines der Hauptprobleme Lauras, weswegen sie meine Praxis aufgesucht hat. Um zu entscheiden, ob an einen Einsatz von Hyoscyamus gedacht werden kann, gilt es abzuwarten, inwieweit die Tigerlilie fähig sein wird, Lauras Blockaden aus Angst, Scham und Schuldgefühlen zu durchbrechen und damit ihre Orgasmusschwierigkeiten aufzuheben.

Derlei Überlegungen gehören immer wieder zum täglichen Brot des Homöopathen, wovon aber der Patient nichts mitbekommt. Das zählt einerseits zu den Schwierigkeiten dieser Heilkunst. Auf der anderen Seite sind es jene Herausforderungen, die uns weiterbringen und zu immer tieferem Begreifen der Beziehungen der Lebewesen untereinander – und dazu gehören nach meinem Verständnis auch die Pflanzen und Mineralien – hinführen.

---

[50] EHRLER, WITOLD: Homöopathische Postille Nr. 6, *Kräfte der Macht – Kräfte der Nacht*, S. 9f., über Petra Held, Fuchsstraße 3, 79102 Freiburg, Telefon/Fax (07 61) 70 11 55.

Auch das stundenlange Reden – in Lauras Fall war es ja eher ein Schreiben – über Sex, gehört als sehr typisch zum Arzneimittelbild dieser Blocksbergpflanze, wohingegen der Wunsch sich zu prostituieren wieder eindeutig als der Tigerlilie zugehörig erscheint. Wenn wir das Wort Prostitution in seiner Urbedeutung als ein »Öffentliches-sich-Preisgeben« verstehen wollen, ohne daß damit notwendigerweise der Wunsch nach Bezahlung verbunden sein muß, dann paßt auch das wieder zu Lauras Wünschen nach »Sex ohne Scham«.

Bei der Tempelprostitution im alten Griechenland war es Sitte, daß eine Frau sich zu Ehren der Göttin vor ihrer Eheschließung wenigstens einmal öffentlich feilbieten mußte. Das wiederum allerdings gegen Entrichtung einer Gebühr in beliebiger Höhe, die zur Erhaltung des Tempels diente. Diese Gabe konnte aber auch nur aus einem Obolus[51] bestehen, also einer symbolischen Geste entsprechen. Die Zur-Schau-Gestellte, mußte sich ihrem Freier trotzdem hingeben. War dieser Akt einmal vollzogen, fuhr sie wieder nachhause, war danach bereit zur Eheschließung, und auch gegen einen noch so hohen Geldbetrag käuflich nicht mehr zur Hingabe zu bewegen (Vergl. Lauras Gedanken zur Prostitution auf S. 196).

Hyoscyamos – die »Saubohne« wie ihr altgriechischer Ausdruck lautet – soll im übrigen jene geheimnisvolle Pflanze gewesen sein, mit deren Hilfe die schöne Zauberin Kirke die Gefährten des Odysseus in »Schweine« verwandelte, – was wir wohl in übertragenem Sinne zu verstehen haben. Wenn wir der Geschichte glauben wollen, so sind die Männer durch den Genuß des dem Wein beigemengten Wurzelauszugs vollkommen haltlos geworden, wonach es ein Leichtes war, sie zu geschlechtlichen Ausschweifungen mit den Dienerinnen der Kirke zu verführen. Odysseus selbst entging dem Zauber, weil HERMES ihm ein entsprechendes *Homoion* durch die weiß blühende und wohlriechende Blume *Moly* zukommen ließ. Diese Pflanze, welche aus einer schwarzen Wurzel hervortrieb, sollte – wie es heißt – nur Göttern zugänglich gewesen sein. Bereits ihr Duft bewirkte, daß das Gift bei Odysseus keine Wirkung zeigte.

Noch heute rätseln sowohl Literaten wie Biologen darüber, um welche Pflanze es sich dabei gehandelt haben mag. Würde die als Weiß angegebene Farbe der Blüte nicht davon ablenken, könnte man ohne weiteres auf den Gedanken kommen, daß *Mandragora,* die Alraune dabei gemeint war. Auch diese ist ein Nachtschattengewächs und besitzt genug Ähnlichkeit, um als ein *Antidot* (Gegengift) zum Bilsenkraut gelten zu können. Auch besitzt sie fünfstrahlige Blüten wie das Bilsenkraut, von allerdings grünlicher bis zartvioletter Färbung. Unter der Bedingung, daß er bereit wäre, das Lager mit ihr zu teilen, gab sodann Kirke den Gefährten des Odysseus ihre ursprüngliche Gestalt zurück. Wie es geschrieben steht, soll Kirkes Plan, Odysseus an sich zu binden, ja auch für lange Jahre vortrefflich gelungen sein, denn sie gebar ihm immerhin drei Söhne.

[51] griech.: *obolos* »kleine Münze« des antiken Athen im Wert von etwas 13 Pfennig.

Das in vielen Nachtschattengewächsen, so auch in dieser Pflanze enthaltene Scopolamin, ist in der Hauptsache verantwortlich für die Entführung des Bewußtseins in astrale Welten, was sich durch Flugerlebnisse in der Tieftrance äußert. Das Bilsenkraut war ja bekanntlich ein Hauptbestandteil der Flugsalben jener weisen Frauen, die man Hexen nannte. Sehr schön dargestellt sind diese Flugphantasien u.a. in einer Sequenz aus WALT DISNEYS Zeichentrickfilm *Fantasia* sowie in HARALD H. HANSENS Büchlein *Der Hexengarten*.[52]

Eine Ätiologie für Erscheinungen die an Hyoscyamus denken lassen, ergibt sich aus frühkindlichen schreckhaften Erlebnissen in Verbindung mit Nacktheit oder negativen Erfahrungen mit der eigenen oder gegengeschlechtlichen Sexualität. In einem seiner Berliner Seminare berichtete ANDREAS KRÜGER von einer Begebenheit, die sich irgendwo in der Schweiz zugetragen haben soll. Da war die Rede von einem fröhlichen Kind, das sich seines Körpers freuend, nackt im Garten durch den Sommerregen tollte. Die herbeieilende Großmutter beorderte das Kind zurück, indem sie in etwa ausgerufen haben soll: Komm sofort herein. Die Nachbarn denken ja sonst, du bist eine kleinen Dirne. Nun war natürlich dem kleinen Nacktfrosch die Bedeutung des Wortes Dirne keineswegs klar. Der entrüstete Tonfall der Großmutter, mußte das Mädchen aber doch sehr tief getroffen haben, sodaß sich fortan der Glaube in ihm festsetzte, eine Dirne sei etwas ganz besonders Schlimmes. Von Stund an verstummte es, seine Fröhlichkeit war dahin, und es verschloß sich mehr und mehr. Die Mutter ging der Sache unbeirrt nach und brachte nach einiger Zeit heraus, was geschehen war. Die Großmutter hatte sich nichts weiter dabei gedacht, als sie das kleine Mädchen mit einer Dirne verglich, was wieder einmal zeigt, wie aufmerksam und behutsam wir mit unserer Sprache umgehen sollten. Die Mutter des Kindes war homöopathisch vorgebildet, zog die richtigen Schlüsse und verabfolgte ihrem Töchterchen schließlich eine Dosis Hyoscyamus in einer höheren Potenz, woraufhin dessen Lebensfreude allmählich zurückkehrte.
Nach einem Schock dieser Art, kann der eine Mensch in Lethargie versinken und verstummen. Ein anderer wird womöglich auch zu stammeln oder stottern anfangen und so finden wir in der KENT-Rubrik: MUND/*Sprache/Verlust der Sprache nach Schreck,* zur Abwechslung mal nicht unsere Haupt-Schock-Arznei, Opium – *den Schlafmohn,* sondern Hyoscyamus. Wieder ein anderer wird womöglich laut im Schlaf seine eingebildeten Sünden beichten, mit der Bitte, jemand möge ihm Absolution erteilen. Auch an solchen Zeichen kann sich eine Seelenverkrüpplung durch auferzwungene bigotte Glaubensmuster zu erkennen geben, welche dann ebenfalls nach dem Einsatz von Hyoscyamus verlangt.

Diese Pflanze liefert uns mancherlei Hinweise zum Gebrauch der aus ihr hergestellten Potenzen über ihre Signatur: Wir finden sie – auch noch in höheren Regionen des Alpenvorlandes – überwiegend auf Schutthalden und Ödplätzen, also in den Randzonen unserer Gesellschaft. Dementsprechend kann sie sich als

---

[52] Verlag Trikont Dianus, 2. Auflage, München 1983, ISBN 3-88167-04-5.

ein Simile erweisen für Menschen mit frühkindlichen Traumata und der Entbehrung liebevoller Zuwendung, deren erste Annäherungsversuche an das andere Geschlecht brutal unterdrückt und als »Schweinkram« abklassifiziert wurden. Später wird dann versucht, sich das Verbotene mit Gewalt zugänglich zu machen und allen anderen etwas zu husten. Das ist ganz wörtlich zu verstehen und so erweist sich Hyoscyamus oft als ein vortreffliches Hustenmittel, vor allem auch für Kinder, wenn diese (ähnlich Pulsatilla) Erleichterung bei ihren nächtlichen trockenen Hustenattacken finden, indem sie sich in eine aufrechte Sitzposition bringen. Wie man sieht, genügt bisweilen eine einzige gute Entsprechung, um solch eine Arznei auch bei scheinbar ganz anders gearteten Beschwerden mit Erfolg zum Einsatz zu bringen.

Noch etwas ist auffallend: Infolge einer verfrüht in Erscheinung tretenden Blüte, die sich mitten auf den Haupttrieb der Pflanze aufpfropft, wird dieser in seinem weiteren Wachstum jäh unterbrochen. Das Bilsenkraut vergewaltigt sich gleichsam selbst und zwingt sich dadurch zum vorzeitigen Austrieb von Nebenstengeln, die allerdings sehr lang werden können, sodaß sie sich – bis zu 80 cm hoch – im Wind hin- und herwiegen. Ihre wechselständigen, mattgrünen, behaarten und klebrigen Blätter erinnern fast an die Flügel von Fledermäusen. Dazwischen sitzen – ähnlich der Belladonna, in Reih und Glied – ebenso klebrige und leichenhaft anmutende, meist schwefelgelbe Blüten, die von einem violetten Adernetz durchzogen sind und einen widerlichen Geruch ausströmen. Ihr Geschlecht endet in einem dunklen, trichterförmigen Schlund. Die Pflanze folgt, wie die anderen Nachtschattengewächse auch, überwiegend den saturninen Einflüssen. In meiner *Göttlichen Homöopathie* habe ich im Kapitel über Hyoscyamus u.a. folgendes geschrieben: »Der sich gleichsam selbst besamende Kelch bzw. Trichter, den die Pflanze bildet, läßt einen introvertierten, narzistischen Charakter vermuten, mit einem ausgeprägten Hang zur Befriedigung eigener Gelüste unterschiedlichster Art.«
Der Homöopath denkt an Hyoscyamus hauptsächlich bei frühreifen, verhaltensgestörten Kindern, die in niederen sozialen Verhältnissen aufwachsen, und ein gewalttätiges und extrem eifersüchtiges Gebaren gegenüber ihren Geschwistern oder Spielkameraden an den Tag legen oder gewaltorientierte Doktorspiele in Hinterhöfen und abgeschiedenen Schuppen praktizieren. Manche Brutalität eines Jungen, der Mitglied einer Rockerbande ist und mit Obszönitäten um sich wirft, könnte durch den rechtzeitigen Einsatz dieser Arznei vermutlich im Keim erstickt werden. Ein typischer Bilsenkraut-Vers, der den Zusammenhang zwischen unterdrücktem Sex und aufbrechender Gewalt auf den kürzesten Nenner gebracht, enthält, ist der folgende:
»Will se, die Ilsebilse, dann drill se und still se, will se nich', dann kill se.«

Auch bei Hyoscyamus-Patienten wechseln Phasen von teilnahmslosem Vor-sich-Hinbrüten mit aggressiven Ausbrüchen ab, wobei oft in völlig unzusammenhängender Rede gesprochen wird. Auf den Punkt gebracht, ist es eine die Seele verkrüppelnde Krampfhaltung, die nach dem Einsatz dieser Arznei verlangt. Bei

KENT sind in der Rubrik *Folgen enttäuschter Liebe* nicht nur Ignatia – *die Ignatius-bohne,* Natrium muriaticum – *das Kochsalz* und Acidum phosphoricum – *die Phosphorsäure* dreiwertig ausgewiesen, sondern überraschenderweise auch Hyoscyamus.

Da es Laura aufgrund des Standes ihrer Eltern wenigstens erspart blieb, mit einem Milieu der geschilderten Art in Kontakt zu kommen, bleibt zu überlegen, inwieweit die vorhandenen Ähnlichkeiten ausreichen, um Hyoscyamus zu einem passenden Simile für ein weiteres Vorgehen zu machen. Nachdem bis jetzt und in relativ kurzer Zeit, die besonders bedrängenden Körpersymptome durch den Einsatz der Tigerlilie im Schwinden begriffen waren, galt es abzuwarten, ob eine eventuell bestehen bleibende Restsymptomatik der weiter oben angedeuteten Art, den Einsatz dieser Arznei trotzdem rechtfertigen würde. Immerhin findet sich das Bilsenkraut als einzige angeführte Arznei bei BOMHARDT in der Modalitäten-Rubrik: *Folgen einer Behandlung mit Zuckerbrot und Peitsche.* Wenn wir uns die Behandlung Lauras durch ihren Vater vergegenwärtigen, der seine Tochter nach jeder Abstrafungsaktion herzte, küßte und sich womöglich auch noch an ihr verging, sicher ein beachtenswertes Symptom.

Lauras derzeit noch vohandenes, sklavenhaft devotes Verhalten, in Verbindung mit ihren exhibitionistischen Gelüsten und ihrer Neigung zum Fetischismus, könnte ebenfalls zum Anlaß für eine Verordnung dienen.

BOMHARDT weist Hyoscyamus zweiwertig in der Rubrik *Fetischismus* aus. Daneben sind in derselben Spalte nur noch Ambra – *das krankhafte Darmsekret des Pottwals,* angeführt, sowie Bufo rana – *das Gift der Erdkröte,* und Staphisagria – *der wilde Rittersporn.* Wenn wir uns gedanklich zum Ausgangspunkt der Betrachtungen von Lauras Geschichte zurückbegeben, und noch einmal die doch recht umfangreiche KENT-Rubrik GEMÜT/*Wahnvorstellungen/hört Stimmen* aufschlagen, so ist dort das Bilsenkraut – wenn auch nur einwertig – immerhin ebenfalls noch mit von der Partie.

Ich erinnere mich eines Falles, der nach Hyoscyamus verlangte, weil eben dieses Symptom vorhanden war, in Verbindung mit Erscheinungen von Teufeln, schwarzen Hunden und nackten Männern, von denen sich die reservierte, ältere Dame um die 70, um die es dabei ging, verfolgt fühlte. Von ihrem äußeren Erscheinungsbild her wäre man überhaupt nicht auf das Bilsenkraut als einem möglichen Heilmittel gekommen. Diese Frau wurde mir von ihrer Tochter zugeführt. Von selbst hätte sie niemals den Weg zu mir gefunden, denn sie war, wie mir versichert wurde, eine »Männerhasserin«. Außerdem war sie von einem linksseitigen Hüftschmerz geplagt. Hyoscyamus in Verbindung mit Stramonium, brachte den Hüftschmerz zum Abklingen und Licht in das Dunkel dieser Teufelserscheinungen: Die Dame hatte vor über 40 Jahren auf Drängen des Mannes ihrer Schwester, mit diesem ein Verhältnis angefangen. Irgendwann war sie mit ihren Schuldgefühlen nicht mehr zurecht gekommen und hatte die Verbindung gelöst. Fortan hatte sie alle Männer in ihrer Vorstellung als Schweine und Teufel verurteilt.

An dieser Geschichte – sie ist in der *Göttlichen Homöopathie* ausführlicher geschildert – zeigt sich sehr schön, wie das, was wir gedanklich aussenden, durch stete Wiederholung allmählich in sicht- und hörbare Elementale hinein verdichtet wird und uns danach wieder einholt, bei sehr negativer Besetzung auch tyrannisiert.

Ananda Zaren hat in ihren *Kernelementen der Materia Medica der Gemütssymptome Bd.1* die psychogenen Auslöser der Hyoscyamus-Wunde, inklusive der darauf erfolgenden Wallbildung zum Zwecke der eigenen Panzerung, auf über 40 Seiten sehr ausführlich beschrieben. Ein schöner Satz aus ihrem Essay über Hyoscyamus: »Der Prinz wird einmal mehr zum Frosch.«
Es kommt aber auch zum Ausdruck, daß keineswegs alle Menschen, die diese Arznei benötigen, süchtig nach Sex sein müssen. So kann es durchaus Hyoscyamus-Fälle geben, die das Mittel aus ganz anderen Gründen mit Erfolg erhalten, man denke nur an den erwähnten Husten. Insgesamt gesehen, scheint es aber doch so, daß man an das Bilsenkraut denken sollte, wenn ein Patient dem Wahn anhängt, daß die Erfahrung liebevoller Zuwendung allein über sexuellen Austausch gemacht werden könne. Derartige Überzeugungen führen dazu, daß Hyoscyamus-Menschen meist nur kurze Affairen eingehen, oder intensiverer Intimität mit lediglich einem Liebespartner von vornherein aus dem Weg gehen. Durch die Teilnahme an Gruppensex-Parties mit Partnertausch oder innerhalb einer Dreierbeziehung, fühlen sie sich diesbezüglich besser geschützt. Andernfalls würden sie nach dem eigentlichen Akt sogleich wieder von Scham, Schuldgefühlen und Selbsthaß zerfressen werden. Aufgrund ihres schwachen Selbstwertgefühls geben sie sich lieber eigenen Masturbationsphantasien hin.
Selbstverständlich wird Sex von einem Menschen des Hyoscyamus-Charakters auch dazu benutzt, unterbewußte Rachegefühle auszuleben oder Macht auf den Partner auszuüben.

Wie wir sehen, treffen die hier geschilderten Eigenschaften auf Laura nicht oder nur sehr maskiert zu. Sie hat sich eher abgekapselt. Die Tabuisierung der Sexualsphäre durch ihren herrischen Vater, führte dazu, daß sie nicht einmal fähig ist, sich selbst zu befriedigen. Das Ventil der Masturbation wurde durch die ihr zugefügten Schläge auf die Hände blockiert. Das wiederum hatte zur Folge, daß ihre »emotionale Pest« über Jahre hinweg weitere Nahrung erhielt und nach innen ausdünstete. Da Entladungen nach außen auf vielerlei Weise unterbunden wurden, implodierte das System in Richtung einer beginnenden Selbstzerstörung.

Die nunmehr durch Lauras gezielte Innenschau provozierten voyeuristischen Schamlosigkeiten, waren wohl eher als notwendige Selbsttherapie anzusehen, denn unbedingt als ein Symptom, das nach dem sofortigen Einsatz von Hyoscyamus verlangen würde. Insgesamt hatte ich den Eindruck, daß die beiden im Wechsel eingenommenen Arzneien ihre Arbeit, zumindest bis jetzt, gut verrichteten, sodaß einfach abzuwarten bliebe, was weiterhin geschehen würde.

LAURA LUST

Die Schnecke

Es geht mir körperlich besser. Ich fühle mich freier um die Brust herum und das fürchterliche Ziehen in meinem Unterleib, das mich oft so quälte, hat etwas nachgelassen. Die teuflischen Stimmen geben weitgehend Ruhe. Erstaunlich nach dieser kurzen Zeit. Die Arznei schien gut gewählt. Allerdings, – meine Ängste vor der ungeheuren Kraft in mir, die sich da zu befreien suchte, haben im gleichen Maße zugenommen. Olga meldet sich in einem fort und ich kann sie nicht beschwichtigen. Nicht mit guten Worten und nicht mit Gebeten, zu denen ich immer wieder meine Zuflucht nehme.

Heute morgen kurz vor dem Erwachen hatte ich wieder einen Traum:

Ich war gerade dabei, den Rest einer Süßspeise aus einem kleinen Töpfchen mit dem Finger auszuschlecken. Meine Mutter kam, nahm mir das Töpfchen aus der Hand und hielt meinen Arm fest. Ich sagte: »Mamma, laß mich los!« Sie hielt den Arm weiterhin fest. Ich wiederholte: »Laß mich sofort los, oder ich werde mich gewaltsam befreien!« Als sie immer noch nicht reagierte, bildete ich eine Faust, machte eine heftige Bewegung nach oben und außen, sodaß sie die Klammer lösen mußte und ich frei war. Ich erwachte von diesem stürmischen Ruck, von dem mein ganzer Körper mitgerissen wurde.

Anhand dieses Traums wurde mir wieder einmal klar, wovon ich innerlich festgehalten werde. Ganz offensichtlich nimmt die innerseelische Konfrontation mit den Folgen meiner lustfeindlichen Erziehung in dem Maß zu, wie die homöopathisch aufbereiteten Mittel meine körperlichen Beschwerden zum Abklingen bringen. Da ich mich meinen eingefressenen Überzeugungen nicht länger beugen will, ist die Folge, daß ich von einer Flut wüstester sexueller Phantasien überschwemmt werde. Bin ich pervers? Es ist, als wäre ein Damm gebrochen und ein jahrelang dahinter angestauter See würde sich plötzlich ergießen und das darunter liegende Land überschwemmen. Ich will mich damit auseinandersetzen oder besser: Ich muß mich mit mir zusammensetzen, ich muß mich selbst neu zusammensetzen.
Ein Satz aus RABAS *Göttlicher Homöopathie* fiel mir ein: »Hör' auf, dich zusammen-zu-nehmen! Nimm dich endlich auseinander! Halt nichts zurück – sei ungehalten!«
Da gibt es einen Teil in mir, der mir verbietet, Lust zu genießen und einen anderen, der darum bemüht ist, sich mit Gewalt gegen das Verbot durchzusetzen. Das Verbotene entwickelt seine eigene Magie. Aber was mich im Anschluß daran jetzt überfällt, ist beängstigend.

176

Zuerst dachte ich: Jetzt bist du wirklich durchgeknallt, oder sonst was. Es gibt keinen anderen Gedanken mehr, als an Sex. Olga mault ständig da unten in mir herum, was sage ich, sie schreit: »Wann wirst du endlich für uns leben und nicht für deine Eltern? Wie lange wirst du das noch zulassen. Es ist alles in deinem Kopf. Wenn es uns wenigstens gut gehen würde dabei! aber es geht uns dreckig und das paßt mir nicht mehr! Gib's doch zu, dir auch nicht!«

»Okey, okey, okey, ist ja gut. Ich bin doch schon hier, um etwas zu verändern. Wir gehen jetzt in den Wald. Wir haben den Pan, der alles weiß. Wir haben den RABA, der hilft uns ebenfalls. Ich will doch. Ich will doch auch! Versteh doch meine Not!«

Und Olga antwortet: Ich versprech' dir, all meine Phantasie geht in den nächsten Wochen dahin, daß es uns gut geht. Aber du mußt mitmachen. Du mußt meine Angebote auch annehmen!«

Rückblickend:

Ich fühlte mich elend. Also beschloß ich, mich nach dem Frühstück in den Wald aufzumachen und der Pansfigur einen Besuch abzustatten. Als ich im Eßzimmer ankam, hörte ich vom Ausmaß der Katastrophe von gestern. Sturm und Hagel hatten furchtbar gewütet. In ganz Bayern war es zu Schäden in Millionenhöhe gekommen. Dächer waren abgedeckt, Bäume entwurzelt, Autos zerstört und Fenster zerschlagen worden. Ein gütiges Geschick hatte mich meinen Wagen noch in den Unterstand fahren lassen, sodaß er von oben geschützt war. Andere hatten weniger Glück gehabt. Ihre Autos waren übersät mit Dellen, welche die zum Teil fast golfballgroßen Hagelgeschosse geschlagen hatten. Meine Wirtin war glimpflich davon gekommen. Außer ein paar Fensterscheiben an den westlichen Fensterfronten war nichts zu Bruch gegangen. Die Versicherungen würden blechen müssen und die Glaser sind wahrscheinlich für die nächsten Wochen ausgebucht. Nach einer kurzen Diskussion über die Hagelschäden machte ich mich auf den Weg.

Auch bei mir war einiges zu Bruch gegangen, – innerlich. Die mir eingetrichterten Dogmen begannen zu bröckeln. Allerdings wollten sie ihre angestammte Position nur sehr widerstrebend aufgeben, denn sofort stieg wieder Angst in mir auf, die in der Frage gipfelte: Was bleibt dann von mir übrig. Zwar wußte ich darum, daß das Alte erst zerbrechen muß, damit Neues sich etablieren kann, aber es zu wissen ist eine Sache, und den Mut haben, es zu erleben, eine andere.

Die Luft war merklich abgekühlt und draußen regnete es. Die Spuren des Sturms waren unübersehbar. Überall war der Boden übersät mit Laub und abgerissenen kleineren und größeren Zweigen. Auf dem Waldweg stand das Wasser. Ich mußte mich tänzelnd zwischen dem Morast hindurchbewegen. Gott sei Dank hatte ich auch Regenkleidung und feste Wanderschuhe in mein Gepäck gesteckt.

Als ich bei Pan ankam, fühlte ich eine ungeheure Welle der Wut in mir aufsteigen. Wieder trat mein Vater vor mein inneres Auge. Auf einmal waren es
keine Stimmen mehr die mich verteufelten. Jetzt war es meine eigene wut-
schnaubende Stimme, die ich vernahm: »Du verdammtes Schwein! Was
hast du mit mir gemacht? Wo überall hast du deine Schmierfinger in mich
reingesteckt?!« Ich heulte heiße Tränen der Wut und schrie die unschuldi-
gen Bäume an: »Du Drecksack, du hast mich verletzt! Du bist mir zu nahe
getreten! Das stand dir nicht zu! Nein, nein, nein, das nicht!« Danach
glaubte ich, mich bei den Bäumen entschuldigen zu müssen, die da tropf-
ten als würden sie ebenfalls weinen.
Im Laufe der Jahrzehnte war irgendwann diesem Pan die Nase zur Hälfte abgeschlagen worden, aber seine Augen waren unversehrt geblieben und
schauten mit unergründlichen Blick in die Weite des Waldes hinein. Während es in mir tobte, blies er einfach auf seiner Syrinx.

Dann glaubte ich wieder seine Stimme zu vernehmen, die mich ermunterte: »Ja, ja, laß es raus! tu dir keinen Zwang an!« Und wieder schrie ich mir
fast die Seele aus dem Leib, ohne darauf zu achten, ob mich vielleicht irgend jemand würde hören können. Aber es war wohl niemand außer mir
da, bei diesem Sauwetter. »Sau –, ja, Sau! Ich hab schon viel zu lange meine
Sau nicht rausgelassen. Weil sich das nicht gehört, weil man anständig sein
muß. Ich merkte, wie meine Stimme in ein hysterisches Falsett umschlug,
so war ich in Fahrt gekommen. Aber irgendwie hatte es mir gut getan, mal
so richtig »Dampf abzulassen«.
Nachdem ich noch eine Weile vor der Figur hin- und hergegangen war,
stieg ich die paar Schritte zu ihr hinauf, und legte ihr meinen Arm um die
Schultern. RABA hatte mir erzählt, er habe einmal ein Mädchen auf dieser
Plastik sitzend fotografiert. Also packte mich die Neugier. Ich wollte ebenfalls ausprobieren, wie sich das anfühlt, Pan auf seine steingemeißelten Zot-
telhaar-Schenkel zu steigen.

»Siehst du, es wird doch schon viel besser, es macht doch Spaß«, meldete
sich Olga wieder. Wieder glaubte ich eine Aura von Kraft zu spüren, die von
dieser Statue ausging, obwohl sie ja nur aus Stein war. Wenn mich allerdings jetzt jemand sehen würde, bekäme er vermutlich einen Lachanfall.
Irgendwie verspürte ich den Drang, mich zu bedanken. Ich kann nicht
mehr genau sagen, wie ich diesen Dank formulierte oder zum Ausdruck
brachte. Es stieg einfach eine innere Dankbarkeit in mir auf, wenigstens für
den Augenblick etwas Beschwerendes los geworden zu sein. Jedenfalls
glaubte ich einen warmen Strom in meiner Brust zu fühlen. Ich schlang
meine Arme um Pans Hals und legte meinen Kopf für einen Moment an
den seinen, bevor ich mich wieder erhob und zum Gehen wandte. Dabei
hatte ich mich etwas schmutzig gemacht. Meine Jeans waren naß und
dreckig geworden. Aber es war mir egal. Auf einmal hatte ich keine Angst
mehr davor, etwas falsch gemacht zu haben und dafür bestraft zu werden.

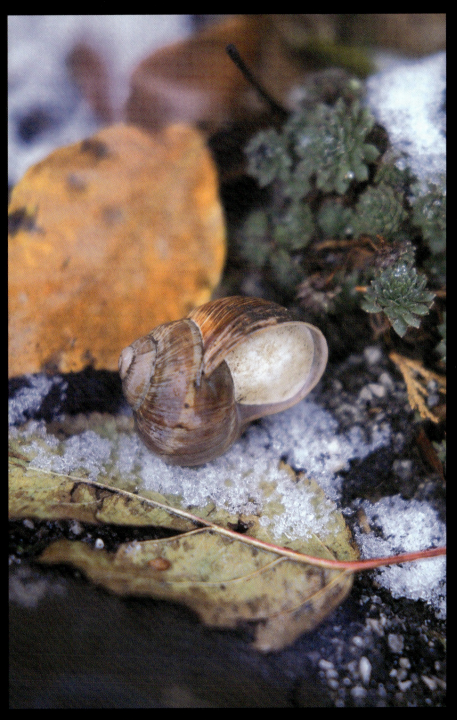

Erstarrung

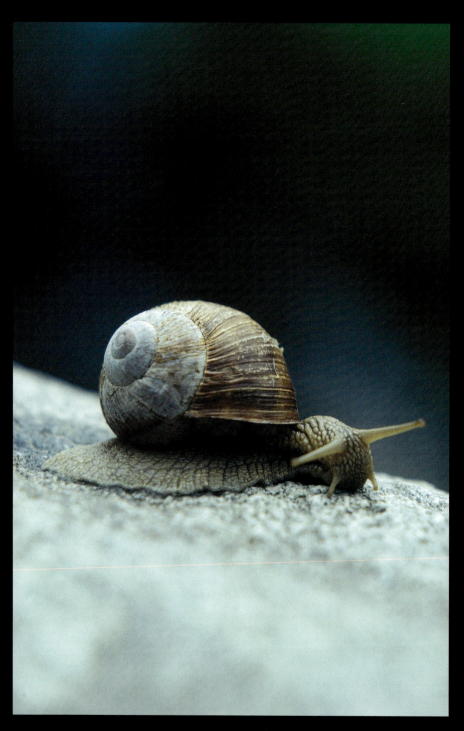

Der Weg

Auf dem Rückweg bemerkte ich eine Weinbergschnecke, die über einen bemoosten Stein kroch. Fasziniert blieb ich stehen, ging in die Knie vor ihr und sah zu, wie sie sich langsam fortbewegte. Die Nässe schien ihr zu gefallen. Ein leichter Schauder ergriff mich, als ich mich dazu entschloß, sie zwischen dreien meiner Finger aufzunehmen, um sie von unten betrachten zu können. Sie saugte sich an dem Stein fest und ich konnte sie nur von ihm lösen, indem ich sie ein wenig zur Seite hin verschob. Sie zog sich sofort zusammen und preßte die äußeren Ränder ihrer Gleitfläche gegeneinander. So ähnlich muß Olga aussehen, schoß es mir durch den Kopf, und ich glaubte dabei ein ganz kleines Gefühl zu verspüren, da, wo mir ansonsten immer alles ein wenig taub zu sein schien. Ich konnte nicht anders: Ich überwand meine Abneigung, dieses glitschige Ding zu berühren. Indem ich ihr Unterstes zuoberst drehte, begann ich, mit dem Zeigefinger der anderen Hand, ganz zart die mir nun zugewandte Seite der Schnecke zu befühlen. Wenn sie sich so zugemacht hat, weil sie erschrocken ist, müßte sie sich doch auch wieder öffnen, wenn sie spürt, daß ihr keine Gefahr droht, dachte ich. Und tatsächlich, nach ein paar zärtlichen Bewegungen meines Fingers, stülpte sie als erstes ihre Fühlhörner wieder aus. Dann begann sie diesen verschlossenen Wulst zu öffnen und ließ meinen Finger ein. Das gab mir ein Gefühl, als hätte ich selbst meinen Finger in Olga stecken. »Hmm, fühlt sich gut an«, raunte Olga mir zu. »Mach weiter so.«

Inzwischen war mein Finger ebenfalls ganz naß geworden, von dem Schleim den die Schnecke absonderte und mein Körper verfiel in kleine Zuckungen, als ich nun den Finger weiterhin auf ihrer Unterseite hin- und hergleiten ließ. Nun schien sie es richtig zu genießen, denn sie wand sich regelrecht wollüstig hin und her. Jetzt drehte sie sogar ihren Kopf und suchte mit ihm die Spitze meines Fingers zu umfangen. Mir bildete sich währenddessen eine Gänsehaut im Nacken und ich bekam ein Gefühl für den Ausspruch, was es bedeutet, wenn sich einem »die Nackenhaare stellen«. Es war eine Erfahrung, die halb von Lust und halb von Angst geprägt war. Der Schnecke mag es ähnlich ergangen sein. Nachdem ich das Gefühl eine Zeit lang ausgekostet hatte, setzte ich sie da ab, wo ich sie aufgenommen hatte. Ich sah ihr noch solange zu, bis sie sich entschloß, ihren Weg fortzusetzen. Dann ging ich ebenfalls.

Ob ich mich je so würde öffnen können, wie diese Schnecke, nachdem sie ihre anfängliche Scheu vor mir überwunden hatte? Ich bemerkte die Diskrepanz zwischen dem Schauder der mich erfaßt hatte, bei dem Gefühl, ihre wollüstige Bewegung zu spüren und der Erstarrung in der ich mich selbst befand. Würde ich durch meine Behandlung eine beschleunigte Metamorphose erfahren können, die mich letztendlich zur Befreiung von meinen Zwängen und hin zu einer genußvollen Leichtigkeit des Seins führen würde? – oder blieb es bei einem Schneckengang durch mein ganzes Leben hindurch?

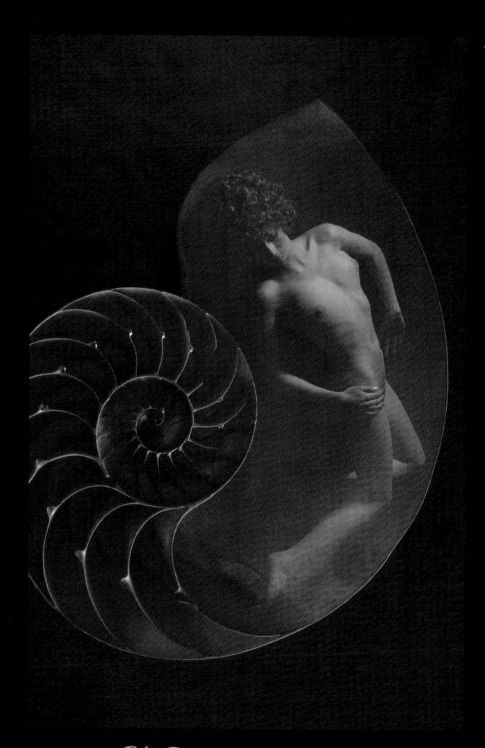

Metamorphose

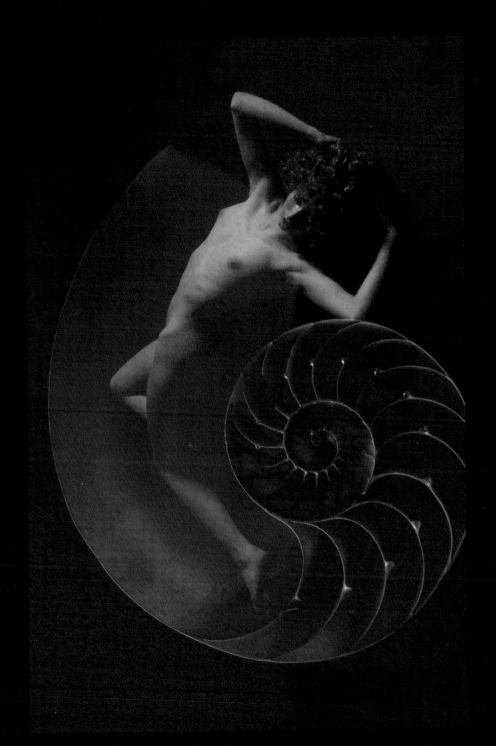

Befreiung

Als ich zuhause ankam, wollte ich gleich nach oben. Ich hatte den Wunsch mich in mein Zimmer zurückzuziehen, wie die Schnecke, die sich bei meiner ersten Berührung zunächst auch in ihrem Haus verkrochen hatte. Ich wollte mich noch einmal hinlegen und in mich hineinhorchen und -schauen. Deshalb zog ich die Vorhänge vor, legte mich auf mein Bett und schloß die Augen. Ich hatte ein Gefühl, vergleichbar einem überhitzten Teekessel, dem man verboten hat zu pfeifen. Mit meinem ganzen Wesen flehte ich, ja ich schrie förmlich die Bitte in mich hinein, mein Gott möge mir ein Sicherheitsventil öffnen, damit das, was mir da so die Luft abpreßte, sich auf irgend eine Art und Weise aus mir befreien könnte. Ein schier unerträgliches Sehnen loderte durch meinen Körper. Gleichsam als Antwort auf mein Flehen wurde ich wieder überschwemmt mit einer Flut von Bildern, Gedanken und Gefühlen. Nachdem ich mich dazu anhielt, meine Aufmerksamkeit strikt nach innen gerichtet zu halten, konnte ich die einzelnen Abläufe genauer beobachten. Ein zartes Rieseln durchzog hin und wieder meine Zellen. Staunend folgte ich dem Rinnen eines unendlich feinen elektrischen Stromes, der in periodischen Abständen da und dort durch meinen Körper tingelte und klingelte und sich seinen Weg suchte.

Die Katze muß das gespürt haben, denn kaum hatte ich mich hingelegt, kam sie auch schon wieder zur Balkontüre herein und sprang mit einem knappen Begrüßungsruf, der eher einem aufmunterndem »Grr«, denn einem »Miau« ähnelte, zu mir herauf. Offenbar fühlte sie, was da gerade in mir ablief und wollte ein wenig daran teilhaben. Vielleicht spürte sie auch den inneren Zwiespalt in dem ich steckte, und wollte mich anregen, meine eigene Katzennatur mehr zu leben. Anders konnte ich mir diese große Zuneigung zu mir nicht erklären.

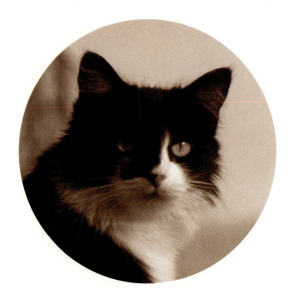

Magie des Verbotenen

Ganz automatisch begann ich meine voyeuristische Selbstinspektion an dem Punkt, wo ich den inneren Film unterbrochen hatte: vor der Tür am Ende des Ganges im Schloß meiner Sehnsüchte und Begierden:

Diese Tür öffnet sich also. Cynthia in ihrem Domina-Outfit und Marcella in ihrem Nonnengewand, führen mich zur Mitte des Raumes. Noch weiß ich genau, daß sich mein Körper hier in diesem Bett befindet und von dieser Position aus erkenne ich, was ich jene Laura dort hinter ihrer Augenbinde nicht sehen lasse: die hohen Fenster, welche umrahmt sind von schweren Vorhängen aus malvenfarbenem Samt. Durch sie fällt schräg das Licht eines späten Nachmittags und erzeugt eine gedämpfte, leicht rauchige Atmosphäre. Noch werden die aufziehenden Wolken draußen hin und wieder von der Sonne durchdrungen, aber von ferne grollt bereits der Donner eines herannahenden Gewitters. Offenbar ist mir der Sturm von vorgestern noch in lebhafter Erinnerung und schleicht sich in meine inneren Vorstellungswelten hinein. Ich sehe keine Blitze, nur ein Gedankenblitz streift mich ganz kurz: Hatte ich mir diese Fessel anlegen lassen, weil mich die Fesseln meiner Erziehung hemmten, dort frei hineinzugehen und meine Wünsche zu bekennen? Oder wurde ganz einfach die unglaublich starke Kraft dadurch zurückgehalten und gebändigt, die ich da in mir aufsteigen fühlte?

Der Raum scheint mir zu hell erleuchtet zu sein und so ziehe ich in Gedanken die Vorhänge vor, bis das Licht im wesentlichen nur noch an einer einzigen Stelle durch einen größeren Spalt eindringen kann und einen schräg verlaufenden Streifen auf dem Boden bildet. Dieser Lichtstreifen endet in einer Art Kegel, der die schweren Eichenbohlen erkennen läßt, aus denen der Boden zu bestehen scheint.

Zwar waren die üblichen Flucharien nicht mehr zu vernehmen. Dafür glaubte ich plötzlich meine eigene zweifelnde Stimme zu hören, die da in etwa tönte: »Was tust du hier eigentlich? Wie willst du das je schaffen!« Und dann mischte sich wieder Olga ein: »Ist doch alles Quatsch. Laß sie endlich hoch deine Gelüste und nicht nur in deinen Träumen!«

Oder war meine Scham gar ein abgefeimtes Spiel, das ich mit mir selber trieb, um diesen Kitzel des scheinbar Unerlaubten zu erzeugen und zu genießen? Und war das immer nur sanfte und rücksichtsvolle Verhalten Rainers etwa gar ein Spiegel meiner eigenen Zurückhaltung? Auf jeden Fall hatte ich mir das mit Bedacht so ausgewählt. Es war die einzig mögliche Art und Weise, wie ich überhaupt mit einem Mann zusammen sein konnte.

Mitten im Raum, gerade noch gestreift vom derzeit einfallenden Licht der Fenster, glaubte ich nun eine vom Dämmer verdeckte Vorrichtung zu erblicken, welche es erlaubte, jemanden zur Fesselung frei im Raum auszuspannen. Eine weitere Fessel also. Noch enger, noch strenger. Ringe an der Decke und auf dem Boden, innerhalb derer eine Person in ausgespreizter Position stehen konnte.

Ein dunkelrot bespanntes Sofa stand da, einige Stühle, ein schwerer, reich verzierter Tisch sowie diverse Spiegel an den Wänden, halb erblindet und von bräunlichen Stockflecken überhaucht. Viele Kerzen, die ich jedoch in meiner Phantasie noch nicht entzündet hatte, als jene Laura, die nun der Mitte dieses Raumes näherkam, plötzlich von Panik überfallen wurde. Sie sträubte sich weiterzugehen, wollte ausbrechen. Aber die beiden waren gut vorbereitet und hielten sie eisern fest. So wollte ich das, und sowohl Cynthia wie Marcella hatte ich mir ja zu keinem anderen Zweck bestellt, als daß sie meinen Wünschen dienen sollten.

Gleich dem sich nähernden Gewitter, jagte der Sturm meiner Gedanken die Wolkentürme meiner Visionen vor sich her. Elektrische Sensationen schossen durch meine aufgerüttelten Nerven und bitter-süße Ahnungen erfüllten mein Gemüt, erzeugten widersprüchlichste Gefühle, ließen meine Glieder beben. Ganz offensichtlich genoß ich es, denn ich war nicht verantwortlich für das was da geschah. Und doch war ich verantwortlich, denn ich inszenierte das alles ja soeben. Die Vorbereitung meiner eigenen Vergewaltigung war es offenbar, die zu beobachten mir Angst einflößte und gleichzeitig soetwas wie Lust bescherte. Wieviel an Lust zog ich aus meiner Angst? Hielt sich das die Waage und warum brauchte ich diese Inszenierung?

Wieder einmal wurde mir die innige Beziehung zwischen Angst und Lust bewußt, und ein Frösteln überfiel mich. In etwa glaubte ich zu wissen, was mir nun blühte, aber ich wußte noch nicht um die genaue Vorgehensweise der beiden. Ich war also selbst gespannt auf das, was meine überhitzte Phantasie sich ausdenken würde. Plötzlich vermeinte ich zu verstehen, warum ein so großes Bedürfnis nach Angst besteht in dieser Welt. Für einen kurzen Augenblick erlebte ich mich wieder als die ausgelieferte Schöne auf der Tarotkarte *Der Teufel,* und das Wetterleuchten draußen vor dem Schloß nahm zu.

»Aufgeregt? – hast Du bereits Angst vor Deiner eigenen Courage?«, vernahm ich Cynthias Stimme an meinem Ohr.
»Wohl beides«, hörte ich mich antworten.

Meine nächste Entdeckung: Ich hatte die Freiheit der Wahl, meine Empfindungen zu steuern wie ich wollte: Erzeugte ich die Vision der roh überwältigten Nymphe, saß mir sofort ein Kloß im Hals. Dachte ich an zarte Berührungen weiblicher Hände, konnte ich diesen Kloß wegschlucken. Löst sich Angst, wenn wir bereit sind, tiefer in das Ritual der Einschnürung hineinzugehen? Ist das der tiefere Grund für all diese modernen Bondage-Rituale? Bilder von Fesselungen aller Art jagten durch mein Hirn.

Nun waren die drei Frauen im Zentrum des Lichtkegels angekommen, der durch das einfallende Fensterlicht gebildet wird. Und da wurde ich nun überrascht von einem Bild, das sich wie von selbst in meine Vorstellungswelt einspielte, ohne daß ich es willentlich erzeugt hätte: Es stand da auf den eichenen Bohlen eine mattsilbern glänzende Schüssel. Ihr Boden war bedeckt mit einer milchigen Flüssigkeit und von oben fielen weitere Tropfen dieser Milch herab und erzeugten in periodischen Abständen Kreise beim Aufprall und der Vereinigung mit dem bereits vorhandenen Naß; – Kreise, die sich ausbreiteten, und – nachdem sie am Rand des Gefäßes angekommen waren – wieder zum Zentrum ihrer Entstehung zurückeilten, um sich mit ihm zu vereinen. Man hätte denken können, daß es draußen bereits regnete und sich diese Flüssigkeit von einer undichten Stelle im Dach seinen Weg nach unten durch die Decke gebahnt hatte. Aber es regnete noch nicht in meiner Vorstellung und dieses Dach war zwar alt, aber als ich meinen Blick nach oben richtete, machte die ganze Deckenkonstruktion einen durchaus massiven und gut erhaltenen Eindruck. Nein, diese glitzernden Flüssigkeitsperlen schienen sich zu bilden, als kämen sie aus einem anderen Raum, von einem anderen Stern, in einer anderen Zeit. Es war mir, als würden sie sich hier durch meinen Geist kondensieren zu einer Art Brücke der Versöhnung mit mir selbst. Ihr seltenes aber stetes Tropfen bildete einen beruhigenden Hintergrund, und zog mich tiefer in diese meine Selbsthypnose hinein. Ich fühlte mich eingebettet und wagte einen nächsten Schritt.

Die beiden Frauen bedeuten mir nun, stehen zu bleiben. Sie lösen das Band von meinen Handgelenken, nehmen mir jedoch nicht die Augenbinde ab. Da sehe ich mich also stehen, seitlich beleuchtet von dem einfallenden Fensterlicht, dessen Kegel sich inzwischen etwas weiter bewegt hat. Ich bin verwirrt über die soeben wiedererlangte Freiheit meiner Hände und reibe mir die Handgelenke.
»Erregt dich die Vorstellung davon, was wir jetzt gleich mit dir machen werden?«
»Ja, es ist sehr erregend, weil ich nicht weiß, was geschehen wird«, höre ich mich antworten. Dabei beobachte ich eine starke Tendenz zum Exhibitionismus, die von einem anderen Teil in mir aber sofort wieder abgebremst und gänzlich unterbunden wird.
»O doch, du weißt genau, was dir bevorsteht. Du kokettierst nur damit, es nicht zu wissen. Nun, die besondere Behandlung, die Du Dir wünscht, verlangt ja wohl danach, daß Du Dich zunächst einmal ein wenig entblätterst.«

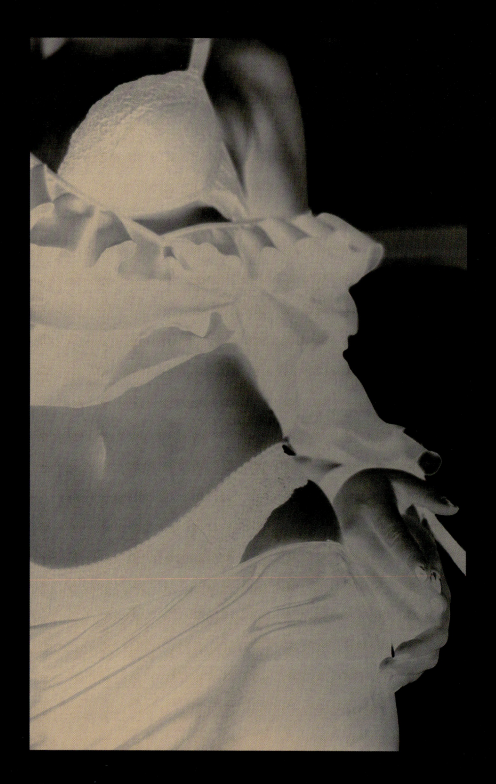

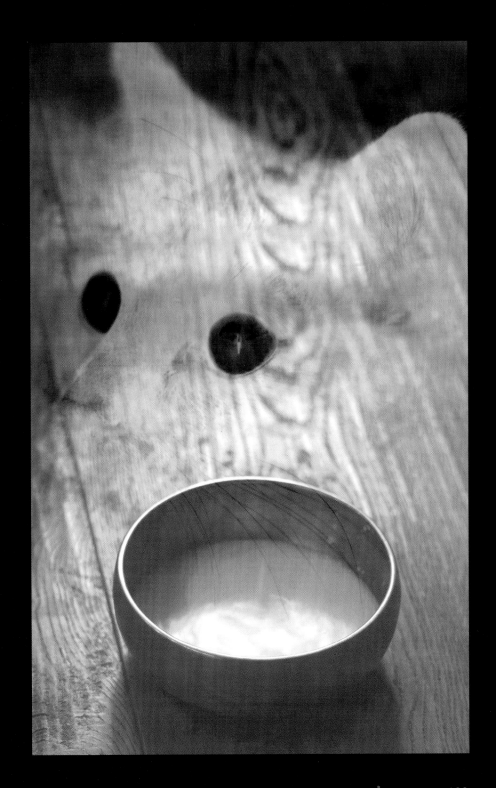

Und dann wird ihre Stimme sehr förmlich: »Möchten Madame sich also bitte jetzt ihrer Kleidung entledigen?«

Dann höre ich die Stimme der Nonne, der ich Marcellas Gesicht verliehen hatte: »Rechts neben dir kannst du einen Stuhl fühlen. Dort wirst du deine Sachen ablegen!«

Meine Hand tastet nach dem Stuhl. Dann sehe ich mich etwas verlegen an meinem Jäckchen herumnesteln. Langsam, sehr langsam ziehe ich es aus und hänge es sehr ordentlich über die Lehne des Stuhls, so wie mir das von meiner Mutter beigebracht worden ist. Auch im Internat war immer darauf geachtet worden, daß wir unsere Sachen am Abend vor dem Zubettgehen peinlich genau auf einem Stuhl zusammenlegten.

Immer wieder erlebe ich diese Szene. Es ist mir, als säße ich im Kino und würde die gleiche Sequenz zum wiederholten Male vor meinem inneren Auge abgespult bekommen. Darüber hinaus scheint es mir, als würde der fließende Ablauf einer Bewegung ständig unterbrochen, um von einer davor liegenden Phase desselben Ablaufs erneut aufgenommen zu werden. Ich lese daraus mein unbewußtes Bestreben ab, mich selbst zu korrigieren.

Als ich die Gefühle durchgekostet habe, die damit verbunden sind, berühren meine Hände die Knopfreihe meiner Bluse. Der Film verlangsamt sich bis zur Zeitlupe und gerät dann ganz ins Stocken.

»Sieh nur, wie sie sich ziert«. Das war Cynthias Stimme.

»Steht ihr aber gut«, höre ich Marcella antworten, und dann fährt sie fort: »Was ist los?«

»Ich geniere mich.«

Da wird Cynthia ganz streng und fordert: »Du ziehst dich jetzt aus! und zwar sofort und vollständig!« Begütigend greift Marcella ein: »Bitte, – wir wollen dich nackt sehen …«

Dann folgt wieder Cynthias Stimme, aus der ich die gespielte Strenge heraushöre: »… und zwar splitternackt! Die Augenbinde darfst du anbehalten.«

Ich drucke herum: »Nein!«

Wieder spielt sich das silbrig leuchtende Gefäß am Boden in mein inneres Gesichtsfeld. Erneut fällt ein Tropfen hinein und erzeugt Ringe. Dann kommt die schwarze Katze hinzu und beginnt daran zu lecken.

»Nein? Was soll das heißen?!«

»Ich kann nicht.«

»So, so, du kannst also nicht. Du meinst wohl, du willst nicht. Immer wenn wir sagen: »Ich kann nicht«, meinen wir eigentlich: ›Ich will nicht‹, – leuchtet dir das ein?«

Das hab ich doch schon irgendwo gehört, schießt es mir durch den Kopf und ich antworte: »Ja, – ich will nicht.«

»Du willst wieder nachhause gehen? Das steht dir jederzeit frei.«

»Nein.«

»Du willst dich nicht entkleiden und nachhause willst du auch nicht. Was also willst du?«

»Es ist, … ich meine … wenn ihr …« Ich fühlte, wie ich wieder rot wurde.

»Na, dann wollen wir doch mal dafür sorgen, daß dir die Schamesröte dorthin schießt, wo sie nach des Wortes ursprünglicher Bedeutung hingehört!«

»Was meinst du damit?«

»Das weißt du sehr gut. Ich meine damit: Es erregt dich mehr, wenn du gegen deinen Willen zur Erfüllung gebracht wirst. Stimmt's?«

Ich bemerke, wie ich meine Zustimmung durch ein Nicken bekunde.

»Sag es!«

Meine Stimme zittert, als ich es endlich herausbringe: »Es erregt mich mehr, – wenn ihr mich zwingt, euch zu Willen zu sein.«

Wieder streift mein Blick kurz die Schüssel mit der Sternenmilch. Die Katze ist verschwunden.

Dann meldet sich Cynthia erneut: »Du bist keineswegs pikiert über das, was soeben geschieht. Tatsächlich bist du ziemlich scharf darauf, daß wir dich richtig hernehmen. Und ganz schön lüstern bist du auch! Aber nicht uns mußt du zu Willen sein, – dir selbst! Was hindert dich eigentlich daran? Das ist eine interessante Frage, der du nachgehen solltest.«

Ja, was hinderte mich? Das schien in der Tat der Knackpunkt meines ganzen Dilemmas zu sein. Da war dieses Bollwerk. Es war in meiner Kindheit errichtet worden, gemischt aus Verboten dessen was Spaß machte und Anweisungen, unangenehme Dinge zu tun. Wichtigste Erkenntnis: Ich hatte Angst vor meiner eigenen Lust, weil sie untrennbar mit Schmerz verbunden schien. Also wollte und mußte ich wohl dazu gezwungen werden, sie zuzulassen.

Jetzt treten die beiden dicht an mich heran: »Halt sie fest!«

Während Marcella von hinten meine Oberarme umklammert, beginnt Cynthia vorne damit, mich zu entkleiden.

»Soll ich dir kleine Anzüglichkeiten ins Ohr flüstern? Ist es das, was du brauchst? Manch eine will etwas hören, um richtig in Fahrt zu kommen. Bist du auch so eine? Suchst du diesen Kitzel?« Und dann flüstert sie in mein Ohr, so leise, daß nur ich es hören kann: »Ich werde dir deinen Kitzler kitzeln, daß du ganz schnell zu deinen Gefühlen kommst.«

Und da meldet sich auf einmal Olga zu Wort, da unten zwischen meinen Schenkeln: »Hör auf dich zu zieren. Das ist es doch, was wir wollen! Deswegen sind wir doch hier! Aber die gespielte Entrüstung steht dir wirklich gut. Törnt mich an, muß ich zugeben.« Und dann sagt Olga fast nur gehaucht: »Na, macht dich das nicht auch an? Ich bin schon ein wenig feucht, mußt du wissen.«

Im gleichen Augenblick faßt mir Cynthia zwischen die Schenkel: »Ich bin nämlich schon lange scharf auf dich, und ich vermute mal, du würdest es auch gern mit mir tun, hast dich bisher nur nicht getraut, es zuzugeben, stimmt's?«

Sie hat recht, dachte ich. Kaum hörbar brachte ich hervor: »Ich hätte mir nie erlaubt, es dir zu sagen.«

»Ich weiß. Darum habe ich ein wenig nachgeholfen. Soll ich dir was sagen: Ich hab' mich auch nicht getraut dich zu fragen. Du wirktest immer so unnahbar in dieser unsichtbaren Haut aus inszeniertem Hochmut und deiner scheinbar ungetrübten Beziehung zu Rainer.«

Bisweilen hatte ich mir schon vorgestellt, was es wohl für ein Gefühl sei, wenn sich meinen Brüsten anstelle einer harten Männerbrust zwei ebensolche zarte Spitzen entgegendrängen würden, wie ich sie selbst fühlte, wenn ich mich – sehr zaghaft allerdings – dort berührte. Nun schien ich dieser Vorstellung ganz nahe zu sein. Leicht bebend fühlte ich jetzt, wie zwei Hände sich auf meinen Oberkörper legten und sanft meine Brüste umschlossen. Ruhig blieben sie dort liegen und warteten. Ich bemerkte, wie meine Bluse sich straffte. Dann drückten sich zwei Schenkel an mich und weiche Lippen fanden die meinen, lösten sich aber sofort wieder. Es war nur ein Hauch. Für einen kurzen Augenblick fühlte ich Cynthias Zunge in meinen halb geöffneten Mund eintauchen. Es mußte wohl Cynthia sein, ihr berauschendes Parfum war unverkennbar. Aber sofort zog sie sich wieder zurück. Ein kleiner Seufzer entrang sich mir.

Noch war ich vollständig bekleidet. Jetzt begannen diese Hände damit, mir die Bluse zu öffnen und meinen Busen zu betasten. Es ist eine von diesen hochgeschlossenen Blusen mit Stehkrägelchen. Cynthia fing in der Mitte an mit dem Öffnen der Knöpfe. Den obersten Knopf ließ sie unberührt. Warum macht sie das? dachte ich.

Als sie den Teil meines Busens berührt, der sich da bebend über den Saum des BHs erhebt, habe ich wieder diesen Druck in der Brust. Aber nur noch ganz kurz. Dann ist es, als ob ein inneres Band zerreißt. Auch das Gefühl, mein Herz bliebe stehen, ist nicht mehr da. Ich halte die Vorstellung aus, auf diese Weise berührt zu werden. »Das ist die Wirkung der Tigerlilie«, glaube ich Olgas Signale zu verstehen.

Ich delektiere mich an der Vorstellung, daß die beiden mich ein wenig zappeln lassen. Nur die linke von meinen beiden Brüsten wird vorerst enthüllt. Cynthia umschließt sie mit ihren Händen und preßt sie leicht. Da ist sie wieder, die Gänsehaut. Gleichzeitig beginnt sich die zarte Beere an ihrer Spitze unter dem Ansturm von soviel Zärtlichkeit aufzurichten. Darauf schien diese Hand gewartet zu haben. Sie zupft nun leicht daran. Dann verspürte ich das etwas härtere Schnippen einer Fingerkuppe. Die Beere wird noch steifer, doch offensichtlich hatte ich diese Art der Begegnung gesucht. Erst jetzt wird auch meine rechte Brust aus ihrem Körbchen befreit. Meine beiden Brüste wollen sich den Händen entgegendrängen, die immer wieder ihre Spitzen betupfen, an ihnen zupfen, sie drehen, und beschnippen ... Und dann entdeckt Cynthia den Verschluß auf der Vorderseite des BHs und hakt ihn auf. Nun läuft alles so ab wie ich mir das vorgestellt hatte, und ich beginne mich leicht hin und her zu winden und zu wiegen. Die hinter mir stehende Marcella hält mich weiterhin an meinen Armen fest.

Ich fordere es heraus und hole mir das Bild meines Vaters vor Augen. Zum ersten Mal schaue ich nicht zu Boden. Ich halte seinen Blick aus. Ich sehe ihn ins Schlafzimmer gehen. Ich weiß, er holt jetzt diesen Stock. Wieder bin ich das junge Mädchen. Gleich wird er mich hereinzitieren. Dann muß ich mein Höschen herunterziehen und mich über die gepolsterte Sitzfläche des Stuhls legen. Ich sehe ihn vor mir. Diesmal komme ich etwas besser zurecht mit der Vorstellung der zu erwartenden Schläge. Der Gedanke daran scheint mich sogar ein klein wenig zu erregen. Aber was danach kommt, dieses Ge-schmuse und ... Schnell blende ich diese Szene wieder aus.
Als Cynthias Hände sich an meinem Rock zu schaffen machen, stockt mir wieder der Atem. Ich bemerkte, wie sich mein Mund öffnet und die Lippen sich aufwölben. Für kurze Zeit taucht ein Finger in diese Öffnung und wird begierig von mir festgehalten.
In stillschweigender Absprache beginnen die beiden nun damit, mir den engen Rock, sowohl vorne wie hinten, mit kleinen Rucken nach oben zu ziehen. Es war immer darauf geachtet worden, daß ich über meinen Schlüp-fern Strumpfhosen trug. In Gedanken erlaubte ich mir nun zum ersten Mal die Vorstellung, diese »sündigen Strümpfe« zu tragen und blicke dabei mei-nem Vater ins Gesicht.
Schon sind meine Schenkel bis zum Ansatz der Strümpfe enthüllt und Cyn-thias Hände streichen sanft über ihre ungeschützten Innenseiten. Danach erst wird mein Rockbund geöffnet und der Reißverschluß mit einer einzi-gen heftigen Handbewegung aufgezogen.

Abwechselnd links und rechts ziehen diese Hände dann mit genau bemes-senen Bewegungen, sehr langsam den vorher gerafften Rock an seinem Bund wieder nach unten, wobei allmählich mein Bauch enthüllt wird. Als sich aber der obere Rocksaum meinen Hüftknochen nähert, scheint wieder etwas Aggressives von diesen Händen Besitz zu ergreifen. Mit einem unge-stümen Ruck wird mir dieses Kleidungsstück von den Hüften gerissen, was mir einen kleinen Schrei entlockt.
»Du hast sie also gern, die klitzekleinen Brutalitäten?«
In einem langen Atemzug ziehe ich die Luft ein und atme dann heftig aus. Ich kann selbst nicht verstehen, ob sich ein »Ja« dahinter verbirgt.

Die beiden wußten, was sie taten. Sie machten ein Ritual aus meiner Ent-kleidung. Erst jetzt ist auch der Kragenknopf der Bluse an der Reihe, damit mir diese über die Schultern gezogen werden kann. Sie wird jedoch nicht gänzlich entfernt, sondern auf dem Rücken über den Handgelenken zu ei-ner neuen Fessel verknotet. Wieder fällt mein Blick auf die milchige Flüssig-keit, in die nach wie vor, Tropfen um Tropfen, fällt.

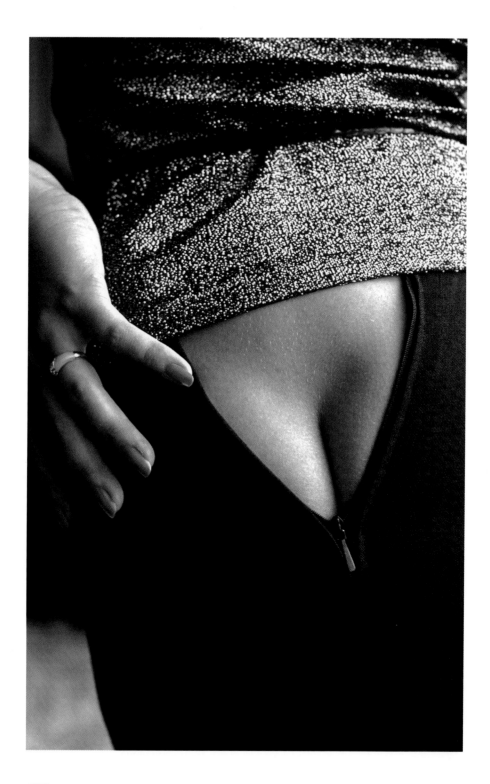

Ich spüre, wie mir der Schweiß aus den Poren dringt und sein Duft sich vermischt mit diesem betörenden Geruch, der von Cynthias Haut und ihrem langen Haar ausgeht.

Draußen wetterleuchtete es. Das Gewitter kam näher. Das Licht erstarb, das Zimmer verdunkelte sich. Marcella entzündete einige der Kerzen in den langstieligen Kandelabern. Ihr warmer Schein umgab nun meine schon weitgehend enthüllte Figur. Den Slip hatten sie mir gnädigerweise gelassen. Ich war erleichtert. Trotzdem zitterte ich am ganzen Körper und meine Knie wankten. Aber dieses bandagierte Gefühl war ich los. Auch das hatte sich verabschiedet. Ich mußte stehen. Ich wollte stehen!

Wie soll's weitergehen? Dürfen wir annehmen, daß es Deinen Wünschen entgegenkommt, wenn wir dich nun vollständig wehrlos machen?
Ich muß würgen: »Ihr wollt mich doch nicht etwa anbinden?«
»Sieh nur, wie sie mit dem Gedanken kokettiert!«
»Ist das wirklich notwendig?«
»In den meisten Fragen liegt die Antwort schon verborgen. Wußtest du das?«, höre ich Marcellas Stimme.
»Nein, aber du hast es mir gerade gesagt.«
»Du mußt besser auf deine Sprache achten. Alles was du aussprichst, verrät deine geheimen Wünsche.« Marcella hielt mich immer noch von hinten umfangen: »Du hast die Wahl: Wenn du dich dafür entscheidest, die Prozedur deiner Entkleidung selbständig zu Ende zu führen, geben wir dir die Hände frei. Du wirst dich danach zu einem Stuhl, einer Chaiselonge oder einem Tisch begeben, dich dort ausstrecken und dich vor unseren Augen selbst berühren. Du wirst dich solange stimulieren, bis du kommst!« Es war etwas ungewohnt, daß nun Marcella ebenfalls die Initiative ergriff und mich von hinten in die Zange nahm.
Cynthia ergänzte sofort: »Mit anderen Worten: Du wirst dich nach allen Regeln der Kunst masturbieren bis zum Höhepunkt! Hilfsmittel jeder Art stehen dir zur Verfügung. Danach wird der Bann gebrochen und ein Großteil deiner Hemmungen verflogen sein wie Nebel in der Morgensonne.«
»Au ja, ich will es! Tu das, ich will es!« Das war Olga, die sich jetzt auch noch einmischte.
Im Augenblick konnte ich mich nicht daran erinnern, mich jemals im Leben auf diese Weise selbst berührt zu haben. Dreißig Jahre war ich alt. Hatte ich schon einmal Hand an mich gelegt? Allein dieses Wort wollte ich gar nicht denken, geschweige denn es aussprechen.
Olga sagte: »Denk es! Sprich es endlich aus! Liebe dich! Liebe mich! Um Himmels willen, liebe uns!«
»Masturbation«, – jetzt hatte ich es doch gedacht: »mich mit der Hand stimulieren.«
»Was soll das heißen, nach allen Regeln der Kunst? Was sind das für Regeln?«

»Die Regel ist, daß es keine Regeln gibt.« Marcellas Stimme klang ruhig, ernst und sehr liebevoll. Sie hatte ihren Körper dicht an mich herangedrängt. Ihr Mund berührte mein Ohr. »Es gibt keine Regel, die dir von außen diktiert wird. Du selbst bestimmst die Regeln. Deine Befehle kommen von Innen.«

Bei dem bloßen Gedanken, mich freiwillig derart obszön vor den beiden zu exhibitionieren, wurde mir ganz schwummerig. Meine Pulse flogen. Ich war einer Ohnmacht nahe. Gerade noch rechtzeitig dämmerte mir, daß wir nur in Ohnmacht fallen, wenn es uns nicht gelingt, mit dieser Wirklichkeit zurecht zu kommen. Dann geben wir unsere Macht ab und sind »ohne Macht«. So jedenfalls hatte ich es in einem von RABAS Büchern gelesen. Es klang sehr einleuchtend. Ich sinnierte auch über dieses Wort »obszön« nach, das mir da durch den Kopf geschossen war. Genau genommen hieß es nichts anderes als »abseits der Szene«. Und verschwiegen war es ja hier wirklich. Ich hatte mir das gut ausgedacht. Was also hinderte mich? Schon wieder stand ich vor dieser Frage.

Ein neuer Trick fiel mir ein. Für einen Augenblick hatte ich die Stimmen wieder gehört: »Laura, Schlampe!« und schon kam es aus mir heraus: »Ich will mich nicht derart prostituieren.«

»Aber das tust du doch gar nicht.« Marcella hatte das Wort wieder ergriffen: »Eine Prostituierte ist eine Frau, die ihren Körper verkauft. Du nimmst doch kein Geld dafür. Oder reizt dich der Gedanke, Geld dafür zu bekommen? Ich meine: auch wenn man nie genug davon haben kann – es geht dir doch nicht schlecht. Stell dir so ein armes Ding vor. Wieviel muß man ihr bieten, bis ihre guten Vorsätze zerfließen in der Hitze ihrer ihrer Habgier oder ihrer Not?«

»Nicht jede ist käuflich«, hörte ich mich sagen, während ich gleichzeitig dachte: Fällt dir nichts besseres ein als dieses alte Klischee?

»Aber fast jede,« erwiderte Marcella und fuhr fort: »Es ist nur eine Frage des Preises, bis aus Pan wieder der Teufel wird. Ich habe von einem Mädchen gehört. Es soll in einem der Luxus-Hotels eines berühmten schweizer Winterkurorts bedient haben. Einige Ölscheichs haben wohl zu vorgerückter Stunde gefragt, ob sie willens wäre, sich für Geld auszuziehen. Anfangs mag sie standhaft geblieben sein. Als der Preis in die Höhe geschraubt wurde, sagte sie sich: »Was soll's.« Dabei hatte sie den inneren Blick fest auf ihre Selbständigkeit gerichtet. Mithilfe einiger Gläser Champagner war sie dann soweit. Beim Gebot von Fünfzigtausend soll sie sogar nackt auf dem Tisch getanzt haben und ab Hunderttausend ließ sie alles mit sich machen. Ob und wann aus ihrer anfänglichen Not vielleicht sogar ein Vergnügen wurde, kann ich dir nicht sagen. Aber ich möchte fast schwören, daß sie es ab einem bestimmten Punkt genossen hat. Und nicht nur weil Geld geil macht. Siehst du, das ist Prostitution! Aber du hast das nicht nötig. Du bist hier, weil dein inneres Feuer dich treibt. Also, – willst du dir nun freiwillig den Schleier von den Augen ziehn, dann tu, was wir von dir verlangen.«

Versuchsweise drehte ich einige Probeszenen in diesem neuen Part meines Films, denn wie niemals zuvor verspürte ich ein fast unwiderstehliches Verlangen, es zu tun. Aber die mir aufgezwungenen Ordnungsregeln meiner Kindheit hielten mich noch zurück.

Und dann erinnerte ich mich: Ich hatte es tatsächlich schon einmal versucht. Ich war noch sehr jung. Da war mein Vater zu mir ins Schlafzimmer gekommen, als ich im Halbschlaf an mir herumspielte. Er hatte das Licht angemacht, blitzschnell die Bettdecke hochgeschlagen und dabei bemerkt, wie ich versuchte, mich schnell noch zu bedecken. Ich mußte aufstehen, mich vor ihn hinstellen, die Hände ausstrecken und dann hat er den Rohrstock darauf sausen lassen. Zuerst auf die Innenseiten, und dann mußte ich sie auch noch umdrehen und bekam es auf die Handrücken. Er war wütend. Er verbot mir, mich selbst zu berühren und beschimpfte mich mit »Schlampe!« Da war sie also, diese Stimme, diese Beschimpfung.

Ich blickte von irgendwo außerhalb von mir auf meinen Kopf mit den verbundenen Augen und hörte meinen heftigen Atem. Ein unheimliches Rauschen erfüllte mein Inneres und der Raum schien plötzlich erfüllt zu sein von eigenartig knackenden Geräuschen. Es war eine irreale, völlig verfremdete Szenerie: Von oben rieselten Schneeflocken herab. Alles sollte eingefroren werden. Aber da erwachte mein Widerspruchsgeist. Olga schrie: »Laß das nicht zu! Du darfst mich nicht wieder einfrieren! Ich will endlich leben. Laß mich leben!« Und nach einer Weile: »Es ist doch unser Leben! Deine Eltern haben ihr eigenes!«

Auf einmal lief alles völlig verrückt ab: Zuerst unendlich langsam, wie in Zeitlupe und dann wieder ganz schnell. In den gedehnten Abschnitten war es, als wäre ich konfrontiert mit dem bildhaften Ausdruck all meiner Hemmung und Zurückhaltung. Wenn sich – in einer Aufwallung von Begehren – die Energie Bahn brach, raste mein innerer Film, sodaß ich kaum mit den Augen folgen konnte. Dann, wenn wiederum meine Scham mir nicht erlaubte, mich an dem ungewohnten Anblick und den wohligen Gefühlen zu erfreuen, verlangsamte sich der Ablauf wieder. Aber ich wollte mir nichts schenken. Also weiter.

In einer ersten Sequenz bin ich bereits nackt bis auf einen String-Tanga und meine Schuhe. Ich höre Cynthias fordernde Stimme:
»Runter mit dem Ding! Zeig uns dein schlüpfriges Geheimnis!« und widerstrebend ziehe ich das winzige Fetzchen Stoff aus, halte aber sofort die Hände schützend vor mein Geschlecht.

»Schau, sie ziert sich schon wieder«, höre ich Cynthias Stimme. »Offenbar braucht sie Anweisungen: Arme hinter den Kopf und Beine auseinander! Weiter!«

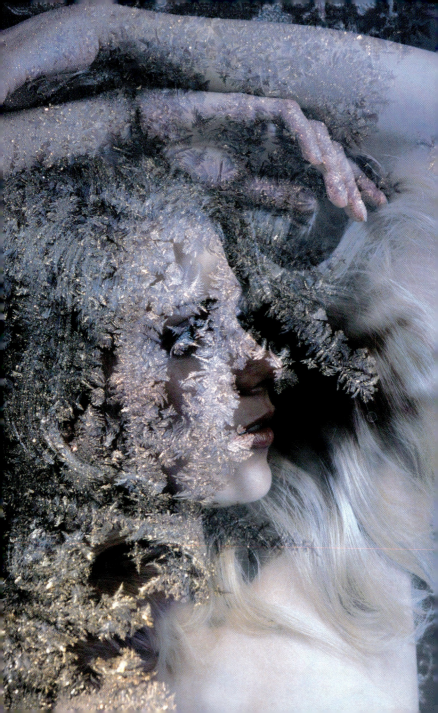

Ich folge der Aufforderung.

»Jetzt dreh dich! – Langsam! Wir wollen dich in Ruhe betrachten!«

Ich drehe mich vor den beiden.

»So ist's gut.«

»Unverschämt appetitlich ihr Allerwertester!« höre ich Cynthias Stimme. Und Marcella antwortet: »Würde Lust machen, sie zu pritschen.«

»Dazu wirst du vermutlich gleich Gelegenheit haben.« Dann zu mir gewandt: »Geh zu dem Stuhl! Setz dich!«

Ich zögere. »Siehst du, sie zögert.« Da sehe ich Marcella auf mich zukommen. Sie versetzt mir einen heftigen Klatsch auf den Po und ich kann förmlich den Schrei hören, der sich dabei aus meiner Kehle löst. Indem ich den beiden mein Hinterteil zudrehe, auf dem sich Marcellas Hand mit feiner Röte abzeichnet – denn so will ich es –, bewege ich mich wie gefordert auf den Stuhl zu.

Die Melodie meines Handys riß mich aus meinen lüsternen Betrachtungen. Hatte ich vergessen, es abzuschalten, nachdem ich gestern mit Gerard telephoniert hatte? Ich schoß hoch. Mein Herz raste. Ich brauchte einige Augenblicke, bis ich das Knöpfchen drücken konnte. Er war tatsächlich dran.

»Wie geht es dir? Wie hast du den Sturm überstanden?«

»Gerard? – Ich – ich – wart mal einen Augenblick.« Ich mußte die Muschel zuhalten, bis ich mich einigermaßen beruhigt hatte. Er sollte meinen immer noch heftigen Atem nicht zu hören bekommen.

»So, jetzt bin ich wieder da. – Es geht mir gut. Ich bin zuhause geblieben, wie du mir geraten hast.«

»Was machst du gerade?«

»O, – ich – ich bringe meine Erlebnisse zu Papier«, log ich drauflos: »Die äußeren und die inneren.«

»Schreibst du ein Buch?«

»Weiß nicht, vielleicht wird eins draus. Aber darum geht's nicht. Wichtig ist: Es geht um mich.«

»Kann ich dich besuchen? Wir könnten etwas zusammen machen!?«

Ich konnte sie förmlich spüren, seine gespannte Erwartung am anderen Ende. Ich mußte an einen Hund denken, mit dem jemand »Stöckchen holen« gespielt hatte. Dieser Hund stand da, sprungbereit, wie eine gespannte Feder. Er hatte eine Vorderpfote etwas angehoben. So etwa stellte ich mir Gerard gerade vor, und mußte lächeln bei dem Gedanken.

»Nein, nein, das geht jetzt nicht. Ich will heute schreiben. Ich bin schon mitten drin. Ein andermal vielleicht.«

»Na dann, mach's gut.« Es war Enttäuschung aus seiner Stimme zu hören. Ich kann dir nicht helfen, dachte ich. Tat mir aber gut, zu bemerken, daß auch er nicht immer so supercool war, wie es bis jetzt den Anschein gehabt hatte.

»Ja, mach' ich.«

Ich schaltete das Handy aus und setzte mich an mein Laptop. Warum nicht in die Tat umsetzen, was ich ihm vorgeflunkert hatte? Gedacht, getan.

Nachtrag: Nur knapp eine Stunde war vergangen, seit ich wieder in meine Phantasie eingestiegen war. Viele Stunden hatte es mich dagegen gekostet, all das, was mir vorher so mühelos vor Augen getreten war, entsprechend minutiös niederzuschreiben. Als ich dabei bis zur Unterbrechung durch Gerards Anruf gekommen war, war es später Nachmittag geworden. Ich fühlte mich ausgelaugt und verspürte erneut eine Menge Wut im Bauch.

Die Standpauke

In dieser Stimmung traute ich mich bei Peter Raba anzurufen, obwohl Samstag war. Er schien überhaupt nicht aufgebracht über die Störung und sagte, ich solle sofort kommen. Ich fuhr also hin, knallte ihm eine Diskette auf den Tisch und sagte: »Da, das läuft hier bei mir ab. Ich fühl mich überrannt von meinen eigenen Scheiß-Inszenierungen.«

RABA sah mich lachend an. Er schien sich sogar über irgendetwas zu freuen. Das machte mich allerdings nur noch wütender. Ich hatte das Gefühl, er nimmt mich nicht ernst. Während er mich durch ein einfaches »Weiter!« dazu anspornte, noch mehr loszulegen, stellte er erst einmal türkischen Kaffee auf. Ohne sich auch nur im geringsten von meinen Ausbrüchen beeindrucken zu lassen, war er mit der Kaffee-Prozedur beschäftigt. Durch einige kurze Einwürfe brachte er es zuwege, daß ich noch mehr aus mir herausging. Als der Kaffee fertig war, und er mir mit den Worten: »Nun trinken Sie erst mal 'nen Schluck«, eine Tasse hinschob, war auch ich ziemlich fertig mit dem, was da aus mir heraus wollte.

»Warum lachen Sie denn so?« wollte ich wissen. Ich finde das gar nicht komisch. Dabei rannte ich im Kreis herum wie ein Löwe.

»Ich freue mich einfach, weil Sie so lebendig sind. Und das nach einer knappen Woche! Das ist doch phantastisch! Sehen Sie mal in den Spiegel. Wie rosig ihr Teint ist. Sonst haben Sie diese Röte immer nur aus Scham gehabt. Jetzt geschieht das aus Lebendigkeit. Die Starre ist raus aus Ihrem Gesicht. Es tut Ihnen gut, daß Sie so wütend sind!« »Ich ärgere mich«, sagte ich: »Ich ärgere mich über mich selber.«

»Das passiert ihnen nur, weil Ihr Selbstbewußtsein noch nicht so stark ausgebildet ist, daß Sie sich selbst besser ertragen.« Er fuhr fort: »Jetzt erzähle ich Ihnen, was kürzlich eine Studienkollegin zu mir sagte, als sie mit mir telephonierte. Irgendwie kamen wir auf das Thema »Erfreuliches« und »Unerfreuliches« zu sprechen. Da meinte sie: ›Immer wenn ich etwas brauche, woran ich mich erfreuen kann, stelle ich mich vor den Spiegel. Das ist leicht zu haben und kostet mich gar nichts. Andere müssen ins Puff gehen, aber da haben sie dann auch nichts Erfreuliches. Ich lebe gerne, obwohl mir fast alles was ich sehe, mißfällt. Aber ich mißfalle mir nicht.‹ »Sehen Sie, das nenne ich gesundes Selbstbewußtsein. Die Frau ist inzwischen über 60 Jahre alt«, und indem er seinen Blick direkt auf mich richtete: »Sie weniger als die Hälfte!«

Ich trat vor den Spiegel. Die streng gehütete und kunstvoll am Hinterkopf eingerollte Welle meiner Frisur hatte sich aufgelöst. Meine Haare hingen wild herum. Meine Augen glühten und da mußte auch ich plötzlich lachen. Erst jetzt legte RABA meine Diskette in sein Laptop und begann zu lesen, was ich mir da von der Seele geschrieben hatte. Währenddessen schlürfte ich diesen köstlichen Kaffee.

Nach einiger Zeit sah er mich an, und sagte herausfordernd: »Hey, Frau, springen Sie mal in den See oder rennen Sie einen Berg rauf, bis sie nicht mehr können oder gehn Sie tanzen! Das ist überhaupt eine Idee. Heute ist Samstag. Sie tanzen doch gerne. Schnappen Sie sich den – wie heißt er doch gleich – den Gerard, und ziehn Sie ihn in eine Disco. Sie machen sich da eine Heidenarbeit mit Ihrer Schreibe. Sie schreiben im übrigen ausgezeichnet. Noch nie hab' ich von einer Patientin einen solchen Bericht gelesen. Das ist absolut phänomenal! Sie bemühen sich wirklich ehrlich, aber nach dieser Psycho-Quäl-Arie gehen Sie heute mal ein wenig aus! Das ist eine Verordnung! Ich könnt' Ihnen jetzt auch einfach Hyoscyamus 200 geben, wegen Ihres ausgeprägten Exhibitionismus. Ebenso gut könnte ich Ihnen auch Staphisagria 200 geben, denn der Voyeurismus, den Sie da mit sich selbst betreiben, ist ebenfalls beachtlich. Aber erstens glaube ich, daß das am eigentlichen Kern der Sache vorbeigeht, und zweitens bin ich überzeugt, daß die Tigerlilie noch nicht ausgeschöpft ist. Wenn Sie also einverstanden sind, bleiben wir dabei.«

»Sie sind aber ziemlich streng mit mir«, wagte ich einzuwenden.

Darauf er: »Ich hab' immer wieder festgestellt: Wenn ich zu rücksichtsvoll bin, läßt das Endergebnis zu wünschen übrig! Gehen Sie tanzen – mit wem immer sie wollen. Und wenn das, was Sie da draußen erleben, irgendwann viel aufregender wird als das, was Sie sich innerlich jemals vorstellen können, dann sind Sie über'n Berg. Ach, – noch etwas, ich hab' da eine Idee für Sie. Nehmen Sie einen Moment Platz. Schließen Sie die Augen. Stellen Sie sich vor, Sie blasen einen Luftballon auf und alles, was Sie für sich und Ihr Leben nicht mehr haben wollen, pusten Sie da hinein.«

Gehorsam folgte ich seiner Anweisung und er fuhr fort: »Jetzt verschnüren Sie ihn gut und schicken Sie ihn mit einem Stoßgebet zum Himmel. Bitten Sie Ihren Gott, er möge den Inhalt verwandeln und Ihnen die darin enthaltene Energie für andere kreative Zwecke zur Verfügung stellen.« Und lachend ergänzte er: »Wieviele solcher Ballons werden Sie für Ihre Eltern brauchen? Zwei, drei, vier oder mehr? Die Farben können Sie sich selber aussuchen.«

Verstehen Sie mich recht: Ich bewundere Sie für Ihre akribische Vorgehensweise. Ich verstehe auch, daß sie sich solange an Ihren Phantasien aufgeilen müssen, bis es Ihnen gelingt, sich selbst zu berühren. Aber heute gehen Sie zum Tanzen. Wie gesagt: Das ist eine Verordnung!«

Ich bedankte mich. Das hatte ich gebraucht. Ich fuhr erst gar nicht heim. Bereits vom Auto aus rief ich Marcella an. Der Auftrieb den ich aus der Praxis mitbrachte, reichte aus, um mir den Mut zu geben: »Hör mal, ich hab' mir heut' den ganzen Tag die Seele aus dem Leib geschrieben. Ich bin gestört wie nie zuvor und hab' das Gefühl, ich knall gleich durch. Kannst du mit sowas umgehen? Ich würd' gern mit dir tanzen gehn.«

Aus ihrer Stimme war sofort die freudige Überraschung herauszuhören: »Hey, was ist denn mit dir los? Das ist ja toll! Natürlich machen wir das. Komm her! Ich freu mich auf dich!« Na, das war doch was. Ich fuhr also zu dieser Ortschaft, wo sie wohnte und ihr Studio hatte. Marcella hatte mir den Weg gut beschrieben. Nach zwanzig Minuten war ich an Ort und Stelle. Sie hatte bereits zum Fenster hinausgesehen und kam mir entgegen. Ihre Umarmung tat mir gut. Ich kann gar nicht beschreiben wie gut. Wir machten uns sofort auf den Weg.
Nachdem wir zusammen zu Abend gegessen hatten, gingen wir zuerst ins Kino und danach in eine Disco. Dort tanzten wir wie besessen. Marcella hatte eine Art zu tanzen, die die Männer verrückt machte. Aber wir ließen niemanden an uns heran. Marcella konnte gut kontern, wenn es darum ging, sich Respekt zu verschaffen. Sollten sie doch denken, was sie wollten. Als ich irgendwann gegen Morgen zuhause ankam, dämmerte schon der Tag herauf. Ich fühlte mich so gut, wie schon lange nicht mehr und schlief sofort ein.

Sonntag, 5. August

Ich erwachte spät und es gab schon lange kein Frühstück mehr. Aber das war mir egal. Es war schon fast Mittag. An einem Kiosk kaufte ich mir etwas zu essen. Einiges davon stopfte ich in meinen kleinen Rucksack, denn am Nachmittag unternahm Gerard mit ein paar anderen aus der Clique eine kleinere Bergtour, auf die sie mich mitnahmen. Meine gute Laune hielt noch den ganzen Tag über an. Es war nicht mehr so heiß, aber es fiel auch kein Regen mehr. Gutes Wanderwetter also. Ein gemächlicher Tag. Ich habe keine besonderen Anmerkungen zu machen, bin auch, als ich das am Abend schreibe, zu faul zu weiteren Ausführungen. Nach dem Abendessen und einem kleinen Plausch mit meiner Wirtin, war ich nach oben und zu Bett gegangen. Gerade noch fiel mir ein, daß ich meine Arznei nicht genommen hatte. Also stand ich noch einmal auf und ließ ein paar Tröpfchen Tigerlilie auf meine Zunge fallen. Danach schlief ich wieder sehr schnell ein.

Masturbationsphantasien

5. August, Nacht

Erneut träumte ich, und wieder war es eine Variation des bereits bekannten Themas vom Schachspiel zwischen der Nonne und der Hure. Schon öfter hatte ich von anderen gehört, daß sie mit ihren unaufgelösten Problemen im Traum mehrere Male konfrontiert worden waren und daß der Traum da ansetzte, wo er beim letzten Mal abgebrochen war. Selbst hatte ich das bis auf das eine Mal noch nie erlebt. Jetzt wiederholte es sich. Mein Traum setzte erneut bei meinem entscheidenden Problem an: Beim Schachspiel zwischen der Nonne und der Hure:

Diese Hure in Gestalt der lederumgürteten Cynthia erwies sich auch diesmal als die absolut dominante Spielerin. Sie nahm der Nonne Stein um Stein ab, sodaß diese sich Stück für Stück aus ihren altmodischen Unterkleidern herausarbeiten mußte. Schließlich war sie derart in die Enge getrieben, daß sie fast nichts mehr am Leibe trug, worüber sie ziemlich bekümmert schien. »Du verlierst«, hörte ich mich sagen. »Ich weiß«, antwortete sie. »Ich verliere für dich«. Auf einmal weigerte sie sich weiterzuspielen. Da tauchte plötzlich die mysteriöse Gestalt einer Art Spielleiterin auf. Ihr Auftritt wirkte auf mich vor allem deshalb so geheimnisvoll, weil sie direkt aus einer geschlossenen Wand heraustrat. Ich empfand sie eher als weiblich, obwohl ihr Geschlecht undefinierbar war und weder männlich noch weiblich zu sein schien. Völlig emotionslos betrachtete sie den Verlauf des Spiels, deutete auf die Nonne und gab ihr – irgendwie wortlos – zu verstehen, daß alles noch viel schlimmer werden würde, wenn sie sich weiterhin weigerte, das Spiel fortzusetzen. Dann verschwand sie so lautlos wie sie erschienen war. Cynthias nächster Zug setzte die Nonne schachmatt. Aber diese forderte sofort Revange und nun drehte sich das Spiel um, denn vom gleichen Augenblick an begann sie – inzwischen vollkommen entblößt – zu gewinnen. Als erstes zwang sie die Hure, sich ihre weiße Flügelhaube aufzusetzen. Der sich mir nun bietende Anblick war derart grotesk, daß ich darüber in Gelächter ausbrach und von meinem eigenen Lachen erwachte.

Ich knipste das Licht an. Ein kurzer Blick auf die Uhr: Es war wieder mal gegen Vier. Schien irgendwie meine ›Zeit des Erwachens‹ zu sein. Die Deutung des Traums schien mir einfach. Wahrscheinlich will ich verlieren, um zu gewinnen, sinnierte ich in der mich umgebenden Dunkelheit vor mich hin. In der Spielleiterin glaubte ich jenen Teil von mir zu erkennen, der in weiser Vorausschau weiß, daß alles in Ordnung ist, wenn ich nur jetzt nicht schlapp machte und weiterspielte. Dieser Teil würde wohl schon dafür sorgen, daß meiner inneren Hure rechtzeitig Einhalt geboten würde. Ein Rest

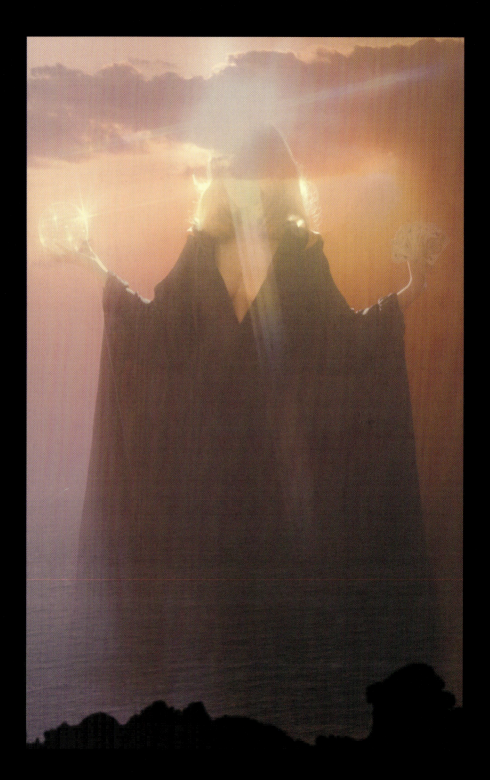

Nonne muß bleiben. Aber ein Schuß mehr Hure täte mir auch recht gut.
Und danach waren sie dann wieder nicht zu bremsen, meine von Olga so
hartnäckig inszenierten Masturbationsvisionen, in einer Mischung aus be-
wußter Sicht und halbbewußten tranceartigen Eindrücken:

Ich hatte auf diesem Stuhl Platz genommen. Cynthia und Marcella wollten,
daß ich mich ihnen frontal präsentiere. Aber das brachte ich nicht fertig.
Ich nahm also auf diesem Möbel Platz, indem ich mich verkehrt herum darauf setzte und streckte ihnen meinen Po hin. Während ich meinen linken
Arm auf die Lehne legte, versuchte ich, mir mit der rechten Hand zwischen
die Schenkel zu greifen. Aber auch dazu mußte ich dreimal gedanklich an-
setzen. Wie schon einmal, bei meinem ersten Versuch, mich selbständig
vor den beiden zu entkleiden, erlebte ich die Szene in dreifacher Wiederholung und jedesmal ein wenig anders.
»Umdrehn! Wir wollen was haben von dem Schauspiel!«
Das war wieder Cynthias fordernde Stimme. Ich stellte mir also vor, wie ich
mich erhebe und den beiden meine Vorderseite zuwende.

Auf einmal spielt sich wieder diese silbrig glänzende Schale ins Bild, die da
am Boden steht, und aufs neue kondensieren Tropfen dieser eigenartigen
Himmelsmilch aus einem Nirgendwo herein und fallen mit einem deut-
lichen »Plitsch« in das bereits vorhandene Naß. Das hat inzwischen den Boden bedeckt und füllt mittlerweile die Schale schon zu einem Drittel.

Oder wurde das alles nur ausgelöst durch das Tröpfeln von Regen, der
draußen niederfiel und sich in meine Phantasien mit einmischte? Wie ich
aus der Entfernung sehen konnte, trug diese Laura immer noch oder schon
wieder diese Augenbinde. So könnte es sich abspielen. Oder würde es mir
besser anders gefallen:

Man bugsiert mich auf den Rückenwulst eines Sofas. Ich soll mich vorn-
überbeugen. Wieder wird mir angeraten, mein Hinterteil nach oben zu
recken und mein Geschlecht mit der Hand zu suchen. Dann treten die beiden von links und rechts an diese Laura, die dort liegt, heran. Es erstaunt
mich, zu bemerken, daß ihr von den beiden nun die Pobacken sanft ausein-
andergezogen werden, wobei Marcellas Zeigefinger sich kreisend um den
ungeschützen Hintereingang bewegt. Ganz offensichtlich versucht sie sich
dort Einlaß zu verschaffen. Ich will das nicht sehen, blende es aus, und versuche eine neue Version: Wieder sehe ich dort eine Laura vor den beiden im
Sessel sitzenden Frauen stehen. Wie schon einmal hält sie die Arme hinter
ihrem Kopf verschränkt.
»Nimm einen Arm herunter! Streichle deine Achselhöhle, – jetzt die Brust!
Die andere auch! Nimm beide Hände jetzt! Berühr' sie, ja, gut so. Genieß es!
– Jetzt die Nippel!«
War es vorher hauptsächlich Cynthia gewesen, die die erste Geige gespielt

hatte, so übernahm jetzt offensichtlich Marcella immer mehr die Führung. Meinen jüngsten Schachspiel-Traum noch deutlich vor Augen, ließ ich sie nun ebenfalls unbekleidet auftreten. Das konnte zwar jene Laura, die da durch die Prüfung ging nicht sehen, denn die trug ja ihre Binde. Aber ich – von einer höheren Warte aus – ich sah es.

»Nun zum Bauch! – die Hüften entlang!«

»Und jetzt wollen wir zuschauen, wie du's dir selber besorgst. Das hast du doch sicher schon öfters gemacht?«

»Nein, hab' ich nicht!«

»Glauben wir dir nicht!« Das war wieder Cynthia.

»Willst du nun deine Scham verlieren oder nicht?«

In meiner Phantasie vernahm ich die Geräusche meiner Lust, hörte mich wimmern und lachen. Aber wie sich mir gezeigt hatte, war ich nicht soweit, selbst dafür einzustehen. Noch immer jagte mir Cynthias befehlende Stimme wohlige Schauer über den Rücken. Noch immer liebte ich es, zum Sex gezwungen zu werden. Gleichzeitig wurde mir die Relativität der Zeit bewußt. Es waren wohl nur Sekunden vergangen, oder insgesamt höchstens eine Minute seit Cynthias Aufforderung, mich selbst zu berühren. Aber welch ein aufschäumendes Gebräu aus schillernden Blasen hatte meine Phantasie in dieser kurzen Spanne Zeit gebildet. Und welche Ewigkeiten hatten in einer einzigen dieser Blasen Platz. Dabei war jedes dieser blubbernden Gebilde noch beliebig ausdehnbar. Es konnte aber auch jederzeit platzen und einer anderen Schau Platz machen. Ein indisches Relief trat vor mein inneres Auge. Ich hatte es in einer Zeitschrift gesehen. Es zeigt Gott Wishnu, der nach der Vereinigung mit seiner Göttin Lakshmi in Schlummer gesunken ist und träumt. Dabei atmet er Myriaden von Universen in Form kleiner Bläschen aus. Jedes Bläschen eine ganze Welt.

Marcella reißt mich aus meinen Betrachtungen. Ihre Stimme klingt liebevoll: »Willst Du Dich nicht freiwillig hingeben, Schätzlein? Sag doch dem Masochismus Lebewohl! Es ist so schön, sich schmelzen zu lassen. Begib Dich einfach in unsere Arme und laß geschehen, was geschehen soll, – laß dich doch ›gesundlieben‹, Hmm?«

Ich bin verwirrt. Sollte es so einfach sein? Da hatte man mich etwas anderes glauben gemacht.

»Aber sie ist ja nicht krank«, mischte sich Cynthia ein. »Sie hat nur etwas in ihrer Vergangenheit zu regeln. Das geht nicht so schnell!«

Ich muß wohl genau durch das hindurch, was diese Laura vermeiden will, schoß es mir durch den Kopf. Vorher wird sich meine Verklemmung kaum verabschieden.

»Du siehst: Sie kommt zu keinem Entschluß. Sie muß ihre Phantasien jetzt ausleben. Wenn sie es zur Genüge gekostet hat, wird es abfallen von ihr, wie Laub von Bäumen, die den Sommer ausgekostet haben.«

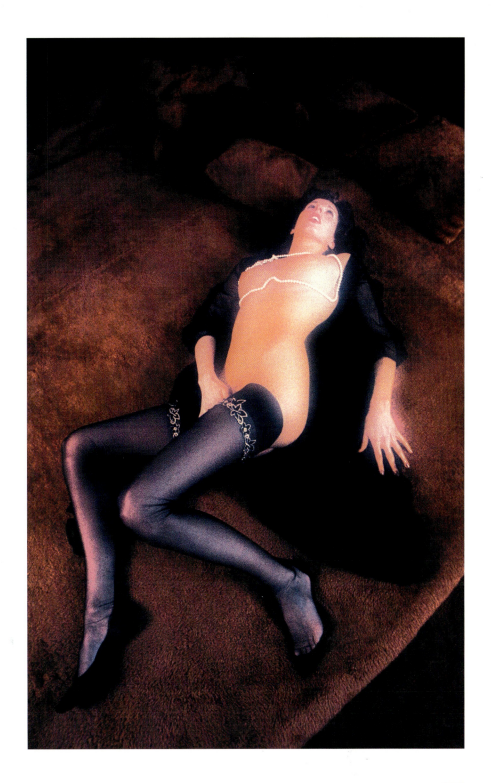

Faszination Fessel

Die beiden hatten natürlich Recht. Offenbar brauchte ich es tatsächlich so. Also stellte ich mir vor, wie die um Lauras Unterarme verknotete Bluse nun gänzlich entfernt wurde. Dann ließ ich sie fühlen, wie man ihr stattdessen etwas um die Handgelenke schnallte. Von innen fühlte es sich weich an. Aber insgesamt schienen diese Manschetten ziemlich fest zu sein. Auf jeden Fall gaben sie den Gelenken Halt. Dann wurden ihre Arme angehoben und Karabiner klinkten in offensichtlich dafür vorgesehene Ringe ein. Ich glaube fast, sie müßte dankbar sein für diese Straffung ihres Körpers, nachdem ihre Arme ausgespannt und hochgezogen waren. Mit den Händen wollte ich sie die nach oben strebenden Seile erfühlen lassen, an denen sie sich zusätzlich festhalten konnte.

»Also gut. Dann mußt du eben da durch«, meinte Marcella und Cynthia ergänzte: »Doch ein wenig äußerer Halt also?! Es braucht schon einiges an persönlicher Haltung, um sich völlig haltlos zu gebärden? Findest du nicht? Oder wo ist sie jetzt, diese deine Haltung?!«

Obwohl Laura nichts sehen konnte, hinter ihrer Augenbinde, glaubte sie regelrecht zu erspüren, wie Cynthia genüßlich ihre Lippen schürzte, als sie ihr mit ihren Händen über Arme und Achselmulden strich, sie da ein wenig kraulte und dort kitzelte. Dann ließ ich sie fühlen, wie Marcella sie zärtlich auf Schultern und Hals küßte, bevor sie sich gemeinsam mit Cynthia daran machte, ihre zwanghaft zusammengepreßten Schenkel zu öffnen.

Krampfhafte Bemühung, sie geschlossen zu halten, um das Zentrum meiner Weiblichkeit nicht preiszugeben ... für kurze Zeit gelang es ... die Beine übereinandergestellt, ... die Füße verschränkt.

»Wirst du dich wohl hier öffnen!« Ich hörte wie Cynthia schelmisch lachte. Ihre Hände gruben sich eine Schneise zwischen meinen Schenkeln, suchten sie aufzuspreizen. Noch konnte ich mich behaupten. »Verschlossen wie eine Meeresmuschel! Du widerspenstiges Stück du! Wieder lachte sie: »Das ist wohl dein ganz besonderes Spiel?«

Dann bekam ich völlig überraschend einen ordentlichen Klaps auf meinen Hintern, war dadurch für einen Augenblick abgelenkt und löste die Klammer. Ich hörte, wie ich einen halb erstickten Schrei ausstieß, woraufhin ich wieder Cynthias Stimme vernahm: »Tatsächlich! – So willst du's also haben.« Cynthia hatte meine Beine an den Fußgelenken gepackt und stemmte sie auseinander. Nun hatte ich keine Chance mehr. Mit vereinten Kräften zwangen die beiden mich, nachzugeben. Du willst es wirklich wissen!«

Dann wurden mir die Manschetten auch um meine Fesseln gelegt. Hat man diese Stellen an den Beinen so benannt, weil sie sich zur Fesselung anbieten? Bevor ich dieser Frage weiter nachgehen konnte, war ich auch hier gebunden und im Schritt gespreizt bis zur Grenze des Erträglichen.

»Was fühlst du, wenn du uns so ausgeliefert bist?«

»Es ist mir peinlich!«

»Ach, peinlich! Ziehst du nicht auch ein wenig Lust aus dieser Pein?! Wo endet die Pein, wo beginnt das Vergnügen? Ich glaube, die Übergänge sind da recht fließend, oder wie siehst du das?«, fragte mich Cynthia.

»Die Pein ist in nur deinem Kopf. In jedem Augenblick ist es deine Entscheidung, wie du die Situation empfinden willst. Tatsache ist nur: Du bist hier. Du bist nackt. Du bist angebunden und du hast uns Vollmacht gegeben, mit dir nach unserem Willen zu verfahren. Wir halten deinen Körper mit Stricken zurück, damit du dich nicht länger gegen deine Lust wehren kannst. Das ist alles! Wobei du selbstverständlich immer noch Einspruch erheben und den Raum verlassen kannst, wenn du das wünscht.«

Aber das wollte ich ja gar nicht. Wie mir schon vorher aufgefallen war, genoß ich dieses Täter-Opfer-Spiel. Sorgfältig beobachtete ich meine Gefühle. Ich hatte mir ausbedungen, in dieser Stellung nur äußerst zart und einfühlsam berührt zu werden. Wie ich an meinen Gedanken und meiner Sprache bemerkte, hatte ich die Entfernung soeben wieder weggenommen und konfrontierte mich selbst mit den Gefühlen jener von mir in den nächtlichen Raum projizierten Laura.

Nun fühlte ich, wie die beiden sich ein ein wenig zurückzogen und mich aus einem gewissen Abstand genüßlich betrachteten. Aus dem Knirschen von Leder, das ich zu vernehmen glaubte, schloß ich, daß sich Cynthia in einen Sessel vor mir gesetzt hatte, während Marcella wohl auf der Lehne desselben Platz genommen hatte.

Die Situation entlockte mir einen Seufzer. Ich erinnerte mich einer Stelle in EVE ENSLERS *Vagina-Monologen,* wo davon die Rede ist, daß ein Stöhnen dann entsteht, wenn erotische Spannung in die Höhe getrieben wird, weil du nicht gleich bekommst, was du dir wünscht. Es hat also etwas mit der künstlichen Verzögerung lustvoller Erfüllung zu tun. Und als ob Cynthia meine Gedanken erraten hätte, hörte ich sie sagen: »Auch in der Erwartung dessen, was kommt, liegt Pein. Deshalb wollen wir dich noch ein wenig auf die Folter spannen.«

Mir fiel plötzlich auf, daß die Stellung, in die ich mich da hatte bringen lassen, der Stellung der Hagal-Rune der Kelten und Germanen entsprach. Der Sechsstern. Schneeflocken bilden sich so. Hag-All, das ist das dich umhegende All. Wer sich freiwillig so hinstellt und sein Innerstes anruft, dem öffnen sich die Schleusen der Energie und kosmische Kräfte strömen in ihn ein. Der Körper bildet dabei die eine Achse, die zwei anderen werden durch die Diagonale von Armen und Beinen gebildet. Das Zentrum liegt im Schoß. Laß mich also versuchen zu erfühlen, wie diese Stellung mich wieder in Kontakt bringt mit der ursprünglichen Kraft des Alls. – Ich bin ausgeschlossen von diesem Wissen, dachte ich. Aber ein sehr alter Teil von mir sehnte sich danach, es wieder zu erfahren.

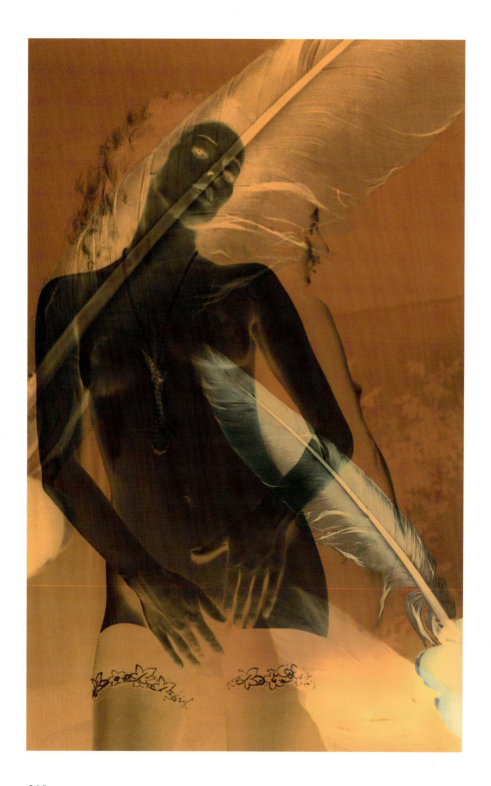

Die beiden schienen sich nun wieder aus dem Sessel zu erheben und näherten sich mir. Sie hielten jetzt so etwas wie Straußen – oder Pfauenfedern in Händen. Bedächtig begannen sie damit, meinen Körper zu betupfen und zu bestreichen. Als mir das zuviel wurde, ging ich gedanklich schnell wieder in Distanz. Nach kurzer Pause nahm ich erneut Anlauf.

Die von mir in ihren inneren Film geschickte Laura versuchte sich dabei auf das flackernde und knisternde Kaminfeuer zu konzentrieren, aber es dauerte in der Tat nicht lange und ich stellte mir vor, daß sie sich nicht mehr in der Gewalt haben könnte. Eine erste Ahnung überfiel mich, daß dieser zarte Kitzel, diese fortgesetzte Zärtlichkeit, auf Dauer zur Tortur wird.

Da! … Ein wenig wand sie sich bereits in ihren Fesseln. Wieder hörte ich mich seufzen und stellte dabei fest, daß ich mich auch in meinem Bett hin- und herwälzte.
Jetzt drückt sich Cynthia an mich und unser beider Brüste berühren sich. Sie könnte also wahr werden, meine Vision. Neue Schauer durchrieseln mich. Hitze und Kälte wechseln einander ab. Da ist es, das bisher unerlaubte und doch ersehnte Gefühl: Zwei Brüste küssen die meinen. Und schon ertappe ich mich bei der nächsten unanständigen Vorstellung: Was würde erst geschehen, wenn Cynthia sich mit ihrem Geschlecht gegen das meine drängte …
Jetzt ist es wieder eine heiße Woge, die mir von oben nach unten durch den Leib schießt und meine Aufmerksamkeit in meinen Schoß zieht. »Ich genieße es«. Olgas zartes Stimmchen hörte sich auf einmal gar nicht mehr so schüchtern an.
Wenn nun eine Hand … Gedankenübertragung … da war sie schon, befühlte genüßlich den äußeren Wulst der allein noch den Eingang zu meiner pochenden Vagina schützte. … Wie peinlich, … oder genoß ich wiederum diese Pein?
Von hinten fuhr mir Marcellas Hand unter den Schenkeln durch und befühlte mein Höschen. Oder war das jetzt womöglich meine eigene Hand?

Wieder schob sich eine Flut von Bildern aus meiner Kinder- und Jugendzeit nach oben. Das verzerrte Gesicht meiner Mutter. Das ernste und harte Gesicht meines Vaters, mal schemenhaft verschwommen, dann wieder klar, – aufgerissene Münder … Schimpfworte … unverständlich. Dann dieses »Tu dies nicht, tu das nicht.«

Ich spürte, wie sich an meinen Hüften Finger unter den Rand meines Höschens schoben und dieses langsam über meine Pobacken zogen, soweit die Stellung meiner gespreizten Schenkel das zuließ. Nun glaubte ich zu hören, wie Cynthia sich entfernte, um irgend etwas zu holen. Ich wußte schon, was ich sie holen lassen wollte. Aber jene Laura dort auf meiner inneren Leinwand, ließ ich natürlich darüber im Unklaren. Sie sollte ruhig noch ein wenig bibbern. Immer wenn es mir zu brenzlig wurde, schlüpfte ich schnell wieder in meine übergeordnete Beobachterrolle. Aus dieser Position folgte ich nun Marcellas sich entfernenden Beinen, sah, wie sie am Kaminfeuer vorbei ging, im Dämmer des Raumes untertauchte und anschließend daraus wieder hervorkam. Auf einmal hatte sie in meiner Vorstellung gar nichts Nonnenhaftes mehr an sich. Ich ließ sie sogar hohe Schuhe tragen und versuchte mich in die Vorstellungswelt von Männern und Frauen einzufühlen, die so etwas aufreizend finden. Ich hörte das Klacken ihrer Absätze auf den eichenen Bohlen. Dann richtete ich meine Aufmerksamkeit auf ihre Hände. Vorerst ließ ich sie ein paar weitere, der im Raum verteilten Kerzen auf den langstieligen Kandelabern entzünden. Jetzt blicke ich auf Cynthias andere Hand und entdecke, was ich mir gedanklich kreiert habe: eine Schere, und jetzt …, jetzt lasse ich Laura dieses blanke, kalte Etwas an ihrem Schenkel fühlen. Bevor ihr klar wurde, was all die Geräusche zu bedeuten hatten, war's schon geschehen … Ihr letzter – im wahrsten Sinn des Wortes nunmehr »überflüssiger« – Schutz war dahin … Aber was hatte sie anderes erwartet! So und nicht anders wollte sie es, – wollte ich es – ja haben. Ein Schnippen, einmal … zweimal … der Slip ist durchtrennt und wird ihr mit einer einzigen heftigen Gebärde vom Leib gerissen.

Völlig ohne mein willentliches Zutun und ohne, daß ich es sogleich bemerkt hätte, war mein Unterleib in rhythmische Bewegung geraten. Olga jubelte: »Keine Taubheit, keine Gefühllosigkeit mehr.«
»Mein Gott, bist du geil! Gib's endlich zu! Wir wollen es aus Deinem Mund hören! Sag es!« forderte Cynthia.

Aber sofort druckste diese Laura wieder herum. Erneut bekommt sie einen gehörigen Klaps auf ihren Hintern.
»Ja, ich bin ein … ein … ein geiles Mädchen.«
»So ist's recht. Aber du bist kein Mädchen mehr. Du bist eine voll erblühte Frau. Also noch einmal!«
»Ich bin eine – geile Frau.«
»Du bist eine lüsterne, geile Frau!«
»Ich bin eine lüsterne, geile Frau.«
»Und warum bist du so lüstern?«
»Weil ich's nie sein durfte. Weil mir Lust verboten war, verdammt nochmal!«

Cynthia war eine ebenso strenge wie geduldige Lehrmeisterin. Aber ich hatte es auch bitter nötig, mich auf diese neue Art und Weise kennenzulernen. All meiner schützenden Umhüllungen beraubt, wäre es für die beiden nun ein Leichtes gewesen, mein Geschlecht noch tiefer zu erforschen. Stattdessen wurde ich wieder mit Federn traktiert. Abwechselnd glitten sie über Brüste, Schenkel, Bauch und Scham, dieser plötzlich wieder so seltsam von mir entfernten Laura.

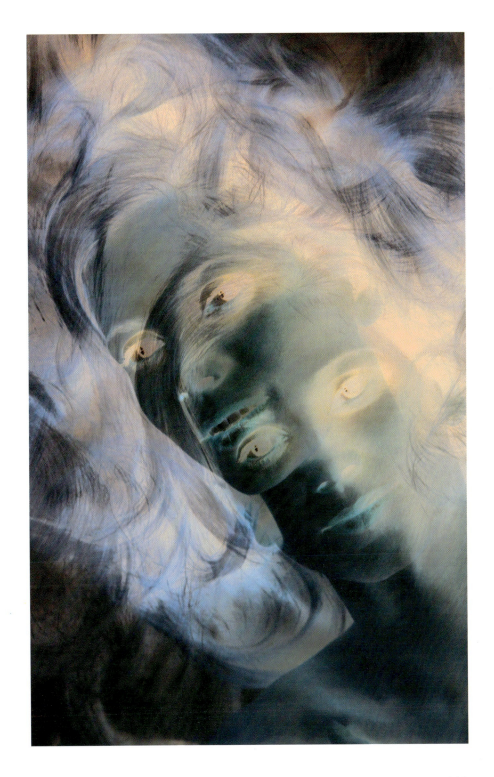

Wieder wurde mir klar, daß ich ständig dabei war, zwischen reiner Beobachtung von einer höheren Warte aus, und meiner gefühlsmäßigen Selbstbeteiligung, hin- und herzuspringen. Sollte ich es wagen, die Trennung ganz aufzuheben und versuchsweise etwas länger nun in diese Laura hineinzuschlüpfen, die dort auf der von mir entworfenen Leinwand stellvertretend für mich agierte? Sollte ich es mir gestatten, noch intensiver selbst zu fühlen, was ich sie fühlen ließ? Ich könnte es ja jederzeit rückgängig machen, wenn es mir zuviel würde. Das hatte bisher gut funktioniert. Wenn ich jetzt weiterkommen will, muß ich es versuchen, auch wenn das meinen Gewissenskonflikt noch mehr anschüren würde. Also gut. Ich tue es.

Nun ist es also keine voyeuristische Schau mehr. Ich bin drin. Ich bin es selbst. Was nun geschieht, geschieht mir. Aber wie ist das, wenn ich mir vorstelle, nicht sehen zu können, wegen der Augenbinde die ich mir anlegen ließ, und trotzdem das Geschehen innerlich zu lenken? Ganz offensichtlich gibt es einen Teil in mir, der sehen und sich gleichzeitig vorstellen kann, daß er nicht sieht. Ganz schön abgefahren! Bin ich jetzt total verrückt oder sehe ich nur etwas klarer als vorher?

Schon jetzt sehnte sich meine überreizte Haut nach groberer Behandlung. Allein, diese blieb aus und ich wagte nicht danach zu fragen – noch nicht. Stattdessen fühle ich ihre Zungen in meinen Ohren, an den Außenseiten meiner Arme, Zungen in meinen Achselmulden, an meinen Brüsten, meiner Taille, der Wirbelsäule, den Hüften, der Pofalte, die sich sofort ängstlich zusammenzieht, Zungen an der zarten Mulde zwischen den Schenkeln und meiner Scham. Sie sind überall. Es sind dieselben Zungen, die aus den roten Blütenkelchen hervorzüngelten in meinem Traum vom Mohnblumenkleid. Der Traum hatte nur vorweggenommen, was ich mir soeben selbst kreierte. Mir fiel übrigens auf, daß ich nicht mehr fror. Seit dieser letzten Medizin war es vorbei mit meinem Gefühl innerer Hitze und äußerem Frösteln. Aber gleich einem glühenden Ball fuhr mir wiederum die Röte ins Gesicht.
Das selbstinszenierte Gewitter war wieder etwas näher gekommen. Erneut hatte ich den Eindruck von Blitzen, die den Saal erleuchten. Dann ein Donnerschlag. Und wieder flüsterten die beiden miteinander. Sekunden geladen mit Ewigkeit. Sekunden voller Bangen. Sekunden, während denen ich mit fliegenden Pulsen in meinen Fesseln hing.
Olga schaltete sich jetzt ein. »Du mußt die beiden bitten. Du mußt jetzt sagen, wie du's haben willst. Allmählich machst du mich echt ungeduldig. Außerdem bin ich beleidigt. Ich tu hier alles, um uns endlich in Fahrt zu bringen und du hast mich noch nicht einmal angesehen. Noch nie hast du mich wirklich eingehend betrachtet. Kauf dir mal einen Spiegel! Für dich tust du natürlich alles! Du kaufst dir Make up, Kosmetik und teure Parfums, machst dich schön, pflegst dein Gesicht, gehst zum Friseur! Und ich? Was tust du für mich? Wie seh' ich aus! Zottelig wie Pan. Schau mich endlich an und kümmere dich auch mal um mich!«

Da erkannte ich, daß ich mir diese fast völlige Entblößung meiner Scham, die mich schon bei Marcella auf der Insel beim Baden so sehr fasziniert hatte, selbst wünschte. Für kurze Zeit glitt ich gedanklich in mein Bett zurück. Ich war jetzt derart angeheizt, daß ich überlegte, ob ich aufstehen, ins Bad gehen und mir das selbst machen sollte. Außerdem hatte ich mir Olga tatsächlich noch nie so richtig angesehen. Diese Vorstellung erzeugte mir sofort heftiges Herzklopfen. Ich knipste das Licht an und sah auf die Uhr. Wieder war es nachts um 4 Uhr. Dann fiel mir ein, daß ich keinen größeren Handspiegel dabei hatte und einen solchen würde ich wohl brauchen. Also löschte ich das Licht wieder und gab mich erneut meinen Phantasien hin.

Die beiden ließen mich nun wissen, ich solle auf der Stelle mein Hirngeschwätz zur Ruhe bringen. Ich dürfe allerdings meine Empfindungen frei äußern und nach Herzenslust jammern, schreien, stöhnen, seufzen, wimmern. Niemand würde mich hören. Wie sollte das auch sein, in dieser Abgeschiedenheit und beim Tosen des sich entladenden Gewitters da draußen. Also ließ ich den hoch aufschäumenden Gefühlen ihren Lauf.

Nachdem an Schlaf sowieso nicht zu denken war, spann ich weitere Fäden an dem Netz, in dem ich mich da selbst verfangen hatte:

Jetzt ließ ich Cynthia und Marcella zwei große Spiegel heranrollen, wie man sie von Kaufhäusern her kennt. »Ich glaube es ist an der Zeit, daß Du den nackten Tatsachen mal ins Gesicht blickst.« Ich entschied mich dafür, mir die Augenbinde nun abnehmen zu lassen.
»Sieh Dich an!«
Noch wich mein Blick zur Seite aus oder wanderte zu Boden.
Es dauerte eine Zeit lang, bis ich fähig war, mir ohne Scheu im Spiegel zu begegnen. Inzwischen traktierten mich die beiden wieder mit Federn und fuhren mir direkt zwischen meine aufgespreizte Scham damit. Olga fand's gut, aber ich war jetzt wirklich »außer mir«. Plötzlich sah ich mir innerlich wieder von außen zu, aber auf eine neue Art und Weise: Ich nahm wahr, wie ich bat, ja flehte, man möge mich kratzen, beißen, schlagen, um den Brand meiner Haut zu lindern, den diese beständige Sanftheit der Berührung entfacht hatte. Glaubte ich denn, man könne die alten Denkmuster aus mir mit Schlägen herausdreschen? Der Reiz war schrill geworden wie Brunstschreie bunter Vögel in den Gärten der Lüste. Ich verstand der Hexen Vollmondriten, die rauschhaften Exzesse und ihre Lust zu fliegen und, – ich verstand sogar die Lust derer, die sie quälten und verbrannten.
Noch immer vermieden die beiden es, meine Muschel mit ihren Händen zu öffnen. Zunächst wurde nur die kleine fleischige Perle aus ihrem feuchten Versteck gelockt und mit einfühlsamen Fingern betupft. Nun machte Cynthia also wahr, was sie mir angedroht hatte. Stärker und stärker angeregt, geriet dieser wundersame Moppel in eine immer schnellere Spirale der Erregung und hiervon angefeuert, entwarf mein Geist noch ausschweifendere

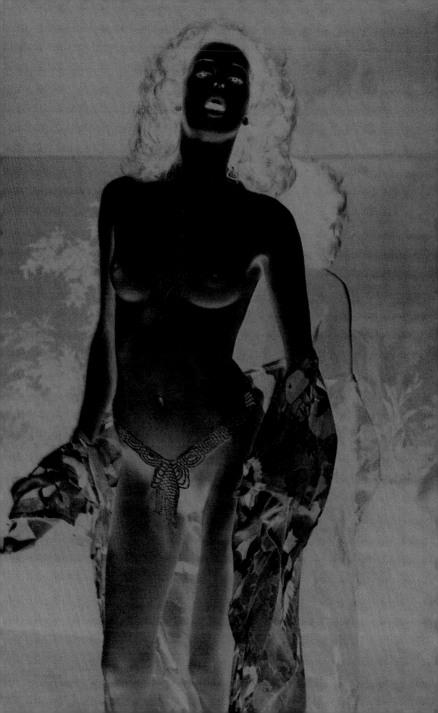

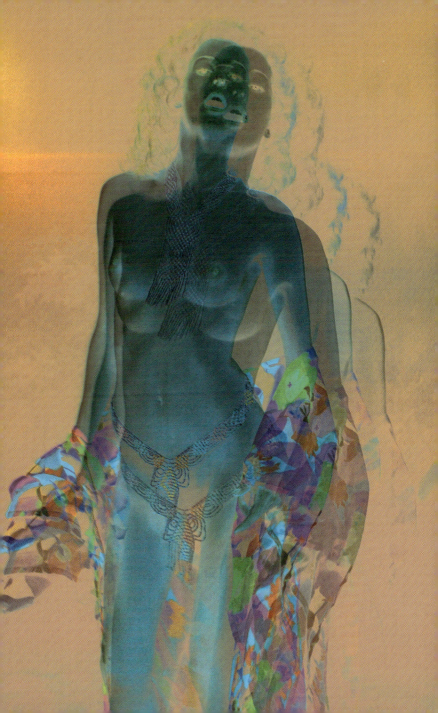

Gemälde auf der Leinwand meiner Einbildung. Immer greller wurden die Farben meiner Visionen. Dieses »Aufgerissenwerden«: War es nicht wie ein Aufschrei der Seele mit dem Wunsch, die aufgewühlte Energie nach außen in das Universum zu verströmen? War es nicht das unbewußte Verlangen nach Verschmelzung mit der ganzen übrigen Welt? Ich konnte es nicht länger vermeiden. Ich mußte stöhnen. Keine Einwände durch störende Stimmen zu diesem Zeitpunkt. Der Energieschub war einfach zu stark.

Und da kam ich zum ersten Mal an jenen Punkt ohne Wiederkehr, von dem ich schon so oft gehört hatte. Ich explodierte in etwas hinein, für das ich keine Worte finde. »Klitoraler Orgasmus«, so nennt man das, glaube ich, in der Fachsprache. Das heißt, ich nehme an, daß das, was ich da fühlte, dieser Formulierung gerecht wird. Ich konnte ja nie mitreden, wenn andere aus meinem kleinen Freundeskreis von solchen Dingen sprachen. Deswegen hatte ich mich immer nur hinter der Maske der geheimnisvollen Unnahbaren versteckt, wenn innerhalb meiner näheren Umgebung das Gespräch auf dieses Thema kam. Auf alle Fälle fühlte ich, daß das hier erst der Anfang war. Da war noch mehr. Viel mehr.

Noch einmal führte ich ein ernsthaftes Gespräch mit meiner Mutter, – soweit man in der Situation in der ich mich befand, überhaupt ernsthaft sein kann. Aber jetzt war ich endlich fähig, ihr länger ins Gesicht zu sehen. Indem ich ihrem vorwurfsvollen Blick standhielt, hörte ich mich sagen: »Mamma, ich liebe dich immer noch und ich danke dir dafür, daß ich durch dich in dieses Leben treten durfte, auch wenn es manchmal nicht gerade einfach ist, aber was ich hier mit meinem Körper treibe, geht dich nichts an. Hör' also auf, dich ständig einzumischen, und geh deinen eigenen Weg in Frieden.«

Ich erinnerte mich dabei der Worte von RABA, der immer dafür plädierte, auf irgendeine Weise Versöhnung herzustellen und wenn es auch nur in Gedanken war. In einem der Seminare waren wir darauf gekommen, daß immer, und im Leben eines jeden, irgendetwas nach Vergebung und Versöhnung schreit. Wir alle sollten, jeder mit seinen eigenen Worten, verzeihen, damit, was die eigene Seele vergiftet, verabschiedet werden kann. Das sollten wir tun, jeden Tag, und wenn es auch nur für Minuten ist, ein Ritual daraus machen, eine Kerze aufstellen, das Bild dessen, um den es geht heraufbeschwören, ihn freisprechen, sich vor dem unsterblichen Teil in ihm verbeugen und sich dann verabschieden. Wer es fertigbringt, sollte sogar darüber hinaus versuchen, sich zu bedanken für die Erfahrung die er machen durfte, auch wenn sie noch so schmerzhaft war. Er sollte sich darüber klar werden, daß er das, was ihm geschehen ist, nicht zufällig erlebt hat. Für viele eine sehr schwere, für manche eine unlösbare Übung. Auch ich war damals nicht damit zurecht gekommen.

Diesmal hatte ich das Gefühl, es etwas besser hingekriegt zu haben, und nun war mir ein wenig wohler. Mit einem leicht schmollenden Ausdruck im Gesicht, begann sich das Bild der Mutter aufzulösen. Ich mußte daran denken, daß sie es immerhin fertiggebracht hatte, mich von diesem Vater loszueisen, indem sie dafür sorgte, daß ich ins Internat kam.

Ganz allmählich konnte ich besser und besser genießen, was ich mir da gedanklich kreiert hatte. Und ich wußte, daß ich es auch in Zukunft nicht mehr missen wollte. In Gedanken überlegte ich bereits, wie würde ich es Rainer beibringen, daß ich von nun an vielleicht hin und wieder auch mit einer Frau ... Daß sich das alles nur in meiner Phantasie abspielte, war mir schon gar nicht mehr so recht bewußt, denn danach war ich endlich eingeschlafen. Aber wieder hatte ich einen Traum. Es war schon gegen Morgen und ich wurde von ihm geweckt:

Ich schenkte Marcella einen schlichten Ring aus grünem Jade. Plötzlich bemerkte ich, daß ich mich in einem frisch überzogenen Hotelbett befand. Marcella schien so etwas wie ein Zimmermädchen in diesem Hotel zu sein. Dann stellte ich fest, daß mir mein eigener Ring auf eine geheimnisvolle Weise abhanden gekommen war. Das beunruhigte mich und ich begann ihn in Gedanken zu suchen. Gleichzeitig wollte ich, daß sich Marcella zu mir legt. Aber wir fühlten uns beide von Rainer beobachtet, der neben dem Bett stand. Marcella sagte, ich müsse jetzt aufstehen, weil das Bett ganz frisch bezogen sei für einen Hotelgast.

Nachdem ich ganz wach war, blieb ich noch ein wenig liegen und versuchte einen Sinn aus diesen Bildern herauszulesen. Ganz offensichtlich suchte ich Marcellas Nähe und wollte mit ihr eine nähere Verbindung eingehen, deshalb der Ring. Das grüne Jade brachte ich in Zusammenhang mit ihren grünen Augen. Auch ist es für mich eine sehr beruhigende Farbe, in der ich geradezu versinken kann. Ich mußte dabei an das Meer in den Korallenriffen der Südsee denken, das auch diese milchgrüne Farbe hat. Aber ich fühlte mich innerlich beobachtet und zensiert von Rainer. Außerdem hatte ich offensichtlich Angst, mich zu verlieren, was meine Seele mir durch die Chiffre meines eigenen verlorenen Rings zu zeigen versuchte. Das Hotelbett sollte wohl bedeuten, daß ich mir – zumindest gegenwärtig – nicht erlauben würde, eine dauerhafte Beziehung einzugehen, aus Angst vor zuviel Nähe. Außerdem war Marcellas Bett ja auch noch für andere »Hotelgäste« da, weshalb sie mir zu verstehen gab, daß ich wieder aufstehen müsse.
Ihr Satz fiel mir ein: *»Ich mag schöne Menschen.«*

Trotzdem verspürte ich den unbedingten Wunsch ihr jetzt nahe zu sein und beschloß, sie anzurufen. Zunächst aber begab ich mich unter die Dusche. Als ich dabei war mich einzuseifen, wurde ich überfallen von den Vorstellungen, wie mein Vater mich immer eingeseift und überall berührt hatte und auf einmal hatte ich wieder diesen entsetzlichen Krampf im After und konnte kaum noch stehen. Mir blieb die Luft weg von dieser inneren Zusammenschnürung und als ich mich für einen Augenblick im Spiegel erblickte, war ich kalkweiß im Gesicht. Ganz schnell mußte ich mich abtrocknen. Dann fiel ich stöhnend vor Schmerzen auf mein Bett. Deutlich glaubte ich zu spüren, wie sein fordernder Finger sich einen Weg in meinen hinteren Ausgang bahnte. Dabei vermeinte ich seine Stimme zu hören, die mir zu erklären versuchte, daß es besonders wichtig sei, daß man sich hier ganz sauber zu halten habe und daß deshalb dieser Eingang gedehnt werden müsse. Für mich war diese Stelle in meinem Körper ein Ausgang. Für ihn offenbar ein Eingang. So jedenfalls hörte ich ihn jetzt innerlich. Ich hatte das nur gut verdrängt gehabt. Jetzt weinte ich Tränen gemischt aus Schmerz, Wut und dem Gefühl der eigenen Machtlosigkeit und Unterlegenheit.

Nachdem der schneidende Schmerz allmählich nachließ, stand ich wieder auf und machte mich fertig. Als erstes rief ich in der Praxis an, denn ich wollte diese wichtige Erkenntnis unbedingt loswerden. Ich konnte aber erst in drei Stunden kommen. Also benutzte ich die Gelegenheit, um in der Zwischenzeit zu frühstücken und meine Eindrücke der letzten Nacht zu Papier zu bringen, bzw. meinem Laptop anzuvertrauen.

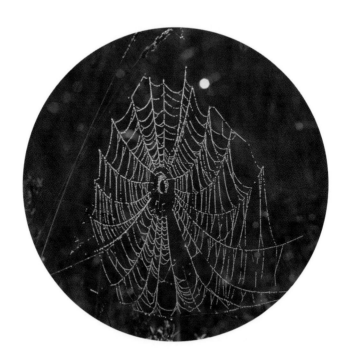

PETER RABA

Papaver somniferum — der Schlafmohn

Urmilch der Alleinigkeit

Verständlicherweise war Laura wieder sehr verstört, als sie mich aufsuchte. Dieser Analschmerz mußte ernst genommen werden und war absolut vorrangig zu behandeln. Er rückte bei der Hierarchisierung der Symptomatik plötzlich ganz weit nach vorne. Offenbar würde keine wesentliche Weiterentwicklung stattfinden können, bevor dieses Trauma nicht beseitigt wäre und das würde nicht gerade einfach sein.

Vorerst schien mir jedenfalls ein Zwischenmittel angezeigt und das mußte zum ersten den Bezug zu dieser spezifischen Schmerzqualität im rektalen Bereich haben, und zum zweiten der Forderung nach einer exzellenten Schockarznei genügen.

Das KENT'sche Repertorium weist diesbezüglich verschiedene Rubriken auf. Zunächst fiel mein Blick auf die Spalte: RECTUM/*Anus, als ob ein Pflock herausdrücke*. Neben dem zweiwertigen Croton tiglium – *dem sogenannten Purgierbaum, einem ostindischen Wolfsmilchgewächs,* waren hier auch noch das zweiwertige Lachesis, sowie Sepia – *der Tintenfisch* und Silicea – *der Quarz oder reine Feuerstein* verzeichnet. Lilium tigrinum fand sich immerhin noch einwertig und das war wohl auch der Grund dafür, warum dieses Symptom sich jetzt erneut in den Vordergrund gedrängt hatte. Es ist ja so, daß keine potenzierte Arznei irgendetwas zum Vorschein bringt, was nicht latent in einem Menschen schlummert und nach Heilung verlangt.

Die in der betreffenden Kolonne angeführten Mittel waren – vielleicht mit Ausnahme von Lachesis und Silicea, welche zumindest in der SCHRECK-Rubrik verzeichnet sind – nicht so recht nach meinem Geschmack. Man bekommt ja mit den Jahren und fortschreitender Erfahrung auch ein Gespür, so eine Art sechsten Sinn, für derlei Dinge und ahnt, daß »es das nicht so ganz sein kann«.

Also suchte ich weiter und glaubte in der Zeile *Zusammenschnüren, spasmodisch,* fündig geworden zu sein. Hier finden sich – die einwertigen mit eingeschlossen – zwar immer noch insgesamt 15 Mittel, aber diese Rubrik war schon sehr viel eher nach meinem Geschmack, denn hier leuchtete mir auf Anhieb ein Heilstoff entgegen, der mir das instinktive Gefühl gab, richtig zu liegen. Die drei- und zweiwertigen Mittel dieser Spalte sind die folgenden:

Mittel im 3. Grad	Mittel im 2. Grad
Nitricum acidum* – *die Salpetersäure*	Hamamelis – *der virginische Zauberstrauch*
Nux vomica* – *die Brechnuß* Opium* – *der Schlafmohn* Plumbum* – *das Metall Blei*	Hippomanes – *die Allantoishaut des Pferdeembryo* Lachesis – *die Grubenotter* Lycopodium – *der Bärlapp* Phosphor – *der gelbe Phosphor*

Die hier auftauchende Salpetersäure ist wohl jene Arznei, die am meisten Haß und Unversöhnlichkeit mit Menschen, die beleidigt haben, beeinhaltet. Interessant ist in diesem Zusammenhang auch Hippomanes. Dieses nur selten zum Einsatz gelangende Mittel wird aus den weißlich bis grünlichen Absonderungen der Fruchtblase innerhalb des Fruchtwassers des Pferdeembryos gewonnen, welche trituriert und anschließend potenziert werden. Es kann versuchsweise eingesetzt werden, wenn ein menschlicher Embryo gewaltsam per Kaiserschnitt von seiner Mutter getrennt wurde und seither eine Neigung zu Krampfanfällen besteht.[53]

Wie weitgehend bekannt ist, übernimmt ein Fötus während der Schwangerschaft die Emotionen der Mutter. Sind diese leidvoll (z.B. weil sich der Vater abgesetzt hat), dann kann das dazu führen, daß sich das Kind auf ewig verpflichtet fühlt, seiner Mutter zu helfen. Kommt es als Junge auf die Welt, kann sich dieser womöglich sogar dafür verantwortlich fühlen, der Mutter den Vater zu ersetzen. Hippomanes wurde von den alten Griechen als Aphrodisiakum benutzt. Leitsymptome: Ziehender Schmerz in den Hoden mit vermehrter Libido und Entzündung der Prostata, mit dem Gefühl, eine Schwellung würde den Harnfluß verhindern. Großes Verlangen zu reisen (Ähnlich Tuberculinum), eisige Kälte im Magen, Verstauchungs- und Lähmungsgefühl im Handgelenk (ähnlich Ruta und Causticum), mit Schwäche der Hand- und Fußgelenke. Hinfälligkeit und Schwäche nach zu schnellem Wachstum in der Kindheit (ähnlich Phosphoricum acidum). Von seiner Signatur her also der Idee einer »Schutzhülle« oder »psychischen Fruchtwasserblase« nahekommend.

Das ist zweifellos ein äußerst interessanter Heilstoff. Deswegen diese kurze Exkursion in etwas andere Gefilde. Aber auch diese Arznei war hier nicht unbedingt gefragt.

Was aber sofort Sinn machte, war Opium, mit botanischem Namen Papaver somniferum – *der Schlafmohn.* Dazu muß – vor allem für den homöopathischen Laien und Ersteinsteiger in die Homöopathie – einiges zum besseren Verständnis gesagt werden:

---

[53] Gemäß einer Aussage von ANTONIE PEPPLER in einem Seminar.

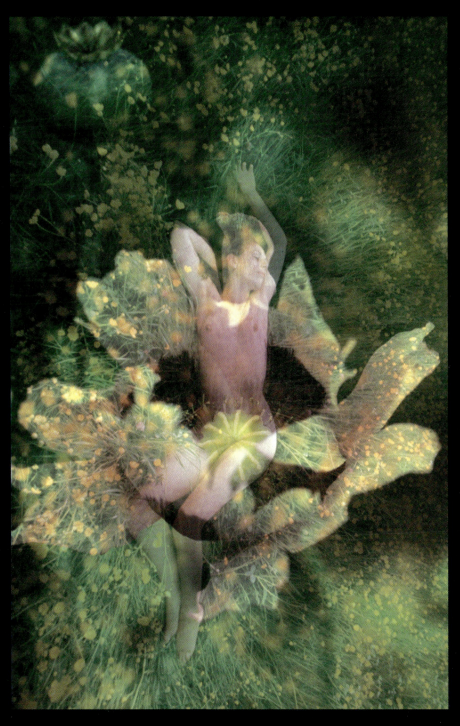

Papaver Somniferum

Dieser Stoff kann in seiner potenzierten Form deshalb bei anhaltenden Schock-zuständen oft mit Erfolg eingesetzt werden, weil er in seiner vergiftenden Form Zustände erzeugt, die einer emotionalen Starre nach Schreck ähnlich sind. Da-rum gilt der hochpotenzierte Schlafmohn den Homöopathen als ihr Haupt- und Staatsmittel für Zustände, bei denen der ätherische Körper durch Einwirkungen von Schreck verzerrt wurde und sich deshalb auch des öfteren gegenüber der Einwirkung anderer gut gewählter Arzneien refraktär verhält.

Um noch etwas tieferen Einblick zu nehmen zu können, wollen wir uns der Idee des Schlafmohns noch von einer anderen Seite her zu nähern versuchen. Dazu ist es erforderlich, sich gedanklich in die vorlemurische Zeit – also in jene Zeit-spanne vor dem Austritt des Mondes (als einer weiblichen Komponente der Er-de) – zurück zu versetzen. Zu dieser Zeit war die Erde, nach der Lehre des An-throposophen RUDOLF STEINER, noch umgeben von der feinstofflichen Hülle einer Art ätherischer Himmelsmilch, die der Urmensch zusammen mit der Atemluft einsog und die ihm die Fähigkeit verlieh, in telepathischen Kontakt mit allen Seinswesen, inklusive der Pflanzen zu treten. Das Gefühl des Einsseins, der para-diesischen Alleinigkeit mit der Schöpfung, war also gegeben.
Mit zunehmendem Sturz in eine materielle Verdichtung hinein, die der berühm-ten Vertreibung aus dem Paradies gleichkam, zog sich auch dieses ätherische Fluidum zusammen und in eine verdichtetere Form hinein, und nahm in eini-gen Pflanzen Gestalt an. Eine dieser Milchpflanzen ist nun der Schlafmohn, des-sen Kapsel mit dem aufgesetzen vielstrahligen Stempelstern, uns diese ehemals geistige Ganzheit noch erkennen läßt.

Der Urmensch mußte sich wohl mit somnambuler Sicherheit in dem ihn umge-benden Kosmos bewegt haben. Er war aber in seiner Seele heil. Nachdem er – symbolisch – vom Baum der Erkenntnis gegessen hatte, ging diese Einheit ver-loren. Zurück blieb die Sehnsucht nach Ganzheit, die sich ein entwurzelter Mensch nunmehr durch das Sich-Einverleiben der ehemaligen »Himmels-milch«, in Form von Opium, wenigstens für kurze Zeit wieder zugänglich ma-chen will. So gesehen wird besser verständlich, wie aus einer verzweifelten Su-che innerhalb einer sinnentleerten Welt, eine Sucht werden kann. Dahinter ver-steckt sich in jedem Fall der Wunsch nach Rückerinnerung an das verlorenge-gangene Gefühl der Einheit von Fühlen, Denken und Handeln. Dieses ohne Droge zu erlangen, ist Sinn und Zweck aller Meditationszentren und geistigen Schulungswege, wie z.B. des Zen-Buddhismus.

Opium kann unter anderem eine hilfreiche Medizin nach einem Schock mit nachträglichem Koma als Folge eines Unfalls sein. Interessanterweise ist es auch als ein Hauptmittel in der Rubrik ABDOMEN/*Darmverschluß (Ileus)* angeführt, wel-cher sich ebenfalls des öfteren in der Folge einer plötzlichen und schreckhaften Aversion gegen einen überraschenden psychischen oder physischen Angriff ein-stellt. Der Volksmund kennt den Ausdruck »es dreht sich ihm der Magen – oder Darm – um.«

Laura bekam also bei ihrem nunmehr vierten Besuch eine Dosis Papaver somniferum in einer 200sten C-Potenz, um das eventuell freiwerdende, schockgebundene Material besser »verdauen« zu können.

Als sie die Praxis bereits verlassen hatte, sinnierte ich auch noch über andere Zusammenhänge nach. Lauras wiederkehrende Fesselphantasien ließen mich nämlich immer mehr an eine weitere Arznei denken, die für solche Gegebenheiten gefragt sein kann. Wir erinnern uns an ihren Ausspruch:

»Nachdem an Schlaf sowieso nicht zu denken war, spann ich weitere Fäden an dem Netz, in dem ich mich da selbst verfangen hatte.« (Hier S. 215).

Deswegen, aber auch und vor allem wegen Lauras gestörter Mutterbeziehung, lag es nahe, an Aranea diadema – *die Kreuzspinne,* zu denken. Das ist nun tatsächlich ein Mittel, das mit an Sicherheit grenzender Wahrscheinlichkeit zum Einsatz kommen sollte. Aber noch nicht hier und jetzt.

Sodann dachte ich auch noch über diese merkwürdige »Himmelsmilch« nach, von der sie geschrieben hatte und die immer wieder in ihre masochistischen Phantasien hineinspielte. Sollte das vielleicht als ein Symbol für eben jenes, den Erdball ehemals umgebende ätherische Fluidum anzusehen sein, von dem die Anthroposophen sprechen? Dann könnte es als eine Heilsmetapher angesprochen werden, welche Laura von ihrer Seele geschickt wurde, in der Bemühung, die von ihr abgespaltenen Persönlichkeitsanteile zu reintegrieren. Oder, noch kühner: Könnte es ein Sinnbild für die den gesamten Weltraum füllende pranische Energie sein, von der die Weisen behaupten, es wäre die Urnahrung alles Lebendigen? Wie sich letztlich zeigen wird, kam ich mit solchen Ideen dem Sinn dieser Metapher schon recht nahe, nur war es mir zu diesem Zeitpunkt noch nicht möglich, von meiner Eingebung auf das adäquate homöopathische Mittel zu schließen. Das ergab sich erst in Verbindung mit anderen Zeichen gegen Ende von Lauras Urlaub.

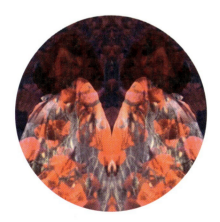

LAURA LUST

Berührungen

Montag, 6. August 2001

Mit einer C200 des Schlafmohns im Bauch, bzw. auf der Zunge, begab ich mich auf den Weg zu Marcella. Ich hatte sie noch vor meinem Besuch in der Praxis angerufen. Sie war sofort dran gewesen und schien sehr erfreut. mich zu sehen. Im Gegensatz zu der starken Erstreaktion nach Einnahme der beiden anderen Arzneien, schien dieses Mittel im Moment keine spürbare Reaktion auszulösen.

Nachdem es bereits Mittag war, beschlossen wir, miteinander essen zu gehen. Danach machte sie den Vorschlag, mir ein Schloß Ludwig des II. zu zeigen, das hier irgendwo in der näheren Umgebung in den Bergen versteckt sein sollte. »Du mußt doch auch ein wenig von den schönen Sachen sehen, die es bei uns gibt. Das ist zwar schon fast ein wenig kitschig, aber für zwei Romantikerinnen wie uns gerade richtig.«

Das Wetter hatte sich wieder erholt und ich fand die Idee gut. Also machten wir uns auf den Weg. Zuerst ging es auf einer Paßstraße mit vielen Windungen ziemlich hoch hinauf. Wir kamen an einem Kloster vorbei und danach in ein Hochtal. Abgesehen von den Spuren des vorangegangenen Sturms, die auch hier noch sichtbar waren, strahlte die Landschaft durch die wir fuhren, noch weitgehend den Zauber der Unberührtheit aus. Es war wirklich ein gottgesegnetes Stückchen Erde.

Nach einer guten halben Stunde waren wir an Ort und Stelle. Marcella löste zwei Karten für uns beide. Dann hakte sie mich unter und wir gingen einen Parkweg entlang. Wie eine steingewordene Phantasie aus Zuckerguß tauchte das Schloß vor dem Hintergrund der Kalkalpen auf. »Das gibt's ja gar nicht«, entfuhr es mir. Selbst wie versteinert, war ich stehen geblieben. Marcella mußte schallend lachen: »Das gibt's eben doch!«

Die Überraschung war ihr gelungen. Ich ließ mich einsaugen von dieser besonderen Atmosphäre mit all den vergoldeten Brunnenfiguren, schattigen Laubengängen, einer Grotte und einem orientalischen Teehaus. Die Attraktion schlechthin aber bildete das Hauptschloß. Es war so ganz anders, als das Schloß aus meinen Träumen. Von einer erhöhten, mit steinernen Balustraden umsäumten Plattform aus, die sich ihm gegenüber im Süden des Gartens befindet, ließen wir diesen Anblick auf uns einwirken. Um die Vorstellung vollständig zu machen und das Spektakel auf die Spitze zu treiben, ging dann auch noch der Springbrunnen an und eine immer höher werdende Fontäne löste sich aus der goldenen Figurengruppe inmitten der großen Brunnenschale. Was man auch dagegen sagen will: Sinn für theatralische Effekte muß er gehabt haben, dieser Bayernkönig. Und den Vorwurf, er habe die Staatskasse in den Ruin getrieben, muß er sich nun auch nicht mehr gefallen lassen. Die Besucherzahlen seiner Schlösser haben vermutlich inzwischen die Löcher wieder aufgefüllt, welche die Verwirklichung seiner Phantastereien seinerzeit in den Staatssäckel gefressen hat.

Dann schlossen wir uns einer Führung an und ließen uns durch die vielen barocken Prachträume schleusen. »Hier bei Mondschein heimlich Liebe machen,« flüsterte Marcella in mein Ohr, inmitten der Menschenmenge in welcher wir eingepfercht waren.

Ich versuchte mir vorzustellen, wie das wohl sein könnte, zwischen all den reichverzierten Spiegelwänden und der goldenen Ornamentik. Es wollte mir aber nicht so recht gelingen. Der Unterschied zwischen meinen Traumvisionen und dieser Realität war zu groß.

Schließlich waren wir froh, wieder draußen zu sein.

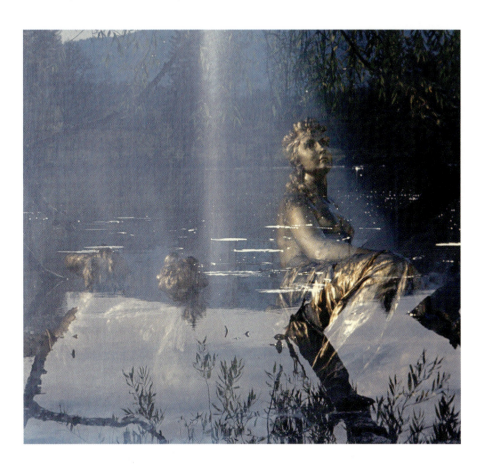

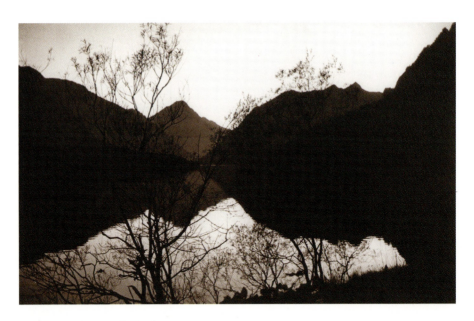

Dann machten wir eine Rundfahrt quer durch die Berge und entlang eines langgestreckten geheimnisvollen Sees. Dabei mußten wir vorübergehend die österreichische Staatsgrenze passieren.

Als wir wieder bei Marcella ankamen, war es später Nachmittag.

»Kaffee?« fragte sie mich und ihre Augen leuchteten mich an.

»Ja, gerne«, antwortete ich und mein Herz begann zu klopfen. Nichts wurde ausgesprochen. Aber wir beide wußten wohl, daß es nicht beim Kaffee trinken bleiben würde, wenn wir jetzt da miteinander zu ihr hinauf gingen. Aber es kam dann doch noch ein wenig anders als ich mir das vorgestellt hatte. Wir erreichten den ersten Stock über eine Außentreppe. Über diese Treppe war sie mir entgegengekommen, als wir vorgestern zum Tanzen gegangen waren. Ich hatte das Bild noch lebhaft vor Augen. Ihre Wohnung zog sich über zwei Etagen. »Sehr komfortabel,« entfuhr es mir. »Wie hast du das geschafft?«

»Daß ich das Häuschen günstig bekam war ein seltener Glücksumstand. Darüber hinaus war es harte Arbeit. Aber Freunde haben mir auch geholfen.«

Es war eine sehr feminin eingerichtete Wohnung. Das Wohnzimmer strahlte eine einfache aber edle Eleganz aus. In der Luft hing ein Duft von exotischer Frische. Marcella setzte Kaffee auf und richtete etwas Gebäck auf einem Teller an. Zum Kaffeetrinken setzten wir uns auf eine bequeme Couch im Wohnzimmer. Auf dem Tisch stand ein wundervoll leuchtender Kathedralenquarz von beachtlicher Größe. Er ruhte auf einem handgeschnitzten Untersatz aus dunkel glänzendem Holz und eine einzelne Orchidee neigte ihm ihre Blüte zu.

»Der muß ein Vermögen gekostet haben«, entfuhr es mir.

»Er tut diesem Raum gut«, sagte Marcella »und dafür ist mir nichts zu teuer. Außerdem liebe ich schöne Steine. Ich liebe überhaupt alles was schön ist.«

»Unsere Schwierigkeit besteht wohl unter anderem darin, auch zu lieben was wir für nicht so schön halten«, erwiderte ich.

»Das ist richtig. Ich arbeite daran.«

Ich war etwas ermüdet von der Fahrt und den vielen Eindrücken und so ließ ich den Kopf nach hinten auf die gut gepolsterte Lehne gleiten. Für einen kurzen Moment schloß ich die Augen und driftete ein wenig ab. An der Wärme ihrer Ausstrahlung spürte ich plötzlich, daß sich Marcella über mich gebeugt haben mußte. Tatsächlich befand sich ihr Gesicht dicht über dem meinen. Ihre Hand glitt unter mein Haar und hob meinen Kopf an. Während sie sagte: »Mach's dir ein bisschen bequemer und leg dich ganz hin,« drehte sie mich in Richtung Armlehne, schob mir ein Kissen unter und zog meine Beine zu sich hoch. Zwischen halbgeschlossenen Augen blinzelte ich zu ihr hinüber und genoß es, auf diese Weise von ihr berührt zu werden. Sie hatte sich meine Beine über ihren Schoß gelegt. Während sie mit der rechten Hand ihre Tasse hielt und weiter an ihrem Kaffee nippte, glitt ihre Linke wie selbstverständlich an meinen Beinen entlang und streichelte sie.

Nach einer Weile stellte sie ihre Tasse ab und beugte sich zu mir herunter. Ich spürte, wie ihre Lippen ganz leicht meine Wangen berührten, als wollten sie fragen, ob sie mir mehr von sich geben dürften. Ich blieb ruhig liegen und als ihr Mund an meinem Ohr war und fragte: »Soll ich dir eine Massage geben?«, sagte ich einfach nur: »Ja, gerne.«

»Dann komm!« Sie zog mich hoch und zeigte mir ihr Studio, das im Parterre lag und über eine Treppe im Inneren des Hauses erreichbar war. Es gab aber auch einen eigenen Eingang dorthin. Auf diese Weise war es Marcella gelungen, ihre Privatsphäre von der Praxis zu trennen.

Wir betraten den Raum. Erst jetzt fiel mir auf, daß sie ihre wohlgeformten, langen Fingernägel gekappt hatte. Sie waren zwar immer noch mit diesem glühenden Lack überzogen, aber doch um ein beträchtliches kürzer geworden. »Hast du dir einen abgerissen und sie dann alle abgeschnitten?« Sie sah mich an und ein ganz kleines Lächeln umspielte ihren sinnlichen Mund: »Nein.«

»Nein? Was dann?«

»Bei meiner Arbeit sind sie oft hinderlich. Ich kann sie nicht immer so lang wachsen lassen.«

»Aber du trägst sie gern so lang?«

»Natürlich, ist doch geil, oder?«

»Hmm, und warum jetzt? Du hast doch Urlaub? Sie waren so schön.«

»Errätst du es nicht? Ich hab' sie für dich geopfert. Nun zieh dein Kleid aus und leg dich dort auf die Liege. Ich bin gleich bei dir. Das nächste Mal kannst du ja dann mir ein Opfer bringen.« Ich folgte ohne Widerstand. Marcella hatte von Anfang an geplant, mir diese Massage zu geben, schoß es mir durch den Kopf. Sie hantierte irgendwo im Hintergrund herum und mußte wohl ein Räuchergefäß mit ätherischem Öl gefüllt und eine Kerze entzündet haben, denn auf einmal begann sich auch hier ein zarter Duft auszubreiten. Ich überlegte, wo ich diesen Geruch schon einmal wahrgenommen hatte, konnte aber keine einzelne Blüte identifizieren. Es mußte sich um eine besonders raffinierte Mischung handeln. Dann ertönten Klänge einer Musik, die mich vollends in eine andere Sphäre entrückten. Während ich noch damit beschäftigt war, zu überlegen, welche Art von Opfer ich ihr bringen sollte, hörte ich, wie sie ihre Hände gegeneinander rieb und dann berührten diese Hände meinen Rücken.

Wieder war ich, wie schon auf der kleinen Insel von ihren Händen so tief berührt, daß sich sofort ein tiefer Seufzer aus mir löste. Nachdem ich mich hier aber geborgen und unbeobachtet von anderen Menschen fühlte, nahm ich mich nicht zusammen. Marcella brachte mich schnell zum Stöhnen und ich war für meine Verhältnisse bald auch ziemlich haltlos. Ich bemerkte, wie verspannt ich war. Immer wieder verfiel mein Körper in die mir bekannten Zuckungen und sie ermunterte mich, es zuzulassen.

»Ausatmen!« forderte Marcellas Stimme. »Mehr, – noch mehr!« Stoßweise löste sich mein Atem, bis ich alle Luft aus mir herausgepreßt hatte und damit gleichzeitig vieles, was ich an hysterischem Getue ständig in mir kultivierte. Was dann kam, hatte allerdings mit einer üblichen Massage nicht mehr viel gemein.

Marcellas Hände waren sehr wissend und entlockten mir die in tiefliegenden Muskelgruppen zurückgehaltenen Gefühle. Als meine Oberschenkel an der Reihe waren, tat es höllisch weh. Sie arbeitete mit allem was sie hatte. Mit ihren Daumen, den Knöcheln, manchmal sogar unter Einsatz ihrer Ellenbogen. Im Nu war ich abwechselnd konfrontiert mit Gefühlen von Traurigkeit, Wut und Haß. Ich heulte, schnaubte und fluchte vor mich hin. Marcella war sehr ernst bei dieser Arbeit und ich nahm an, daß es sie viel Kraft kostete. Aber zwischendurch sprach sie mir immer wieder zu und machte mir Mut, alles zuzulassen, was da hoch kam und raus wollte. Dann mußte ich mich umdrehen und sie bearbeitete meinen Bauch. Während sie schrittweise immer noch tiefer liegende Zonen meiner Weichteile berührte, hörte ich mich plötzlich knurren und spürte eine Menge Wut. Es wurde mir klar, was dieser Ausdruck bedeutet: »eine Wut im Bauch haben«. So schnell wie die Wut gekommen war, verschwand sie auch wieder und dann befreite sich plötzlich mein Lachen. Ich kann mich nicht entsinnen, schon einmal so gelacht zu haben. Ganze Lachsalven lösten sich und Tränen liefen mir dabei über die Wangen. So plötzlich wie es sich eingestellt hatte, war auch das wieder vorbei und ich wurde erneut tieftraurig. Dann deckte mich Marcella zu und ich glaubte wahrzunehmen, wie ihre Hände kreisende Bewegungen in der Luft vollführten und sich dann ruhig abwechselnd auf die eine und andere Stelle meines Körpers legten. Durch die Decke hindurch spürte ich die Wärme ihrer Hände. Fast schien es mir als wären das glühende Stempel, die mir ein Mal aufbrannten und als ich nach innen schaute, glaubte ich ein gleißendes Licht zu sehen. Dabei wurde ich ganz müde und bin wohl irgendwann auch in einen wohligen Schlafzustand verfallen, aus dem ich nach einer Weile wieder auftauchte. Da saß Marcella neben mir und hielt meine Hand. Als sie bemerkte, daß ich wach war, lächelte sie mich an und küßte mich auf Stirn und Augen. Wieder mußte ich weinen. Aber es waren Tränen, die fast ohne irgendeine Emotion ganz still vor sich hin flossen. Sie nahm mich in ihre Arme und sagte: »Jetzt fährst du heim und wenn du das nächste Mal kommst, machen wir etwas ganz Schönes, okey?«

Ich nickte, drückte sie an mich, zog mich dann an und fuhr schnell nachhause. Wir hatten verabredet, daß ich mein Handy eingeschaltet lassen sollte, damit sie mich anrufen könne. Ich mache das normalerweise nie, weil ich nicht erreichbar sein will. Ich benutze es meist nur, wenn ich selbst jemanden anrufen will. Das finden manche Leute gar nicht gut, aber das ist mir egal.

Als ich am Abend in meinem Bett lag, war ein eigenartiges Summen in meinem Körper. Ich erinnerte mich, wie ich als Kind manchmal mein Ohr an einen Telegraphenmasten gelegt hatte, von dem auch solch ein Summton ausging. Dann verspürte ich wieder dieses Rieseln, das ich schon einmal wahrgenommen hatte. Mein Körper fühlte sich warm und gut an. Nur bis ganz nach unten in mein Becken war das Gefühl noch nicht gedrungen. Aber Marcella hatte ja gesagt, daß da noch längst nicht alles in Ordnung sei. Sie wußte es, ich wußte es und Olga wußte es auch. Zwar war ich nach jenem Erlebnis, das ich als meinem ersten Orgasmus ansah etwas entspannter gewesen, aber dieses Gefühl hatte sich schnell wieder verflüchtigt.

Ich schlief schnell ein, aber gegen Morgen hatte ich wieder einmal einen Alptraum:

Ich träumte von Pan. Die Figur war plötzlich lebendig geworden und dieser Pan, der um mich herum im Kreise tanzte, hielt dabei den Schaft seines riesigen erigierten Phallus mit den Händen umschlossen. War das schon erschreckend genug, so wurde der Anblick vollends unerträglich für mich, als ich in der Figur plötzlich nicht mehr das Oberhaupt der Satyrn erkannte, sondern meinen Vater, der seine Hände dazu benutzte, um diesen Monsterpenis als eine Art Peitsche gegen mich zu verwenden. Dann verwandelte sich diese Peitsche auch noch in eine Schlange, die mit ihrem Kopf in Richtung meines Schoßes zielte und mich dort beißen wollte.

Mit einem Schrei fuhr ich hoch und dann spürte ich ihn erneut, den Schmerz in meinem After und tief in meinem Beckenboden. Da war es also wieder, mein Problem. Es hatte nur eine andere Form angenommen und zeigte sich nun in unverhüllter Direktheit. Ich blieb noch im Bett, konnte aber nicht mehr einschlafen. Da mich die eigenmächtige Bearbeitung des Traums zu sehr ängstigte, beschloß ich, meinen Therapeuten bei Gelegenheit zu bitten, ihn mit ihm gemeinsam aufschlüsseln zu dürfen. Um in der Praxis anzurufen war es noch zu früh.

PETER RABA

Das väterliche Spiegelbild

Was immer sich in unseren Träumen zeigt: Wir dürfen davon ausgehen, daß es sich in der überwiegenden Anzahl der Fälle um eigene abgespaltene Persönlichkeitsanteile handelt, die nur das widerspiegeln, was wir in uns selbst zu erlösen haben. Wenn also ein Traumteil sich in Gestalt eines aggressiven Tieres zeigt, so haben wir uns zu fragen, für welchen eigenen Seelenanteil dieses Tier stellvertretend und gleichsam als psychohomöopathisches Simile steht und was es uns sagen will. Taucht ein Familienmitglied im Traum auf, so ist fast nie dieses *in persona* gemeint, sondern wiederum nur jene ihm ähnliche Facette aus dem eigenen Seelenkaleidoskop, welche es durch Liebe zu integrieren gilt.

Als Laura – in diesem Fall unter meiner Anleitung – sowohl dem Pan wie der Gestalt ihres Vaters aus ihrem jüngsten Traum ihre Stimme verlieh und sie in der ICH-BIN-Form zu Wort kommen ließ, kamen wir sehr schnell auf des Pudels Kern. Es wurde ihr nämlich klar, daß sie selbst gewalttätige Anteile in sich trug, die sich lediglich bis dahin im blinden Fleck ihres Seelenauges befunden hatten, sodaß sie ihr nicht bewußt waren. Wie sich in Lauras weiteren stark sadistisch gefärbten Visionen noch zeigen wird, war das tatsächlich so.

Karmische Verstrickungen bedingen, daß sich Personen mit ähnlichen Seelenmustern wieder innerhalb desselben Familienclans inkarnieren, um mit wechselnder Rollenverteilung bessere Möglichkeiten im Umgang miteinander zu üben, – so zumindest sagen es die großen Weisen dieser Erde.
Man kann das auch sehr humorvoll betrachten und sich im Sinne der »Baywatch-Schönheit« PAMELA ANDERSON dem kosmischen Energiefluß anschließen, die da gesagt hat: »Ich habe immer prächtige Typen gehabt. Das liegt an meinem guten Penis-Karma.«[54]

Das Auftauchen von Pan wollte einfach signalisieren, daß auf irgendeine Art und Weise Einigkeit mit der in ihr rumorenden sexuellen Energie angestrebt werden müsse. Der sie schlagende Penis des Vaters, wollte nach Lauras eigener Aussage ihr somit nichts anderes mitteilen, als daß sie sich endlich zu ihren sexuellen Wünschen und ihrer Lust bekennen solle. Solange also keine Versöhnung mit dem väterlichen Teil in ihr selbst möglich wäre, würde sie auch keine endgültige Erfüllung mit einem männlichen Partner finden können. Entweder

---

[54] Zeitschrift GQ, Dezember 2001.

bliebe sie eine dressierte und deformierte Frau, das geborene Opfer, das körperliche Intimität mit Schmerz gleichsetzt oder sie würde den anderen Part ausspielen und verbarrikadiert in ihrer eigenen eisigen Festung, die Männer mißbrauchen und ihrerseits Schläge an sie austeilen. In jedem Falle würde sie sich innerhalb festgefahrener Rituale von Dominanz und Ohnmacht bewegen, wie sie typisch sind für das Arzneimittelbild von Platin, auf das wir später noch zu sprechen kommen werden.

Eine ganz ähnliche Stelle fand ich in PATRICIA GARFIELDS Buch *Der Weg des Traum-Mandala,* weswegen ich diese Passage hier auszugsweise anführe:

»Am häufigsten ist Zal mein Geliebter. Doch nicht immer; Bilder von anderen Männern – erfundenen oder wirklichen – tauchen auf. Einmal, gestehe ich, war es mein Vater, und ich mußte mir immer wieder sagen, daß dieses Bild ein Teil von mir selbst war, den ich integrieren mußte – den Vaterteil in mir – um eine Beziehung möglich zu machen.«

Das entspricht im Kern dem oben gesagten.

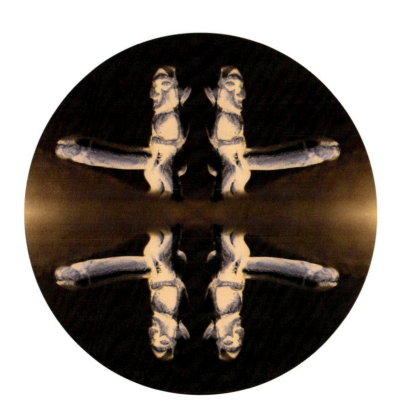

LAURA LUST

Eine Radtour

Nachdem die Sonne aufgegangen war, sah ich aus dem Fenster. Das Wetter war wieder besser geworden. Es schien aber nicht mehr so heiß zu werden, wie in der vergangenen Woche. Nach dem Frühstück tönte auf einmal die mir vertraute Handymelodie aus meiner Tasche. Mein Puls jagte sofort in die Höhe. Sollte das schon Marcella sein? So schnell? Ich drückte das Knöpfchen.

»Ja?«

»Hallo, ist ja toll, daß du das Ding mal anhast. Wie geht's dir denn?«

Ich war wie vom Donner gerührt. Das war nicht Marcella. Das war Rainer.

»Ich hab' dich doch gebeten, mich in Ruhe zu lassen. Warum hältst du dich nicht an unsere Abmachung?«

»Ich mache mir halt Sorgen um dich. Ist das so verwunderlich?«

»Nein, ich versteh' dich schon. Es geht mir soweit gut, aber der Prozeß ist sehr – sagen wir mal – intensiv.«

»Was denkst du, wie lange du brauchen wirst?«

»Ich weiß es nicht. Es dauert solange wie es eben dauert. Bitte drängel mich nicht. Und ruf' mich nicht mehr an. Ich erzähl' dir alles, wenn ich wieder bei dir bin, okey?«

»Aber …«

»Okey?!«

»Also gut, in Gottes Namen.«

»Ja, wirklich, in Gottes Namen! Also Tschüs.«

Uff, der hat aber auch'nen sechsten Sinn, dachte ich. Als ob er's riechen würde, daß ich es jetzt eingeschaltet hab'.

Als ich noch überlegte, auf welche Weise ich den Tag verbringen sollte, läutete dieses mobile Teil schon wieder. Das gibt's doch gar nicht. Soll ich jetzt rangehen oder ist das wieder Rainer? Ich ließ es ein paar mal klingeln. Nach dem dritten mal dachte ich: Wer immer da am anderen Ende ist, wenn ich jetzt nicht dran gehe, hängt der ein und ich weiß nicht, wer es gewesen ist. Aber nun konnte es ja wirklich nur Marcella sein. Rainer würde es ein zweites Mal nicht wagen und sonst kannte hier niemand meine Nummer. »Ja bitte?« Leicht erschreckt stellte ich fest, daß meine Stimme einen leicht metallischen Klang angenommen hatte, als wolle ich mich durch dieses harte Timbre wie hinter einem Schutzschild verstecken. Rainers Anruf mußte das ausgelöst haben. Nur durch diese zwei Worte, wurde mir meine innere Abwehrhaltung mit einem mal wieder bewußt.

»Hey Laura, ich bin's, – Gerard. Marcella hat mich vorhin angerufen und mir deine Nummer gegeben. Sie meinte, ich soll dich fragen, ob du heute mitkommst auf 'ne Tour. Wie bist du denn so mit dem Rad?«

Jetzt freute ich mich. Sofort verfiel ich damit auch in einen anderer Tonfall: »Hallo, schön dich zu hören. Ich kann radfahren, wenn du das meinst, aber ich hab's schon ewig nicht mehr gemacht. Außerdem müßte ich versuchen, mir eins zu leihen. Da gibt's nen Radlstadl im Ort, hab ich vor ein paar Tagen gesehen.«

»Mußt du nicht,« tönte es am anderen Ende, »wir haben hier ein Mountainbike für dich übrig. Mußt du nur besteigen. Allerdings, – es sind schon gut dreißig Kilometer Rundtour. Eine Zeit lang geht's über Stock und Stein, an einem Gebirgsbach entlang, aber echt geil.«

Bei den Worten »besteigen« und »geil« wurde ich sofort von unanständigen Gedanken heimgesucht und das Blut schoß mir wieder einmal in den Kopf. Prompt erfolgte auch die Maßregelung durch meine inneren Zensoren. Immerhin erkannte ich mittlerweile, daß ich selbst es war, die da so hart mit sich ins Gericht ging. Es war aber auch wirklich schlimm mit mir. Der gute Gerard spricht völlig harmlos zwei Worte aus und ich denke schon wieder nur an das alte Thema. Allerdings hatte ich mich auch schon öfters geärgert, daß dieses Wort »geil« inzwischen solch einen Bedeutungswandel durchgemacht hat. Für andere war es zu einem ganz alltäglichen Wort geworden, das gedankenlos und aus meiner Sicht in völlig absurden Zusammenhängen gebraucht wird. Für mich war es immer noch ein verpöntes und im höchsten Grade unanständiges Wort, das etwas bezeichnete, was sehr sündhaft war. In meiner Kindheit und Jugend hätte ich es nicht einmal denken, geschweige denn aussprechen dürfen, ohne für Abschaum gehalten zu werden und mit schwersten Strafen rechnen zu müssen. Lieber Gott, sei mir nicht böse, daß ich immer solche Sachen denke.

»He, was ist nun mit dir? Bist du noch dran?« Gerard schien etwas ungeduldig. »Paß auf, ich beschreib' dir, von wo wir starten. Also mach dich auf die Socken.«

Schnell war ich aus meinem Kleid raus. Aber was nun? Radlhosen besaß ich nicht. Leggings mußten's auch tun. Vom Frühstücksbuffet hatte ich mir noch ein paar Sachen geschnappt und in eine Tasche gesteckt. Dann fuhr ich zu der Stelle, von wo aus es los gehen sollte. Mit mir waren wir zu fünft. Zwei andere aus der Insel-Clique hatten sich angeschlossen. Tina und Hannes waren ein Pärchen. Die übrigen hatten etwas anderes vorgehabt. Marcella hielt sich etwas abseits und winkte mich zu sich heran.

»Ich hoffe, es war dir recht, daß ich deine Nummer an Gerard weitergegeben habe. Ich dachte, es täte dir gut, heute dabei zu sein.«

»Warum hast du mich nicht selbst angerufen?«

Sie kam ganz dicht an mich heran und flüsterte in mein Ohr: »Ich wollte Gerard 'ne Chance geben, dir etwas näher zu kommen. Er findet dich nämlich umwerfend!«

»So, so«, raunte ich zurück. »Meinst du nicht, daß ich das selbst entscheiden müßte?«

»Kannst du doch immer noch«, lächelte sie mich an. Ich konnte ihrem Charme einfach nicht widerstehen und schüttelte nur leicht amüsiert den Kopf.

»Was habt ihr denn da zu tuscheln?« Gerard hatte sofort mitbekommen, daß es offensichtlich um ihn ging.

»Das wirst du erfahren, wenn die Zeit dafür da ist«, meinte Marcella, und zu mir gewandt: »Oder was meinst du?« Wir mußten beide lachen.

»Na, ihr zwei scheint euch ja gesucht und gefunden zu haben«, flaxte Gerard.

»Ja, haben wir«.

Gerard und die anderen hatten ihre Räder bestiegen: »Also, los gehts!«

Wir hatten die Autos auf der Anhöhe am Beginn einer Forststraße abgestellt, wo wir auch wieder ankommen wollten. Wir fuhren durch einen Wald, am Rande eines Wildbachs entlang. Die Luft trug den Duft von Fichten- und Tannennadeln an meine Nase heran. Es roch nach Harz und einer Mischung aus Moos, Pilzen, Wasser und Steinen. Wenn mir jemand gesagt hätte, daß auch Steine einen eigenen Geruch haben, hätte ich ihn bis heute vermutlich ausgelacht. Aber es ist tatsächlich so. Daran merkte ich, wie sehr ich der Natur durch mein Stadtleben bereits entwöhnt war und wie ich aufatmete, der Stadt wenigstens im Augenblick für eine gewisse Zeit entflohen zu sein. Für mein späteres Leben würde ich mir wünschen, auf dem Lande zu leben, das wußte ich jetzt.

Eine Zeit lang ging es ziemlich eben dahin. Dann mußten wir den Bach überqueren und danach kam eine starke Steigung, die an der Bergflanke nach oben und zu einem Brücklein führte. Links von uns lag die Schlucht. Das Wasser hatte sich in vielen hunderttausenden von Jahren durch den Fels gegraben, tiefe Kavernen und flache Schüsseln ausgeschliffen. Als ich von der Brücke aus hinunterblickte, wurde mir ein wenig schwindelig, so tief war der Abgrund. Unten gurgelte das grünlich schimmernde Wasser.

Nachdenklich sah ich hinein in diesen dunklen, unbekannten Schlund und hörte das ferne Tosen des Wassers. Genau so unbekannt und unerklärlich sind mir die Kräfte meines Blutes, die sehnsüchtigen, unkontrollierbaren Regungen von Olga. Schon wieder meldete sie sich jetzt, offenbar angeregt durch das Geruckel auf dem Fahrradsattel. Ich konnte nicht anders: als wir nun weiterfuhren, wurde ich wieder von den unanständigsten Visionen überfallen. Vorübergehend hatte ich die Vorstellung, das vordere Horn des Sattels wäre nach oben gebogen und würde bei jeder Drehung der Pedale abwechselnd in Olga hineingleiten und sich wieder aus ihr zurückziehen. Eine Art Barbarella auf dem Fahrrad also. Ich hatte davon gehört, es solle einen Orgasmus-Stuhl geben, auf dem sich Frauen auf diese Weise und

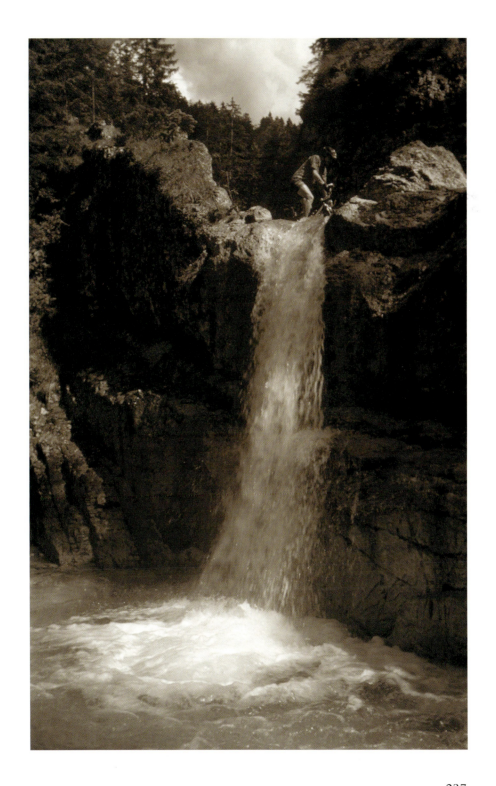

mittels elektrischer Fernbedienung selbst befriedigen können. Ganz schön weit weg von einer natürlichen Liebesbeziehung! Werden solche Perversitäten gezüchtet, weil Frauen in ihrer Gefühlswelt zu tief verletzt worden sind? So tief, daß sie die mechanische Stimulierung, einer intimen körperlichen Begegnung mit menschlicher Nähe, vorziehen? War ich solch eine Frau? Wenn ich meine eigenen Gedanken analysierte, blieb mir nichts anderes übrig, als das zu bejahen. O Gott, hilf mir da raus. Ich will so nicht sein.

Als ich weiter in diese selbstquälerischen Vorstellungen eintauchte, meldeten sich die scheußlichen Stimmen wieder. Seit Tagen waren sie so gut wie weg gewesen. Jetzt drangen sie fast in alter Frische an mein Ohr und mir fiel ein, daß ich – bedingt durch den eiligen Aufbruch – heute morgen vergessen hatte, meine Anacardium-Tropfen einzunehmen. Auch fiel mir auf, daß sie mich immer dann gängelten und maßregelten, wenn ich mich besonders lüsternen Vorstellungen hingab. Wie tief das doch sitzt! Wär' ja auch zu schön gewesen, wenn sich gleich alles auf Anhieb verabschiedet hätte. Ich bin sowieso erstaunt, um wieviel besser ich mich schon fühle.

»He, wo bist du?« schubste mich Gerard an. »Komm, weiter geht's.«
Allmählich war der Weg kaum noch als ein solcher anzusprechen. Im wahrsten Sinn des Wortes ging es jetzt »über Stock und Stein«, aber die körperliche Anstrengung tat mir gut. Dazu ein regelmäßiges Leben in der Natur, das würde mir meine Flausen vielleicht schon austreiben und meine überhitzte Phantasie zum Stillstand bringen. Aber das wäre wohl auch wieder eine Art von Unterdrückung. »Hab endlich den Mut, dich auszuleben!« – dachte ich.

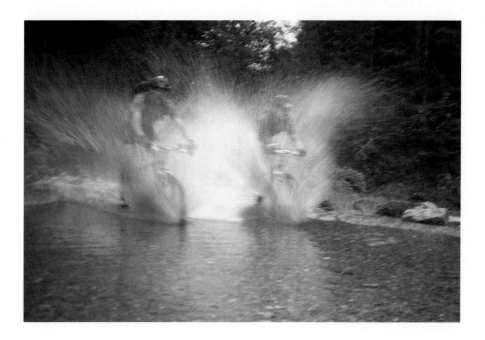

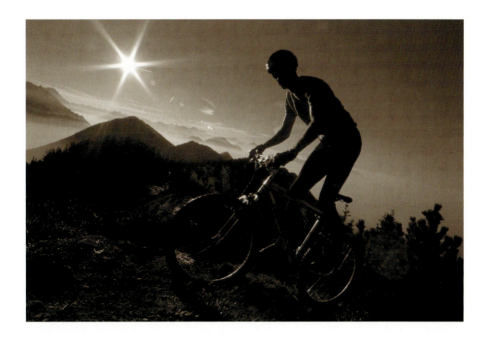

Im selben Augenblick wäre ich fast über eine Schlange gefahren, die da zusammengerollt neben einigen dürren Zweigen lag. Ich erschrak ganz furchtbar und stieß einen Schrei aus. Das war nun schon die zweite Begegnung mit einem, dieser für mich so unheimlichen Tiere. War die Moosotter bei meinem Spaziergang im Moor ganz unbeweglich da gelegen, so begann diese hier sich aufzurollen und langsam davonzugleiten. Sie war von beträchtlicher Länge und Dicke. Gerard, der mir am nächsten war, hatte sie auch gesehen und beruhigte mich: »Keine Angst, es ist eine Ringelnatter.« Aber noch längere Zeit danach wurde ich innerlich geschüttelt von einem Gefühl, bei dem der Ekel die zweifelsfrei ebenfalls vorhandene Faszination überstieg. Gerade, als ich den Entschluß faßte, mich gedanklich ein wenig weiter zu öffnen, begegnet mir dieses Ursymbol der Sünde. Welch merkwürdiger Zufall.

Nach einer weiteren Stunde waren wir auf einem Hochmoor an den Südhängen eines Gebirgszuges angelangt. Ein weiterer Bachlauf, der in den ersten einmündete, lud zu einer Rast ein. Wir setzen uns und aßen und tranken ein wenig. Dann legten wir uns in die Sonne. Marcella lud mich ein, meinen Kopf auf ihrem Schoß zu lagern. Ich sprach mit ihr über meine neuerliche Begegnung mit der Schlange. »Warum betrachtest du es als eine Warnung vor der Sünde? Du könntest es doch als Aufforderung sehen, lebendig zu werden. Die Schlange ist doch auch ein Symbol für die sich erhebende Lebenskraft.« Stimmt. Wieder war es wohl meine Erziehung, die mich die Dinge so sehen ließ.

»Darf ich vielleicht auch ein wenig teilhaben, an deiner neuen Freundin?«, schaltete sich Gerard ein. »Ich hab' sie schließlich entdeckt.«
»Warum nicht. Wenn sie's will. Aber verlang' nicht zuviel von ihr.« Marcella schubste mich. »Rutsch rüber! Er ist schon 'ne ganze Zeit lang solo. Tut ihm sicher gut und dir nicht schlecht.«
Also schob ich mich vorsichtig zu Gerard hin und er legte seinen Arm um mich. Wieder einmal schnellten meine Pulse in die Höhe. Außer Rainer hatte ich seit Jahren niemandem mehr erlaubt, mich anzurühren. Es war ein seltsames Gefühl. Viel jugendliche Kraft und Unbekümmertheit ging von Gerard aus. Er war überhaupt nicht aufdringlich und ich fühlte mich gut bei ihm. Marcella lächelte und nickte mir zu, während sie für einen Augenblick die Augen schloß, als wolle sie auf diese Weise ihre Zustimmung bekräftigen.

Die Sonne brannte wieder wärmer vom Himmel als die vergangenen Tage und Marcella nahm das zum Anlaß, um ihre Bluse auszuziehen. Auf's neue war ich irritiert durch die goldenen Ringe in ihren Brustwarzen. Warum machte sie das? Irgendwie paßte es nicht zu ihrer einfühlsamen Arbeit und sonstigen Lebensart. Wo saß ihre eigene Verwundung, daß sie sich da verletzte, wo ein Baby trinken könnte. Aber an Kinder schien sie überhaupt nicht zu denken. Wieso kamen mir plötzlich solche Ideen? Was regte sich da für ein neuartiges Gefühl in mir? Hin- und hergerissen zwischen den abartigsten sexuellen Wunschvorstellungen und inbrünstigen Gebeten um Vergebung meiner Sünden, und jetzt auch noch Gedanken an ein Kind oder vielleicht sogar eine eigene Familie. Immerhin war ich mittlerweile dreißig Jahre und wenn das für mein Leben vorgesehen war, müßte ich so allmählich dazutun.

Nach einer faulen Stunde in der Sonne brachen wir wieder auf. Als nächstes erreichten wir einen Kamm, von dem aus es wieder hinunterging zu einem größeren See, der eingebettet lag zwischen den ringsum aufstrebenden Bergen. Nachdem wir ihn zu drei Vierteln umrundet hatten, fanden wir eine einladende Bucht zum Baden. Hier konnte man allerdings nicht nackt baden, worüber ich sehr erleichtert war. Das Wasser war kalt. Sogar sehr kalt. Kein Vergleich zum Wasser des Sees in M. Am späteren Nachmittag ging es dann über eine Paßstraße mit vielen Windungen hinunter ins Tal. Tina und Hannes mußten sich hier verabschieden und fuhren in eine anderer Richtung. Nach weiteren zwanzig Minuten waren wir wieder am Ausgangspunkt unserer Tour angelangt. Ich war froh, denn mein Hintern fühlte sich ziemlich ramponiert an, nach der ungewohnten Hin- und Herrutscherei auf dem Sattel.
Ein paar hundert Meter unterhalb des Abstellplatzes unserer Autos gab es einen versteckten Alpengasthof. Von außen nicht zu erkennen, bot sich dem überraschten Gast von innen eine Mischung aus oberbayerischer Zirbelholzromantik und französischer Eleganz.

Wir setzten uns auf die Terrasse und genossen den herrlichen Blick auf das imposante zentrale Gebirgsmassiv, das sich, eingerahmt von den Voralpen, wie auf einer Bühne vor uns auftat und dessen oberste Spitzen noch immer oder schon wieder weiß überzuckert waren. Das Essen war über die Maßen vorzüglich, wie man es, wenn man den Hof nicht näher kannte, kaum vermutet hätte. Marcella und Gerard versicherten mir, daß das ein ausgesprochener Insidertip sei. Wer das Gehöft aber einmal kennen- und schätzengelernt habe, käme immer wieder.

Nach dem Mahl trennten wir uns und jeder fuhr zu sich nachhause. Marcella hatte mich noch gefragt, ob ich Lust hätte, am Nachmittag des nächsten Tages wieder bei ihr zu sein. Sie würde mir noch einmal eine Tiefengewebsmassage geben wollen. Nur zu gern willigte ich ein.

Gerard verzog ein wenig das Gesicht und sagte: »Nun laß sie mir doch auch mal«, und zu mir gewandt: »Würdest du mir die Freude machen, mit mir mal einen Ausflug zu machen? Ich möchte dir gerne einen ganz besonderen Wasserfall zeigen. Nicht mit dem Rad, meinte er lachend, als er mein etwas besorgtes Gesicht sah. Man kann fast mit dem Auto hinfahren. Danach ist es nur ein knappes halbes Stündchen zu Fuß.

Marcella schaltete sich ein: »Hab noch etwas Geduld. Laß ihr ein klein wenig Zeit. Du weißt ja, warum sie eigentlich hier ist. Es ist nicht so einfach für sie.« Ein leichtes Lächeln umspielte ihre Lippen, als sie hinzufügte: »Du wirst es mir danken.«

Fast kam ich mir vor wie ein Stück Ware, um das hier gefeilscht wurde, aber das war wohl meine Art, die Dinge zu sehen und bedingt durch meine persönliche Vorgeschichte. Die beiden waren wirklich ehrlich bemüht, mir meinen Aufenthalt so schön wie möglich zu machen und Marcella schien darüber hinaus eine ganz besondere Zuneigung zu mir gefaßt zu haben.

In dieser Nacht wurde ich durch keinen Traum aufgestört. Tief und fest schlief ich und als ich am anderen Morgen erwachte, schnurrte die Katze neben meinem Kopf.

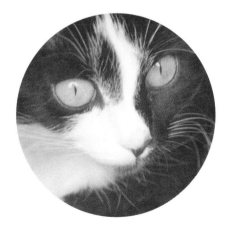

Mittwoch, 8. August 2001

Rückblickend: Den frühen Vormittag verbrachte ich schreibend und in Ruhe auf dem Balkon. Am späteren Vormittag sollte ich in die Praxis kommen, um mit meinem Therapeuten den jüngsten, mir unheimlichen Traum, auf die bekannte gestalttherapeutische Weise zu bearbeiten. Was dabei herausgekommen war, hatte mich sehr nachdenklich gemacht. Es trug vermutlich dazu bei, daß ich mit dem, was mich am Nachmittag bei Marcella erwartete, besser umgehen konnte und auch, was den Zwiespalt mit meinem Vater anging, schneller zu einer weniger haßerfüllten bzw. verständnisvolleren Anschauung gelangte. Übrigens hatte ich heute nicht mehr solche Schwierigkeiten beim Stuhlgang und konnte mein großes Geschäft ohne diese fürchterlichen Anstrengungen vollbringen. Hoffentlich würde das anhalten. Es schien jedenfalls auf Konto der einen Dosis jenes homöopathischen Schockmittels zu gehen, das ich bekommen hatte.

RABA trug sich darüber hinaus, wie er mich wissen ließ, mit dem Gedanken, mir vielleicht ein weiteres Mittel in LM-Potenz zu geben. Er sprach von Aranea diadema – *der Kreuzspinne,* wegen meiner Fesselphantasien. Meine zwei Basismittel sollte sich unbeirrt weiternehmen.

Am Nachmittag machte ich mich auf, um Marcella zur verabredeten Zeit zu besuchen. Sie hatte bereits alles vorbereitet und wir gingen sofort in ihr Studio. Wieder war ich eingehüllt vom zarten Duft eines ätherischen Öls, der in der Luft hing und wurde innerlich ganz weich. Machte ich in meinen Phantasien ein riesen Brimborium um meine Entkleidung, so fiel es mir vor ihr leicht, mich auszuziehen. Ein weiteres Mal lag ich auf dieser Liege und wieder drang sie um eine Stufe tiefer in mein verborgenes Innenleben ein. Es ist unglaublich, welche Last versteckter Gefühle wir, eingesperrt in den Zellen unserer Muskeln, mit uns herumtragen. Erneut war ich abwechselnd wütend und heiter, mußte weinen und lachen.
Als ich am Abend zuhause war, überfielen sie mich wieder, meine sadomasochistischen Vorstellungen und Visionen. Ich hatte mich nach dem Abendessen früh zurückgezogen und war bald zu Bett gegangen. Mein Körper war aufgewühlt von Marcellas kräftigen Händen. Es ist erstaunlich, welche Kraft sie aus ihren langen, schlanken Fingern befreien kann, dachte ich. Wieder war ich im Schloß meiner Begierden und mein innerer Film setzte da ein, wo ich ihn abgebrochen hatte. Erneut erlebte ich mich ausgespannt und nackt in dieser Fessel in der Mitte des Raums. Ich glaubte zu erkennen, daß es mir auch ein Bedürfnis war, mich dabei gebunden zu sehen, damit ich die mich überfallenden krampfartigen Zuckungen besser aushalten konnte.

Angetrieben vom Motor eines geheimnisvollen, nicht lenkbaren Triebes, brach die Bilderflut mit ungebrochener Kraft aus mir heraus.

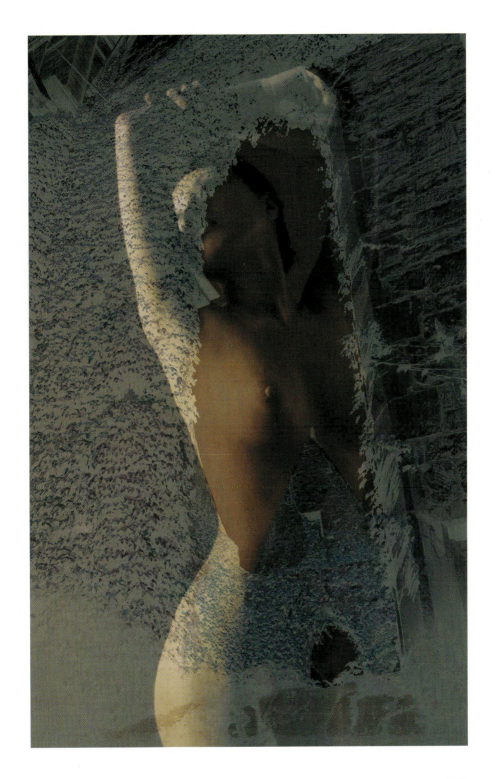

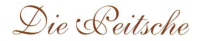

Die Peitsche

Ich verspürte ein unerträgliches Jucken am ganzen Körper und erinnerte mich an den Kitzel der Federn, mit denen die beiden mich traktiert hatten. Irgend etwas wollte aus mir heraus, suchte sich zu befreien und konnte es nicht ohne fremde Hilfe. Etwas in mir wollte zerschlagen werden. Offensichtlich wollte ich selbst geschlagen werden. Aber da mein Körper durch die straff gespannten Kordeln festgehalten und so weitgehend unbeweglich war, mußte ich also diese Glut in meinem Inneren vorerst noch ertragen, denn die Vorstellung des mich peitschenden Penis meines Vaters aus meinem Traum war mir unerträglich. Also kultivierte ich wieder jene andere Vision meiner Vergewaltigung durch Cynthia und Marcella.

Mein Gesäß war zum Zerreißen gespannt. Ich stand unter dem Einfluß widersprüchlichster Kräfte. Zum einen war ich aufgewühlt von höchst wollüstigen Gefühlen. Zum anderen spürte ich die Einschnürung durch die Verbote und die mir selbst auferlegten Beschränkungen, als wäre mein ganzer Körper mit Seilen umwickelt. Die Energien die Marcella am Nachmittag mit ihren Händen in mir zum Fließen gebracht hatte, wurden durch meine plötzlich wieder hellwachen inneren Zensoren abgewürgt. In meiner Verzweiflung betete ich voller Inbrunst und erlebte mich dabei phasenweise als nackt vor dem Altar einer Kirche in die Knie sinkend und flehendlich meinen Gott anrufend. Aber auch das brachte mir keine Erleichterung.

Erst als ich der Vorstellung nachgab, wieder in meiner Fessel vor den beiden zu stehen und zuließ, daß sie meine Grenzen öffneten, indem sie mein bebendes Fleisch mit ihren Schlägen zerrissen, wurde mir leichter. Die innere Fessel wurde gesprengt, als ich es endlich klatschen hörte und die Hitze des Aufpralls von Händen auf meinem angespannten Hintern zu verspüren glaubte, eine Hitze, die dem Feuer in meinem Inneren Paroli bot, eine Hitze, die – auf wunderbare Weise – die Glut in meinem Inneren linderte.

Dann zogen die beiden ihre Krallen von oben bis unten über meinen Leib. Welch eine Wohltat nach dem unerträglichen Kitzel. Das Jucken meiner Haut verschwand.

Aber das brachte einen neuen Geschmack auf die lüstern lechzende Zunge meiner Wahrnehmung: Ich hätte es nicht für möglich gehalten, aber ich verlangte tatsächlich nach der Peitsche. In meiner Vorstellung hatten die beiden wiederum meinen Schoß verschont, und damit erreicht, daß die in mir gestaute Energie sich nicht entladen konnte. Eine Weile ließ man mich noch zappeln. Nun holte Cynthia eine neunschwänzige Katze und warf die Riemchen Marcella unter meinen Beinen hindurch zu.

»Ich hatte doch tatsächlich geglaubt, du hättest das nicht nötig.«

Dann: das Gefühl von ledernen Schnüren unter meinem Geschlecht: Hin und her, vor und zurück ließen sie die Riemen gleiten, entlang der Unterseite meiner inzwischen völlig aus ihrem Haus geschlüpften lustbegierigen Schnecke.

»Ganz schön schlüpfrig, unser Schatz!« Innerlich hörte ich Cynthias süffisante Stimme und wieder einmal schoß mir die Schamesröte ins Gesicht.

Erneutes Warten. Warten auf den ersten heißen Biß dieses ungezähmten Tiers.

Marcella hatte die Schnüre losgelassen und Cynthia ließ nun die Peitsche sanft gegen meine Hüften klatschen. Da war sie also, die erste streichelnde Liebkosung dieses bissigen Tiers. Aber das war mir zu lasch. Ich erinnerte mich an das vereinbarte Gebot, daß ich aussprechen mußte, wonach ich verlangte, unverblümt und direkt und ich war erstaunt zu bemerken, daß ich mittlerweile hierzu fähig war. Ich bat also um mehr und kräftigeren Zugriff.

»Fester! – Gib's mir richtig! Ja, – Drisch meine Hemmungen endlich aus mir heraus!«

»So, du willst also mehr! Hab ich's Dir nicht vorausgesagt?« kam es hitzig aus Cynthias Mund.

»Ja, ... hast du«, antwortete ich ihr atemlos.

»Du hast es nicht geglaubt?«

»Nein, hab ich nicht.«

»Dann sollst du haben, wonach du verlangst!«

Nun zog sie die Schnüre der Peitsche mit Wucht über meinen Rücken und mein Gesäß. »Ja, – ja! – das ist gut! – ja! – Du kannst ruhig noch ein wenig fester ...

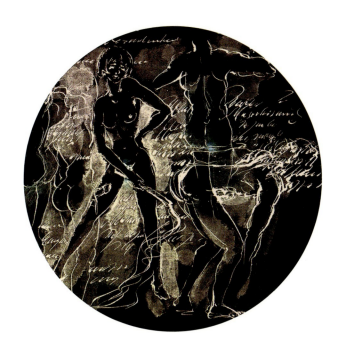

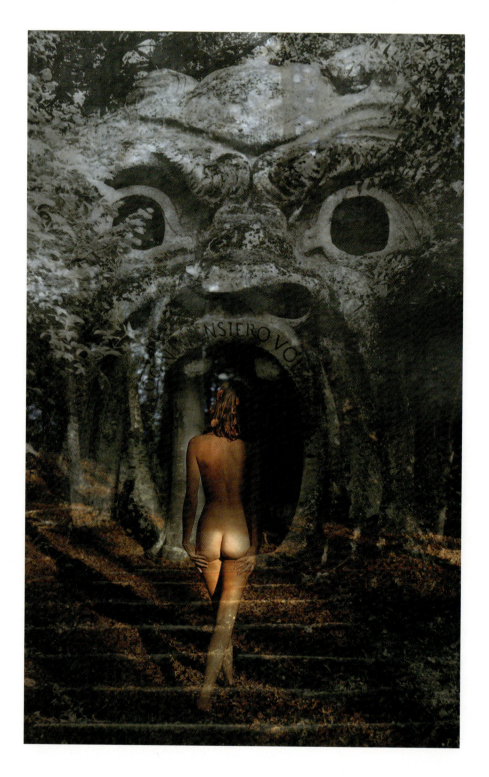

Quälende Visionen: ein altes Leben?

Jetzt passierte etwas total Überraschendes. Im wahrsten Sinn des Wortes »schlagartig« wurde mir alles klar: Mein Verlangen nach Schlägen, nach Zärtlichkeitsaustausch mit Frauen, die Kopplung sexueller Lust in Verbindung mit Bestrafung, mein Konflikt im Widerstreit von Scham und Begierde, und vieles mehr.

War es wiederum die Ähnlichkeit der Handlungen, die mich die Dinge so erleben ließ? Auf einmal hatte ich den Eindruck einer Verirrung in der Zeit. Es war, ich kann es nicht anders sagen, als befände ich mich in einem alten Leben. Das mag völlig verrückt klingen und vielleicht ist es ja auch nichts als Humbug. Ich kann nur schildern was ich sah und das hatte nichts zu tun mit der übernommenen Scheinmoral und Bigotterie meiner Eltern und was danach folgte. Der Film der sich vor meiner inneren Schau da abspulte, schien in einer völlig anderen Zeit zu spielen. Das war viktorianisch oder wilhelminisch, mußte um die Jahrhundertwende zum 20. Jahrhundert sein.

Nachträglicher Einschub:
Kann das denn sein, daß allein die Vorstellung, derart geschlagen zu werden, ohne daß ich das in Wirklichkeit durchlitt, solch einen Automatismus in Gang setzt? Aber was ist Wirklichkeit? Als ich diese Fragen später an meinen Therapeuten herantrug, kam es natürlich wieder zur Diskussion um die geistigen Wirkkräfte, welche hinter der äußeren Wirklichkeit den Ablauf der Ereignisse bestimmen. Und »so gesehen könnte also durchaus das Ähnliche, sein Ähnliches aus den geheimen Schlupfwinkeln der Seele hervorlocken«, wie RABA meinte.
Immer wieder kreisten meine Gedanken um diese Frage, die ich rational nicht lösen konnte: Sollten diese mir lediglich eingebildeten Peitschenhiebe, die ich mir da in meiner Not kreiert hatte, um meinen inneren Brand zu löschen, tatsächlich fähig gewesen sein, meine psychischen Schutzwälle zu zerschlagen und mich in eine bis dahin wohlverschlossene Vergangenheit meiner eigenen Seele zu führen? Sicher, ich hatte mich in einer dieser selbsthypnotischen Trancen befunden, in die ich mich immer schon erstaunlich leicht versetzen konnte. Vielleicht war mir diese Fähigkeit aus wiederholten Extremsituationen erwachsen, in denen ich mich womöglich irgendwann befunden haben könnte und aus denen ich auf diese Weise zu entfliehen suchte. So jedenfalls könnte es vermutet werden. RABA drückte sich diesbezüglich sehr vorsichtig aus. (Ende des Einschubs).

Diese, aus dem sicheren Dunkel der Vergessenheit auftauchenden Bilder zeigten ein Töchterheim. Aber es ähnelte in keinem Punkt jener Privatschule, in die meine Mutter mich in ihrer Angst um meine Unschuld hatte bringen lassen. Schon die Kleider meiner Leidensgefährtinnen, die ich jetzt zu Gesicht bekam, waren anders, farblos, lang und antiquiert.

Unter Cynthias Schlägen begannen sich die Schleier des Vergessens zu lüften. Szenen aus dieser Zeit kamen aus meinem inneren Tiefen herauf, wurden regelrecht aus mir herausgedroschen. Und dann öffneten sich noch andere Türen.

Wenn es tatsächlich so etwas gibt, wie ein früheres Leben, dann war alles was ich heutzutage erlebte, nur eine Wiederholung dessen was ich schon einmal durchlitten hatte, nur schien mir, was ich nun zu Gesicht bekam noch schlimmer und bedrückender zu sein, als das was ich aus meinem jetzigen Leben kannte. Wenn es sich also tatsächlich so verhielt, dann war ich schon in jener Zeit in ein Internat gesteckt worden. Nicht gerade eines der besten, – dafür fehlte das Geld – aber bekannt für seine strenge Führung. Tragik des Geschehens: Damit hatten sie genau das erreicht, was zu verhindern sie so sorgfältig getrachtet hatten. Ich spreche von anderen, aber in ihrer Gesinnung ähnlich gearteten Eltern, wie jene, die ich mir diesmal auserkoren hatte.

Ich sehe den großen Schlafsaal, in dem wir Mädchen nachts untergebracht waren, höre das Getuschel, Gekicher, Seufzer, Weinen und Töne der Lust. Jener Schlafsaal, in dem wir es unter dem Ansturm der aufquellenden Begierden in unserer Not miteinander getrieben hatten. Wie wir dabei erwischt wurden. Das Zimmer der Direktorin, das die ertappten Missetäterinnen dann aufzusuchen hatten.

Die Vögel der Erinnerung hatten die Käfige des Vergessens geöffnet. Jetzt flatterten sie aufgeregt durch die Gefilde einer Vergangenheit von der ich nichts zu wissen glaubte. Bilder, von denen ich die ganzen Jahre im wahrsten Sinn des Wortes »nichts mehr wissen wollte« drängten sich aufgescheucht von Cynthias Peitschenhieben aus ihren Verstecken. Mir wurde klar, daß wir nie etwas vollkommen vergessen. »Es liegt nur abgelagert und gut kontrolliert von den Wächtern des Unterbewußtseins in den Bibliotheken unserer Körperzellen verwahrt. Auch Zellen haben ein Gedächtnis. Sie bewahren alles auf, das Gute und das Böse, das Schöne und das Häßliche.« Durch meine Trance hindurch hörte ich die Stimme meines Therapeuten: »Es liegt an uns, wieviel an Wirklichkeit wir auszuhalten willens sind, wieviele beschönigende Filter wir von unserem Blickfeld abstreifen.« Gerade wurde mir wieder einer von den Augen gezogen:

Da war er, dieser lange Gang. Ich erkannte, welche Bedeutung der von mir erschaffene, ganz ähnliche Gang im Schloß meiner Begierden hatte, und was es mit meiner Bitte an Cynthia auf sich hatte, mir die Hände auf den

Rücken zu binden. Ich drehte mich im Kreis. Die ganze Szenerie drehte sich im Kreis. Ich hatte mir das Schloß konstruiert, um mich binden und schlagen zu lassen, um eine Szenerie wahrzunehmen, in der ich wiederum gebunden und geschlagen werden sollte. Das Ähnliche das sich sein Ähnliches sucht ... und sucht ... und sucht, – großer Gott im Himmel, oder wo immer Du sonst sein magst, wie lange noch?!

»Solange, bis du gelernt hast zu lieben!«, höre ich die Stimme Pans in mir. »Aber werde ich es denn auf diese Weise jemals lernen können?« frage ich zaghaft in das Dunkel meiner Seele hinein und die Stimme schweigt. Stattdessen höre ich die meines Therapeuten: »Du kannst es jetzt aus einer reiferen Sicht betrachten. Diese Dinge werden nur freigegeben, wenn die Chance zu einer Neuordnung im Bewußtsein besteht. Verändere die Qualität deines Saatguts, wenn du bessere Ernte einfahren willst.« »Was hast du entsandt, Laura, daß du das verdient hast?« so frage ich mich. »Ist das vielleicht alles nur ein Spiel? Wollte ich einfach diese Erfahrung machen? Aber irgendwann kannst du auch sagen: Jetzt ist es genug, Laura!«

Gerade wurden zwei Mädchen von einer Gouvernante diesen Gang entlang geführt. Daß hier kein Fest gefeiert werden sollte, sondern Leid in Vorbereitung war, das war mir auch schnell klar. Ich folgte den beiden geistig und verlor meine vorangegangene Phantasie aus den Augen. Sie wurde mir förmlich weggeschwemmt von diesen Bildern, die wie selbstverständlich die Führung übernahmen, ohne daß ich etwas dagegen hätte tun können oder wollen. Der Prozeß lief autonom und mit einer eigenen zwingenden Notwendigkeit ab. Ich ließ mich von dem Geschehen einsaugen, denn ich fühlte, daß ich mich hier einer Ebene näherte, die mir des Rätsels Lösung bringen sollte. Sogar den eigenartigen Geruch nach verstaubtem Holz und gewachsten Böden glaubte ich wieder wahrzunehmen.
Es scheint sie also zu geben, die Zeitmaschine im Inneren unserer Seelen. Schlagartig befand ich mich in dieser anderen Zeit und überschaute blitzartig das ganze Elend dieses Internats für Töchter. Um ein solches handelte es sich ganz offensichtlich. Die Ruhe während des Unterrichts am Vormittag war trügerisch, denn es wurden unnachgiebig Strafpunkte für kleine und kleinste Entgleisungen gesammelt. Das ging von vorlautem Benehmen bis zu Unaufmerksamkeit und Schwatzhaftigkeit. Wer etwa gar bei einer Unwahrheit erwischt wurde und wenn es auch nur eine Notlüge war, hatte mit entsprechend höheren Punktzahlen zu rechnen, die von der Gouvernante in einem eigenen kleinen Büchlein vermerkt wurden. Kleinere Delikte konnten durch Pluspunkte wieder ausgeglichen werden. Bei Lügen gab es kein Pardon.
Die schlimmsten Strafen drohten, wenn zwei Mädchen, vom Sturm ihrer Gefühle überwältigt, im Schlafsaal bei zärtlichem Getändel erwischt wurden. Und das blühte uns beiden nun, die wir uns zueinander gestohlen hatten, um uns ein wenig Trost und Lust zu spenden in der Stille der Nacht.

Ich vermutete wohl mit Recht, daß von der Rektorin Prämien an Bedienstete vergeben wurden, damit solche Vergehen möglichst oft entdeckt werden konnten. Die schlichen sich im Dunkel an die Tür, um dann im plötzlich hell erleuchteten Raum zu stehen und eventuelle »Missetäterinnen« zu überraschen. Schon bald wußte eine jede von uns um das nachfolgende gestrenge Ritual, das nach dem immer gleichen Schema ablief.

Das Prügelgewitter entlud sich immer erst am späten Nachmittag, wenn das Gros der Lehrerschaft nicht zugegen war und es geschah stets um die gleiche Zeit am gleichen Ort, im Zimmer der Rektorin in der oberen Etage. In diesem Sumpf von Unterdrückung und gegenseitiger Abhängigkeit war einem etwaigen Aufbegehren keine Chance eingeräumt. Wer Schreie aus diesem Zimmer hörte, nahm wohl zur Kenntnis, was da vor sich ging, kümmerte sich aber nicht weiter darum. Er fühlte sich entweder solidarisch damit oder er schwieg.

Da stehen sie also vor dieser unheilvollen Tür. Instinktiv weiß ich: Die eine dieser beiden, das bin ich selbst, auch wenn ich ein wenig anders aussehe als heute. Die Gouvernante klopft und es erfolgt ein schneidendes »Herein!« Die Frau die ich jetzt zu Gesicht bekomme, sieht wirklich furchterregend aus. Ein Gesicht wie ein Raubvogel. Das dunkle Haar straff zurück gekämmt und zum Schopf zusammengefaßt. Schmale Lippen. Verbissene Kiefer, festgehalten vom Haß auf eine gestohlene Kindheit. Und dieser Haß wird nun weitergegeben: Weil es mir schlecht ging, darfst es auch du nicht besser haben. So saß sie vor ihrem Schreibtisch und heißt die beiden Mädchen vorzutreten. Die Gouvernante will sich schon zum Gehen wenden, da höre ich sie wieder, diese keifende Stimme. Ein Schauder erfaßt mich und unbeschreiblicher Ekel sitzt mir in der Kehle.

»Nein, bleiben Sie! Es erhöht die Scham der Delinquentinnen, wenn jemand der Abstrafung beiwohnt.«

Da war es wieder dieses Wort »Abstrafung.« Die Stimmen, die ich im folgenden vernahm, bedienten sich der deutschen und nicht etwa der englischen Sprache, wie man hätte vermuten können, wenn man sich die Szenerie, in der dieses Geschehen ablief, vergegenwärtigte. Ich hatte darüber gelesen, daß es bei Rückführungen in Hypnose bisweilen dazu gekommen sein soll, daß sich Patienten, die Einblick in ein anderes Leben gewannen, auch in einer anderen Sprache und mit veränderter Stimmlage gemeldet hatten. Sie wußten allerdings bei ihrem Wiedereintritt in die Jetztzeit nichts von dem, was sie soeben erzählt hatten.

Bei mir hier war das anders. Zwar hatten sich meine Phantasien plötzlich verselbständigt und mich in eine andere Zeit entführt. Trotzdem war ich mir durchaus meiner selbst und der Gegenwart, in der sich mein derzeitiger Körper befand, von einer übergeordneten Warte aus bewußt.

Jetzt zeigte er sich endlich, der letzte Urgrund meiner Scham, denn ich wußte bereits, was nun geschehen würde. Wer auf solche Weise gedemütigt wird, der schämt sich. Ob er will oder nicht, es gräbt sich ein. Der Verstand mag das erfolgreich verdrängen. Die Seele vergiß es nicht.

Nun kommt sie hinter ihrem Schreibtisch hervor und lehnt sich gegen ihn, greift hinter sich und hält die gefürchtete Reitgerte in der Hand. Wie zu erwarten war, bleibt es nicht bei einer mündlichen Maßregelung. Unter Zuhilfenahme eines Winks mit der Peitsche wird meiner Freundin bedeutet, sich zur Tür zu begeben: »Geh und schließ' ab!« Nicht die Gouvernante sollte es tun. Die Schülerin selbst mußte sich das Gefängnis erschaffen.
Und indem sie sich mir zuwendet: »Und du zu den Fenstern! Zieh' die Vorhänge zu! Die Sonne muß nicht Zeuge eurer Schmach sein!«
Ich glaube noch das Geräusch der sich bewegenden Ringe an den Stangen zu hören, als jetzt der Raum ins Dämmerlicht gehüllt wird. Nur durch die Lücken der Vorhänge fällt noch etwas Licht herein und bildet einige wenige helle Streifen auf dem Boden und den Möbeln.

Dann stehen wir wieder mit gesenkten Köpfen nebeneinander und schon wird die Katze aus dem Sack gelassen:
»Na, dann wollen wir doch mal sehen, was da so Interessantes an euch dran ist, daß ihr des nachts danach zu suchen habt.« Der eben noch sehr ruhige Tonfall ändert sich schlagartig als sie nun mit völlig veränderter Stimme befiehlt:
»Ausziehen! Sofort! Und zwar eine die andere!«
Indem sie auf mich deutet: »Du fängst an! Mach ihr das Kleid auf!«
Nur zögernd komme ich dem Befehl nach und öffne meiner Kommilitonin die Knöpfe am Rücken ihres Kleides.
Was dann kam, entsprach in seinem stereotypen Tonfall und der entsprechenden Gestik genau jenen faschistoiden Klischees, die einer älteren Generation wohl noch zu gut aus den Übergriffen der Machthaber des dritten Reichs bekannt sein mögen:

»Etwas mehr Tempo, wenn ich bitten darf! Runter damit!«
Indem ich der Freundin beruhigend die Hände auf die Schultern lege, kommt ihr Gewand ins Gleiten und kann nur kurz von ihren Armen festgehalten werden. Das Geiergesicht hat es bemerkt und ihr sofort mit der Gerte auf die Unterarme geklopft, sodaß es zu Boden fällt.
»Weiter!«
»Alles?«
»Natürlich alles! Was habt ihr gedacht?! Hat man euch nicht splitternackt bei eurem unzüchtigen Treiben erwischt? Seht ihr! Und genau so habt ihr jetzt hier anzutreten, damit euch euer sündiges Tun so recht zu Bewußtsein kommt.«
Als ich widerstrebe, erhalte ich einen leichten Hieb. Nun muß ich der Gefährtin auch die Hemdhosen und Unterkleider lösen. Indem ich mich bei ihr entschuldige, komme ich der Aufforderung nach.

Völlig entblößt versucht die Entkleidete zuerst noch Brüste und Scham zu verdecken, wird aber durch Hiebe auf ihre Hände daran gehindert. Die Gouvernante wird aufgefordert, ihr die Arme auf den Rücken zu binden, woraufhin sie ein Band aus ihrer Schürze zieht. Offensichtlich ist sie für derlei Anweisungen vorbereitet.

»Hände weg! Auf den Rücken damit. Schäm dich ruhig! Und jetzt dreh dich, damit wir dich von allen Seiten begutachten können. Langsam!«

Durch ihr »wir« hat sie die Gouvernante mir einbeschlossen in das infame Spiel. Das Mädchen dreht sich, bis es wieder in frontaler Stellung steht.

Nachträglich fiel mir ein, wie ähnlich ich dieses Mich-Drehen-Müssen und Begutachten-Lassen vor Cynthia und Marcella inszeniert hatte.

»Gut so!« Indem sie ihr mit der Lasche der Gerte sanft über die auffallend stark ausgeprägten Brustwarzen streicht:

»Sieh an, sieh an! Ganz schön impertinent für dein zartes Alter!«

Auch diese Bilder und Töne, gab mein innerster Sekretär wieder frei: Die kleinen spitzen Brüste meiner Mitschülerin, mit den trotz ihrer Jugend schon so vorwitzig weit herausgestülpten Nippeln, mit denen ich des nachts so gern gespielt hatte. Ihren runden, festen Po, den ich mir im Bett zurecht rückte, sodaß er sich perfekt in meinen Schoß schmiegte. Was war daran falsch? Aber die Unterdrückung der Triebe durch vorgefertigte Dogmen triumphierte über den Ansturm frei fließender Energie. Das war Wille und Gesetz dieser Harpye von Direktorin.

Herzklopfend wurde also den Befehlen dieses Biests entsprochen. Das hat sich in der ganzen Zeit danach auch nie geändert. Jedesmal wieder schlugen meine Pulse bis zum Hals vor Angst und Erregung bei dieser Prozedur, bis ich nicht länger unterscheiden konnte, was mich da innerlich zittern und fliegen ließ: War es mehr die Angst vor der bevorstehenden Züchtigung oder der zweifellos dabei auch ein wenig aufgepeitschte sexuelle Kitzel. Sie hatte die Macht. Daran war nichts zu ändern. Und sie mißbrauchte sie, um ihren eigenen pervertierten Trieben neue Nahrung zu geben. Die Mädchen waren ihre süße Beute. Das war nicht zu übersehen. Aber auch das war nicht zu ändern.

Ein Sich-Zieren gab es nicht. Wer um Nachsicht bettelte, machte alles nur noch schlimmer. Jedes Widerstreben wurde sofort geahndet, denn dieser Raubvogel des Dämmerlichts lehnte währenddessen an seinem Schreibtisch und bog mit beinernem Lächeln bedächtig die Rute zwischen seinen Krallen. Anders kann ich diese knöchernen langen Finger, die jetzt wieder vor meinem inneren Auge auftauchen, kaum nennen. Eines der Mädchen soll vor lauter Angst einmal in die Hosen gepinkelt und ein Rinnsal auf dem Boden hinterlassen haben. Was darauf folgte, muß unbeschreiblich gewesen sein.

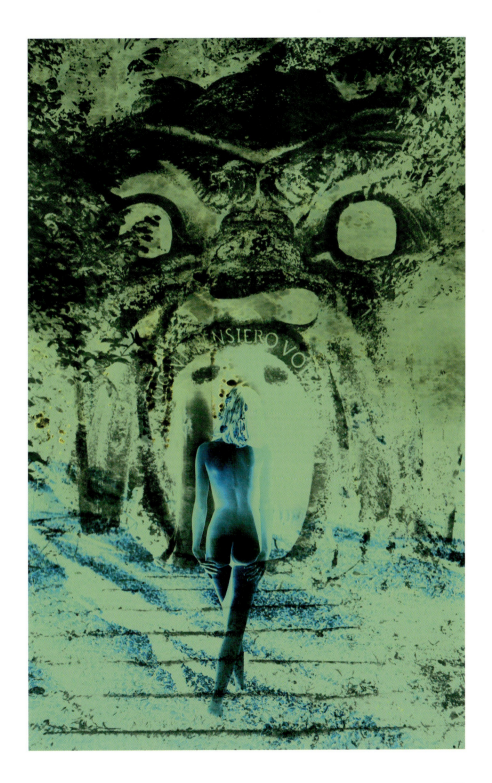

253

Wie ich mich zu erinnern glaubte, gab es aber doch eine Möglichkeit, den Schlägen zu entkommen, und die Hände der Rektorin anderweitig zu beschäftigen als mit ihrer Peitsche, aber von der habe zumindest ich nie Gebrauch gemacht. Von einigen der Mädchen hatte sie verlangt, ihr zu demonstrieren, wie sie sich gegenseitig befriedigten. Aber meine anerzogene Scham hinderte mich daran, auf dieses Anerbieten einzugehen, als es zum ersten Mal an mich herangetragen wurde. Ich zeigte mich sogar standhaft, als meine Mitgegangen-Mitgehangene mich darum bat. Also bezogen wir beide wiederum unsere Prügel.

Andere hatten da weniger Hemmungen. Es war ihnen lieber, sich auf der Couch zu produzieren, als eine Woche lang mit brennenden Hinterbacken die Schulbank zu drücken. Man hatte mir erzählt, daß sich die Leiterin des Geschehens in diesen Fällen hinter ihren Schreibtisch verzog, um das sich ihr bietende Schauspiel zu genießen. Ihre Hände hätten dabei nicht auf dem Tisch gelegen. Man erzählte sich, daß sie sich alles genau vorführen ließ. Darüber hinaus habe sie sogar präzise Anweisungen gegeben, wenn sich die der Pubertät gerade erst Entwachsenden noch zu täppisch anstellten. So wurde das Straftribunal sehr schnell in eine »Lehrstunde für angewandte Sexualkunde« verwandelt. Man wußte auch von besonderen Geräten, welche die Rektorin für Praktiken dieser Art zur Hand habe, und die die Mädchen zu gebrauchen hatten. Man kann sich vorstellen, was damit gemeint war und wie dieser Gebrauch unter genauer Anleitung vonstatten ging.

Wie schillernd sind doch die Gewänder der Moral. Auf einmal wurde gutgeheißen, was – wenn es unter dem schützenden Mantel der Nacht geschah – so scharf kritisiert und geahndet wurde. Aber das war diesem Weibsdämon wohl selbst nicht recht bewußt. Der bog sich seine Anschauungen zurecht, wie es ihm behagte. Wer hatte dieser Frau so übel mitgespielt, daß sie nicht anders zur Erfüllung kam, als ihren Haß an den ihr untergebenen Mädchen auszulassen?!

Man sollte meinen, daß das viktorianische Zeitalter zur Geschichte gehört. Heute weiß ich, daß es wohl immer wieder solche Auswüchse geben wird. Wieder wurde ich in diesen Strudel gezogen, von dem ich nicht weiß, woher er kommt und welche Kräfte ihn bestimmen. Das Untier hat sich der bereits Entblößten zugewandt und diesmal mich als Opfer auserkoren: »Los, zieh sie aus! Runter mit ihren Sachen! Wird's bald!« Und dann zu jener, in der ich mich zu erkennen glaube: »Jetzt bist du dran. Und hör auf, dich zu zieren!« So muß ich es mir gefallen lassen, nun meinerseits aus meinen Sachen geschält zu werden. »Hopp, hopp, ein bisschen plötzlich!«

Nachträglich wurde mir auch klar, warum ich mir bis auf den heutigen Tag immer wieder soviel Zeug anzog, was zur Folge hatte, daß ich manchmal selbst an heißen Tagen viel zu warm gekleidet war. Es geschah aus dem einfachen Grund, um nicht gleich gänzlich ohne etwas dazustehen.

Des weiteren erhellte sich mir die Tatsache, warum ich mich in meinen Phantasien stets lieber unter Zwang entkleidete als freiwillig. Die alteingepflanzte Mischung aus Angst, zu erwartendem Schmerz und einem morbiden Rest von Lust, hatte ihre exotisch duftenden Blüten getrieben, Blüten von ganz eigenem, verkommenen Reiz. Denn natürlich kam es unter dem Ansturm der Hiebe auch zu orgiastischen Entladungen, da alle Säfte dabei zwangsweise nach unten schossen.

»Wie ich sehe, macht es dir ganz offensichtlich Freude, dich möglichst lange zu verstecken. Vermutlich beziehst du sogar eine besondere Lust daraus. Aber das ist kein Spiel und wie dir sicher einleuchtet, wird deine ebenso übertriebene wie völlig überflüssige Vorsorge eine besonders harte Strafe nach sich ziehen. Doch dazu kommen wir später.«
Und da hatte ich sie wieder vor Augen: Die schwere Couch mit ihrer prallen Bespannung aus glänzendem zum Teil schon abgenutzten Leder mit den tief eingetriebenen, in periodischem Wechsel verlaufenden Knöpfen. Sogar ihr herber Geruch stand mir plötzlich wieder in der Nase. Diejenige welche bereit war, ihre Hiebe zuerst zu empfangen, mußte sich fügen, von ihrer Leidensgenossin über die aufgewölbte Arm- oder Rückenlehne gepreßt zu werden, wobei dann ihr entblößtes Gesäß der hochnotpeinlichen Behandlung ungeschützt ausgeliefert war.

»Dort hinüber mit euch beiden! Nimm sie am Arm! Und nun will ich mal sehen, wieviel Phantasie du hast, um sie entsprechend vorzubereiten für ihre Züchtigung! Denn daß eine solche vonnöten ist, habt ihr ja wohl inzwischen begriffen. Zeig mir also, daß du verstanden hast, wie ich das meine!«
Also führe ich die Gefährtin zu der Chaiselongue und bedeute ihr, wie ich glaubte, daß sie sich dort zu postieren habe. »Ich sehe, du bist ein gelehriges Mädchen!«

Aber das Luder von Rektorin ist noch nicht zufrieden. Die Bedauernswerte wird angewiesen sich rittlings auf die Rückenlehne des Sofas zu setzen. »Ein Bein auf den Boden, das andere auf die Sitzfläche! Vorbeugen! – Noch mehr!« Nun wird der vor ihr liegenden, der Knauf der Peitsche in den Rücken gedrückt, um zu erreichen, daß Kopf und Oberkörper sich fest gegen das Leder der Lehne schmiegen, weil auf diese Weise sich der Po besonders hoch aufwölbt. »So sieht das schon viel besser aus!« Und indem sie das stramme Gesäß des Mädchens in Augenschein nimmt, sagt sie zu der vor ihr Ausgestreckten: »Ganz schön unanständig, soviel ungebärdiges Fleisch! Verständlich, daß das zu allerhand ungebührlichen Gedanken führt. Aber die werden wir dir jetzt schon austreiben. Du wirst einsehen, daß ein derart impertinent aufdringliches Gesäß zur Ordnung gerufen werden muß. Einverstanden?« Indem sie nun die Spannung der fleischigen Rundung des Mädchens mit ihrer Hand prüft, sie ein wenig kneift und tätschelt: »Antworte! Siehst du ein, was ich sage?«

Sie gibt ihr einen Klaps mit der Hand auf die hervorgestreckte Wölbung. »Dann bestätige mir, daß du einverstanden bist! Sag es!«

Die soeben noch heimtückisch schmeichelnde Stimme der Rektorin läßt keinen Zweifel bei mir darüber aufkommen, daß sich nun gleich ein Hagelsturm schneidender Hiebe auf dem angespannten Hinterteil meiner Leidensgenossin entladen wird. Ein zaghaftes »Ja«, höre ich von ihr, aber die Unnachgiebige ist nicht zufrieden damit: »Ja, ich bin einverstanden und erwarte dankbar meine Züchtigung!«
»Ja, ich bin einverstanden und erwarte dankbar meine Züchtigung«, wiederholt die Arme und ist in ihr Schicksal ergeben. Nun werde ich aufgefordert, sie während der folgenden Auspeitschung mit aller Macht in ihrer Position festzuhalten. Und dann zittert sie unter meinen Händen, wird regelrecht geschüttelt von Schauern der Angst, – oder war da auch ein klein wenig Erregung anderer Art mit im Spiel? Jedenfalls war es eine infame Inszenierung, in welche dieses Biest uns da hineintrieb. Aber was sollten wir machen.

Was nun folgte, – ich muß sagen, die Arme ertrug es unter Beben und Zittern, aber mit Haltung. Zwar wimmerte, schluchzte und weinte sie ausgiebig, als der Feuervogel der Grausamkeit ihr gespanntes Sitzfleisch ausgiebig mit seinem Flammengefieder versengte. Aber gegen Ende der Behandlung wollte es mir fast scheinen, als ob ich zwischen ihren leisen Schreien auch andere Töne herausgehört hatte. Dann wurden die Rollen vertauscht und die Reihe war an mir.
Ich erinnerte mich, wie ich selbst das erste Mal über dieser Lehne lag und mit den Zehen gerade noch den Boden berühren konnte. Während der gesamten Prozedur hatte die Gefährtin mir Kopf und Schultern flachzudrücken. War sie zu dieser Dienstleistung nicht bereit, um mich zu schonen, so wurde sie durch den scharfen Biß der Gerte schnell zur Raison gebracht.
Ich konnte den Schmerz nicht so gut wegstecken wie meine Freundin. Als der erste scharfe Hieb auf meinen gespannten Hintern niederzischte, versuchte ich mich zu wehren. Aber damit hatte dieses Satansweib wohl gerechnet, denn von irgendwoher hatte sie plötzlich einen Riemen in der Hand. Sie stemmte mir das Knie ins Kreuz und mithilfe der Gouvernante wurden auch mir die Hände auf den Rücken gezwungen. Dann erhielt meine inzwischen völlig verschüchterte Freundin den Befehl mir diese kreuzweise zu binden.
Doch damit nicht genug. Durch mehr oder weniger heftige Schläge der Peitsche gegen die Innenseiten der Oberschenkel, verbunden mit dem kategorischen Anweisung: »Aufmachen! – Etwas weiter, bitte!« wurde erreicht, daß Einblick ins Zentrum der Lust gewonnen werden konnte.
Eine »Bitte« klang in dieser Situation wie Hohn und so war es ja wohl auch gedacht. Dahinter steckte kein sanftes Begehren. Das war blanker Zynismus!

Auf diese Weise wurde sowohl ich, wie vermutlich auch alle anderen Delinquentinnen gezwungen, sich soweit aufzuspreizen, daß der eigentliche Ort des Lasters von höchstrichterlicher Seite ausgiebig inspiziert werden konnte. Zumeist fuhr dann auch noch die Peitschenlasche in den sich öffnenden Spalt hinein, um zu prüfen, inwieweit womöglich bereits erneut ein Wohlgefühl aus dieser provozierenden Stellung bezogen wurde. Und so bildete sich allmählich das Muster heraus, daß Lust nur in Verbindung mit Schmerz zulässig sei.

Es durfte ausgiebig geschrien werden. »Zur Abschreckung« der anderen, wie es hieß, was aber mehr die Neugier derer schürte, die noch nicht dran gewesen waren, als daß es die nächtlichen Zärtlichkeiten untereinander zu unterbinden fähig gewesen wäre, was der Direktion wohl ebenfalls bekannt war.

Zum Abschluß hatten wir auch noch unsere Nasen dieser Sofalehne zu nähern, um unseren Angstschweiß in uns aufzunehmen und die süßlich-sinnliche Ausdünstung einer unvermeidlich erneut aufkeimenden Lustangst sowie jener unserer Vorgängerinnen auf dieser Strafbank: Morbides Parfum, gebraut aus den Blumen des Bösen. Daß diese Verankerung über den Geruchssinn unseren Geschmack auf Wiederholungsdelikte förderte, war uns weniger, unserer unnachgiebigen Heimleiterin aber sehr wohl bewußt. Was auch immer sie selbst dahin gebracht haben mochte: Es lag ihr daran, möglichst oft den Pferden ihrer sadistischen Gelüste die Sporen zu geben. So wurde uns die Lustangst anerzogen.

Denn daß nach dem anfänglichen Schrecken sehr bald auch bei den Mädchen die Lust der Angst Paroli bot, ließ sich ebenfalls nicht bestreiten. Das war deutlich abzulesen an dem feuchten Glanz der von dieser zur Strafbank degradierten Lehne ausging, die vom häufigen Gebrauch durch die auf ihr liegenden Leiber auf einer Seite schon ein wenig abgewetzt und mürbe geworden war. Diese Lehne hatten wir anzusehen und uns der sich dort abzeichnenden Nässe zu schämen. Da kam sie also her, meine Scham über die Lust, die ich mir solange nicht erklären konnte. Dabei hatte sich damals wohl jede von uns gedacht, daß auch die Rektorin nach vollendetem Ritual ihr Höschen wechseln mußte.

Bald hatte sich das Wissen um die Prozedur herumgesprochen. Mag sein, daß es vielleicht einigen wenigen der abgebrühteren egal war, was mit ihnen geschah. Aber wir anderen wurden fast ständig von namenloser Angst gebeutelt, wieder bei irgend etwas Unerlaubtem ertappt zu werden. Trotz allem werde ich das Gefühl nicht los, daß es vielleicht die eine oder andere sogar darauf angelegt haben könnte, bei zärtlichem Getändel erwischt zu werden, um ebenfalls durch diese schmerzvolle Erfahrung hindurchzugehen.

Gott vergebe dieser Frau. Ganz sicher würde sie heutzutage ihres Amtes enthoben und auf lange Zeit eingesperrt, wenn man solches Treiben in Erfahrung bringen könnte. Wenn, – ja, wenn! Immer wieder ist es erstaunlich, wie lange derartige Auswüchse sich aufrecht erhalten in einer Gesellschaft, die zumeist nichts gesehen und gehört haben will.

»Hörst du mich? Auf welchem Planeten welcher Welt auch immer du jetzt sein magst. Mögest du deinen Weg finden aus Not und unglückseliger Verstrickung. Ich vergebe dir. Höre mich, du Miststück! Ich vergebe dir. Ich vergebe dir.«

Und da war ich wieder in der Gegenwart, wo ich die Schläge Cynthias spürte, die ich mir gedanklich aufgeladen hatte, bis wiederum Schmerz und Lust verschmolzen zu einer Einheit.

Und so konnte es nicht ausbleiben, daß ich mich fragte, ob ich mir vielleicht soeben selbst vergeben hatte, weil vielleicht auch diese Direktorin nur ein weiterer Aspekt meiner selbst war? Inzwischen hatte ich meine Energien so verausgabt, daß ich – während ich noch darüber nachdachte – endlich eingeschlafen war.

Als ich anderntags erwachte, suchte ich im Register der *Wolfsfrau* nach dem Wort *Scham,* schlug die Seite 412 auf und las:

»Schamgefühle schneiden Frauen von ihrem Instinktwissen ab und damit von ihrer Freiheit. Jedes als schamhaft empfundene Geheimnis wird mit psychischen Stacheldrahtrollen umwickelt, damit nichts, noch nicht einmal die Frau selbst, das Verborgene berührt und womöglich gar enthüllt. ... Die Geheimnisse drehen sich grundsätzlich um Sex, Liebe, Geld, Macht und deren absichtlichen oder vesehentlichen Mißbrauch. Aber Geheimnisse nehmen keinen heroischen, sondern einen tragischen Verlauf... .«[55]

Irgend ein starker Teil in mir, der sich nicht unterkriegen lassen wollte, hatte wohl entschieden, daß ich keinen tragischen Verlauf für mich haben wollte. Ich hatte mir selbst mein Geheimnis enthüllt, aber ich bin überzeugt, daß die homöopathischen Arzneien entscheidenden Anteil an der Stimulierung meines Unterbewußtseins in dieser Richtung hatten. Von selbst hätten meine Schutzmauern sich wohl kaum geöffnet, um mir die wahrgenommenen Internats-Obszönitäten und Uraltverletzungen zu präsentieren.

Daraufhin bekam ich ab 9. August, die Anweisung, jeden 3. Tag eine Dosis einer LM 30 von Aranea – *der Kreuzspinne,* einzunehmen.

Nachdem mir all diese Dinge bewußt geworden waren, hatte ich das Gefühl meinen Bannfluch durchbrochen zu haben. Von diesem Augenblick an schien das Schlimmste überwunden. Es ging langsam aber stetig bergauf mit mir. Zwar gab es immer mal wieder leichte Rückfälle. Hin und wieder trat das eine oder andere Symptom – wie beispielsweise das Taubheitsgefühl an Olga – noch einmal kurzfristig in Erscheinung, aber das war kein Vergleich mehr zu den Beschwerden, die ich nach M. mitgebracht hatte.

[55] CLARISSA PINKOLA ESTÉS: *Die Wolfsfrau – die Kraft der weiblichen Urinstinkte,* S. 412, Wilhelm Heyne-Verlag, München, 1993.

Peter Raba

Sadismus und Masochismus

Als ich von Lauras jüngsten geistigen Eskapaden Kenntnis bekam, begann ich mir darüber Gedanken zu machen, ob eine weitere homöopathische Komponente die Tigerlilie vorteilhaft unterstützen könnte.

Anlaß zu diesen Überlegungen gab einerseits die immer eindeutiger werdende sadomasochistische Färbung von Lauras Vorstellungswelt und andererseits ihre zuletzt geäußerte Idee, daß auch die Direktorin lediglich ein Aspekt ihrer selbst sei, den sie zu erlösen habe. Diese letzte Äußerung zeigte mir, daß Laura ihren eigenen Phantasien durchaus selbstkritisch gegenüberstand. Zwar hatte sie mir die Möglichkeit, daß hier konfliktbeladene Szenen aus einem Vorleben aufgetaucht seien, ebenso einprägsam wie drastisch dargestellt, was aber nicht heißen muß, daß wir es hierbei tatsächlich mit einer inkarnativen Facette zu tun haben müssen. Für den Erfolg einer Therapie ist es aber letztlich egal, aus welchen Tiefen eine Seele solches und ähnliches Material heraufholt. Es ist jedenfalls plastisch genug, um damit effektiv arbeiten zu können.

Wilhelm Reich hat den markanten Satz geprägt:

»Die Neurose ist nichts anderes als die Summe aller chronisch automatisierten Bremsungen der natürlichen Sexualerregung.«

Reichs Erkenntnis ist fundamental und wir könnten diese Aussage als Leitsatz über Lauras gesamte Geschichte stellen. Er besagt nichts anderes, als daß jede gewaltsam gegen der Fluß der sexuellen Energie gerichtete Kraft, entweder zu wütendem und explosiven Aufbegehren führt oder letztlich zur Selbstzerstörung des Individuums, indem die angestauten Wutpotentiale sich autoaggressiv nach innen richten, weil entsprechende, von Kirche, Familienordnung oder Staat erstellte Dogmen, einzuhalten sind. Wir haben an anderer Stelle davon gesprochen, daß auf diese Weise herangezüchtetes Aggressionspotential auch zur Durchführung von Kriegen benutzt werden kann.

Es gehört wohl zu den am schwierigsten zu bewältigenden Aufgaben moderner Kurzzeittherapie, eingefressene Glaubensmuster zu verändern. Es ist das in etwa so, als wolle man einen Planwagen, der in einer eingefahrenen Spur läuft, dazu bewegen, diese Spur zu verlassen und seinen eigenen Weg zu finden. Man bedenke: hunderte anderer Wagen haben diese Spur vor ihm bereits tief in das Erdreich gegraben.

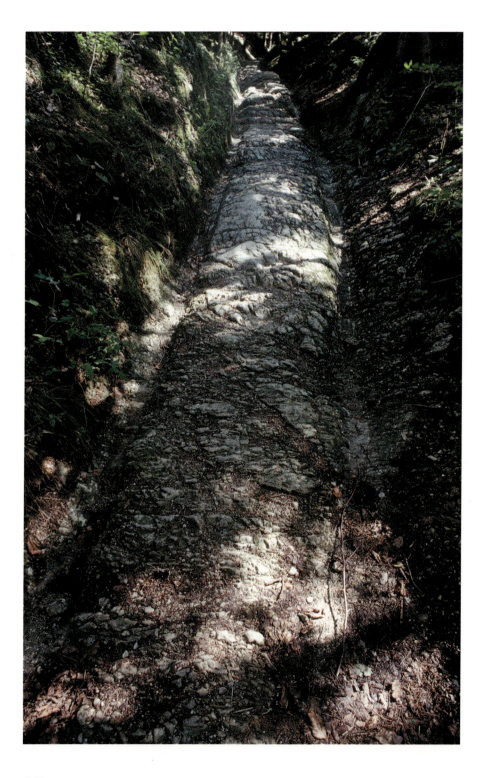

In unseren spezifisch solchen Situationen angepaßten homöopathischen Hoch-
potenzen, haben wir nun Heilstoffe zur Hand, welche Blockaden lösen können,
die bis dahin einen Spurwechsel verhinderten. Werden diese Arzneien durch andere Techniken, wie Traumarbeit oder die im Fall Lauras von Marcella angewandte Tiefengewebsmassage unterstüzt, so erhöht sich die Möglichkeit einer
schnelleren Hinführung zur inneren Ganzwerdung und äußeren Heilung ganz
beträchtlich.

Stellen wir nun einige Überlegungen in Sachen Sadomasochismus an und teilen
wir das Wort zuerst in seine aktive und seine erleidende Komponente auf.[56] Ich
darf hier zurückgreifen auf einige Überlegungen, die ich bereits in *Eros und sexuelle Energie durch Homöopathie* angestellt habe.

Sadismus — die Matrix der Zerstörung

Das Wort Sadismus leitet sich her von dem Eigennamen des allzulande bekannten MARQUIS DE SADE, einem französischen Edelmann, Freigeist und Schriftsteller,
der in den Jahren von 1740 - 1814 auf Erden wandelte und zu einem Symbol für
die Verbindung von Lust mit Grausamkeit und Perversion wurde. Mehr als ein
Drittel der ihm beschiedenen Lebensspanne verbrachte er hinter Gittern, wo er
verschiedene Bücher schrieb, um sich auf seine Weise von den ihn bedrängenden Visionen und Gelüsten zu befreien.

Einem in Graphologie bewanderten, wird sofort die peitschenartige, tief in die
emotionalen Niederungen dringende Spirale am Ende seiner Namens-Signatur
auffallen.

Menschen, bei denen sich Sex, Gewalt und Grausamkeit auf eine perfide Art
und Weise miteinander verbanden, hat es in der Geschichte des öfteren gegeben. Man erinnere sich nur an den legendären Grafen DRACULA, an die römi-
schen Kaiser NERO, CALIGULA und TIBERIUS, an MESSALINA oder LUCREZIA BORGIA, an
die russische Zarin KATHARINA DIE GROßE oder an die von de SADE beschriebene
ISABELLE VON BAYERN (1371 - 1435). Während sich diese noch ein letztes Mal dem
Herzog von Orleans hingab, wurde dessen Tod bereits von den gedungenen
Mördern vorbereitet.

WILHELM REICH war der erste, der eine saubere Trennung zwischen den Begriffen
Aggression und Destruktion vornahm und erkannte, daß der Sadismus ursprünglich nichts mit Aggression zu tun hat. Ihm wurde klar, daß Sadismus erst

---

[56] Ich übernehme hier in gekürzter Form einen Teil aus meinem Werk *Eros und sexuelle Energie
durch Homöopathie,* ohne Einbringung der dort beschriebenen homöopathischen Arzneien.

dann entsteht, wenn ein Lustziel vollkommen unerreichbar bleibt oder die Erfüllung des Ziels bei gleichzeitigem Stau genitaler Energie durch Angst blockiert ist. Er schreibt:

»Ist das Lustziel völlig ausgeschaltet, unbewußt geworden oder mit Angst besetzt, dann wird die Aggression, die ursprünglich nur Mittel zum Zweck war, selbst zur spannungslösenden Handlung. Sie wird als Lebensäußerung lustvoll. So entsteht der Sadismus. Durch den Verlust des eigentlichen Liebesziels entwickelt sich Haß. Man haßt am schwersten, wenn man am Lieben oder Geliebtwerden verhindert ist. Dadurch kommt die Vernichtungsabsicht mit sexuellen Zielen in die aggressive Handlung. Dem entspricht etwa der Lustmord.«[57]

Genaugenommen müßten diese Vergehen eigentlich nicht »Lustmorde« sondern eher »Haßmorde« genannt werden, denn Lust empfindet der Täter in solchen Fällen wohl kaum. Man erinnere sich an die vielen Morde an Prostituierten durch Jack the Ripper, welche auf kaltblütig angewandte anatomische Kenntnisse schließen ließen und den Schluß nahelegten, daß der Täter ein Herr aus der besseren Gesellschaft, womöglich ein Arzt, sein müsse. Trotz eines Riesenaufgebots an Polizei, wurden diese »Lustmorde« nie aufgeklärt.
Wie REICH plausibel erklärt, ist die Vorbedingung für solche Taten

»die komplette Sperrung der Fähigkeit, auf natürliche Weise genitale Lust zu genießen. Die Perversion ›Sadismus‹ ist somit eine Mischung von ursprünglichen sexuellen mit sekundären destruktiven Impulsen. Sie kommt im Tierreiche nicht vor und ist somit eine spät erworbene Eigenheit des Menschen, ein sekundär entstandener Trieb.«

Aus homöopathisch-miasmatischer Sicht sind diese zerstörerischen Impulse vor allem dem syphilitischen Miasma zuzuordnen und wie ich in *Eros und sexuelle Energie durch Homöopathie* ausführlich dargelegt habe, sind in der sogenannten siebten Todsünde der »Wollust«, mehr Haß und Grausamkeit angesiedelt, als Lustgefühle. Die Empfindung von Lust bedingt ja den freien Fluß der Energie und gerade der ist pervertiert und gewaltsam auf die aggressive Schiene gelenkt. Starre Gefühlspanzerungen bedingen ein Manko an Empfindsamkeit. Letztlich aber erweist sich die Matrix der Zerstörungssucht als Auslöser für die Selbstzerstörung des Individuums.

FRIEDRICH DAMASKOW schreibt in seiner *Pathologie der libidinösen Individual- und Kollektiv-Neurosen:*

»Der echte Sadismus ist nur eine Perversion, eine Fehlhaltung auf sexuellem Gebiet. Der Sadist ist ein ›Impotenter‹ im Sinne der Ausgestaltung der menschlichen Beziehung. Er ist ein Schwächling und voller Angst. Seine Sucht, seine Stärke und Macht der ihm ausgelieferten Frau gegenüber zu beweisen, hat ihr Gegenstück in seinem Versagen im Leben. Der Mann, der im Leben und im Beruf gedemütigt wird, wird einen sadistischen Haß entwickeln und in dieser Form Rache nehmen. Der sadistische Schwächling zeigt sich hartherzig und grausam gegen Kinder und Tiere.«[58]

[57] *Die Funktion des Orgasmus,* S. 120.
[58] FRIEDRICH DAMASKOW: *Verbotene Früchte – Pathologie der libidinösen Individual- und Kollektiv-Neurosen,* Walter Schmitz, München 1966, in Lizenz der Freyja-Verlag GmbH, Schmiden bei Stuttgart, S. 181f.

Die Ausprägung sadistischer Muster bleibt natürlich nicht auf das männliche Geschlecht beschränkt. Wie schon weiter oben erwähnt, ist die Geschichte voll von weiblichen Sadistinnen. Ein besonders markantes Beispiel liefert uns Salome, die – als ihr Johannes der Täufer seine Zuneigung verweigert – seinen Kopf von Herodes auf einer Silberschale fordert und auch erhält.

Auch die Geschichte von Judith und Holofernes ist letztlich unter solchen Gesichtspunkten zu sehen. Judith besucht diesen Feldhauptmann Nebukadnezars,[59] den Feind Israels, in seinem Lager, mit dem Vorsatz ihn zu töten. Wie Damaskow aber wohl richtig erkannt hat, stand hier wohl weniger die soziale Tat im Vordergrund, das Volk der Israeliten von der Tyrannei zu erretten, als vielmehr Judits Wunsch »das Problem der geschlechtlichen Begegnung mit dem Mann zu lösen.« Beim Anblick von Holofernes ist sie nämlich derart hingerissen von seiner Ausstrahlung, daß sie ausruft: »Gott meiner Väter, schütze mich vor mir selbst, daß ich nicht verehren muß, was ich verabscheue! Er ist ein Mann … Ich muß ihn morden, wenn ich nicht vor ihm knien soll.« Und so schlägt sie ihm in der folgenden Liebesnacht das Haupt ab.

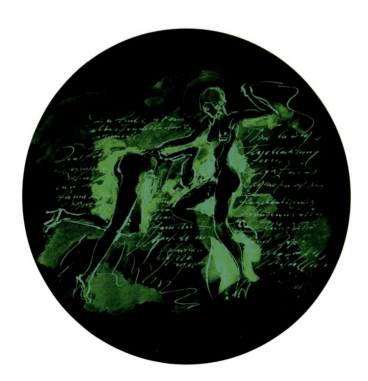

[59] Nebukadnezar II, König von Babylon (605-562 v. Chr.), der Begründer des neubabylonischen (chaldäischen) Weltreichs; auf sein Geheiß wird im Jahr 586 v.Chr. Jerusalem zerstört. Die Juden werden ins Exil geführt.

Aranea diadema – die Kreuzspinne
Verhängnisvolle Verstrickung

Lauras jüngste Berichte lieferten mir den Anlaß zu der Überlegung, welch seltenes Gift den morbiden Ausdünstungen ihrer Phantasie ebenbürtig wäre. Lachesis wie auch andere Schlangen waren nicht das, wonach ich suchte. Am ehesten würde wohl noch Vipera berus – *die Kreuzotter* dem vorliegenden Sachverhalt gerecht werden können, wenn man die *Folgen von Inzest* bei der Hierarchisierung weit nach vorne rückt. Auch die Idee der gespaltenen Identität sowie das negative Mutterbild in Verbindung mit der Angst, geschlagen und bloßgestellt zu werden, könnte man bemühen, um sich eine Rechtfertigung für den Einsatz der Kreuzotter zu holen. Diese Arznei paßt zu unbewältigten Erlebnissen, bei denen der Patient, durch wen oder was auch immer, mundtot gemacht und gezwungen wurde, gegen den eigenen Willen zu handeln, was einer inneren Selbstvergiftung gleichkommt. Aber die bei Laura in Erscheinung getretene Folgesymptomatik wollte mir so gar nicht als adäquat zu Vipera berus erscheinen. Nach reiflicher Überlegung schienen mir die Spinnen-Mittel eher passende Mittler zu sein. Vor allem Aranea diadema fesselte meine Aufmerksamkeit.

Die Navajos nennen die Kraft, welche die Schicksalsfäden spinnt, »die Spinnenfrau«. Durch sie gewinnt das Gewebe des persönlichen Schicksals seine Form und Farbe. In der germanischen Mythologie sind es – wie schon im Kapitel über Belladonna (S. 95) festgestellt – die drei Nornen, die den Schicksalsfaden spinnen. In der griechischen Mythologie entsprechen diesen die Göttinnen Klotho, Lachesis und Atropos. Erstere bewegt die Spindel, (vergl. die dreizehnte der weisen Frauen im Märchen von Dornröschen), Lachesis – die wir als *Grubenotter* in der Homöopathie kennen –, ist verantwortlich für den Lebensfaden, welchen dann Atropos zu gegebener Zeit durchtrennt. Alles geschieht nach göttlicher Ordnung und streng gesetzmäßig. In jedem Leben werden dem individuellen Seelengewebe neue Fäden eingesponnen.
Für Aranea sprachen Lauras Arbeitswut und die Unstetigkeit ihrer Hände. Nur noch Mygale – *die schwarze kubanische Spinne* und Stramonium wurden diesem Symptom im 2. Grad gerecht. Auch das Spinnwebgefühl über ihrem Gesicht, das sie erwähnt hatte (Vergl. S. 147, 5. Abs.) sowie vor allem ihre gestörte Mutterbeziehung deuteten auf Aranea.

WILHELM REICHS Satz über den Sadismus, der den Tieren diese Eigenschaft abspricht, stimmt natürlich nicht ganz, denn wir kennen diese Art kaltblütig präziser Schlächterarbeit von den Spinnen. Der Unterschied zum Menschen besteht allerdings darin, daß diese Tiere dabei nicht aus Haß handeln, sondern aufgrund des ihnen angeborenen Gesetzes, was ihnen aber nicht bewußt ist. Die Ähnlichkeit der Vorgehensweise läßt vermuten, daß wir in den homöopathisch

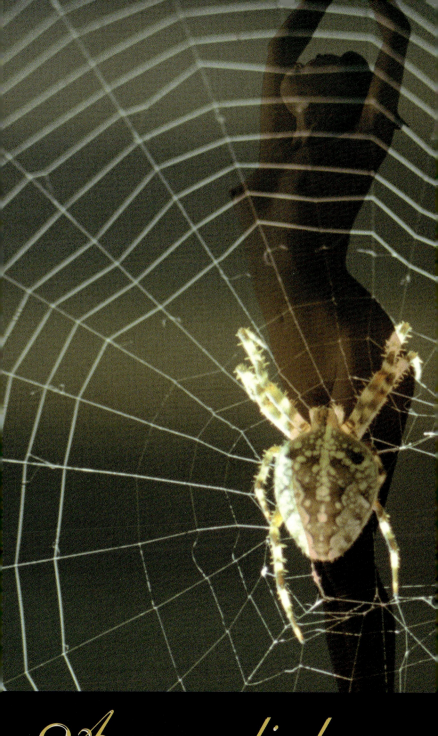

Aranea diadema

aufbereiteten Spinnentieren aufgrund des automatisierten Ablaufs bestimmter innerseelischer Prozesse gute Mittel gegen eine tiefsitzende Gefühlskälte in der Hand haben, die an den Herzkräften der von ihnen befallenen Menschen zehrt. Diese Annahme hat sich schließlich nicht nur bei den Prüfungen, sondern auch in der Therapie mit diesen Arzneien bestätigt.

In homöopathischen Potenzen der Spinnentiere können wir die Entsprechung zu einem Prinzip extremer Kälte und Erstarrung erkennen. Wie wir wissen, ist es eine tief im Inneren der persönlichen Seelenstruktur getroffene Entscheidung, in Stagnation zu fallen. Die Erstarrung führt zu einer gefühllosen Mechanik in Verbindung mit ungeheurer Schnelligkeit. Jack the Ripper war sehr schnell. Da er nicht durch Gefühle belastet war, handelte er darüber hinaus offensichtlich vollkommen angstfrei.
Wenn jemand wirklichkeitsfremd denkt, sagt man »er spinnt«.
Denkt jemand sehr rational logisch, so fängt er sein Gegenüber mit einer Art geistigem Netz der Überzeugungskraft ein. Auch im kaltblütigen Analysieren von Situationen gleicht manch intellektuell überbetonter Zeitgenosse den Spinnen. Wir können daraus schließen, daß die Spinnengifte generell zu vielen Fällen von gefühlsmäßiger Verarmung passen, wie sie dem heutigen Menschen zu eigen ist. MARTIN STÜBLER sagt:

»Wärme kommt vom Kosmos, von der Sonne. Jede Spinne hängt mit dem Kopf nach unten. Die Richtung ist erdwärts. Alle die erwähnten Phänomene sind erdbezogen, erdgerichtet und doch etwas ganz außerordentlich Hohes. Dieses Mathematisieren, diese vollendete Technik ist bewundernswert. Aber das ist ein Einschlag, der dort noch nicht hingehört, der aber organisch geworden ist. Wenn nun genau solch eine Situation im Menschen eintritt, dann ist dieses das Heilmittel. Dann kann man dadurch dem Menschen auf organischer Ebene zeigen: diese Kräfte sind in dir wirksam, die überstarke Nerven-Sinnestätigkeit, dieses Überwuchern der Kälte, die Erstarrung und gleichzeitige Schnelligkeit – kurz: viele heutige Tendenzen.«[60]

Bei manchen Spinnenarten, wie z.B. der *Schwarzen Witwe,* können wir auch das Auffressen des Männchens durch das Weibchen beobachten. Man kann das nun als Grausamkeit betrachten oder als ein Zum-Fressen-Gernhaben, bei dem die beiden gegensätzlichen Pole auf eine besondere Art und Weise miteinander zur Verschmelzung gelangen.

Das potenzierte Gift der Arachnoiden ist den plutonischen Kräften zuzuordnen und in besonderer Weise fähig, psychische Leichen aus dem Keller zu holen, damit diese in einem rituellen Akt begraben werden können.

Aus dieser Erkenntnis heraus werden wir vielleicht die Tatsache sado-masochistischer Rituale mit anderen Augen sehen können. Ein Ritual ist der streng geregelte Ablauf einer – ursprünglich heiligen – Handlung. In diesem Zusammenhang kann das Ritual, so von wissenden Händen und einem reifen Bewußtsein

---

[60] MARTIN STÜBLER - OTTO WOLFF: *Sepia und Spinnentiere,* S. 42.

vollzogen, ein Stück Heilcharakter beinhalten. Zumindest wissen wir nicht, um wieviel höher die sexuellen Gewaltdelikte wären, gäbe es diese Clubs nicht, in denen solche Praktiken angewandt werden.

Manche Menschen, vorzugsweise Frauen, haben Angst vor Spinnen. Homöopathische Pharmaka, welche aus Spinnen hergestellt sind, ermöglichen eine Begegnung mit den von ihnen abgelehnten Wirklichkeitsanteilen. Oft haben diese mit dem mütterlichen Prinzip, mit der Großen Mutter schlechthin zu tun. Des weiteren rankt sich die zu behandelnde Problematik um Themen wie eine Diskrepanz zwischen Erwartung und Realität, um faschistoide Neigungen sowie um den Hang, jemandem eine Falle zu stellen, ihn zu umgarnen.

Hinter dem Verlangen, sich jemanden durch Fesselung gefügig zu machen, steckt eine der Spinne sehr ähnliche vampiristische Grundhaltung. Die Spinne verschafft sich auf diese Weise Energie durch Nahrungszufuhr. Der Mensch verschafft sich Energiezufuhr durch sexuellen Kitzel und Lustgewinn.

Die »Spinnenfrauen« haben Angst vor Männern und sehnen sich trotzdem oft geradezu nymphoman nach einer Begegnung. Sie können unter Platzangst leiden, erwarten häufig Unheil oder fühlen sich verfolgt von einer bösen Macht. Mit provozierender Schamlosigkeit erschaffen sie sich Situationen, die einer erotischen Inszenierung gleichen, in der das Unheil seinen Lauf nimmt. Werden sie gefesselt, werden sie also zum Opfer, so müssen sie die Verantwortung für ihre Lust nicht übernehmen. Das Gefühl, nicht entkommen zu können, der Begierde – des im Grunde gehaßten Mannes –, ausgeliefert zu sein, verschafft ihr den erotischen Kick. Das entspricht der Situation, wie wir sie in Lauras Phantasien vorfinden. Ein unterbewußt zur Schau getragenes Signal für solche Wünsche, ist das bisweilen von solchen Frauen an der »Fessel« getragene Fußkettchen.

»Ein Homöopath muß gut beobachten«, pflegte mein großer Lehrer, der schweizer homöopathische Arzt ADOLF VOEGELI immer zu sagen. In Erinnerung daran hatte ich meinen Blick auch schon über besagte Stelle an Lauras Beinen schweifen lassen, konnte dort aber nichts derartiges feststellen. Auf meine Frage hin verneinte sie auch, jemals ein solches Kettchen getragen zu haben.

Im *Großen Buch des Tantra* äußert sich NIK DOUGLAS sehr liberal in Sachen Fesselung:

»Wenn sowohl Yin als auch Yang Vergnügen an solchem Zeitvertreib finden, dann kann Fesselung als erotische Kunst praktiziert werden, aber sie sollte niemals dazu benutzt werden, die Seele zu degradieren. Es gibt diejenigen, die Fesselung als ein wirksames Mittel anwenden, um die Rollen zu vertauschen. Als erotisches Werkzeug kann Fesselung den Geist befreien, indem der Körper zurückgehalten wird. Als Symbol der totalen Hingabe vor der Entspannung spiegelt Fesselung das Spiel des Lebens wider.
Diejenigen, die Fesselung für eigene sadistische oder masochistische Zwecke anraten, sollten es statt dessen lieber mit Kriegsführung versuchen. Dann geht es nämlich nur um ihr eigenes

Schicksal, ob sie nun jemanden gefangennehmen oder selbst gefangengenommen werden; die Entscheidung zwischen Konfrontation und Flucht bleibt jedem selbst überlassen. Es wird mit Recht gesagt: ›Die Stricke die am stärksten binden, sind im Geist zu finden‹.«[61]

Spinnenfrauen sind häufig vergeßlich, zerstreut, fahrig, ungeschickt, versperren sich oft und leben am Rand einer Psychose. Ein migräneartiger Kopfschmerz mit Flimmern vor den Augen wird gebessert durch Rauchen. Es besteht überhaupt ein großes Verlangen, sich durch Rauchen abzulenken oder bedrängende Seeleninhalte zu unterdrücken. Bisweilen erzielt man Erfolge mit dem einen oder anderen dieser Mittel, wenn es um das Bemühen geht, mit dem Rauchen aufzuhören. Eine Spinnenfrau in Reinkultur verstrickt sich leicht in den selbstgesponnenen Fäden ihrer sexuellen Phantasien, welche dann voll sind von Grausamkeiten. In ihren schrecklichen und wilden Träumen wird sie in alten Gemäuern von Männern bedroht, gefangen, gefesselt und zum Geschlechtsverkehr gezwungen. Auch Träume in denen das unversöhnte mütterliche Prinzip auftaucht, kommen vor.
Was ihre körperliche Symptomatik angeht, so ist ein allgemeiner Mangel an Lebenswärme auffallend. Es herrschen eine außerordentliche Kälte und Frostigkeit bis in die Knochen hinein vor. Auch langanhaltende Schüttelfröste ohne Fieber sind charakteristisch. Eiskalte Hände und Füße sind an der Tagesordnung. Überdies sind viele Frauen, welche derartige Arzneien benötigen, sehr stark beeinflußbar durch Nässe und feuchte Wohnverhältnisse.
Spielfilme wie *Der Kuß der Spinnenfrau* oder *Arachnophobia* sowie die bäuerlich-mythische Erzählung *Die schwarze Spinne* von JEREMIAS GOTTHELF, bringen uns in künstlerischer Form in Konfrontation mit diesen dämonisch-urtümlichen Kräften.

Manches von dem hier angeführten paßt gut zu Teilaspekten von Lauras Persönlichkeit. Wieder einmal zeigt sich, daß bei aller Liebe zur klassischen homöopathischen Behandlung mit einer einzigen Arznei, deren Wirkungsradius bisweilen nicht ausreicht, um allen Erfordernissen gerecht zu werden. Das gilt natürlich, wie leicht einzusehen ist, im besonderen Maße für die gespaltene- und noch mehr für die echte multiple-Persönlichkeit, wobei wir uns nach wie vor darüber im klaren sein sollten, daß man bei Laura nicht von einer solchen sprechen kann. Bei aller Begabung, sich in phantastisch-visionäre innere Landschaften zu begeben, bleibt Laura jedoch immer noch dieselbe *persona*.

Innerlich ließ ich einige unserer »Haupt-Spinnen-Mittel« Revue passieren:

Aranea diadema – *die Kreuzspinne*
Latrodectus mactans – *die schwarze Witwe*
Mygale – *die schwarze kubanische Spinne*
Tarantula hispanica – *die Wolfsspinne*
Theridion – *die westindische Feuer- oder »Orangenspinne«*.

---

[61] NIK DOUGLAS: *Das große Buch des Tantra*, S. 140.

Latrodectus durfte wohl von vornherein wegen zu wenig Übereinstimmung mit Lauras Symptomatik ausscheiden. Hier hatte ich es nicht mit schweren pectanginösen Zuständen und brennenden Herzschmerzen zu tun, wie sie typisch für die Schwarze Witwe sind.

Mygale mit ihrer nächtlichen Rastlosigkeit, den ruhelosen Händen und einer stark betonten sexuellen Komponente entsprach da schon eher den vorliegenden Mustern. Theridion wiederum ist manchmal ein gutes Mittel bei hysterischer Angst, Schwäche und Enerviertheit, welche dann auch dazu führen kann, daß dem Patienten leicht übel wird in einem fahrenden Auto oder an Bord eines Schiffes. Wenn also in einen solchen Fall Cocculus oder Petroleum versagen, sollte man an die Orangenspinne denken. Die sexuell betonten Phantasien sind jedenfalls auch Theridion zueigen.

Verdächtiger für einen möglichen Erfolg war aber zweifellos Tarantula. Die spanische Wolfsspinne trägt in sich viele Aspekte, wie sie in einem ausgeprägten Hang zur Selbstverdammung und Selbstbestrafung bei einem Menschen in Erscheinung treten können, was zweifellos immer wieder aus Lauras Aufzeichnungen herausgelesen werden kann. Dazu kam außer ihrer erotischen Manie die mir von ihr geschilderte workaholicartige Arbeitswut und ihr Verlangen nach exaltiertem Tanzen. Immer wenn ihr innerer Druck zu stark wurde und sie sich gar nicht mehr anders zu helfen wußte, war sie wie unter Zwang in ihre »Szene-Disco« gerannt, um sich dort zu lauter Musik einiges von der Seele zu tanzen, weil sie sonst »Sachen zerschmissen hätte«, wie sie mir gestand.[62] In meiner *Göttlichen Homöopathie* habe ich mich ausführlicher mit der Tarantel beschäftigt.

Trotz dieser recht verlockenden Leitsymptomatik kam ich allmählich jedoch immer mehr zu der Ansicht: Wenn Spinne für Laura, dann primär Aranea. Die Tarantel würde ja nicht davonlaufen. Versöhnung mit Häßlichem sowie die Möglichkeit einer Beerdigung der ihre Seele vergiftenden »Psycholeichen« schien mir nirgendwo so gut abgedeckt, wie durch die Kreuzspinne. Respektive die innere Aussöhnung von Laura mit ihrer Mutter – ohne daß sie dieser unbedingt in persona würde gegenübertreten müssen – schien mir einen weiteren Pluspunkt für die Wahl dieser Spinne zu liefern. Ebenso die Bedrohung durch das Bild des Vaters. Sexueller Mißbrauch ist darüber hinaus ein Hauptthema von Aranea. Nicht zu vergessen, Lauras ausgeprägte Fesselphantasien. Auch fiel mir ein, daß sie davon gesprochen hatte, sie habe bisweilen ein klebriges Gefühl auf ihrer Gesichtshaut, so als ob eine Spinnwebe sie einhülle (»*Schon wieder bemerkte ich, wie ich schuldbewußt und verlegen zu Boden blickte. Woher kamen sie nur, diese ständigen Schuldgefühle? ... Wieder einmal spürte ich, wie schon so oft in solchen Situationen, wie sich eine Starre in meinem Gesicht ausbreitete, verbunden mit einem klebrigen Gefühl auf der Haut, so als hafte mir eine Spinnwebe an, die mich gefangen hielt*« S. 50).

[62] Einige Tarantula-Fälle sind beschrieben in der Homöopathie-Zeitschrift II/92, hrsgg. vom Homöopathie-Forum e.V. 82131 Gauting, Telefon (0 89) 8 50 03 56, Fax (0 89) 8 50 37 45.

Die Parästhesien passen ebenfalls zu Aranea. An Platin wiederum könnte man denken, wenn von der Taubheit der Wangen und Lippenpartie sowie der Gefühllosigkeit ihrer Schamlippen die Rede war. In beiden Rubriken steht Platin fast als einziges Mittel dreiwertig im Repertorium, was wieder auf die enge Beziehung dieser beiden Lustzentren untereinander hinweist.

So wie sie einerseits ihre erotischen Wünsche verdammt, ist Laura gleichermaßen angezogen von Laszivität. Bemühen wir die entsprechende Rubrik (GEMÜT/*Phantasien/wollüstige*) im KENT'schen Repertorium, so finden wir eine ziemlich reichhaltige Auswahl an Mitteln vor, die sich noch erweitert, wenn wir die synonyme Rubrik in anderen Repertorien aufschlagen. Darunter natürlich wieder im 3. Grad die uns schon bekannten, wobei sich vor allem Staphisagria – *der wilde Rittersporn,* hier noch in den Vordergrund spielt, welcher des öfteren bei einer masochistisch gefärbten Persönlichkeitsstruktur gute Erfolge zeitigt. Wenn man sich die häufigen Selbstvorwürfe von Laura vor Augen hält, könnte sogar diese Arznei noch gewisse Similequalitäten aufweisen. (GEMÜT/*Zorn auf die eigenen Fehler:* Staphisagria und Nitricum acidum beide im 2. Grad). Aranea fehlt hier, was mich aber nicht weiter beeindruckte, da die sonstigen Zeichen in überwältigender Fülle für einen Versuch mit dieser Arznei sprachen.
Ganz nebenbei: Aranea hilft oft dabei das Verlangen nach Tabak zu modifizieren und manch einer, dem es damit ernst war, konnte durch die Einwirkung dieser Arznei schon zum Nichtraucher werden. Laura rauchte zwar nicht übermäßig viel, aber der Griff zu diesem Schnuller für Erwachsene schien eben doch eine Art orale Ersatzbefriedigung für sie zu sein.
Und dann fiel mir noch ihr Griff zu diesem Bikini im sogenannten Spiderlook ein. Wenn man davon ausgeht, daß es kein »Versehen« im üblichen Sinn gibt, sondern daß alles seine mehr oder weniger tiefsinnige Bedeutung hat (als Teil von CASTANEDAS sogenannter *zweiter Aufmerksamkeit*), so dürfen wir das ebenfalls als einen Hinweis ansehen, daß Aranea, Laura, zumindest für eine gewisse Zeit, Türen zu sich selbst würde öffnen können.

Laura befand sich in einer Art psychischem Labyrinth. Ich erinnerte mich an den Ariadne-Mythos, der geradezu als Metapher über diesem ganzen geheimnisvollen Fall stand: Durch die Liebe des THESEUS erlangt ARIADNE, des Königs MINOS Tochter, Befreiung von der Bedrohung durch ihren Halbbruder MINOTAURUS, jenem Fabelwesen, das halb Stier halb Mensch im innersten Kern des kretischen Labyrinths haust. Es bedarf des heldenhaften Vorgehens von Theseus, um dieses blutrünstige Untier zu erlegen, welches ähnlich den Drachen der germanischen Mythen nach Jungfrauen verlangte.
Auch in M. gab es einen Mythos von einem Lindwurm, welchem alljährlich eine Jungfrau dargeboten wurde. Diese hatte sich – als ein Symbol der Reinheit – zu opfern, um der Bürger giftgewordenes Denken zu kompensieren. War es hier nur die eine, so waren es im Fall des Minotaurus jedoch gleich 14 Jungfrauen und 14 Jünglinge, die König Minos für seinen Sohn, den Minotaurus forderte. Dies allerdings nur im Abstand von jeweils neun Jahren.

Damit nun Theseus sich im Labyrinth nicht verirren möge, gibt ihm Ariadne ein magisches Wollknäuel mit auf den Weg, das sie selbst einst von DAIDALOS erhalten hatte, als dieser noch auf Kreta lebte. Des Fadens oberes Ende sollte er an den Türstock der Eingangstüre binden und sodann das Knäuel abrollen, bis er das schlafende Ungeheuer entdecken würde. Sein Kopf sei nach vollbrachter Tat dem POSEIDON zu opfern. Aus tiefenpsychologischer Sicht können wir in Minotaurus ein Symbol für Ariadnes unerlöste gewalttätige Seite sehen, die – nachdem ihr der Kopf abgeschlagen wurde – in den Wassern des Unbewußten von Poseidon, dem Gott der Meere reingewaschen wird. Konsequenterweise und nicht nur aus Dankbarkeit für seine Tat, sondern weil sie sich auf den ersten Blick in Theseus verliebt hatte, wird sodann Ariadne Theseus Frau. Das wiederum ist verständlich, denn Theseus stellt nichts anderes dar, als den männlich-heldenhaften Teil Ariadnes, der sich nicht scheut, in die Tiefen des eigenen Unbewußten hinabzusteigen.

Laura muß sich nun ihren eigenen Faden spinnen, an dem sie sich in das Labyrinth ihrer Wünsche und Begierden wagt, um dort ihrem Minotaurus zu begegnen und so ihre unerlöste männliche Seite zu heilen. Diese wird zum einen repräsentiert durch ihren Vater und zum anderen in noch pervertierterer Form in der Rektorin des Internats aus ihrer Inkarnationsphantasie.

MIKE KESZLER schildert den Fall eines zehnjährigen Knaben, der neben Konzentrationsstörungen, Tics und Stottern vor allem dadurch auffiel, daß er sein Zimmer häufig mittels eines Wollknäuels regelrecht »vernetzte«. Durch Einsatz von Aranea ixobola – *dem Chelizerengift der Kreuzspinne* in einer C1000, besserte sich das Stottern und seine Tics hörten vollständig auf.[63]

In der gleichen Weise, in der Spinnen mit dem Kopf nach unten hängen, stellt sich die Welt für den, der sich wiederum dem Spinnengift stellt, auf den Kopf. Nichts wird mehr so sein, wie es vorher war. Das Alte stirbt, das heißt, nach der großen Leichenverbrennung in den Kellern des Bewußtseins, wird der Mensch frei sein vom Ballast der Vergangenheit und ein neues Leben beginnen können. Das Alte, das sind in diesem Fall vor allem die Ausgeburten eines übersteigerten Egoismus. Die Information der Spinne bewirkt eine Metamorphose. Ehemals begangene Wege in Richtung Eigennutz werden nunmehr gemieden, ja noch mehr, die Wege selbst lösen sich vollständig auf. Neue Pfade eröffnen sich, neue Strategien für eine befreite Zukunft können entwickelt werden. Bei und nach Verreibungen von Spinnen, erhielt WITOLD EHRLER Durchsagen vom Archetypus der Spinne, die ich ausschnittsweise hier zitieren möchte:

»Wenn du nach den Übeln fragst, so öffne deine Kellertüre!
Die Leiche in *deinem* Keller bedeutet Eigennutz. Was du als hilfreiche Tat erkennst, ist purer Egoismus und tiefe Interessenlosigkeit gegenüber deinem Umfeld. Das Interesse an allen anderen Menschen ist nur gespielt, abstrahiert von dem wirklichen Nutzen der anderen und

---

[63] Beschrieben in *Homöopathie-Zeitschrift*, II, 1998, S. 57 ff.

dient nur dem Eigennutz. ... Erst in mir wirst du auf diesen Umstand gestoßen und kopfüber damit konfrontiert. Du magst dich abplagen, etwas für andere zu tun, aber du erreichst das wirkliche Gefühl dazu nicht und so bleibt es bei äußeren Taten.

Um den Eigennutz aufgelöst erleben zu können, bedürfte es einer Tätigkeit, die dir überhaupt nichts nutzt, die du nur im Interesse eines anderen tust und dabei ein neues Gefühl erkennst, das dich wachsen läßt. ... Ich trage den Egoismus aus eurem Haus hinaus und bringe ihn dort außerhalb eures Hauses zur Auflösung. ... Öffnest du dazu freiwillig deine Kellerräume, werde ich nicht mehr furchtbar sein. Bringst du sie jedoch unter Verschluß, wird das Öffnen einen schauerlichen Geruch ans Tageslicht bringen, denn das Anrüchige breitet sich dann über alles Übrige auch hinaus. ... Die euch unverständliche Seite wird die sein, daß es gerade meine sinnlos scheinende Kraft ist, die eure eigenen Verletzungen und Narben wieder zu heilen versteht. Daß nicht der Sinn die Heilung ist, sondern das scheinbar Sinnlose.«[64]

Das Geschenk, das die Spinne für den bereit hält, der sich nicht scheut, sein altes Sein sterben zu lassen, ist eine starke Verjüngung. Das Spinnengift in homöopathisch aufbereiteter Form kehrt den Alterungsprozeß bis zu einem gewissen Grad um:

Die Spinne spricht durch das Sprachrohr Witold Ehrler:

»Wer durch mich hindurchgeschritten ist, wird aus einem Jungbrunnen steigen, da sich auch der Grund für die Alterung verkehrt hat. Die Spuren der Angst, die Spuren der Unsicherheit und des Sinnverlustes werden durch mich wieder zur Auflösung kommen, wenn ihr meinen Weg ganz und gar aufgenommen habt – ansonsten wird euch Furcht um eure Alterung und das Gefühl einer tiefen Sinnlosigkeit und Beliebigkeit überfallen.«[65]

Nachtrag:
Parallel zum Laura-Fall arbeitete ich im Jahr 2001 an einer zum Teil ähnlichen Problematik bei einer dunkelhaarigen Frau von 41 Jahren. Nach einer mißglückten Ehe, hatte sie sich über Jahre hinweg – wohl aus Angst vor wirklicher Nähe – immer wieder zu Partnern hingezogen gefühlt, die bereits in festen Beziehungen standen. Andere spiegelten ihr die eigene Angst vor einer ausschließlichen Bindung derart, daß eine intimere Annäherung unmöglich schien. Dabei sehnte sie sich unsäglich nach Zärtlichkeit und sexueller Erfüllung.

Nach einigen Achtungserfolgen mit Medorrhinum und anderen Mitteln, kam ich aus bestimmten Gründen schließlich auf Aranea. Nach erstmaliger Einnahme von Aranea ixobola in einer LM 12, Ende November 2001, kulminierte die innerseelische Problematik und projizierte sich nach außen, indem sie ihr auf drastische Weise den Spiegel vorhielt: Noch am gleichen Wochenende nach erstmaliger Einnahme der Tropfen, bot ihr ein völlig betrunkener Nachbar an, sich durch ihn vergewaltigen zu lassen, was sie natürlich entrüstet ablehnte. In krassem Gegensatz hierzu traf sie bereits am nächsten Abend bei einer Tanzveranstaltung einen Mann, von dem sie sich sofort stark angezogen fühlte, der aber wiederum verheiratet war. Zwar teilte er ihr mit, daß er bereits seit einem

---

[64] WITOLD EHRLER: *Homöopathische Postille* Nr. 8. S. 18f.
[65] WITOLD EHRLER: *Homöopathische Postille* Nr. 8, S. 21.

halben Jahr getrennt von seiner Frau leben würde, was sie aber trotzdem nicht davon abhielt, ihm zu sagen, daß sie ihn nicht wiedersehen wolle. Zusätzlich von mir darauf aufmerksam gemacht, was hier ablief, konnte sie die Diskrepanz innerhalb ihrer selbst wahrnehmen. Es bleibt abzuwarten, inwieweit Aranea die Leichen der Beziehungsängste dieser Frau weiter ausgraben und zur Einäscherung bringen wird.

Kurze Zeit nach Einnahme von Aranea lernte diese Frau jedenfalls zum ersten Mal einen Mann kennen, von dem sie sich angezogen fühlte, und der zum ersten Mal das alte Muster sprengte.

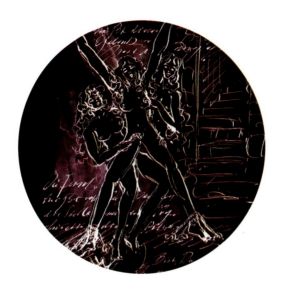

Masochismus

»Fesselung ist der Seele endloser Kreislauf von Geburt und Tod«

Nik Douglas

Der österreichische Schriftsteller Leopold von Sacher-Masoch, nach dem dieses merkwürdige Gebaren in Verbindung mit sexuellem Lustgewinn benannt wurde, lebte von 1835 bis 1895, also rund zweihundert Jahre später als De Sade. Auch er betätigte sich als Schriftsteller. Nachdem es in seinen erotischen Romanen und Novellen oft um die Schilderungen geschlechtlicher Erregung bei gleichzeitiger Erduldung körperlicher oder seelischer Schmerzen geht, bürgerte sich die Bezeichnung Masochismus hierfür ein.

Es kann nun sein, daß sich aus der wiederholten Bestrafung kleiner Vergehen durch körperliche Züchtigung, in Verbindung mit dabei auftretender sexueller Erregung, wegen des Blutandrangs im genitalen Bereich, die Gewohnheit entwickelt, geschlechtliche Erregung von nun an nur noch auf diese Art und Weise genießen zu wollen. Vor allem in den englischen Schulheimen des viktorianischen Zeitalters gehörten ja solche Vorgehensweisen zum guten Ton der Anstalt.

Auch wurden die Mädchen natürlich beim Austausch von Zärtlichkeiten untereinander oder bei der Masturbation ertappt und befanden sich dann in einer Falle, ähnlich der APHRODITE, die mit ARES von HEPHAISTOS überrascht worden war. Kommt es in der Folge von solchen und ähnlichen Erlebnissen des Ausgeliefert-und-der-Beobachtung-Preisgegeben-Seins bei einem Menschen zu Krampfanfällen, so ist nicht selten das der Aphrodite zugeordnete Metall Cuprum das Mittel der Wahl, um diese Krämpfe zu lösen. Der Homöopath möge sich daran erinnern, daß Cuprum in der sehr wichtigen Schlüsselrubrik des KENT'schen Repertorium steht, die da heißt ALLGEMEINES/*Metastasis,* womit in unserem Zusammenhang nichts anderes gemeint ist, als einfach nur eine Symptomverschiebung infolge von Unterdrückung (Vergl. S. 294ff.).
Da dies eine der wichtigsten Rubriken überhaupt ist, die das Repertorium zu bieten hat, sei vor allem der angehende Homöopath hier auf sie aufmerksam gemacht:

Mittel im 3. Grad:

Abrotanum* – *die Eberraute*

Mittel im 2. Grad:

Carbo vegetabilis – *die Birkenholzkohle*
Cuprum – *das Metall Kupfer*
Pulsatilla – *die Küchenschelle*

Mittel im 1. Grad:

Colchicum – *die Herbstzeitlose*
Lac caninum – *die Hundemilch*
Sanguinaria – *die kanadische Blutwurzel*
Sulphur – *der Schwefel*

Ich stehe nicht allein da, mit der Behauptung, daß vor allem der Schwefel eigentlich in dieser Auflistung einen Fettdruck mit Stern verdient hätte, da er wohl unsere wichtigste Antisuppressionsarznei überhaupt ist. Auch mein Mentor OTTO EICHELBERGER ist dieser Ansicht und hat das in seinen Seminaren immer wieder betont.

Darüber hinaus können wir mit Fug und Recht ein weiteres Mittel in diese Rubrik mit aufnehmen, welches keinen Eingang in das KENT'sche Repertorium gefunden hat, und das ist die Nosode Carcinosinum. Ich habe über diese großartige Arznei, vor allem im Hinblick auf ihre befreiende Wirkung bei Blockierung von Lebensfreude in frühen Stadien der Kindheit, ausführlich in meiner *Göttlichen Homöopathie* geschrieben.

Die jüngste Entwicklung in Lauras Geschichte, läßt mich in diesem Kapitel auf Material zurückgreifen, das in meinem Werk über *Eros und Homöopathie* bereits veröffentlicht wurde. Da aber zum einen nicht jeder meiner Leser das Buch kennen wird und zum anderen diese Gedankengänge zum besseren Verständnis von Lauras Problematik von Wichtigkeit sind, seien sie hier noch einmal kundgetan.

Da körperliche Lustgefühle häufig als schlecht hingestellt wurden, war man der Verantwortung für deren Genuß enthoben, wenn man dafür eine Bestrafung erlitt. Der oder die betreffende Schülerin gewöhnte sich daran, daß sexuelle Lust nur in Verbindung mit vorheriger Demütigung zu erhalten war und sehnte deshalb dieses Ritual herbei, um zur Entladung zu gelangen. Innerhalb dieses Schaukelmechanismus wurden also immer wieder Handlungen begangen, welche in letzter Konsequenz zur Züchtigung führen mußten. So bildete sich im Unterbewußtsein des Masochisten eine unauflösbare Verknüpfung von Lust und Bestrafung. Die Vermutung liegt nahe, daß solch ein Kontext von dem betroffenen Individuum auch über mehrere Inkarnationen hin aufrechterhalten und weitergetragen wird.

Das passive Flagellantentum kommt darüber hinaus relativ häufig bei Frauen der slawischen Völker und des Balkan vor, die ohnehin jahrhundertelang unterdrückt waren, und denen der Glaube an eine »gesunde Tracht Prügel« gewissermaßen im Blut liegt. Der eine oder andere Leser wird sich an den Witz erinnern, in dem eine Frau zur anderen sagt: »Ich glaube, mein Mann liebt mich nicht mehr.« Darauf die andere: »Woraus schließt du das?« Lapidare Antwort der ersteren: »Er schlägt mich nicht mehr.«

Immer wieder kann man beobachten, daß vor allem Frauen es darauf anlegen, durch ein entsprechend schnippisches und impertinent-sarkastisches Benehmen ihre Partner so lange zu reizen, bis diese in ihrer Verzweiflung und ohne zu ahnen, was dieses Spiel bedeutet, sie zu schlagen beginnen.

Solch ein Verhalten konnten wir vor vielen Jahren bei einem unserer Freunde beobachten, der eine Frau geheiratet hatte, von der er sich aus diesen Gründen später scheiden ließ. Die Frau trieb diese Marotte bei einer Urlaubsfahrt derart auf die Spitze, daß er, – ein äußerst gutmütiger und friedliebender Mann – sich irgendwann nicht mehr anders zu helfen wußte, als sie übers Knie zu legen und ordentlich zu versohlen. Danach war er vollkommen entsetzt darüber, daß er zu solch einer Handlung überhaupt fähig war, während sie sich vor den Spiegel setzte, schminkte und lediglich noch ein wenig herummaulte, daß er sie danach nicht geradewegs genommen hätte. Ihm jedoch war inzwischen speiübel, denn er gehörte nicht zu der Sorte von Männern, die Gefallen daran finden, die bekannte Aufforderung ZARATHUSTRAS, »Wenn Du zum Weibe gehst, vergiß die Peitsche nicht!« in die Tat umzusetzen. Nach dieser »Abreibung« war diese Frau etwa 14 Tage lang lammfromm, las ihrem Mann jeden Wunsch von den Augen ab, bis sich ihr kapriziös-schnippisches Verhalten allmählich von neuem aufbaute.

MAGNUS HIERSCHFELD schreibt:

»Ähnlich betrachten Dirnen, die in sexueller Dienstbarkeit unter einem Zuhälter stehen, körperliche Züchtigung als eine Quelle ungewöhnlicher Lust und oft als die einzige Quelle sexueller Befriedigung. In gleicher Weise hegen viele Frauen aller Gesellschaftsklassen einen unbewußten masochistischen Wunsch, von einem Manne geprügelt zu werden oder haben den nie gebeichteten oder unbewußten Drang, sich vergewaltigen zu lassen.«[66]

Hirschfeld schildert eine Begebenheit, welcher der von mir bei meinem Freund erlebten in gewisser Weise ähnelt. Dabei handelte es sich um eine offenbar ausnehmend hübsche junge Frau, die erst kurze Zeit glücklich verheiratet, von ihren Spaziergängen mit ihrem Mann, jedesmal in einem Zustand gesteigerter sexueller Erregung nachhause kam. Dies wurde wohl ausgelöst durch den Anblick fremder Männer, denen sie bei ihrem Gang begegnet waren, wodurch sich die Phantasie der jungen Frau in ungezügelter Weise entzündet haben mag. Da sie sich deswegen schuldig fühlte, verlangte sie prompt danach, gezüchtigt zu werden. Hirschfeld zitiert aus BLOCHS *Geschichte der englischen Sexualmoral:*

»Eines Nachmittags begann die hübsche junge Frau aus keinem ersichtlichen Grund eine heftige Szene, als das Paar nach einem Spaziergang die Treppe zu der eigenen Wohnung hinaufging. Im Gegensatz zu ihren Gewohnheiten gebrauchte sie Flüche, verhöhnte ihren Gatten, versetzte ihm schließlich einen Stoß und schlug ihm ins Gesicht. Dann bekam sie plötzlich Angst, brach in Tränen aus und schluchzte, und nachdem sie den Hut abgesetzt hatte, warf sie sich in ihrem eleganten Ausgehkleid auf den Teppich und verlangte für ihr schlechtes Benehmen gestraft und geschlagen zu werden. Der unerfahrene Gatte war sprachlos vor Erstaunen und wußte nicht, was er sagen oder was er machen sollte, als die Frau bat, sie mit der griffbereiten Hundepeitsche zu prügeln. Sie selbst begann, von ihrem rosigen Gesäß ein Paar Spitzenhöschen herunterzuziehen, das ihr Gatte zuvor noch nicht gesehen hatte. Die Schlüpfer waren recht kurz, und der obere Teil der Schenkel war durch sie hindurch über den Seidenstrümpfen sichtbar. Der Gatte ahnte dumpf die Bedeutung dieses eigenartigen Benehmens seiner Frau, ergriff mechanisch die Hundepeitsche und schlug damit ihr Gesäß, dessen vollfleischige Rundung, die einigermaßen zu ihrer sonst schlanken Figur kontrastierte, der Gatte zum ersten Mal bemerkt haben will, wie auch seine delikate Farbe. Seine Frau verlangte, stärker geschlagen zu werden, und er gab schließlich nach, so daß das Gesäß mit roten Striemen bedeckt war und die Frau sich voll erotischer Lust unter der Peitsche wand. Als dieses ein zweites und drittes Mal passierte, befragte der Gatte uns, und wir klärten ihn auf.«[67]

---

[66] HIRSCHFELD: *Geschlechtsverirrungen,* S. 338.
[67] HIRSCHFELD: *Geschlechtsverirrungen,* S. 338.

BLOCH berichtet u.a. noch von einem Besuch bei der Leiterin eines Pariser Nobelbordells, welche ihm einen oft gehörten Hinweis mit folgenden Worten bestätigte:

»›wir erfüllen‹, so schloß sie, ›ohne Zweifel das wichtigste Verwaltungsgeschäft in Paris, da wir das Vorrecht genießen, sowohl die prominentesten Mitglieder der Geistlichkeit als auch der Regierungs- und Handelswelt auszupeitschen.‹«

Daran scheint sich bis auf den heutigen Tag nicht viel geändert zu haben. Vielleicht läßt sich die Sucht nach Schlägen u.a. aus dem übersteigerten Leistungsbedürfnis heraus begreifen, dem nachzukommen diese hochgestellten Persönlichkeiten von frühester Jugend an gehalten waren. Der solchen Menschen ständig auferlegte Druck erzeugt eine Unterdrückung des freien Energieflusses und baut entsprechende Panzerungen auf, welche, wie wir noch sehen werden, bisweilen gewaltsam durchschlagen werden wollen.

Will man den Konfliktkreislauf zwischen Begierde, verlogenem Moralkodex und Bestrafung durchbrechen, muß der oder die masochistische Patientin sich vor allem dazu bekennen, die Erfahrung frei fließender, orgiastischer Energie in ihrem Körper machen zu wollen und für die danach stattfindenden Veränderungen einzustehen. Der in solchen Fällen meist vorhandene starre Charakterpanzer ist jedoch schwer aufzuschmelzen. Das gut gewählte homöopathische Mittel kann dabei entscheidende Hilfe leisten und schneller die gewünschten Veränderungen bewirken.

Interessanterweise gibt es Masochisten, welche als solche geboren werden, ohne je irgendeine Erfahrung der vorher beschriebenen Art in ihrer Kindheit oder Jugend gemacht zu haben. Der Wunsch, sich zu demütigen, findet also keine plausible Erklärung, es sei denn, die Seele trüge diese Muster bereits aus einem Vorleben in sich und wäre bisher unfähig gewesen, sie zu durchbrechen.
Eine junge Frau, die vielleicht dieser Kategorie einer masochistischen Veranlagung zuzuordnen wäre, ist die Schriftstellerin SINA ALINE GEISSLER. Sie sieht im Schmerz ein Mittel zur Überwindung eigener Grenzen.

In ihrem Buch *Lust an der Unterwerfung,* findet sie zu ihrem persönlichen Glaubensbekenntnis:

»In sämtlichen Religionen, insbesondere den östlichen, spielen Erfahrungen von Schmerz und Leiden als eine Möglichkeit, Gott nahe zu kommen, als Möglichkeit zur Reise in das Innerste, in das Wahre, eine große Rolle. Auch das Christentum kennt die Idee von diesem Weg zu Gott. Ein Mensch, der leidet, der Schmerzen hinnimmt, wird dadurch in einen Zustand gebracht, der ihn zur Konzentration zwingt, zur Aufgabe alles Unwesentlichen, aller Äußerlichkeiten, zur Besinnung auf sich, auf den Schmerz – und auf den, der da kommen wird. Konzentration, Empfänglichkeit, Besinnung, all das erfahre ich als masochistische Frau. Allerdings empfange ich keine göttliche Botschaft irgendeiner Religion. Ich empfange, ausgeliefert und schutzlos und damit in aller Intensität, die Liebe und die Zärtlichkeit des Mannes, den ich liebe.
Ich gebe mich – aber immer, um viel mehr, Neues, anderes *von ihm* zu erhalten.
Ich gebe mich, um empfangen zu können.

Ich leide, um glücklich zu werden.
Ich unterwerfe mich, um aufgehoben zu werden.
Ich erniedrige mich, um erhöht zu werden.«[68]

Entschließt man sich zu dieser Art der Betrachtung, dann bedeutet das ein Bekenntnis zum freiwilligen Empfangen des anderen, des dunklen und schmerzhaften Pols im Leben, der sowieso nicht ausbleibt, weil das Prinzip SATURN die Konfrontation mit dem eigenen Wesen irgendwann einfordert. Wenn wir dem Schmerz also freiwillig die Tür öffnen, – so verstehe ich Sina Aline Geißler –, dann brauche ich vielleicht keine anderweitigen, schmerzhaften Erfahrungen im Leben zu machen, die mich erzwungenermaßen zur inneren Einkehr rufen, wie beispielsweise ein schwerer Unfall das tun würde.
Das erinnert im Ansatz an die Zeilen SCHILLERS im *Ring des Polykrates:*

»Mir grauet vor der Götter Neide;
Des Lebens ungemischte Freude
Ward keinem Irdischen zuteil.«

»Drum, willst du dich vor Leid bewahren,
So flehe zu den Unsichtbaren,
Daß sie zum Glück den Schmerz verleihn.
Noch keinen sah ich fröhlich enden,
Auf den mit immer vollen Händen
Die Götter ihre Gaben streun.«

Sinngemäß ähnlich, nur viel stiller, drückt sich EDUARD MÖRIKE aus, wenn er betet:

»Wollest mit Freuden
Und wollest mit Leiden
Mich nicht überschütten!
Doch in der Mitten
Liegt holdes Bescheiden.«

Sehen wir also Sina Aline Geißlers Bekenntnis zum Schmerz auf der Ebene einer freiwilligen Erfüllung des Polaritätsprinzips an, dann könnten wir sie, – zumindest aus psychologischer Sicht –, gar keine Masochistin nennen.
Ähnlich verhält es sich mit vielen Menschen, welche eine Domina aufsuchen, um sich durch Konfrontation mit Schmerz in einer realen Situation von quälenden Vorstellungen zu befreien. In einer Dokumentation des Fernsehsenders RTL 2, vom 16.5.1998, über die Problematik unterdrückter Sexualität und Aggression, vor allem im priesterlichen Leben, bekannte der Kunde einer Domina:

»Jeder Mensch hat schmerzliche Erfahrungen in seinem Leben. Üblicherweise laufen wir davor weg. Hier kann man Schmerz erfahren, ohne sich dabei zu verspannen oder davor wegzulaufen, indem man in den Schmerz hineingeht und ihn auflöst.«

---

[68] SINA ALINE GEISLER: *Lust an der Unterwerfung,* S. 208, Moewig-Verlag, Rastatt.

278

Die beschriebenen Aktionen sind ihrem Wesen nach psychohomöopathisch, denn sie arbeiten nach dem Prinzip des gleichnishaft Ähnlichen. Auch solche und vergleichbare Neigungen können wir natürlich bis jetzt nur erklären, indem wir unsere Zuflucht zu der Idee der Reinkarnation nehmen.

Was aber macht dann einen »echten Masochisten« aus? Hier nun stellt sich etwas Eigenartiges, etwas im wahrsten Sinne »Merk-Würdiges« heraus: Der echte Masochist sucht gar keinen Schmerz: er nimmt ihn in Kauf! Er nimmt ihn wohl oder übel in Kauf, weil anders seine Panzerungen gegen den freien Fluß der sexuellen Energie nicht durchbrochen werden können.

WILHELM REICH erkannte, daß hinter dem masochistischen Hang zur Erniedrigung »unfähiger Ehrgeiz und angstbeseelte Größensucht« wirken. Meine eigenen Beobachtungen in dieser Richtung zeigen, daß tatsächlich vielen Masochisten das schon erwähnte übersteigerte Leistungsbedürfnis zu eigen ist. Sie handeln dabei aus der Zwangsvorstellung heraus, daß das arme Ich mehr geliebt würde oder größere Anerkennung erfahre, wenn es etwas Großartiges vollbracht habe. Reichs Erkenntnisse scheinen wie auf die Situation von Laura gemünzt, wenn wir uns an folgende Sätze aus ihren Aufzeichnungen erinnern: *»Ich hatte ein Gefühl, vergleichbar einem überhitzten Teekessel, dem man verboten hat, zu pfeifen. Mit meinem ganzen Wesen flehte ich, ja ich schrie förmlich die Bitte in mich hinein, mein Gott möge mir ein Sicherheitsventil öffnen, damit das, was mir da so die Luft abpreßte, sich auf irgend eine Art und Weise aus mir befreien könnte«* (S. 184). REICH schreibt:

»Der Masochist phantasiert, gepeinigt zu werden, um zu zerplatzen. Auf diese Weise allein hofft er die Entspannung zu erzielen. Die masochistischen Klagen erweisen sich als Ausdruck unlösbarer und quälender *innerer Spannung*. Sie sind offen oder verhüllt klagende Bitten um Erlösung von der Triebspannung. Da die Fähigkeit zur selbständig aktiven Herbeiführung der Befriedigung durch die Lustangst gesperrt ist, erwarten die Masochisten die orgastische Lösung, die sie am tiefsten fürchten, dennoch als *Erlösung von außen* durch einen anderen …. Die Selbstvergrößerung ist sozusagen eine biopsychische Erektion, eine phantastische Weitung des seelischen Apparats. Das Gegenteil davon ist die Selbstverkleinerung. Man verkleinert sich selbst aus Angst vor dem Platzen.[69]

Anhand von zahlreichen Patienten erkannte Reich somit, daß hinter der masochistischen Provokation geschlagen zu werden, nichts anderes steht, als das unausgesprochene Begehren, gegen den eigenen Willen von der inneren Anspannung weg und zur Entspannung hin gebracht zu werden. Die masochistische Veranlagung entspringt also keinem biologischen Trieb, sondern ist als Folge einer Befriedigungsstörung anzusehen. Sie ist das Resultat einer Neurose und nicht deren auslösende Verursachung.

Reich sieht in den masochistischen Orgien des Mittelalters, den Folterungen der Inquisition, den Kasteiungen und Bußübungen der diversen Religionen nichts

---

[69] WILHELM REICH: *Die Funktion des Orgasmus*, S. 189 ff.

anderes als »masochistische Selbstbefriedigungsversuche ohne Erfolg«. Damit steht er im Gegensatz zu einer Sina Aline Geisler, die, wie wir gehört haben, solchen Peinigungen eine andere Bedeutung zumißt. Nachdem diese sich jedoch selbst als Masochistin bezeichnet, mag es durchaus angehen, daß ihr Blick in dieser Hinsicht getrübt und der von ihr gestellte Anspruch, – dem Schmerz als dem anderen Pol im Leben freiwillig entgegenzukommen – ein wenig zu hoch gegriffen ist:

> »Der Masochismus in Gestalt der verschiedenen patriarchalischen Religionen blüht als Ideologie und Tat wie Unkraut und erwürgt jeden natürlichen Lebensanspruch. Er hält die Menschen in tiefer demütiger Duldsamkeit.«[70]

Ein weiteres wichtiges Moment für die Auslösung dessen, was wir als Masochismus bezeichnen, ist der Widerspruch zwischen fadenscheiniger Moral auf der einen Seite und überhitzter Sexualität auf der anderen. Setzen falsche Moralvorstellungen Schleusen vor die Staubecken der sexuellen Energie, dann kommt es zum Konflikt zwischen Lusterregung und innerer Verkrampfung, die im Organismus zum muskulärem Krampf des Beckenbodens führt, weil der Orgasmus nicht zugelassen wird.[71]

Dank unermüdlicher Aktivitäten im Abbau von Schamgrenzen durch die modernen Medien einerseits und der nachlassenden Macht kirchlicher Dogmen andererseits, kommt es, – so steht zu hoffen –, zu einer zumindest teilweisen Entspannung, was diese Ursachen der Entstehung einer masochistischen Haltung junger Menschen angeht.

Reich erkannte weiter, daß die masochistischen Neurotiker über ein »Gespanntsein wie zum Bersten« oder ein »Gefülltsein wie zum Zerspringen« klagen. Manche behaupteten auch, sie fürchteten, zu »zergehen«, ihren »Halt« oder ihre »Kontrolle« zu verlieren:

> »Sie halten sich an die starren Panzerungen ihrer Bewegungen und Haltungen wie ein Ertrinkender an eine Schiffsplanke. Andere wünschen nichts sehnlicher als zu zerspringen. Mancher Selbstmord hat hier seinen Ursprung. Je schärfer die sexuellen Spannungszustände werden, desto besser prägen sich diese Empfindungen aus. Sie verschwinden prompt, sobald die Orgasmusangst überwunden wird und die sexuelle Entspannung eintreten kann.«[72]

Des langen Rätsels kurzer Sinn: Der Masochist will geschlagen werden, weil er keine andere Möglichkeit hat, mit dem Ansturm der Lebensenergie fertig zu werden, als sie in einer »Grenzüberschreitung« nach außen hin abfließen zu lassen. Da die Haut die natürliche Abgrenzung eines Individuums gegenüber seiner Umwelt darstellt, muß eben diese durch Schläge geöffnet werden.

---

[70] *Die Funktion des Orgasmus,* S. 194.
[71] Vergleiche hierzu das lesenswerte Büchlein von Benita Cantieni: *Tiger Feeling – Das sinnliche Beckenbodentraining.*
[72] *Die Funktion des Orgasmus,* S. 193f.

Dem Masochisten ist aufgrund seiner Bewußtseinsstruktur, die eine natürliche orgiastische Entladung ausschließt, auch der Zugang zu den höheren Chakren versperrt. So kann die Energie nicht befruchtend und verwandelnd auf diese Schwingkreise des Organismus wirken. Die Evolution des Individuums in Richtung einer Vergeistigung kann aber erst stattfinden, wenn vorher die notwendigen Erfahrungen auf der niedrigeren Schwingungsebene gemacht wurden und dazu gehören eben auch die Erfahrungen des freien Energieflusses im Orgasmus.

Friedrich Damaskow schreibt in seiner *Pathologie der libidinösen Individual- und Kollektiv-Neurosen:*

»Die masochistischen Wunschvorstellungen entstammen ursprünglichen Strafangstvorstellungen. Es liegen stets stärkste Liebesenttäuschungen im kindlichen Alter vor, auch die in frühestem Alter erlebte Angst, allein gelassen zu werden. Wenn das Kind nicht beachtet wird und keine Liebe erfährt, wird es durch Unarten die Beachtung herausfordern. Es muß dann allerdings auch Strafe in Kauf nehmen, was jedoch nicht so schlimm ist, wie überhaupt nicht beachtet zu werden. Die Provokation ist die Art des Masochisten, Liebe zu fordern. Er braucht diese ›Liebesbeweise‹ ständig, um seine innere Angst und Spannung herabzumindern .... Man kann oft beobachten, wie ein Kind, das vom Vater oder der Mutter durch Schläge gestraft wurde, nach einiger Zeit die Liebe des Strafenden um so eifriger sucht. Prügelnde Eltern aber züchten zukünftige Sadisten und Masochisten.«[73]

Und an anderer Stelle:

»Fast immer steht hinter der gewünschten Züchtigung beim Mann unbewußt verdeckt das Bild der Mutter, wie die Selbsterniedrigung der Frau in ihrem infantilen Verhältnis zum Vater wurzelt.«

Fast nie wird der Masochist zu uns kommen, weil er aus seiner Zwangsneurose heraus will. Meist sind es irgendwelche Körpersymptome, an denen er leidet und die er uns mitteilt. Sollte der Behandler jedoch seine Neigung erkannt haben, kommt es sehr darauf an, bei der Aufnahme des Falls die richtigen Fragen zu stellen. Wenn Sie ihn also fragen: »Leiden Sie unter unanständigen Vorstellungen?« kann es sein, daß er antwortet: »Im Gegenteil, ich genieße sie.«
Es ist sicher sinnvoll, in derlei Fällen nicht nur symptomatisch vorzugehen, sondern auch einen möglichen kausalen Hintergrund für die Neurose zu eruieren.

Eine Sonderstellung bei den Sado-Masochisten nehmen die Gummi- und Lederfetischisten ein. Im Grunde dokumentieren sie jedoch nur ihre Angst vor menschlicher Nähe durch eine zweite Haut, welche gleichsam nach außen hin ein Signal für die innere Isolation setzt. Sollte jemand aus dieser Riege, wegen welcher Beschwerde auch immer, behandelt werden wollen, so geschieht das nach den üblichen Kriterien der homöopathischen Heilkunst und aufgrund einer ordentlich aufgenommenen Anamnese.

---

[73] Friedrich Damaskow: *Verbotene Früchte – Pathologie der libidinösen Individual- und Kollektiv-Neurosen,* Walter Schmitz, München 1966, in Lizenz der Freyja-Verlag GmbH, Schmiden bei Stuttgart, S. 185f.

Dabei wird man unter Umständen die Tatsache, der nach außen hin zur Schau gestellten inneren »Ringwallbildung«, aus Angst vor menschlicher Nähe und Berührung, bei der Aufnahme des Falles miteinbeziehen.

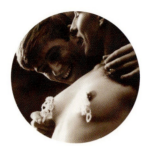

Piercing für Intimschmuck?

Dieser kurze Abstecher bietet sich an, nachdem Laura sich immer einmal wieder ihre Gedanken über Sinn oder Unsinn von Marcellas Brustwarzen-Piercing macht. Eine besonders bevorzugte Zone für derlei Verschönerungsbestrebungen scheinen ja eben die weiblichen Brustwarzen zu sein, welche im Normalfall das Neugeborene mit Milch versorgen. Aber auch so empfindliche Teile wie der Bauchnabel, Penis und Schamlippen werden nicht verschont. Neuerdings scheuen sich Frauen auch nicht mehr, sogar in Fernsehshows ihre »Beringung« zu demonstrieren. Man könnte versucht sein, das in Mode gekommene Durchbohren intimer Körperteile zum Zweck der Dekoration mit Schmuck, als ein weiteres Kapitel innerhalb sadomasochistischer Praktiken anzusehen. Dazu würden dann auch diverse Behandlungen von der Tätowierung bis hin zur Brandmarkung durch sogenanntes *branding* zu nennen. Die leider immer noch praktizierte Verstümmelung hunderttausender von Frauen durch Beschneidung sei hier ebenfalls nur am Rande erwähnt. Alljährlich kommt dabei eine nicht genau feststellbare Anzahl dieser jungen Mädchen ums Leben, weil es an den primitivsten antiseptischen Maßnahmen fehlt.

Hauptmittel bei solchen Verstümmelungen sind aus der Sicht der Klassischen Homöopathie vor allem Staphisagria – *der wilde Rittersporn* (Folgen von Schnittverletzungen), Hypericum – *Johanniskraut* (Folgen von Nervenverletzungen) und Sepia (Folgen von Verletzungen der weiblichen Würde).

Ich habe über all diese Dinge ausführlicher im Buch *Eros und sexuelle Energie durch Homöopathie* geschrieben und dort auch die infrage kommenden Mittel bei Folgen durch derartige Verletzungen, wie z.B. Eiterungen der verletzten Teile, genannt. Sollten sich in der Folge einer Durchbohrung von Brustwarzen oder Schamlippen mittels ›Intimschmuck‹ Entzündungen einstellen, so gelangen dabei vor allem die spezifischen homöopathischen Arzneien zum Einsatz wie sie gefragt sind bei Stich- und Schnittverletzungen bzw. Brandwunden.

Es darf aber daran erinnert werden, daß eine Neigung zu eitrigen Entzündungen dieser Teile dem kundigen Homöopathen immer auch ein Hinweis auf eine *miasmatische* Belastung sind, wie sie vorliegt, wenn Erbinformationen von Siechtümern der Vorfahren ihren Stempel den Genen des an solchen Störungen Leidenden aufgeprägt haben.

Ein gut ausgefüllter Fragebogen zur homöopathischen Anamnese ermöglicht eine ganzheitliche Betrachtungsweise des persönlichen Schicksals und Beschwerdebildes eines Patienten und geht weit über die Betrachtung der gerade vorliegenden akuten Reaktionsweise hinaus. Seine Ausarbeitung ermöglicht dem homöopathischen Arzt oder Heilpraktiker, Einblicke zu gewinnen, die bis zu den Wurzeln der Entstehung solch einer Entzündung hinführen. Er erleichtert damit die spezifische Heilmittelfindung im Sinne einer Konstitutionsbehandlung durch die Arzneien der Klassischen Homöopathie ganz wesentlich.

Vergessen wir nicht, daß es immerhin rund 3000 geprüfte Einzelhomöopathica gibt, von denen nur eine äußerst begrenzte Anzahl, – im Idealfall ein einziges – dem ganz persönlichen Leidensfall angepaßt erscheint, um zum optimalen Umschwung in Richtung einer Heilung und damit einer Ankurbelung der Lebensenergie und Steigerung des persönlichen Wohlbefindens zu führen. Der Patient wird bei dieser Arbeit des Ausfüllens des Bogens zum Partner des Therapeuten. Er ist gehalten, gut zu beobachten und regelmäßig über seine Veränderungen Bericht zu erstatten.[74]

Unter anderem habe ich im Erosbuch das folgende zur Anbringung von Intimschmuck geschrieben, was ich hier für den daran Interessierten mit einbringe:

»Die Umgestaltung und Verstümmelung von Körperteilen zwecks angeblicher Verschönerung hat es schon immer gegeben, von den Tellerlippen und den durch Metallringe in die Höhe getriebenen Frauenhälsen bestimmter Negerstämme Zentralafrikas, über die Anbringung von Schmucknarben bis hin zur Fußeinbindung bei den Chinesen …. Soweit es sich um das Anbringen von Ohrringen handelt, gibt es ›piercing‹ schon seit undenkbaren Zeiten. Was aber bedeutet diese ›Piercing-Mode-Explosion‹? Es scheint fast, als würden hier unterbewußt sadomasochistische Rituale in miniature stattfinden, gleichsam psychohomöopathische Wiederholungen von höchst ›peinlichen‹ Nötigungen aus der Zeit der Inquisition. Wollen sich tatsächlich derart viele junge Menschen wehtun – und das oft an Körperstellen, die der Lustempfindung dienen, also an primären und sekundären Geschlechtsteilen? … Läßt sich dieses Phänomen als autoaggressives Verhalten erklären, geboren aus Glaubensmustern von verdienter Bestrafung? Das mag zum Teil zutreffen, aber sicher nicht allein. Stecken exhibitionistische Tendenzen dahinter? Wohl schon eher. All solche Erklärungsversuche sollen uns jedoch hier nicht weiter beschäftigen. Das Phänomen ist da und jeder, der sich auf diese Weise ›verschönern‹ möchte, soll die Freiheit haben, das zu tun.«

[74] Solche, meist umfangreiche Anamnesebögen, wie auch der Autor einen verfaßt hat, können bei vielen, auf die klassische Weise arbeitenden homöopathischen Ärzten und Heilpraktikern abgerufen werden. Sie dürfen als unabdingbare Arbeitsgrundlage einer sinnvollen homöopathischen Einzelmitteltherapie angesehen werden und bewähren sich vor allem bei therapieresistenten, chronischen Beschwerden und wenn der Patient sein Domizil in weiterer Entfernung von einer homöopathischen Praxis hat.

Platina – das Metall Platin
Prinzessin Grausamkeit

Obwohl Lauras jüngste Berichte dazu angetan waren, sofort nach der potenzierten Kreuzspinne als einer neuen Arznei für sie zu greifen, wollte ich doch nichts versäumen, und noch einmal besonders aufmerksam vergleichende Arzneimittellehre betreiben. Dieser Fall war derart ungewöhnlich und spannend, daß ich meinen Ehrgeiz darauf richtete, peinlichst genau die dargebotenen Phänomene zu betrachten und möglichst alles In-Erfahrung-Gebrachte, gegeneinander abzuwägen. Bevor ich mich also dazu entschließen konnte, durch die sich überstürzenden Ereignisse bereits eine Woche nach Beginn der Therapie ein drittes Mittel auf den Plan zu rufen, wollte ich die Punkte, die für Aranea sprachen doch noch mit weiteren Arzneien verglichen haben. Der Heilstoff, der da ebenfalls auf den Plan drängte, war zweifellos Platina.

Vier Mittel in Reihe geschaltet, das schien mir denn doch ein wenig zu heftig, obwohl einer meiner großen Lehrmeister, OTTO EICHELBERGER, durch seine eigenen Erfahrungen geführt, in jüngster Zeit dahin gekommen war, sogar noch mehr, durch Computer-Repertorisation eruierte Mittel, in täglichem Wechsel hintereinander zu geben.

Nun zu Platin: Vor vielen Jahren untersuchte ich die Kontaktanzeigen großer deutscher Tageszeitungen, um zu sehen, ob aus den dort ausgedrückten Sehnsüchten und Wünschen von Frauen und Männern Rückschlüsse auf bestimmte Charakterzüge der betreffenden Personen gezogen werden könnten. Ich kam zu der Überzeugung, daß eine grobe Klassifizierung möglich wäre und ordnete einzelne Anzeigen bestimmten Rubriken zu. Insgesamt fand ich 21 Kategorien und zwar waren das im Falle der Frauen: Die Hexe, die Unterwürfige, die Angebundene, die Prostituierte, die Verführerin, die Attraktive, die Enttäuschte, die Anlehnungsbedürftige, die Besitzergreifende, die Anspruchslose, die Fürsorgliche, die Kumpelhafte, die Spielerin, die Traumfrau, die Karrierefrau, die Eigenständige, die Romantische, die Prinzessin, die Künstlerin, die Esoterikerin und schließlich sogar die Befreite.

Ich habe dann damit begonnen, zu einzelnen dieser Anzeigen meine Glossen zu schreiben und das unter der Rubrik *Leb Lust – nicht Frust,* im Archiv abzulegen.

In die Rubrik der *Prinzessin* fiel die folgende Anzeige:

»Bei der Partnersuche halte ich es wie die Märchenerzähler, bei denen die Ritter auch immer erst einige Mutproben bestehen mußten, ehe sie die Hand der Prinzessin erhielten. In diesem Fall ist die Prinzessin jung (unter 30), schön (zierlich, langhaarig), klug, ein wenig ›ver-rückt‹ (s. Anzeige) und voller Sehnsucht. Da ihr Herz aber nicht so leicht zu gewinnen ist, muß ›ihr Held‹ erst drei Mutproben bestehen und ein Rätsel lösen. Die erste Hürde schaffen all jene, die einen phantasievollen Brief inkl. Adresse und Foto unter … (es folgt die Chiffre) … an die … (es folgt die Angabe der Zeitung) schicken. Weitere Angaben folgen prompt.«

Hier spricht eine Frau, die sich – ganz offensichtlich nach einer nicht verkrafteten Enttäuschung in Liebesangelegenheiten – hinter dicken Schutzmauern eines unsichtbaren Schlosses verbarrikadiert hat und glaubt, ihr Glück auf diese Weise verstandesmäßig »erkiesen« zu können, um im Stil der Opern RICHARD WAGNERS zu sprechen.

Nun, – diese Anzeige erinnert noch an ein anderes lyrisches Drama und zwar ist das PUCCINIS letzte Oper *Turandot*.

Auch hier gibt es eine Prinzessin, die in ihrem Elfenbeinschloß sitzt und ihre Freier an sich vorbeidefilieren läßt, die bei ihr jeweils drei Rätsel lösen müssen. Erraten sie diese nicht, so läßt die grausame Prinzessin sie enthaupten. Ähnliches droht den nicht für würdig befundenen Freiern auch im vorliegenden Fall. Sie werden sozusagen »abgesägt«.

Immerhin, es reizte mich damals, darauf hinzuweisen, daß auch sie als »Prinzessin« einer Prüfung unterzogen werden würde und so antwortete ich mit einem längeren Gedicht, in dem ich unter anderem zum Ausdruck brachte, daß es keinen Schutz vor Leid und Verletzung geben kann, daß ein jeder von uns immer wieder den Mut aufbringen muß, sich den Herausforderungen dieser Welt und damit auch den eigenen Schattenseiten zu stellen:

»Drum stürz' Dich in den Weltentrubel:
In Lachen – Weinen, Leid und Jubel;
Es wird dein Glück am End' nicht schmälern, –
liebst Du den Mann mit seinen Fehlern.«

Daraufhin erhielt ich einen Brief, der wiederum nicht von der Prinzessin geschrieben war, sondern von einem Anonymus, der beauftragt war, »im Namen der Prinzessin zu antworten, nachdem Prinzessinnen ihre Korrespondenz nur in den seltensten Fällen selbst erledigen.«

Das elitäre Versteckspiel ging also weiter.

In diesem anonymen Brief hieß es weiter: »Da es einer Prinzessin nicht würdig ist, ihr Antlitz jedem zu offenbaren … wurde sie von unserem Hofmaler mit ›Schleier‹ porträtiert.« Zwei weitere Schutzwälle also.

Geht es bei Turandot um die Lösung von drei Rätseln, so geht es bei dieser Prinzessin um den Nachweis dreier Tugenden. Besiegt werden mußten »die Hexe ›Bequemlichkeit‹, der verwunschene Drache ›Oberflächlichkeit‹ und der ständig größer werdende Riese ›Ungeduld‹.«

Eine nicht uninteressante, um nicht zu sagen durchaus reizvolle Aufgabe. Wie in dem übrigens recht einfallsreich im Märchenstil abgefaßten Schreiben weiter zum Ausdruck kam, hatten bereits viele Ritter erfolglos um die Hand der Prinzessin angehalten. Darunter war wohl auch einer gewesen, von dem sie geglaubt haben mag, er würde ihren Ansprüchen gerecht werden können:

»Nur einmal kam ein Ritter daher, bei dem die Prinzessin glaubte, er könne ihr Reich ›befreien‹. Doch leider erwies sich der Ritter als Prinz, der bereits über ein eigenes Reich verfügte, auch verstand er den Kampf der Prinzessin nicht so ganz und so kehrte er immer öfter in sein eigenes Reich zurück, was die Prinzessin so schmerzte, daß sie ihn bat, nicht mehr wieder zurückzukommen. Daraufhin war sie sehr traurig, sie zog sich zwei Winter in den Turm ihres Schlosses zurück und überlegte, wie sie die drei Ungeheuer vernichten und einen Prinzen finden könnte.«

Bedeutsam ist, daß hier von einem »Kampf der Prinzessin« gesprochen wird. Das Mißverständnis besteht bereits in dem Irrtum, daß diese drei Tugenden mit kämpferischen Mitteln zu erwerben seien.

Es kam dann tatsächlich zu einem sporadischen Briefwechsel zwischen mir und dieser »Prinzessin«, ohne daß wir uns aber jemals persönlich begegnet wären. Ihrem ersten persönlichen Brief war eine Plastikblume beigefügt. Nichts hätte die rührende Hilflosigkeit ihrer Seele, bei dem Versuch, zu einem lebendigen Gefühl durchzustoßen, deutlicher zum Ausdruck bringen können. Ich konnte es nur als einen erstarrten Schrei nach Liebe und Zuwendung deuten.

Seit ich ihr vor nunmehr 7 Jahren in einem meiner Briefe berichtete, daß ich als Beifahrer in einen Autounfall verwickelt war und mit schweren Verletzungen im Krankenhaus lag, habe ich nie mehr etwas von ihr gehört. Die Konfrontation mit unerfreulicher Wirklichkeit wird von Prinzessin Platina ausgespart. Der Märchenprinz muß in jeder Hinsicht unversehrt sein und es auch bleiben. Eine Utopie, der nachzujagen, »not-wendiger-weise« immer wieder zum Scheitern von Beziehungen durch schwere »Ent-Täuschungen« führen wird.

Ich habe mir erlaubt, diese Geschichte hier mit einzubringen, weil sich in ihr sehr schön einige Wesenszüge von Platin aufzeigen lassen. Die schöne unnahbare Helena, die grausame Prinzessin Turandot, die in ihrem weiblichen Stolz verletzt, sich in ihrem Turmzimmer verschanzt und von dort wertend und urteilend auf die übrige Welt herabsieht, das entspricht dem Wesen dieses Metalls, das von seiner Natur her ziemlich am Ende der Reihe der Metalle steht. Weiter kann Materie kaum in die Erstarrung gehen, ohne ihren Gegenpol ins Leben zu rufen: Den Zerfall. Jenseits von Platin stoßen wir im Periodischen System der Elemente nach und nach auf die radioaktive, sich zerstrahlende Materie.

Die Erdkruste enthält Platin nur in einem Anteil, der etwa einer C4-Verdünnung entspricht.

Astrologisch gesehen, wird das Metall Platin dem altgriechischen Gott HADES zugeschrieben. Auf der Himmelsebene verkörpert sich dieses Prinzip in PLUTO. Sinnigerweise ist das der Gott des Totenreichs. Das paßt zum Charakter von Platin. Indem das Plutoprinzip Sterbeprozesse beschleunigt, zwingt es gleichwohl die Materie , sich über sich selbst hinaus zu erheben, um zu neuen Ufern zu gelangen. So ist also der sprichwörtliche »Stolz« dieses Metalls nicht nur als Überheblichkeit im üblichen Sinn zu verstehen.

Die Mythen, die sich um Hades ranken, sind voll von seiner Freude am Leid anderer. Man denke nur an die Qualen, die er dem SISYPHOS für dessen Verrat an

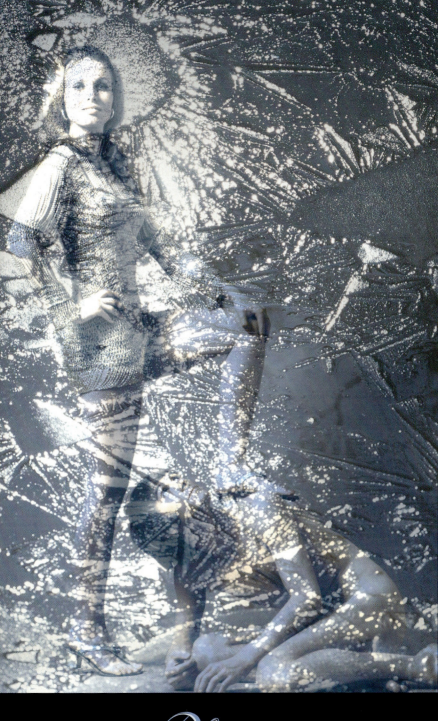

Platina

ZEUS auferlegt, sodann an die Prüfung des ORPHEUS, dem er die geliebte EURIDIKE im letzten Augenblick doch wieder abspenstig macht oder die Tötung des Heilgotts ASKLEPIOS.

Ein Hauptwesenszug von Platin ist also diese Verhärtung, die Sklerotisierung. Zielt diese Verhärtung beim Blei auf das arterielle System und die Knochen, so liegt das Angriffsziel von Platin noch eine Stufe höher, nämlich bei den Nerven. Das Metall Platin hat seinen Namen von dem spanischen *Plata*, was soviel wie Silber heißt. RUDOLF HAUSCHKA,[75] spricht denn auch von Platin als einem »erstorbenen Eisen mit Silbereinschlag« und weist auf seinen leichten Zerfall hin. Es wird spröde, wenn es mit Feuer in Berührung kommt. Platin ist sich gewissermaßen »zu gut«, um noch an chemischen Reaktionen teilzunehmen. Man kann auch sagen, es ist derart tot, daß es nicht mehr fähig ist, eine Verbindung einzugehen:

»Dafür aber ist es gewissermaßen umgeben von einer Aura chemischer Energie, welche viele chemische Reaktionen – die sonst nicht stattfinden würden – einleiten und beschleunigen kann, ohne daß es dabei selbst als Stoff irgendwie verändert würde. Mit anderen Worten: die edle Fähigkeit, Kraft zu vermitteln, wurde bezahlt mit dem Tod.«[76]

Auch den anderen Platinmetallen Osmium, Iridium und Palladium ist diese Neigung zu eigen, die dann im Platin selbst ihren Gipfel erreicht. Wir erinnern uns an das Symptom eines übergroßen Verlangens nach Selbstbestätigung, wie es ganz ähnlich dem Palladium-Patienten zu eigen ist. Auch er will immerzu gelobt werden und ist untröstlich, wenn er in seinem übersteigerten Ehrgeiz mit seiner eigenen Leistung unzufrieden ist. Nur bei Anacardium und Lycopodium findet sich dieses Verlangen nach Anerkennung noch in ähnlich starkem Maße. Die zwei »Zartbesaiteten« Pulsatilla und Silicea haben es auch, aber schon nicht mehr so ausgeprägt.

Aus geisteswissenschaftlicher Sicht kann nun dieser Prozeß der Sklerotisierung verständlicher werden, wenn er in Analogie zu Situationen in höheren Naturreichen betrachtet wird und so gelangte HAUSCHKA zu der Erkenntnis, daß diese Ausstrahlung auf der einen Seite notwendigerweise mit einer Sklerotisierung auf der anderen Seite erkauft wird. Er schreibt:

»So kann diese polare Entwicklung mit dem Nervenprozeß verglichen werden. Der Nerv hat nämlich fortwährend die Neigung zu sklerotisieren; er ist in einem Dauerzustand des Absterbens, als dessen Folge das Leben, welches mit ihm – wenn auch locker – verbunden war, frei wird. Diese Ausstrahlung von körperfreien Kräften ist die Basis des Sinnes- und Gedankenlebens. Der Nerv ist daher der polare Gegensatz zum Blut.«[77]

Die Tendenz zur Sklerose können wir im Tierreich vor allem bei den Insekten und Vögeln beobachten und HAUSCHKA weist darauf hin, daß im gleichen Maße,

---

[75] Der Begründer der Arzneimittelfirma WALA, Bad Boll.
[76] RUDOLF HAUSCHKA: *Substanzlehre – Zum Verständnis der Physik, der Chemie und therapeutischer Wirkungen der Stoffe*, 6. Auflage, Verlag Vittorio Klostermann, Frankfurt am Main. S. 277.
[77] *Substanzlehre*, S. 275f.

wie der physische Leib dieser Tiere atrophisch wird, »desto mehr artgemäße Intelligenzkräfte werden frei«. Als Beispiele führt er die von anderen Autoren als »Gruppenseele« angesprochene übergreifende Intelligenz an, von der Tiere wie Ameisen, Bienen, oder die Zugvögel gesteuert werden.

Der englische Biophysiker RUPERT SHELDRAKE belegt diese artgemäßen Intelligenzkräfte lediglich mit einem anderen Ausdruck: Für ihn sind es »morphogenetische Felder«. Beide, HAUSCHKA wie SHELDRAKE, sprechen aber vom gleichen Phänomen. Übertragen wir nun alles, was bisher zu Platin aus der Sicht der Chemie und Biologie gesagt wurde auf die Psyche eines Menschen, dann kommen wir zu jenem Menschentyp, der einerseits durch rücksichtslos fortschreitendes Machtstreben und andererseits durch eine exzessiv sich verströmende Sexualität auffällt. Wird diese unterdrückt, dann pervertiert sie, wie schon weiter oben festgestellt, in Richtung Grausamkeit und Selbstzerstörung.

Als Rechtfertigung für ihren Haß bemüht Prinzessin Turandot eine ihrer Ahninnen, die sich umbrachte, um nach einer Vergewaltigung durch einen Tatarenkönig der unerwünschten Verbindung mit diesem zu entgehen. Also spielt sie nun ihrerseits die Despotin, die mit versteinertem Gesicht, den Scharfrichter auffordert, seinem Auftrag gerecht zu werden. Jeder der sein Leben dabei einbüßt, steht stellvertretend für das gesamte von Turandot verdammte, männliche Geschlecht. Bis sie dann endlich auf den Fremdling Kalaf stößt, der sich ebenfalls in ihre kalte Schönheit verliebt hat und die drei Rätsel lösen kann. Aber noch will sie nicht zugeben, daß ihr Stolz gebrochen ist. Kalaf gibt ihr die Chance, auf sein Recht zu verzichten, wenn sie bis zum Morgengrauen seinen Namen in Erfahrung bringen kann. Noch einmal begehrt Turandot auf und befiehlt, der jungen Sklavin Liu, die fast als einzige seinen Namen kennt, solle dieser durch die Folter abgerungen werden. Erst als diese sich selbst entleibt, scheint sich so etwas wie ein Gefühl in der Prinzessin zu regen. In einem symbolischen Akt zerreißt Kalaf nun Turandots Schleier und küßt sie. Ein weiteres Mal gibt er sich in ihre Hand, indem er ihr seinen Namen selbst nennt. In der nachfolgenden Verwandlung gibt die erlöste Turandot vor versammeltem Hofstaat an, den Namen des Fremdlings zu kennen und nennt ihn: Gemahl.

Geschickt ist eine karmische Verstrickung in das Drama mit hineinverwoben. Kalaf entpuppt sich nämlich als Sohn des greisen Timur, des derzeitigen Tatarenkönigs, in dem man einen Enkel jenes Königs sehen könnte, welcher Turandots Ahnin einst Gewalt antat. So tragen sowohl Sklavin Liu, wie des einstmaligen Täters Urenkel Kalaf, zur Erlösung der versteinerten Turandot bei.

Sehr präzise hat EVA LANG die Platina-Symptomatologie anhand einer homöopathischen Analyse dieser Oper Puccinis herausgearbeitet.[78] Sie kommt dabei zu dem Schluß, daß wir in Puccini selbst eine perfekte Platina-Persönlichkeit zu sehen haben.

---

[78] *Homöopathie-Zeitschrift II*, 1998, S. 84ff.

Es gab eine ähnliche Ausgangssituation in seiner Jugend, wie im Leben von Laura. Puccini war nämlich nach dem Tod seines Vaters von seinem Onkel mit äußerster Strenge und unter Anwendung von vielen Schlägen erzogen worden, was ihn in diese Starre verfallen ließ, der er in Turandot symbolisch Ausdruck verleiht. So ist Puccinis letzte Oper eigentlich der Versuch, mit künstlerischen Mitteln sich selbst aus Erstarrung zu befreien und seine oft an den Tag gelegte Kälte, Eitelkeit, Überheblichkeit und Arroganz abzulegen. Diese Bemühung ist andeutungsweise bereits in anderen seiner Opern zu erkennen, wird aber nirgends so deutlich ausgedrückt wie eben in *Turandot*.

Da auch das Thema des sexuellen Mißbrauchs in dieser Oper anklingt und solche Dinge nicht von ungefähr in ein Sujet mit eingearbeitet werden, steht zu vermuten, daß womöglich Puccini selbst Ähnliches erlitten haben mag. Es gehört zur Tragik seines Lebens, daß er das befreiende Schlußduett selbst nicht mehr schreiben konnte und diese Oper von Franco Alfano vollendet wurde. Nachdem er aber wohl durch sein Gesamtwerk sicherlich neun Zehntel seiner karmischen Last abgetragen hat, möchte ich annehmen, daß ihm das letzte Zehntel gnädig erlassen wurde, wie Daskalos das formulieren würde, und er seine Platina-Erlösung und damit den Aufstieg in höhere Sphären trotzdem erfahren durfte.

Viele Platina-Persönlichkeiten – zumeist sind es Frauen – sind große Ästheten, die lieber in Schönheit sterben, als sich »unter ihr Niveau« zu begeben. Hinter dem starren äußeren Panzer, durch den das Gefühl der eigenen Minderwertigkeit versteckt wird, verbirgt sich aber auch ein Gemüt von großer Empfindsamkeit. Wenn Platina zu Tränen gerührt wird, verbessert sich sofort ihre gesamte Symptomatik. (Bei Kent Gemüt/*Weinen bessert,* zweiwertig). Da das aber nur äußerst selten der Fall sein wird, da sich Platina immer »zusammen nimmt«, zieht sie die Wahl »ein besonderer Mensch« zu sein, derjenigen, als eine Heulsuse zu gelten, vor. Das wiederum führt dazu, daß man sie für anmaßend hält, also für jemanden, der »von oben auf andere herabsieht«. Daß wir das auch ganz anders verstehen können, zeigt sich, wenn wir uns Lauras Worte aus ihrem Eingangskapitel in Erinnerung rufen: »*Immer wenn diese Stimmen mich bedrängen, habe ich den Eindruck, als wiche die Welt vor mir zurück. Alles sieht dann aus, als sei es weit von mir entfernt. Gleichzeitig ergreift mich ein Gefühl intensiver Schwäche. Ich spüre förmlich, wie mir alle Farbe aus dem Gesicht weicht.*« (Hier S. 29). Das ist die Erscheinung des »umgekehrten Opernglases«. In der Arzneimittellehre von Boericke liest sich das so: »*Objekte erscheinen kleiner als sie sind.*«

Versuchen wir diese Distanzierung von der Realität, aus jener seelischen Not heraus zu begreifen, aus der sie erwächst, so können wir solch einem Menschen mit mehr Toleranz und Verständnis begegnen.

Platina sehnt sich – wie wir an der Prinzessin der Zeitungsannonce gesehen haben – nach dem ebenbürtigen Partner, möglichst aus der gehobenen Gesellschaft und pflegt Umgang nur mit einem nach strengen Kriterien ausgewählten Freundeskreis. (Erinnern wir uns an Lauras Bekenntnis: »*Meine Anschauungen aber waren einfacheren Gemütern zu unbequem und trugen mir in manchen Kreisen den Ruf einer etwas hochgestochenen Spinnerin ein, weshalb ich bald darauf bedacht war, nur in meinem sorgfältig ausgewählten Freundeskreis über diese Themen zu sprechen«* S. 28).

In dem Gefühl, allein auf weiter Flur zu stehen und selbst mit allem fertig werden zu müssen, kommt sie dem Lac-caninum-Menschen nahe.

Sie will Sex und meint eigentlich Liebe. Das ist typisch für Platin (Laura: *»Ich will Sex ohne Scham«*). Es spricht sehr viel für Platin bei Laura: Außer der sehr typischen Taubheitsgefühle im Wangen- und Schambereich lassen auch ihre Worte aufhorchen, die sie ziemlich am Anfang ihres Berichts von sich gegeben hat: *»Öfters empfand ich sogar körperlichen Schmerz, wenn Rainer in mich eindrang. Ich liege da und fühle mich wie taub. Manchmal hatte ich auch schon einen Krampf dabei in meiner Scheide ... Ich mußte dann laut schreien und Rainer konnte sich kaum aus mir befreien. Danach fühlte ich mich jedesmal wie zerbrochen, als sei ich ein Haufen Scherben«* S. 19f.). Genau genommen wäre dieser Scheidenkrampf eben doch im Repertorium unter der Rubrik WEIBLICHE GESCHLECHTSORGANE/*Vaginismus* aufzusuchen, und da finden wir außer Cactus grandiflorus – *der Königin der Nacht* nur noch Platina. Die Differenzierung geht sogar noch weiter. Zu Cactus heißt es: *Vaginismus verhindert Coitus.* Hierfür steht die Königin der Nacht im 3. Grad und es gibt keine einzige andere Arznei hierfür. (Man erinnere sich an den auf S. 71 beschriebenen Cactus-Fall). Rainer konnte immerhin die Penetration ausführen. Erst danach stellte sich der Spasmus ein. Das ist ein feiner Unterschied, und so streng sind die Bräuche in unserer Disziplin, wenn es uns gelingen soll, adäquate Heilmittel für unsere Patienten zu eruieren.

Dann ist da Lauras Hinneigung zu Frauen. Verständlich bei dem Vater. Aber immerhin: Platin ist als ein Hauptmittel für Lesbierinnen bekannt, respektive, wenn dabei Vorlieben für sadomasochistische Praktiken bestehen. Wobei selbstverständlich Laura nicht als typische Lesbierin anzusehen ist. Als Ventil für ihren inneren Überdruck hat sie jedoch nur ihre Tränen. Wie schon weiter oben bemerkt, wäre das wiederum ein Zeichen, das für den Einsatz dieses Heilstoffs sprechen könnte. Dabei fiel mir ein, wie Laura ganz unvermittelt zu weinen begonnen hatte, als ich ihr die Bedeutung des Milchtritts bei Katzenbabys erzählt hatte. Etwas mußte sie dabei ganz tief berührt haben. Und das hatte zu tun mit frühkindlicher Entbehrung. KENT reiht Platin unter die dreiwertigen Mittel bei dem Symptom *Weinen unwillkürlich* ein.

Auf die Idee, diese Entbehrung mit einem Mangel an durch die Muttermilch weitergegebener Schutzinformation gleichzusetzen und damit noch über Platin hinaus zu denken, kam ich zu diesem Zeitpunkt noch nicht. Sonst wäre ich bei Lac caninum gelandet. Das erforderte allerdings noch einen weiteren Entwicklungsschritt.

Dem eigentlichen Genius homöopathischer Mittel können wir uns eigentlich nur anhand einer eigenhändigen Verreibung der Ursubstanz durch die verschiedenen Stufen hindurch bis zur Ebene einer C4 oder sogar noch höher, zu nähern versuchen. In ganz besonderem Maße gilt das für Platin. Will man sich der übergeordneten Idee dieses Metalls, seinem *Archaeus* nähern, dann genügt es nicht mehr, das was in den Arzneimittellehren darüber vermerkt ist, einfach zu übernehmen. Deshalb möchte ich an dieser Stelle ganz besonders die Arbeit von WITOLD EHRLER hervorheben und Interessenten, die solche Erfahrungen am eigenen Leib machen wollen, um tiefer in die Geheimnisse der inneren Weltzusammenhänge einzudringen, ermutigen, an seinen Verreibe-Seminaren einzelner Stoffe teilzunehmen.[79]

Eine Teilnehmerin, die auch durch eigene Seminare bekannte österreichische Homöopathin BRIGITTE KRENNER, beschreibt u.a. Wesenszüge von Platin, die ich auch bei Laura feststellen konnte, wenn sie sagt:

»Das Bild der hochmütigen, arroganten Nymphomanin, das die meisten Homöopathen gewohnheitsmäßig Platin zuordnen, trifft nur in wenigen Fällen zu. Platina will im Innersten erkannt und um ihrer selbst willen geliebt werden.«

Allerdings machte PETRA HELD, die auf vielen Verreibe-Seminaren zusammen mit WITOLD EHRLER Arzneistoffe verrieben hat, bei der C1-Stufe auch die folgende Erfahrung:

»Fühle mich wie eine schlanke drahtige Frau mit dunklen Haaren und schwarzen engen Lederklamotten (Minirock) und habe das starke Bedürfnis, mir die Brust aufzureißen und barbusig den nächstbestgeeigneten Mann sexuell fertig zu machen.«

Aber auch ihr wird klar,

»daß die verstärkte Sexualität nicht den wirklichen Sinn bei Platin trifft. Im Nachspüren denke ich, daß das erhöhte sexuelle Verlangen bei Platin ein Versuch sein muß, die Anbindung an die höheren Ebenen, denen man sich hier von Natur aus näher fühlt, zu erreichen, wenn man sie auf anderem Wege trotz allen Überlegenheitsgefühls nicht allein finden kann. Das ist fatal.«

Und in einem persönlichen Brief an mich fügte sie ergänzend hinzu:

»Andererseits war ich auch begeistert – und bin es noch –, diese absolute Klarheit und Präsenz und Bereitschaft erlebt zu haben, die nicht mehr sich selber dient, und sich damit aber 100-prozentig treu ist. Wenn ein Mensch einen großen Platin-Anteil hat, wird er es wohl immer schwer haben, diesen mit seinen menschlichen Wünschen und Zielen in Einklang zu bringen, sollte er diesen auch folgen wollen. Nach meinem Erleben erscheint mir das sogar unvereinbar. Daraus kann nur eine Pathologie entstehen.«

Auf der C3-Ebene machte Witold Ehrler die Erfahrung:

»Sexualität und geistige Beschäftigungen sind nur Ablenkungen vom Antritt der Aufgabe von Platin. Sie sind wie ein K(r)ampf, um der Leere zu entgehen, die nötig wäre, damit es losgehen kann.«

---

[79] Auskünfte und Anmeldung über Petra Held, Fuchsstraße 3, 79102 Freiburg, Telefon/Fax (07 61) 70 11 55.

Diese Situation finden wir bei Laura mit ihrem übersteigerten Ehrgeiz in beruflicher Hinsicht einerseits und ihren bizarren sexuellen Phantasien anderseits. Aber bereits ihr Entschluß sich in Therapie zu begeben, läßt den Wunsch erkennen, sich zu »ent-leeren« vom Ballast der Vergangenheit und sich ihrem inneren Wesenskern zu nähern, damit es wie Ehrler sagt, neu »losgehen kann«. Diese Leere scheint – wenigstens vorläufig – erreicht, nach Lauras erster orgiastischer Entladung im Beisein ihrer Freundin Marcella. (Vergl. S. 342f).

Der Genius von Platin ist der einer potentiellen Kraftwesenheit und eine solche wirkt stets als Katalysator. So gesehen tragen natürlich alle Therapeuten, die sich als selbstlose Prozeßlenker ihrer Klienten und Patienten verstehen, einen mehr oder weniger starken Platinanteil in sich. Sie fühlen und handeln von einer Meta-Ebene aus und werden zu Ausführungsorganen (Agenten) der archetypischen Kräfte.
WITOLD EHRLER spricht mir aus der Seele, wenn er formuliert:

»Mein spezieller Platin(en)auftrag kreist um die Wiedergutmachung der Entehrung derjenigen Wesen, die Themen leben, die wir gesellschaftlich nicht akzeptieren können und damit ›wegtherapieren‹ wollen.«

Es bleibt abzuwarten, ob und wann diese Arznei bei Laura zum Einsatz kommen muß. Vorerst baute ich auf die gute Wirkung der Kreuzspinne.

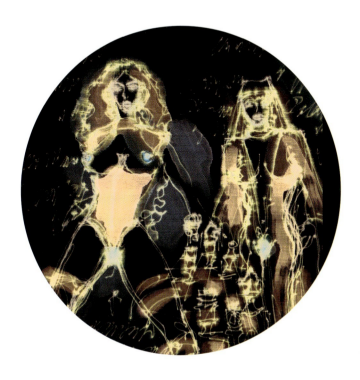

Cuprum metallicum — metallisches Kupfer

Gefangen und zur Schau gestellt

Eine weitere Arznei ist es wert, daß wir zumindest einen kurzen Blick auf sie heften. Es ist das in der griechischen Antike auf Cypern gewonnene Metall der Aphrodite, das »cyprische Erz«. Von den Astrologen wird es heute wie ehemals dem Urprinzip VENUS zugeschrieben, welches im menschlichen Organismus den Urogenital-Apparat lenkt. Die Geschlechtskrankheiten haben ihren Namen diesem Prinzip entliehen, indem sie als die »venerischen Krankheiten« bekannt sind.

Die Faszination, welche Marcella auf Laura ausübte, bestand sicher zum Teil darin, daß sie mit ihrem langen kupferfarbenen Haar und den meergrünen Augen dem Urbild der Aphrodite sehr nahe kam. Halten wir uns vor Augen, daß SANDRO BOTTICELLI seine legendäre *Schaumgeborene Venus* auch nicht von ungefähr mit rötlichem Haar und grünen Augen gemalt hat.

Der Grund, warum es mir wert scheint, einen Blick auf Cuprum zu werfen, ist vor allem die in den Tiefen von Lauras Seele schlummernde Erfahrung des Schreckhaften-Überrascht-Werdens mit nachfolgender Züchtigung im Internat, wie immer man auch diese Vision beurteilen mag, die ja nicht unmittelbar aus ihrem gegenwärtigen Leben abgeleitet werden kann.
Um das besser verstehen zu können, müssen wir uns noch einmal in die Mythologie der alten Griechen hineinbegeben, denn hier liegt der Schlüssel zum Verständnis für die Einsatzmöglichkeiten von Cuprum als potenzierte Arznei:

Die für ARES (Mars) den Gott der Tatkraft und des Krieges in Liebe entbrannte APHRODITE, wird von dem ihr angetrauten HEPHAISTOS auf dessen ehelichem Lager zusammen mit dem Geliebten in strahlender Nacktheit und bei unmißverständlichem Getändel erwischt. Hephaistos hatte bereits geahnt, daß ihm Hörner aufgesetzt worden waren und als Gott der Schmiedekunst, der er war, hatte er ein feinmaschiges Netz gefertigt, unter dem er die beiden einfing. Derart ausgeliefert, wurden sie danach sowohl der lüsternen Inspektion, wie auch dem Gelächter der gesamten Götterwelt preisgegeben.
Das ist die eigentliche Idee von Cuprum, dieses »Überrascht- und Zur-Schau-Gestellt-Werden«. Ähnliches widerfährt Laura im Schlafsaal des Internats und bei der nachfolgenden Abstrafung im Zimmer der Direktorin.

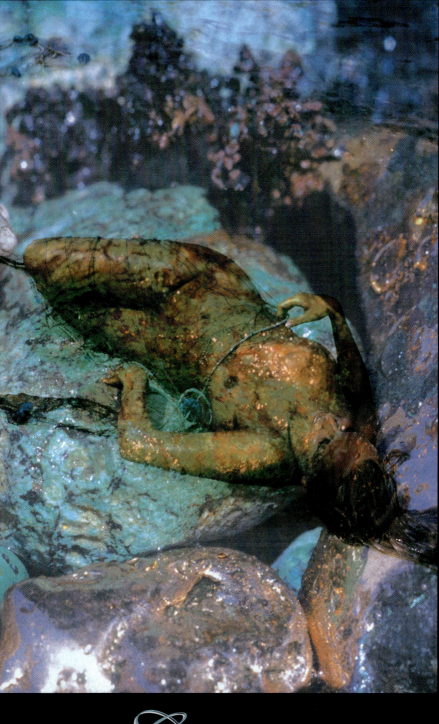

Cuprum

Gefangen- und Ausgeliefert-Sein, das ist im übrigen die Situation vieler Delinquentinnen in den Frauengefängnissen dieser Welt und nicht von ungefähr
häufen sich gerade an solchen Orten anfallartige Krampfanfälle bei den dort
Eingeschlossenen, deren Hintergrund häufig in Energiemangelzuständen des
Urogenitaltrakts zu sehen ist.

Cuprum ist vielleicht unsere Hauptarznei bei Krampfzuständen, wie sie sich einstellen können nach schreckhaften Erlebnissen, welche im Zusammenhang stehen mit einer Verletzung der Intimsphäre eines Menschen. Es ist zweiwertig vermerkt in der Rubrik *Folgen von Schreck*.

Ebenfalls zweiwertig steht dieser Heilstoff, wie wir wissen, in der berühmten
»Metastasen-Rubrik«, was in diesem Fall bedeuten würde, daß Cuprum die
Macht hat, die sich hinter auftretenden Krämpfen verbergenden Ursachen aufzudecken. Nun leidet zwar Laura nicht äußerlich sichtbar an Krampfanfällen
durch ihre unterdrückten Liebesgelüste. Der erste Eindruck, den ich von ihr gewonnen hatte, war aber doch der eines insgesamt sehr verkrampften Men-
schenkindes, das intensiv körperlich und seelisch gepeinigt war.

All solche Überlegungen schießen einem Homöopathen durch den Kopf, wenn
es darum geht, ein möglichst der Situation und Symptomatik seines Patienten
angepaßtes Mittel auf den Plan zu rufen. Die Hauptkunst besteht dabei immer
wieder darin, die bestmögliche Hierarchisierung der Symptome vorzunehmen
und ein geistiges Band aufzufinden, das all die in Erscheinung tretenden Phänomene miteinander verknüpft. Bei der letztendlichen Auswahl der Mittel habe
ich mir folgende Maxime zur Regel gemacht: Im Denkansatz so großzügig wie
möglich und bei der Verordnung so streng wie nötig.

Laura war am Tag nach ihrer spontan abgelaufenen Innenschau in – nennen wir
es »ein altes Leben« – bei mir gewesen. Wie sie selbst schon weiter oben ange-
deutet hat, haben wir lange über diese Dinge gesprochen. Letztendlich entschloß ich mich dazu, eine LM 30 von Aranea diadema bei ihr, ab diesem Zeitpunkt, – dem 9. August, – mit einzusetzen. Jeden dritten Tag sollte sie 1 x 3 - 5
Tropfen davon einnehmen. Es bliebe abzuwarten, ob danach das Platin zusätzlich noch vonnöten sein würde.

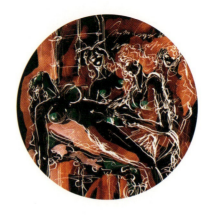

LAURA LUST

Intermezzo   Donnerstag, 9. – Sonntag, 19. August

Wir, – damit meine ich Peter Raba, der in diesem Fall mein Verleger ist, und ich – haben im Nachhinein beschlossen, daß ich über die vergangenen zehn Tage hier nur im Zeitraffertempo berichten sollte, damit dieses Buch nicht zu umfangreich und der dafür vorgegebene Budgetrahmen nicht gesprengt wird. Meine eigenen, vollständigen Aufzeichnungen enthalten darüber hinaus viele Details, die uns aber im Hinblick auf die Nachvollziehbarkeit meiner inneren Entwicklung während dieses Prozesses nicht von ausschlaggebender Bedeutung zu sein schienen.

Damit der Leser den Anschluß zu den nachfolgenden Geschehnissen bekommt, will ich mich also auf eine Zusammenfassung der vergangenen Ereignisse beschränken. Wie schon erwähnt, ging es mir in jeder Hinsicht und ganz entschieden besser, seit ich mir zum einen diese schreckliche – sagen wir mal – »reinkarnative Internatsszene« vor mein inneres Auge geholt hatte, und zum anderen Aranea jeden dritten Tag als eine zusätzliche Arznei einnahm.

Mit Ausnahme weniger bedeckter und etwas regnerischer Tage, war dieser August erfüllt von einer für deutsche Verhältnisse geradezu mediterranen Wärme, sodaß wir uns fast immer irgendwo draußen herumtrieben. An den Regentagen begab ich mich zusammen mit Marcella auf weite Spaziergänge und weihte sie dabei in weitere Einzelheiten meiner Geschichte ein. Dabei lernte ich besonders romantische Stellen einer weitläufigen Hügellandschaft kennen, die den Voralpen wiederum vorgelagert ist.

War das Wetter gut, so unternahmen wir, zusammen mit der Inselclique in unterschiedlicher Zusammensetzung, Bergtouren, die mich forderten und bei denen ich ganz schön ins Schwitzen geriet. An mehreren Tagen bevölkerten wir auch die von der Allgemeinheit gemiedenen, geheimnisvolleren Teile der Schlucht, an der entlang unsere erste Radtour verlaufen war. Ihre verborgenen Partien waren von einer geheimnisvollen und wilden Schönheit. In den vom Wasser ausgefressenen Felsmuscheln und Höhlungen stand moosgrünes Wasser in dem wir badeten. Trotz der hochsommerlichen Hitze waren diese, in den kühlen Fels gebetteten Tümpel aber eiskalt, sodaß mir beim Eintauchen wirklich die Luft wegblieb. Allerdings war das Gefühl herrlich, wenn man danach auf den warmen Felsen in der Sonne lag und die Haut prickelte. Hier konnten wir ungestört Feuer machen und Fische und andere mitgebrachte Köstlichkeiten braten.

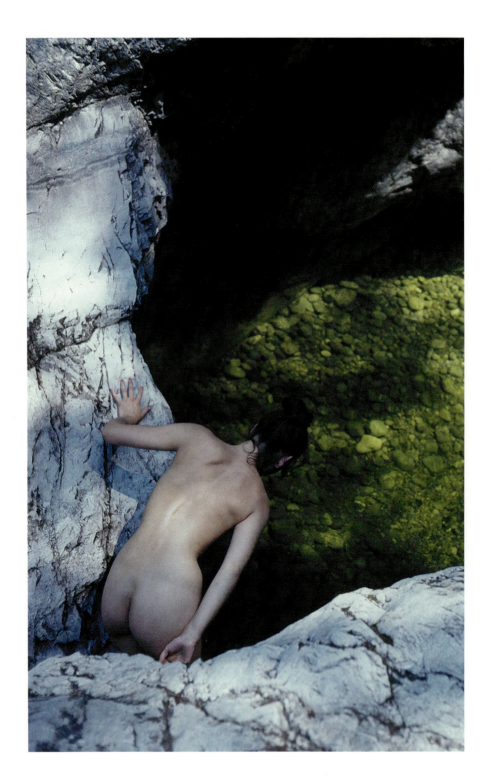

Gerard und einige andere Männer sowie zwei der mutigeren Mädchen hatten die gesamte Schlucht bereits einmal »gemacht«, wie Gerard sich ausdrückte. Das bedeutete, sie hatten – ausgestattet mit Taucheranzügen, Seilen und Haken die vor allem in ihrem oberen Teil unheimlich tiefe Felskluft und Wasserspalte in ihrer ganzen Länge durchklettert, durchtaucht und durchschwommen. »Canyoning« nannten sie es. Das war aber nichts für meinen Geschmack und wäre mir sicher zu heftig gewesen.

Ich bin aber recht stolz darauf, sagen zu können, daß ich mich – zwar unter Gekreische und Gerards geduldiger Anleitung – dazu aufgeschwungen hatte, die vielen Tümpel und Spalten in ihrem unteren Teil zu bewältigen. Hier brauchte man keine extra Ausrüstung, mußte aber trotzdem noch höllisch aufpassen, um nicht in einer der glitschigen Rinnen abzugleiten und unfreiwillig in die nächsttiefere Wasserwanne zu plumpsen.

Die viele Bewegung war wie ein Elixier für mich. Allmählich begann ich aufzutauen. Wer innerlich so eingefroren ist, wie ich es noch zu Beginn meiner Therapie war, für den scheint mir Bewegung in jeder Form besonders wichtig zu sein. Immer deutlicher nahm ich wahr, daß ich mir auf meine sogenannte Haltung nichts einzubilden brauchte. Zwar bildete sie eine gewisse Schutzschicht, schirmte mich aber gleichzeitig von einem Gefühl der Lebendigkeit ab. Ein Erlebnis hat mich besonders berührt:

Ein größerer Teil der südlich des Moors gelegenen Vorgebirge ist durchzogen von einem weitverzweigten Höhlensystem. Bei einer unserer Wanderungen wollte Gerard mir eine der leichter zu erreichenden Höhlen zeigen. Auf dem Weg dorthin stieß ich auf das von Ameisen fein säuberlich abgefressene Skelett eines kleinen Tiers. Es lag bei einigen größeren Felsen nahe dem Höhleneingang und könnte von einem Hasen oder Fuchs stammen. Ich kenne mich da nicht so genau aus. Die einzelnen Knochen waren bereits auseinandergefallen, lagen aber noch einigermaßen ordentlich unterhalb des Schädels beieinander.

Da der Anstieg ziemlich steil gewesen war, hatte ich den Wunsch, mich für eine Weile hinzusetzen und auszuruhen, bevor wir in das dunkle Loch hinabsteigen würden. Merkwürdigerweise schreckte mich die Nähe der bereits ausgeblichenen Knochen nicht ab. Im Gegenteil. Es stellte sich eine feierliche Ruhe in mir ein. Ich dachte über mein bisheriges Leben nach und welche Chancen zu einer grundlegenden Veränderung meines Daseins und Lebensgefühls ich wohl hätte, bevor meine eigenen Knochen zur Erde zurückfinden würden. Gerard merkte, daß etwas in mir vorging, und sonderte sich ein wenig ab. Als ich einmal zu ihm hinüber sah, schien er irgendetwas an den weiter entfernt liegenden Felsblöcken des Höhleneingangs zu untersuchen. Später machte er mich darauf aufmerksam, daß da viele Fledermäuse unter einer Art steinernem Vordach hingen, welches zum eigentlichen Entrée hinführte.

Während ich so dasaß, fing ich unmerklich an vor mich hin zu summen. Ohne darüber nachzudenken, was das für eine merkwürdige Melodie war, die sich da aus den Tiefen meiner Seele löste und mein Gemüt beruhigte, ließ ich den Tönen ihren Lauf, bis ich das Gefühl hatte, daß es genug sei.

Erst ein paar Tage später stieß ich bei der Lektüre der *Wolfsfrau*, in der ich hin und wieder kreuz und quer las, auf eine Stelle, die mich in Erstaunen versetzte. Es heißt da unter anderem:

»Die Geschichte von *La Loba* erzählt von einer Auferstehung von den Toten. Die Wilde Frau singt über den Knochen, die sie sorgsam, vielleicht in jahrelanger Arbeit, zusammengetragen hat, und dadurch geschieht das Wunder: Die toten, zusammenhanglosen Einzelteile werden neu belebt.
Jede von uns ist die Wolfsfrau und zugleich auch das Knochenbündel, das irgendwo in der psychischen Einöde verendet ist und unter Sandschichten begraben liegt. Zu singen bedeutet, die Stimme der tiefsten Seele ertönen zu lassen. Über den Knochen zu singen bedeutet, dem Abgestorbenen, den Überresten, dem Verwundeten und Kaputten neues Seelenleben einzuhauchen. Dies geschieht, indem wir uns in die eigenen psychologischen Tiefen hineinfallen lassen und von dort aus zu den abgestorbenen, den restaurationsbedürftigen Teilen in uns singen und sprechen mit tiefstem Mitgefühl und einer Liebe, die nur das Selbst empfinden kann. Das ist Singen über den Knochen. Wir dürfen nicht den Fehler machen, dieses immens heilsame Liebesgefühl einem Liebhaber entlocken zu wollen. Jeder Versuch, einem anderen diese Aufgabe zu übertragen, muß scheitern, denn hier wird eine Form von Tiefenarbeit geleistet, die jeder für sich selbst in der Wüste der eigenen Psyche verrichten muß.«[80]

Als ich das las, war es eine Bestätigung für mich, daß ich mich auf dem richtigen Weg befand und ich empfand große Freude. Da ich inzwischen gelernt hatte, darauf zu achten, wo denn dieses Gefühl säße, das ich Freude nannte, spürte ich dem nach und bemerkte es zuerst in der Gegend meines Bauches. Dann stieg der warme Strom auf bis zur Brust, wo er sich ausbreitete und übergriff auf die Gegend in der ich mein Herz wußte.

Die Höhle selbst war übrigens nicht gerade eine der schönsten. In ihrem Inneren war es unglaublich dreckig und ich war froh, daß mich Marcella vorher noch mit alten Klamotten von sich ausgestattet hatte. Ich war aber trotzdem dankbar für die Erfahrung, mich in dieser riesigen Vagina des Berges zu befinden, denn es brachte mich wiederum ein Stückchen näher an meine ursprüngliche Gefühlswelt heran. Gerard hatte Seile, Strickleitern und mit Stirnlampen ausstaffierte Helme dabei und schien recht vertraut zu sein mit derlei Expeditionen. Also fühlte ich mich sicher. Allein wäre ich gestorben vor Angst. Als wir wieder ans Tageslicht kamen, fand ich zurück zu meinem Kinderlachen, denn wir sahen aus wie zwei Erdferkel. Zum ersten Mal konnte ich also wieder unbeschwert lachen, weil ich wußte, daß mir keine Strafe drohte, nachdem ich mich so dreckig gemacht hatte.

---

[80] Clarissa Pinkola Estés: *Die Wolfsfrau*, S. 33.

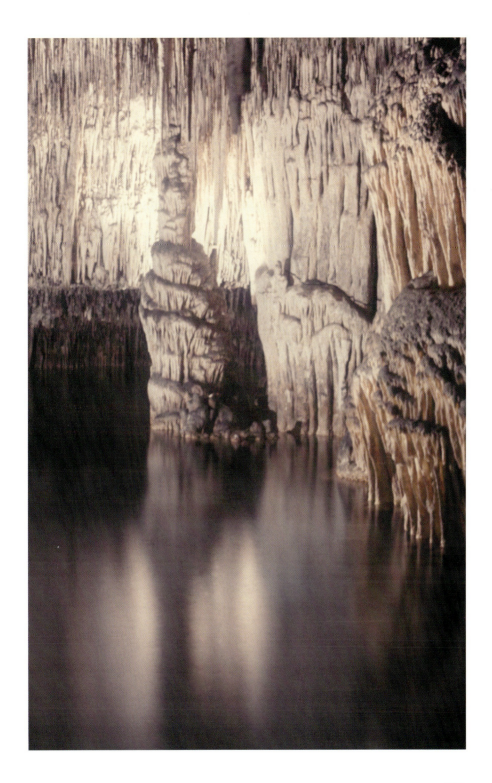

War ich bei dieser Exkursion noch durch Kleidung geschützt vor unmittelbarem Kontakt mit Dreck, so kam ich zwei Tage später in noch weitaus direktere Berührung mit »Schmutz«. Es war das ein weiteres Erlebnis von entscheidendender Bedeutung für mich und den Abbau meiner Schamgrenzen. Wir waren wieder auf der kleinen Insel, als die Gruppe sich plötzlich dazu entschloß, mit den Booten zum Ende des Sees zu fahren, um »ein Moorbad zu nehmen«. Mir schwante nichts Gutes. Dennoch war gerade das im Nachhinein gesehen das Beste, was mir hatte passieren können. Man erzählte mir, es gäbe seit Urzeiten ein paar Löcher von ein bis zwei Metern im Quadrat, im angrenzenden Moor, in denen man ein »kostenloses Moorbad« nehmen könne. Als ich meinem Therapeuten später davon erzählte, lachte er und sagte, darin habe man sich schon zu seiner Studentenzeit vor 40 Jahren herumgesuhlt.

Das schien in der Tat der richtige Ausdruck zu sein, denn kaum waren wir angekommen, ließen sich die ersten schon bis zum Hals in diese Schlammlöcher gleiten, die sich mit schmatzenden Geräuschen über ihren Körpern schlossen. Meine erste Sorge war natürlich, ob man darin auch nicht untergehen könne. Sofort geisterten diverse Filmszenen durch mein Hirn, in denen Leute, meist waren es nach gängigem Muster »die Bösen«, vom Sumpf oder Treibsand verschluckt worden waren.

Aber man beruhigte mich. Ich setzte mich hin und betrachtete mir diese grandiose Sauerei erst einmal aus gebührendem Abstand, während ich ein

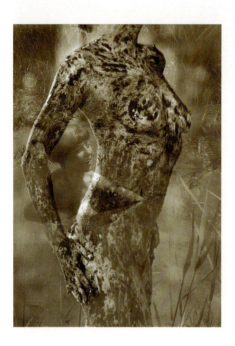

wenig mit meinen inneren Stimmen zu tun hatte, die sich diesmal eindeutig als die meiner Eltern identifizieren ließen. Es fiel mir aber inzwischen nicht mehr so schwer, sie zurechtzuweisen. Und dann ertappte ich mich dabei, wie ich ihnen trotzig aufbegehrend zurief: »Nie hab' ich mich dreckig machen dürfen! Jetzt grade!« Und in einer plötzlichen Aufwallung war ich fähig, aus dem bewußten Bikini zu schlüpfen, der ohnehin nicht mehr allzuviel von mir verbarg und mich der Gruppe zum ersten Mal gänzlich ohne zu präsentieren. Man machte mir Platz und mit einem Aufschrei gemischt aus Angst und der Lust, in die totale Berührung mit Mutter Erde zu kommen, ließ ich mich in jenes Loch gleiten,

in dem Marcella und Gerard bereits
saßen. Im ersten Augenblick glaubte ich ohnmächtig zu werden. Die
mich ergreifenden Gefühle waren
derart intensiv, daß ich wie von einem inneren Wirbelwind ergriffen
wurde. Ein Schwindel drehte mich
und ich wurde förmlich gebeutelt
von einem unbeschreiblichen Gefühl der Verbundenheit mit allem
und jedem hier. Marcella hatte sofort erkannt, welche Überwindung
es mich gekostet hatte, bei all dem
mitzumachen und schlang ihre Arme um mich. Ich konnte nicht anders: Auch ich umarmte sie, um
Halt an ihr zu suchen, und preßte
meinen Kopf an den ihren. Als ich
mich nach einer Weile ein wenig
beruhigt hatte, fühlte ich, wie ihre
Hände unter, und zusammen mit

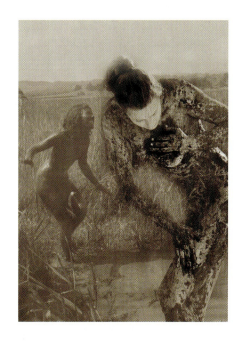

dem Moorbrei, vorsichtig an meinem Leib entlang glitten, und das war eine
andere Art von Angerührt-Werden, als die, welche ich von ihr empfing,
wenn ihre Hände meinen Körper bei einer Massage bearbeiteten. In diesem
Fall war ihre Berührung sachlich, wissend und tiefgreifend, ja manchmal
sogar hart und unnachgiebig, so wie es das von ihr angestrebte Ziel, meine
Blockaden zu öffnen, erforderte.
Jetzt aber vermittelte mir diese »Handgreiflichkeit« ein unmißverständlich
erotisches Gefühl. Als sie bemerkte, daß ich es duldete, wurden ihre Hände
eindeutiger und zielten in Richtung meiner Brüste, und meines Bauches.
Dann spürte ich wie ihre Finger sich einen Weg zwischen meinen Schen-
keln hindurch bahnten und zärtlich meinen Po quetschten. Da auch alle
anderen, in der dunkelbraunen Moorsuppe der umliegenden Löcher, vor
Vergnügen schrien, quietschten und alberten, gingen dabei die Laute die
ich selbst von mir gab, unter. Ich preßte die Schenkel zusammen und hielt
Marcellas Arm dazwischen fest. Sie kam mit ihrem Mund an mein Ohr und
flüsterte:
»Na, gefällt dir das? Gefällt es dir?«
»Ja«, stieß ich fast atemlos hervor.
»Erregt es dich?«
»Ja, es erregt mich.« Zwar zaghaft noch, aber wie von selbst hatte meine
Hand auch ihre Brust gefunden und meine Finger schlossen sich sanft um
ihre beringte Spitze.
Gerard hatte natürlich bemerkt was mit uns los war und grinste vor sich
hin. Dann arbeitete er sich aus seiner seitlichen Position in eine frontale

Stellung uns direkt gegenüber, ruderte dichter heran und legte ebenfalls je einen Arm um Marcella und mich. Während wir nun alle drei unsere Köpfe gegeneinander gelehnt hielten, wurden wir allmählich stiller und genossen diese Einkehr in dem von der Sonne aufgeheizten Schoß der Erde. Es war, als hätte ich ein Stück nachhause gefunden und ich begriff diese instinktive Sehnsucht vieler Frauen nach geschlechtlicher Vereinigung in einem Erdloch.

Nachdem wir ungefähr eine viertel Stunde auf diese Weise, ganz in uns versunken zugebracht hatten, schien es uns genug. Wir verließen das schlammige Loch, setzten uns in die Sonne und warteten, bis die Moorschicht allmählich zu einer festen Kruste auf unseren Körpern wurde. Als diese allmählich Risse bekam, stürzten wir uns in den See und wuschen alles wieder ab. Sollte uns jemand mit dem Fernglas beobachtet haben, so muß es wohl für ihn ausgesehen haben, als renne eine Horde wildgewordener Aboriginees ins Wasser.

An manchen Tagen durchstreiften wir das große, den Bergen vorgelagerte Moor und das waren dann wieder ganz neue Eindrücke für mich. Als die anderen sich einmal auf einer Radtour befanden, fand ich den Mut, mich alleine mit Gerard in die vor der Allgemeinheit weitgehend verborgenen Teile der großen Schlucht zu begeben. Immer noch hielt er galant an sich, obwohl ich bemerkte, daß ihm das bisweilen sehr zu schaffen machte. Er spielte den Clown und den wilden Mann für mich, er erheiterte und erschreckte mich abwechselnd, er führte mich in verborgene, dunkle Felsspalten und bewarf mich mit Laub. Zusammen balanzierten wir sogar auf schwankenden Baumstämmen. Dabei erreichte er, daß ich mich unmerklich immer mehr entspannte.

Da Gerard gewohnt war, stets ganz nackt ins Wasser zu gehen, war nicht zu übersehen, daß sein kleiner Begleiter hin und wieder gar nicht so sehr klein blieb. Ich sagte dann nur: »Ich glaube, du müßtest mal wieder ins Wasser«. »Er zeigt dir halt seine Bewunderung«, meinte er achselzuckend, während er meiner Aufforderung nachkam. Gerard war inzwischen mit meinem Einverständnis von Marcella in meine Geschichte eingeweiht worden und wußte um meine Vergangenheit und meine Schwierigkeiten mit Sex. Seine Zurückhaltung war geradezu heldenhaft. Er wollte mir wohl die Chance geben, von selbst auf ihn zuzukommen, falls ich mich dazu überwinden könnte. Immerhin tat mir der Anblick seines wohlgeformten nackten Körpers gut und unmerklich entstand dabei eine Sphäre von kumpelhafter Vertrautheit miteinander. Manchmal fragte ich mich allerdings, ob hier nicht wieder meine sadistische Ader zum Vorschein kam, die sich darin gefiel, ihn derartig leiden zu lassen. Aber er schien ganz gut damit zurecht zu kommen. Auch hätte ich mich ihm zu diesem Zeitpunkt nicht hingeben können.

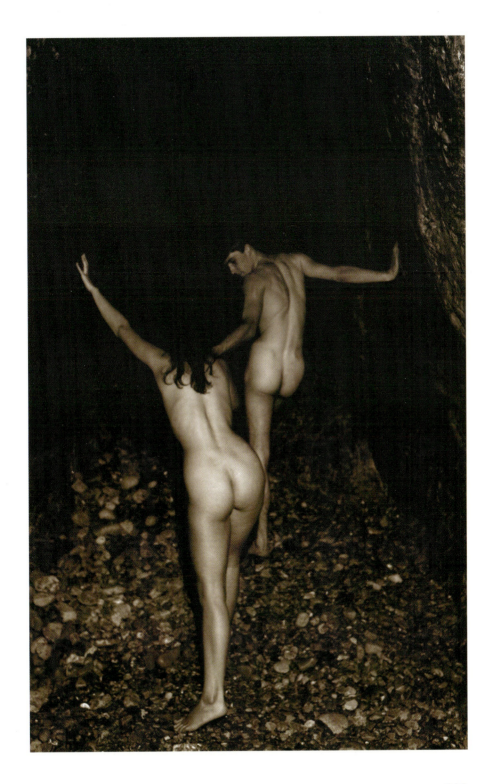

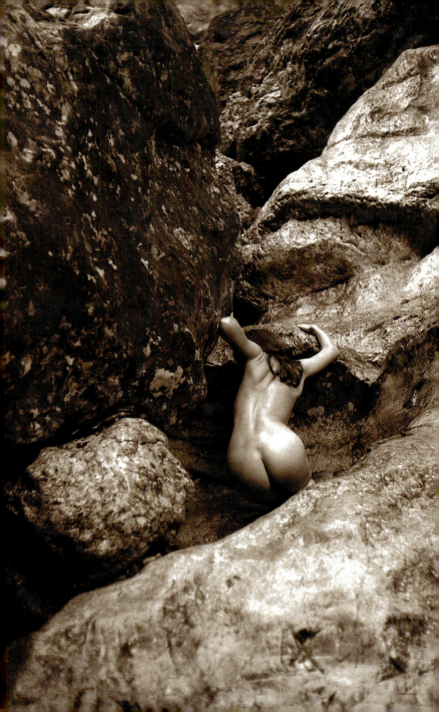

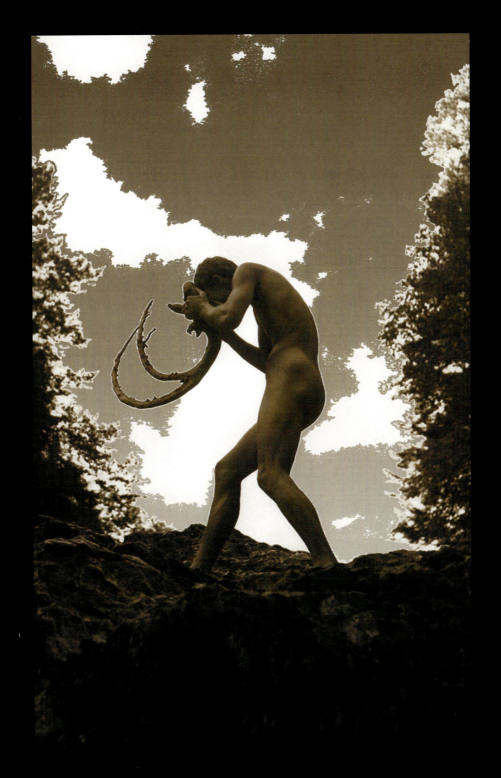

Ich glaube, daß diese Erfahrungen im engen Kontakt mit der Natur viel dazu beigetragen haben, daß sich die wohltuende Wirkung der homöopathischen Mittel weiter verstärkte und ich auf diese Weise schneller Ja sagen konnte zu meiner wahren Natur, die eigentlich, wie ich jetzt weiß, immer schon ausgerichtet war auf den Genuß sinnlicher Freuden. Lediglich meine strenge Erziehung sowie die Verbote und Übergriffe durch meinen Vater, hatten meine Empfindungen für all diese Schönheiten und Genüsse hinter Schloß und Riegel gesetzt.

Die scheinbar ungetrübte Zeit der jüngst vergangenen Tage konnte aber nicht darüber hinwegtäuschen, daß trotz des anhaltenden Sonnenscheins draußen, in meinem Inneren keineswegs immer alles eitel Sonnenschein war. Das wäre auch zuviel verlangt gewesen, nach dieser kurzen Zeit. Trotzdem schien es mir schier unglaublich, was sich inzwischen alles zum Besseren hin verändert hatte. Ich war durchaus darauf vorbereitet, daß ich zwischenzeitlich auch mal wieder in ein psychisches Loch fallen würde und es tat mir gut, zu wissen, daß ich hin und wieder kurzfristig einen Termin bei meinem Therapeuten bekommen konnte, um mir wichtig erscheinende

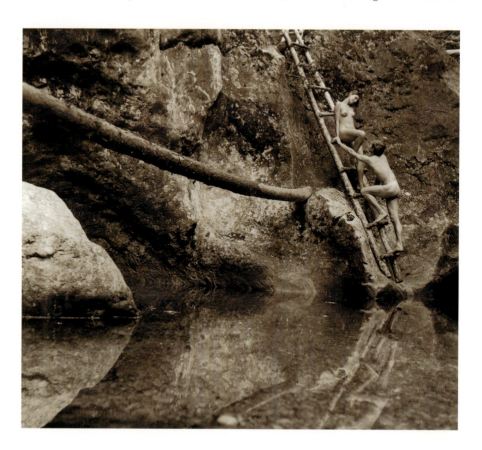

Fragen klären und meine inneren Stolpersteine aus dem Weg räumen zu können. Vor drei Tagen hatte übrigens meine Periode eingesetzt. Die Blutung war nicht mehr so verhalten. Das Blut floß klar und hellrot und was das Schönste daran war: Ich blieb schmerzfrei, und das – soweit ich mich daran erinnern kann – zum ersten Mal.

Fazit aus der Rückschau: Die Belästigung durch meine inneren Stimmen verläuft inzwischen stark abgemildert, bzw. sie ist bereits weitgehend verschwunden.

Das Gefühl als ob Olga nach unten entweichen wolle, was mich des öfteren dazu veranlaßt hatte, unwillkürlich die Schenkel zusammenzukneifen, hat aufgehört. Keine Probleme mehr beim Stuhlgang. Die entsetzlichen Juckanfälle verlaufen stark abgemildert. Auch ist jetzt nicht mehr mein ganzer Körper davon betroffen, sondern vorwiegend nur noch eine zentrale Stelle meines Leibes … Ja, genau die! Das fühlbare Zittern in meiner Herzgegend hat sich ebenfalls verabschiedet. Kein Stolpern mehr und keine Sensation als wolle mein Herz plötzlich stehenbleiben. Das letzte Mal als ich das spürte, war, als ich den – ich nenne es mal – »Moorbad-Schock« hatte. Noch etwas ist erstaunlich: Obwohl ich mich ständig in mehr oder weniger kalten Gewässern bewege, ist auch der Druck auf der Blase deutlich schwächer geworden.

Noch immer nehme ich regelmäßig meine beiden Arzneien und neuerdings auch noch Aranea ein. Seitdem hat das Spannungsgefühl meiner Gesichtshaut nachgelassen. Ich muß nicht mehr so oft Grimassen schneiden, um es zu sprengen. Die Taubheit der Wangen meldet sich hin und wieder, aber ebenfalls nicht mehr so stark. Sie verschwindet immer dann ganz, wenn mir die Röte ins Gesicht schießt. Ich beginne ein neues Verständnis für meine Scham zu entwickeln, versuche sie als etwas Positives zu sehen. Allerdings, in dem Maße, wie ich an meine Energien herankomme, melden sich auch meine unterdrückten erotischen Wünsche nur umso heftiger. Dann juckt's mich wieder und ich hab' recht ausführliche Diskussionen mit Olga zu führen.

Die zu mir genommenen Tropfen der Kreuzspinne wirbeln mich recht ordentlich herum und es ist gut, daß meine Anweisung lautet, sie nur jeden dritten Tag einzunehmen. Ich erkenne meine Fesselphantasien in zunehmendem Maße als eng mit meiner Unfähigkeit »verknüpft«, die Verantwortung für meine Lust an körperlicher Liebe selbst zu übernehmen und übe mich in der Vorstellung, die in mir aufflammenden Gelüste mehr und mehr zuzulassen, ohne daß mir dabei Gewalt angetan werden muß. Gott sei Dank bin ich an den meisten Abenden so müde, weil körperlich ausgepowert von unseren Exkursionen, daß ich einfach ins Bett falle und gleich danach eingeschlafen bin.

Ich mache nun einen Sprung und berichte weiter über das, was sich bei mir zehn Tage später abspielte, so wie ich es damals zu Papier brachte.

Noch einmal hat es mich überraschenderweise gepackt. Erneut überfällt mich der innere Film während ich in meinem Bett liege und wie eh und je bin ich gefangen im Schloß meiner Begierden. Aufs neue führen mich meine Wünsche an die Stelle, um die es nun in dieser ganzen Zeit schon ging und hin zu einem weiteren Versuch, mich selbst zu befriedigen, selbst Hand an mich zu legen. Wieder habe ich mir Marcella und Cynthia, diese erfahrenen Liebesdienerinnen als meine zwei Schicksalsgöttinnen bestellt, in dem Bestreben, mich von ihnen immer unausweichlicher einkreisen zu lassen, um eine nächste Konfrontation mit meiner Vermeidung zu erleben. Und wieder sehe ich mich als eine Laura die sich in der devoten Rolle gefällt, eine Laura, die will, daß man ihr Befehle erteilt, weil ich mich selbst nicht dazu in der Lage fühle:

»Auf den Tisch mit dir!« Folgsam bewegt sich Laura auf den Tisch zu, legt sich mit dem Rücken darauf, dabei die Beine geschlossen haltend.
»Nimm den Dildo!«
Ich sehe eine Hand, die nach einem dieser glänzenden Stäbe tastet. Die Hand schreckt zurück. Die Schenkel bleiben fest geschlossen. Die beiden metaphorischen Gestalten nähern sich der auf dem Tisch ausgestreckten nackten Gestalt. Man schiebt ihr eine Sofarolle unter das Gesäß. Ihr Unterleib erscheint mir nun hoch aufgewölbt, ihr Schoß deutlich exponiert.
»Hoch den Hintern! Beine anziehn! Schenkel auseinander!«
Noch immer gefällt es Laura, sich gegen diesen Befehl zu wehren. Und ich, die ich da in mich hineinschaue, entdecke, wie ich mich ebenfalls noch immer an der Vorstellung delektiere, daß ihr nun Gewalt angetan werden muß. Also laß ich es geschehen, daß ihr trotz Gegenwehr die Schenkel bis zur größtmöglichen Weite auseinander gezwängt werden. Stumm bedeutet man ihr, sie solle mit den Händen ihr Geschlecht suchen und befühlen, aber Laura will dieser Aufforderung nicht nachkommen. Da ergreift Cynthia eine ihrer Hände und führt sie dorthin. Aber schon zieht die ihre Hand wieder zurück. Dann macht Marcella da unten an ihr herum. Ich kann nicht sehen, was sie genau macht.
Will ich es nicht sehen? Mir fällt ein, daß ich mich noch nie getraut habe, Olga anzusehen. Ich meine, nicht im Spiegel. Ich meine, mit einem Spiegel. Mit einem Spiegel, so richtig von unten. Ich weiß überhaupt nicht wie sie wirklich aussieht, meine Olga.

Jetzt sehe ich nur, wie Marcellas Finger dort in diesem hingestreckten Leib verschwindet. In mir selbst entsteht dabei ein ganz eigenartiges Gefühl. Es spürt sich an wie eine Art Sog. Als er wieder zum Vorschein kommt, der Finger, führt sie ihn zum Gesicht jener Laura, die da liegt. Erneut bekommt sie einen Wink mit den Augen, an ihm zu riechen, ihn in ihrem Mund aufzunehmen, daran zu lecken und ihn zu schmecken.

Jetzt habe ich eine eigenartige Empfindung. Plötzlich bin ich in einem großen Wald. Ich liege da auf dem Boden und rings um mich herum ist alles grün. Es riecht angenehm – nach frischer Erde, Moos und Laub.

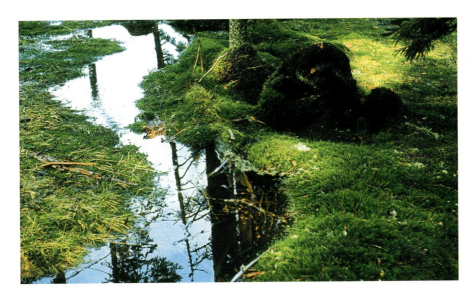

Als ich mich von diesen Eindrücken löse, stelle ich fest, daß ich meinen eigenen Finger im Mund habe, an ihm lutsche und sauge.

Dann nehme ich sie erneut wahr, Laura und die beiden Frauen. Wieder greift Marcella nach Lauras Hand und führt sie in Richtung ihrer Vagina. Aber auch jetzt gelingt es ihr nicht, dem an sie gerichteten Ansinnen nachzukommen. Man drückt ihr den glänzenden Stab in die Hand und führt diese erneut zu ihrem Schoß, versucht ihr dabei zu helfen, ihm dort Einlaß zu verschaffen.

Ich spüre, daß das jetzt ganz wichtig ist. Ich weiß, wenn es mir jetzt nicht gelingt, diese Hürde zu nehmen, falle ich wieder zurück und alles geht von vorne los. Ich rufe nach Pan. Und er tritt von hinten an den Tisch heran auf dem diese Laura liegt, ergreift ihre Handgelenke, sie greift die seinen, er zieht ihre Arme rückwärts über ihren Kopf soweit es geht und hält sie fest. Wieder habe ich mich also völlig hilflos gemacht. Wieder muß ich erdulden anstatt selbst zu bestimmen. Aber ich bestimme ja. Erstaunt stelle ich es fest. Ich bestimme, erdulden zu wollen. Es sind meine Befehle. Diesmal bin ich groß, Vater. Es sind nicht mehr deine Befehle. Deine Befehle haben mich verengt. Meine Befehle werden mich wieder öffnen. Ja, biegt mich auf, weiter! – Weiter! Etwas in mir will zerrissen werden.

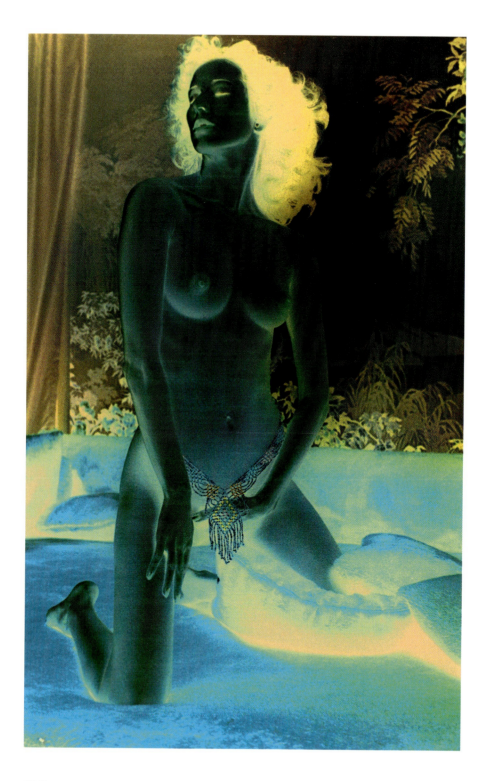

Nun wohne ich meiner eigenen Vergewaltigung bei. Preisgegeben jeglicher Verführung, biete ich dort mein Geschlecht dar. Erzwungenermaßen macht nun Olga Bekanntschaft mit diesem glatten unpersönlichen Ding. Aber ich stelle mir vor, daß das gut ist so. Es ist neutral. Es ist ein Ding. Es besitzt keine Gefühle. Wo ich selbst so wenig Gefühl habe, da muß etwas hin, das auch gefühllos ist. Gefühllosigkeit zu Gefühllosigkeit. Das ist der Sinn dieser Begegnung. Dieser kühle Stab kann mich nicht hassen. Er kann mich nicht schlagen, quetschen, demütigen und ängstigen. Ich erkenne, daß sie es gut mit mir meinen, sie alle drei, die diese Laura dort behandeln. Behandeln, – ja, ich werde behandelt, von Händen. Es sind viele Hände. Sie streicheln, kneifen, kosen mich, sie spüren was diesem Körper not tut. Sie tun mir wohl.

»Ich will dich stöhnen hören, komm'!« Das ist Marcellas Stimme. »Komm jetzt, komm, kleine Laura, laß es raus, dein Stöhnen!«

Kleine Laura hat sie gesagt. Ja, jetzt bin ich wieder das kleine Mädchen, jetzt darf ich nachholen, was mir unter soviel Schmerzen genommen worden ist.

Und dann spüre ich sie wieder, diese Schmerzen, werde zurückgeholt von ihnen und bin plötzlich wieder bei mir, in diesem Bett und stelle fest, daß meine Hände auf meinem Schoß liegen und diese Hände brennen von den Schlägen des Rohrstocks. Wieder mischt sich die alte Szene in die neuen selbstkreierten Bilder. Da steht mein Vater. Ich muß ihm meine Handflächen hinhalten und er läßt den Stock darauf sausen.

Und ich rufe einen höheren Vater an und bitte ihn, diese Sache zu übernehmen und in seinem Sinne zu regeln: Gott im Himmel, der Du überall bist und alles weißt und siehst, »so nimm denn meine Hände und führe mich ...« und nimm meinen Vater unter Deine Obhut. Ich vergebe ihm: »Sieh nur her, Vater! Schau genau hin! Das bin ich. Das ist deine Laura, die nicht deine Laura ist. Sieh, was du ihr angetan hast! Du wirst mich nie wieder bestrafen für das was ich mit meinem Körper mache! Das ist nämlich mein Körper. Er gehört dir nicht. Du wirst mich deine Macht nie mehr spüren lassen!«

Und da, jetzt, – jetzt fängt dieser Leib zu beben an. Jetzt spürt diese Laura endlich eine Welle, die sie in Bewegung bringt, sie überschwemmt. Und nun sehe ich wie Marcella diese Schale ergreift, sie vom Boden hochhebt und diese Sternen-Milch über Lauras Körper entleert. Ich kann diese Entfernung nicht mehr länger halten. Jetzt bin ich es selbst, die in diesen Körper von Laura geschlüpft ist. Jene Laura in meiner Einbildung, das bin ich selbst. Der Bildschirm ist weg. Was jetzt geschieht, geschieht mir.

Marcella übergießt mich, meine Brüste, den Bauch und meine Schenkel, meinen Schoß. Das ist zuviel ... das halt ich nicht mehr aus ... kein Halt ... nirgends, ... ich schwimme, ... ich fliege ... ich bin diese Welle, der Flug und die Flügel ... der Himmel, die Sterne ... ich ... verliere mich ..., ja ... ja

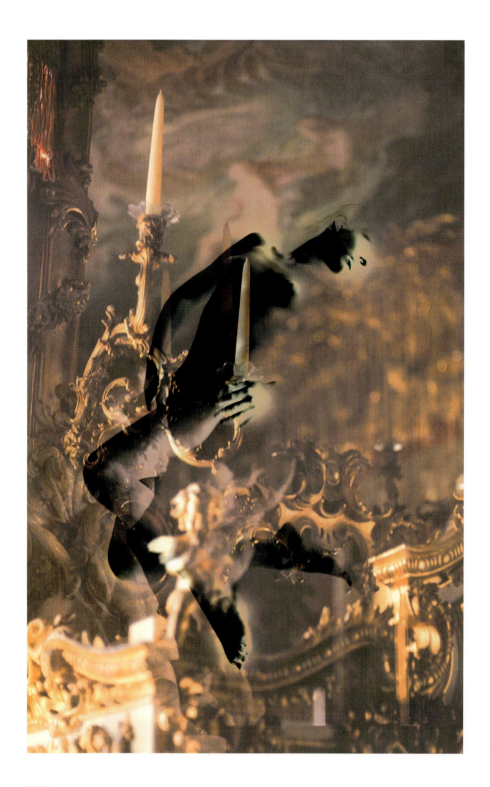

… ja, … kein Ich mehr, … nur Du, Du, Du, … verlieren, … verlieren um zu gewinnen … Lachen – Weinen – Weinen – Lachen …

Von irgendwo hörte ich mich schluchzen, ich hörte mein Wimmern, vernahm mein Lachen, fühlte meine Tränen, die mir über die Wangen liefen. Mein Gesicht war naß. Mein Schoß war naß. Ich hatte mein Kleid nach oben gezogen, so wie ich es als junges Mädchen in meinem Bett mit meinem Hemdchen gemacht habe. Jetzt lag meine Hand auf meinem Schoß, vergraben unter meinem Slip. Kein Vater, keine Strafe, kein Rohrstock: »Wie war das?« fragte ich. »Das war göttlich«, sagte Olga.

Zum zweiten Mal hatte ich mich also getraut, mich selbst so eindringlich zu berühren, daß ich zu dem Erlebnis gelangte, das man Orgasmus nennt. Diesmal war es sogar noch intensiver gewesen.

Es waren keine Stimmen mehr da gewesen, die mich daran gehindert hätten. Erst jetzt, im Nachhinein bekomme ich so etwas wie ein schlechtes Gewissen und mein Hirngeschwätz setzt wieder ein. Aber als ich das alles hier zu Papier bringe, erfaßt mich diese Welle noch einmal, verselbständigt sich und ebbt dann ab, unendlich sanft, wie ein Nachbeben nach einer vorangegangenen gewaltigen Erschütterung, die aus dem Inneren der Erde kam.

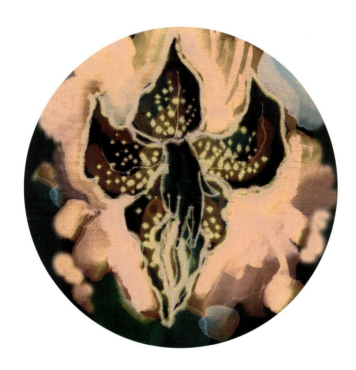

Schamlosigkeiten

Erneut lag ich auf Marcellas Massagebank. Ich hatte ihr wiederholt angeboten, sie für ihre Arbeit mit mir zu bezahlen, aber sie wollte kein Geld. Sie sagte, erstens sei sie in Urlaub und zweitens empfände sie das, was sie da mit mir mache nicht als Arbeit, sondern als ein sinnliches Vergnügen. »Aber es strengt dich doch auch an. Ich merke, daß du dich ganz schön verausgabst.«

»Dann nimm einfach an, daß ich eine besondere Art von Liebe für dich empfinde.«

Ich drehte mich um, umarmte sie und beide wußten wir, daß uns von nun an eine lebenslange Freundschaft miteinander verbinden würde. »Mir geht es genauso«, entfuhr es mir. »Ich habe noch nie so für eine Frau empfunden.«

»Wie groß ist dein Vertrauen in mich?« fragte Marcella auf einmal. »Obwohl wir uns erst so kurz kennen, – es ist ziemlich unbeschränkt,« antwortete ich. »Das ist gut, denn das wirst du jetzt brauchen«, meinte sie. Und dann machte sie mich darauf aufmerksam, daß mein Hauptproblem tief vergraben im Inneren meines Beckens zu suchen sei. »Im Beckenboden hinter deinem hübschen Arsch«, so ihre Worte. Marcella hatte eine unverblümte Art, die Dinge beim Namen zu nennen. Um diese Barriere zu überwinden, bräuchte Sie meine Erlaubnis, vom Anus her mit dem Finger in mich eindringen zu dürfen. »Sonst kommen wir auf Dauer nicht weiter«, meinte sie. Da sind tiefliegende Muskeln in deinem Beckenboden, die sind total verblockt. Die erreich' ich von außen nicht so gut.

Ich erschrak. Ohne viele Worte zu machen, hatte sie, allein durch das Gespür ihrer Hände, erraten, wo ich so tief verletzt worden war. Obwohl ich Marcella bereits viel von mir erzählt hatte, so genau hatte ich ihr bis jetzt nun doch noch nicht Einblick in die Verwundungen meiner Seele und meines Körpers gegeben. Jetzt brauchte ich keine näheren Erklärungen mehr abgeben. Es kam mir vor, als hätte sie Augen an ihren Fingerspitzen. Ich mußte an Raba denken, der einmal von einem amerikanischen Krebsarzt erzählt hatte, der diesen Ausspruch getan haben soll. Ein gewissenhafter Arzt müsse sich darin schulen, Augen an den Enden seiner Finger zu haben, wenn er ein guter Diagnostiker sein wolle. Er hatte auch davon gesprochen, daß wir Homöopathie in einem viel größeren Zusammenhang zu begreifen hätten, als nur über eine Behandlung mit Kügelchen und Tropfen. In allen Bereichen des Lebens suchen wir uns immer ein Ähnliches zu dem woran wir leiden, um zur Erlösung zu gelangen.

»Es ist schon ziemlich lange her, da hattest du mir mal etwas Schönes versprochen, beim nächsten Mal? Weißt Du's noch?«

»Später. Halt noch ein klein wenig durch.«

»Also gut, – tu's, wenn du glaubst, daß es nötig ist!«, hörte ich mich sagen. Marcella legte mir zwei Kissen unter den Bauch, zog sich einen hauchdünnen Handschuh über ihre Rechte, streichelte dann mit ihrer Linken meinen Po, zog ihn ein wenig auseinander und zeigte mir die zarte Rosette in einem Spiegel.

»Du hast dir das sicher noch nie angesehen«, meinte sie. »Es ist mir wichtig, daß du weißt, wie dein Körper an seinen verborgensten Stellen aussieht.« Ich wußte wohl um diese natürliche Öffnung, betrachtete aber dennoch staunend jene Pforte, deren Rosette sich abwechselnd ängstlich zusammenkrampfte und wieder entspannte und von der ich tatsächlich bisher nicht mehr als eine fiktive Vorstellung gehabt hatte.

»Sag mir, wenn du dich soweit fühlst, daß ich dich hier berühren darf.« Ich nickte. Marcella tauchte ihren Mittelfinger in ein Cremetöpfchen und bestrich damit meinen Anus. Sofort zuckte ich zusammen und verkrampfte mich.

»Gut so. Mach dich zu! Fest zukneifen!«

Diese Aufforderung war frappierend, denn sie bestätigte mein instinktives Verlangen, mich zu verschließen. Mein Unterbewußtsein war derart verblüfft, daß ich mich im selben Augenblick entspannte und Marcella ein kleines Stück eindringen konnte. Als es mir bewußt wurde und ich mich erneut verspannte, bekam ich die nächste Bestätigung: »Versuch jetzt meinen Finger herauszudrücken. Ich versuchte es und tatsächlich – ihr Finger gab um ein Geringes nach. Das zog eine weitere Entspannung meines Ringmuskels nach sich, denn man kann nicht ständig in Anspannung verharren. Ganz automatisch ließ ich danach wieder etwas los und so konnte Marcella weiter vorstoßen. Sie ging dabei äußerst behutsam vor, ließ ihren Finger ganz langsam und suchend kreisen und bahnte sich auf diese Weise ihren Weg ins Innere meines Leibes. »Kneif zu! Laß los!« Allmählich merkte ich, daß es mir gelang, ihren Aufforderungen willentlich nachzukommen. Als sie ganz eingedrungen war, kamen sie erneut hoch, die alten Bilder. Wieder liefen mir die Tränen über die Wangen.

Eine Zeit lang war ich überwältigt von einem nicht zu beschreibenden Widerstreit der Gefühle. Das geschah, als Marcellas Finger bis zu seinem unteren Ende in mir war und ruhig in seiner erlangten Position verharrte.

»Schau's dir jetzt nochmal an, aber schau's genau an!« hörte ich Marcellas Stimme wie aus weiter Ferne.

Und dann konnte ich es tatsächlich sehen. Ich hatte die Bilder wieder vor meinem inneren Auge: »Es stimmt, mein Vater hat mich vergewaltigt. Ich seh's jetzt ganz deutlich«, entfuhr es mir und ich mußte schluchzen. Wieder vernahm ich Marcellas Stimme die leise und eindringlich auf mich einredete: »Schau's dir solange an, wie du's nötig hast und dann bitte nie mehr.«

Dann änderte sich auf einmal etwas. Wieder glaubte ich diese Fontaine von gleißendem Licht wahrzunehmen, die von ihrem Finger ausging und die mich schon einmal in Erstaunen versetzt hatte. Gleichzeitig schmolz irgend etwas in mir. Auf einmal erfaßte mich ein unaussprechliches Gefühl des Erbarmens mit meinem Vater. Was mußte er seinerseits in seiner eigenen Kindheit erlitten haben, daß er fähig gewesen war, mir, seiner einzigen Tochter, das anzutun? Was war an Furchtbarem in seinem Leben gewesen, wovon ich nichts wußte und womit er selbst nicht fertig geworden war? Was hatte ihn so hart und grausam gemacht? Waren es seine eigenen Erzieher, die unnachgiebige Kollektiv-Schulung während des dritten Reichs, die Eindrücke des Krieges, den er als junger Mann noch miterlebt hatte? Als ich soweit gekommen war, konnte ich ihm unter Tränen vergeben, lediglich mein Körper erging sich wieder in den mir bekannten unkontrollierbaren Zuckungen.

Während ich weiter in dieser grotesken Position vor meiner neuen Freundin lag und Marcella meinen Po entgegenreckte, vollzog sich eine weitere Wandlung in mir. Mit zunehmendem Dahinschwinden der inneren Krampf- und Kampfsituation, glaubte ich fast so etwas wie Lust zu verspüren. Ein völlig neuartiges Gefühl von Lust. War es das, was meinen Vater zu seinen Ausschreitungen mir gegenüber bewegt hatte. Dieses Gefühl von Lust, einen anderen, schwächeren Menschen zu unterjochen? War er womöglich selbst einmal so gedemütigt worden wie er mich erniedrigt hatte?

Als Marcella wieder etwas mehr Bewegung in ihren Finger brachte, ließ es sich nicht länger verleugnen: Ich kam an einen Punkt, an dem dieses Lustgefühl das des Schmerzes der Seele und des Körpers überwog. Auch Olga war irgendwie erregt und nun löste sich ein Seufzer aus meiner Kehle, in welchem ein anderes Timbre mitschwang. Der Seufzer wurde zu einem sehnsuchtvollen Stöhnen, als Marcella nun mit ihrer Linken von vorne zwischen meinen Schenkeln hindurchgriff, und diese Hand, wie um das Stöhnen zu beschwichtigen, auf Olgas Mund legte, so, als kämen diese Töne geradewegs aus ihr. Als ich daraufhin noch lautere Geräusche von mir gab, zog sie gleichmäßig und ziemlich schnell ihren Finger aus meinem Anus zurück. An dem Ton, der mir daraufhin über die Lippen kam, merkte ich, daß ich das inzwischen schon fast bedauerte.

Ich hörte, wie sie den Handschuh abstreifte und ihre Hände wusch. Dann kam sie erneut zu mir, streichelte meinen Rücken und hüllte mich in ein Tuch ein.

»Kommst du mit mir? Dann folgt jetzt der lustvolle Teil.«

Ich erhob mich, nahm meine Kleider und folgte ihr über die Treppe hinauf in ihre privaten Räume. Nachdem wir das Wohnzimmer durchquert hatten, öffnete Marcella eine Tür, die in ihr Schlafzimmer führte. Eines der Fenster lag nach Westen zu und die Sonne fiel schräg auf das Bett. Marcella zog golden irisierende Vorhänge vor und schlagartig war alles in ein mildes goldenes Licht getaucht.

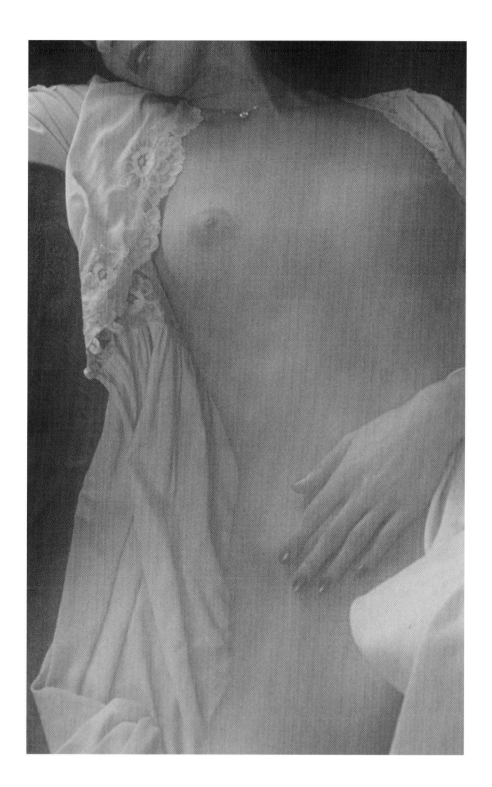

Sie zog den Reißverschluß an ihrem Kleid auf und ließ es einfach fallen. Dann schlüpfte sie aus ihrem Höschen und streifte mir das Tuch von den Schultern. Nun standen wir beide in diesem goldenen Licht und umarmten uns. Noch einmal erschrak ich kurz, als die Ringe an ihren Brüsten mich berührten. Dann sanken wir zusammen auf das Bett und küßten und berührten uns überall. Es war unbeschreiblich schön und ebenso beruhigend für meine Seele wie aufregend für meinen Körper.

Nach einiger Zeit sagte ich. »Hast du nicht neulich gesagt, ich solle dir auch ein Opfer bringen, nachdem du deine Nägel für mich abgeschnitten hast?«

»Du erinnerst dich? Ich wollte eigentlich nichts mehr sagen.«

»Was also soll ich für dich tun?«

»Es geht dabei weniger um mich, als um dich.«

Allmählich dämmerte mir, worauf Marcella anspielte und wieder einmal spürte ich wie sich mein Gesicht rosig überzog. »Du meinst …«

»Mönche müssen sich die Köpfe rasieren. Nonnen …«

Sie ließ den Satz unbeendet, lächelte und setzte mit einer neuen Frage an: »Hast du mir nicht erzählt, daß du dir mehr Schamlosigkeit wünscht? Dann solltest du vielleicht damit beginnen, dich dieser Haartracht aus dem 19. Jahrhundert zu entledigen.«

Das war es, was ich selbst schon gewollt hatte und nun sprach sie es aus. Ich nickte und mit stockender Stimme brachte ich heraus: »Ich habe es neulich selbst machen wollen, aber dann habe ich mir gewünscht, daß du es mir machst.«

Marcella erhob sich, verschwand im Badezimmer und kam mit einem Handtuch und den nötigen Utensilien zurück. Sie faltete eines der Kopfkissen zusammen, legte ein Handtuch darüber und schob mir das ganze diesmal unter meinen Po. Ich fühlte, wie Olga unter ihrem dichten Pelz von der Sonne gestreichelt wurde.

»Zieh deine Beine an. – Nun leg' die Fußsohlen gegeneinander.« Noch einmal schoß mir das Blut in den Kopf. Die geforderte Stellung bedingte, daß ich mich vollkommen öffnete. Auf diese Weise die Fußsohlen gegeneinander zu legen, war mir vorher noch nie in den Sinn gekommen. Es vermittelte mir ein völlig neuartiges Energiegefühl. Ich erinnerte mich daran, was ich im Seminar über Fußreflexzonen und ihre Beziehung zu Körperorganen gehört hatte. Eigentlich logisch, daß dabei die Energien im Kreise rotieren. Versuchsweise legte ich über meinem Kopf auch noch meine Handflächen gegeneinander, was dieses Gefühl weiter verstärkte.

»Möchtest du, daß ich dich einseife?« Es durchfuhr mich wie ein Blitz, als sie dieses Wort benutzte. Das war es, was mein Vater auch immer mit mir gemacht hatte. Dann überwand ich mich und dachte: laß die Vergangenheit endlich ruhn. Was jetzt geschieht, passiert unter anderen Vorzeichen. Genieß es einfach. Also legte ich mich zurück und streckte Marcella meinen Leib entgegen. »Ja, bitte, tu es!« Ich schloß die Augen und wartete erregt auf das mir noch unbekannte Gefühl, auf diese Weise von der zarten Hand einer Frau berührt zu werden. Marcella sprühte Rasierschaum aus einer Dose auf meinen Schoß und begann dann, ihn mit einem dicken Pinsel langsam, und wie ich zwischen halbgeschlossenen Lidern sehen konnte, genüßlich auf meinem Venushügel zu verteilen. Olga fand das ganz großartig und ich hatte auch keine Beschimpfungen durch innere Stimmen mehr zu ertragen. Offenbar bereitete ich auch Marcella großes Vergnügen damit, denn sie dehnte diese Prozedur ziemlich lange aus. Es schien so, als wolle sie ein paar Töne von mir hören und tatsächlich mußte sie auch nicht lange darauf warten. Als sie schließlich mit der eigentlichen Enthaarung begann, stieg kurzfristig Angst in mir hoch, bei der Vorstellung, daß sie mich womöglich mit der scharfen Klinge verletzen könnte. Sofort kam es wieder zu einer Andeutung des Taubheitsgefühls in meinem Schoß. Aber sie schien meine Gedanken erraten zu haben: »Entspann dich. Es passiert dir nichts.«

Mit großer Einfühlsamkeit entfernte sie alles, was den direkten Zugang zu meiner Vagina zwar nicht versperrte, aber bis jetzt doch in beträchtlichem Maße behindert hatte.
Innerhalb weniger Augenblicke wurde ich einem Grad an Entblößung zugeführt, wie ich ihn seit meinen Kindertagen nicht mehr kannte. Behutsam bahnte sich Marcella ihren Weg zwischen den mittlerweile völlig schutzlosen, zarten Hüllblättern meiner Scham und erklärte mir dabei, daß sie der Ansicht sei, daß nur völlige Schamlosigkeit zu höchster Lustentfaltung führe. Und das hatte ich mir ja auch so gewünscht.
Das war nun im wahrsten Sinn des Wortes Wasser auf Olgas Mühle. In die verborgensten Winkel ihres Eingangs drang Marcella ein und legte die Muschel meines Schoßes frei, bis sie sich vollkommen blank und seidenweich der sie streichelnden Hand entgegenstülpte. Deutlicher konnte Olga nicht zur Schau gestellt werden, und sie sonnte sich denn auch in der ihr zuteil werdenden Beachtung, und das nicht nur im übertragenen Sinn, denn die Sonne schien ihr geradewegs auf den – nicht mehr vorhandenen – Pelz. Endlich wurde ihr die Würdigung zuteil, die sie schon lange verdient hatte. Hatte ich mich bislang dafür geschämt, daß ich überhaupt so etwas besaß wie eine Vagina, so schämte ich mich nun dafür, daß ich sie Zeit meines bisherigen Lebens so schmählich vernachlässigt hatte.

Dann machte sich Marcella weiter oben zu schaffen. Zuerst auf der einen, dann auf der anderen Seite. Nur in der Mitte ließ sie einen schmalen Streifen stehen. Als der Schaum abgewischt war, nahm sie noch eine Schere und schnitt den verbliebenen Rest ganz kurz. »Wenn es dir so nicht gefällt, machen wir alles ab. Dann kannst du es in Zukunft so wachsen lassen, wie du es gut findest.« Sie zog einen Handspiegel hervor und hielt ihn mir zwischen die gespreizten Schenkel. »Jetzt schau dich an. Hast du dich überhaupt schon einmal so betrachtet? Nein? Das hab ich mir gedacht.«
»Die ist ja schön«, entfuhr es mir.
»Ja, wie eine geschlossene Muschel«, bestätigte mich Marcella.

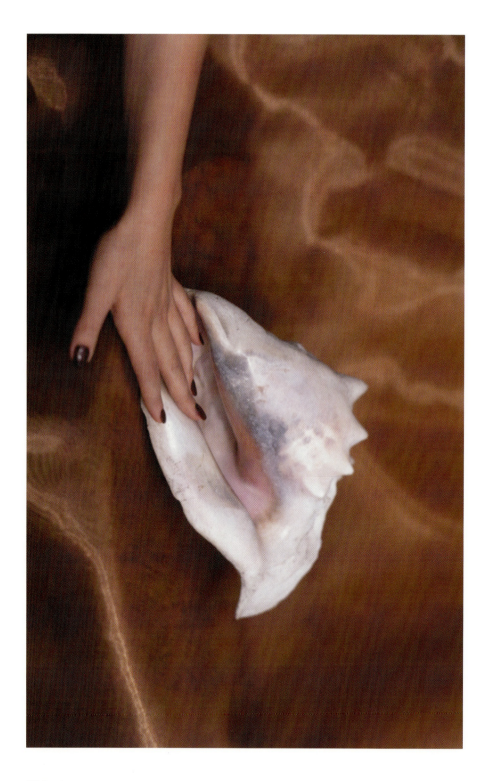

»Ich hab nicht gewußt, daß sie so schön ist.«

»Faß sie mal an!« Marcella nahm meine Hand und führte sie zwischen meine Beine.

Es fühlte sich glatt und wunderbar weich an. Mit den Fingern begann ich die beiden geschwellten Lippen ein wenig zu öffnen, um zu sehen wie Olga weiter innen aussieht. Alles war ganz rosig und ich war tief angerührt von ihrem Anblick.

»Jetzt will ich sie küssen«, sagte Marcella und während ihr Kopf zwischen meinen Schenkeln verschwand, brachte die Sonne des späten Nachmittags den Hauch von Kupfer über ihrem dunkel glänzenden Haar zum Erglühen. Und dann zeigte sie mir alles ganz genau. Zuerst holte sie die kleine Perle aus ihrem Versteck und setzte sie mit ihrer Zunge in Flammen, während ich gleichzeitig innerlich zu zittern begann. Dann forderte sie mich auf, in den Spiegel zu sehen. Noch war ich nüchtern genug, um zu erkennen, wie ihre Linke nun Olgas zarte Lippen ein wenig spreizte, während ein Finger ihrer Rechten in diese rosa Schlucht hineinschlüpfte. Es war inzwischen leicht für ihn geworden, dort hineinzugleiten, denn Olga selbst war ohne mein willentliches Dazutun zu einer schlüpfrigen Lustpforte geworden. Zuerst war es nur ein Finger, dann waren es plötzlich zwei und schließlich sogar drei, die da Einlaß suchten und auch fanden. Es hatte fast etwas von einer klinischen Untersuchung an sich, mit dem Unterschied, daß das hier äußerst lustvoll vonstatten ging. So wurde dieser Siphon meiner geheimen Säfte von kundiger Hand erschlossen, die besser um die Verstecke seiner bisher so sorgsam zurückgehaltenen Gewässer Bescheid zu wissen schien, als jede Männerhand. Behutsam glitten die Finger hin und her und lockten immer weitere Quellen aus noch tiefer liegenden Grotten hervor … und dann … dann forderte sie mich auf, selbst einen und dann zwei meiner Finger hineinzustecken. Schließlich fand sie einen Punkt am oberen Rand von Olga, ziemlich weit hinten, da fing ich an zu vibrieren und wurde zu einem zuckenden Bündel willenlosen Fleisches, aus dem sich die absonderlichsten Töne lösten. So hatte sie mich also zum Stöhnen gebracht, wie ich es mir gewünscht hatte.

Und dann driftete ich ab und meine innere Bilderwelt brach auf. Ich schwebte irgendwo hoch über den Bergen und dann stürzte ich. Ich fiel und fiel, wie durch Wolken goldener Watte und diesen Wolken entströmten betörende Düfte. Gleichzeitig fingen sie an, Töne von sich zu geben, aber das schienen wohl Laute zu sein, die ich selbst von mir gab. Und ich stürzte weiter und sah, wie riesige rotglühende Blütenkelche auf mich zukamen, die aussahen wie Tulpen und in die fiel ich geradewegs hinein. Dann explodierte ich und war nicht länger ich selbst.

Als ich wieder zu mir kam, lag Marcella auf mir und hielt mich eng umschlungen. Mein ganzer Körper jubelte und Olga natürlich ganz besonders.

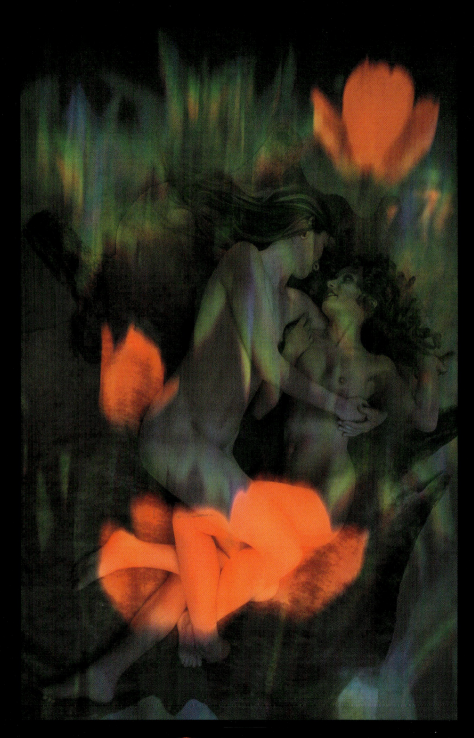

Tulipa

Peter Raba

Tulipa – die Tulpe
Grenzüberschreitungen

Als Laura nach ihrem ersten wahrhaft orgiastischen Erlebnis wieder bei mir in der Praxis war, kam sie von selbst noch einmal auf die erlittenen analen Verletzungen zu sprechen, welche ihr inzwischen eindeutig bewußt geworden waren. Der in Abständen aufgetretene, schneidend krampfende Schmerz in ihrem Enddarmbereich, hatte sich seit der einmaligen Gabe des Schlafmohns nicht mehr gemeldet. Zugleich durfte es als ziemlich sicher gelten, daß der zusätzlich erfolgte manuelle Eingriff durch Marcella, ganz wesentlich zur Lösung der Blockade beigetragen hat. So war also anzunehmen, daß diese Problematik bei Laura inzwischen weitgehend ausgeräumt war.

Um ihr vor Augen zu führen, daß solche Vergehen häufiger vorkommen, als man sich das gemeinhin vorstellen will, erzählte ich ihr von Erlebnissen eines mir bekannten Geschäftsmannes, der in einem Internat von Ordensbrüdern aufgezogen worden war. Dort wurden die Jungs nachts aus ihren Betten gezogen und zum Analverkehr gezwungen, wobei man ihnen unter Androhung harter Strafen ein Schweigegelöbnis abnötigte.

Ganz nebenbei bemerkt, ist in den Repertorien als Hauptmittel bei Verlangen nach Analverkehr Causticum angegeben. So gesehen hätte es vermutlich als eine Arznei für Lauras Vater gelten können, noch dazu, da es als ein dreiwertiges Mittel bei tiefgreifendem Leid durch Seelenverätzung in Verbindung mit Tod, Not und Entbehrung bekannt ist. Eine Neigung zum Inzest entspricht darüber hinaus der Idee von Medorrhinum, dessen Genius eben mit allem und jedem verschmelzen möchte.

Um nun an Lauras erstes erotisches Erlebnis mit einer Frau anzuknüpfen, möchte ich in diesem Zwischenspiel die Aufmerksamkeit des Lesers auf Tulipa – *die Tulpe* lenken. Es ist sicher kein Zufall, daß Laura ausgerechnet deren glutrote Kelche zu Gesicht bekam, als sie sich ihrer Ekstase näherte.

In Eve Enslers Buch *Die Vagina-Monologe* gibt es eine Stelle, in der ebenfalls von einer Tulpe in diesem Zusammenhang gesprochen wird. Es heißt da:

> *»Meine Vagina ist eine Muschel, eine Tulpe und ein Schicksal. Ich komme an, wenn ich mich entschließe wegzugehen. Meine Vagina, meine Vagina, ich selbst.«*[81]

Offensichtlich weckt die Blüte der Tulpe mit ihrer vaginalen Signatur bei unterschiedlichen Menschen bisweilen Assoziationen in erotischer Richtung, und

---

[81] Eve Ensler: *Die Vagina-Monologe*, S. 56.

umgekehrt fühlt man sich in besonders intensiven erotischen Ekstasen an die roten Blütenkelche von Tulpen erinnert. Daß das nicht aus der Luft gegriffen ist, sondern auf ganz realen Hintergründen fußt, wird durch die nachfolgenden Ausführungen klar werden.

Hierzu möchte ich noch einmal einen Mann zu Wort kommen lassen, der wie kein zweiter dazu beigetragen hat, der Sache der Homöopathie von einer besonderen Warte aus zu dienen, indem er sich ganz zum Medium und Sprachrohr des den Heilstoffen innewohnenden eigentlichen Genius gemacht hat.
Ich spreche von dem in Berlin ansässigen WITOLD EHRLER, der über die bisher übliche C-3-Verreibung der Stoffe, als Ausgangsbasis für die Potenzierung, hinausgehend, eine weitere Dimension erschlossen hat, indem er die Substanzen bis zu einer Centesimal 4-Stufe trituriert. Dabei erschließen sich ihm, aufgrund seiner besonderen Sensitivität die inneren Wirkmechanismen der Arznei. Es ist sozusagen ihre Seelen- und Geistmatrix, die, solchermaßen aufbereitet, selbst über sich zu sprechen anhebt und kundtut, welche Rolle ihr in dem gesamten Weltzusammenhang zukommt.
Auf diese Weise hat Ehrler dutzende von Substanzen erforscht, wobei sich diese, bestimmten übergeordneten Themenkreisen zuordnen lassen. Es entstanden einzelne sogenannte *Homöopathische Postillen,* die der daran Interessierte erwerben kann. Inzwischen gibt es auch »Verreibe-Seminare«, um diese Eindrücke durch eigenes Erleben erfahrbar zu machen. Ich möchte nicht versäumen, in diesem Zusammenhang auch auf WITOLD EHRLERS 850-seitiges Hauptwerk *Im Werdegang der Manenz* hinzuweisen, das einen Weltbildentwurf präsentiert, der sich dem Leser teilweise sogar aus der C-6-Ebene enthüllt.[82]

Hier habe ich bereits aus der Postille Nr. 6, mit dem Titel *Kräfte der Macht – Kräfte der Nacht* zitiert. Der Postille Nr. 7, mit dem Titel *Über Sünde und Verführung,* entnehme ich den folgenden Beitrag über Tulipa gesneriana – *die Tulpe,* (einem Liliengewächs), weil eben Lauras visionäres Erlebnis vom Sturz in Tulpenkelche, kurz vor und während ihres ersten totalen und tief empfundenen Orgasmus, in direktem Bezug zu dem steht, was die Tulpe selbst von sich gibt, wenn sie zu uns spricht.
Im übrigen ist die Beziehung der Tulpe zu orgiastischer Potenz einleuchtend, wenn wir uns vor Augen halten, wie »unverblümt« uns hier das Geschlecht dieser Blume – zu allem Überfluß zumeist in leuchtend roten Farben – entgegenglüht. Zu allem Überfluß beginnen die Tulpenkelche ihre vaginalen Schluchten auch noch im Wonnemonat Mai zu öffnen.
Hier folgt nun in toto, was Ehrler im Anschluß an die übliche Verreibeprozedur (im Porzellantiegel mit Milchzucker), von der Tulpenseele selbst gesagt bekam:

»Wenn etwas verboten ist, dann kann dies nur darin seinen Grund haben, verboten zu sein, weil es existiert. Aber alles, was existiert, will irgendwann gelebt sein.

[82] Bezug der Postillen und Auskunft über Seminare über Petra Held, Fuchsstraße 3, 79102 Freiburg, Telefon/Fax (07 61) 70 11 55. E-Mail: p.held @surfeu.de.

So muß es eine Kraft geben, die das Verbotene sucht, um genau dorthin die Grenzen zu öffnen, dieses Verbotene zu tun. Das bin ich, die Tulpe. Dabei erzeugt die Grenzübertretung einen Kick, der als orgiastische Potenz in euch erfahrbar ist, denn das Leben selbst sucht diese Vergrößerung in euch und erlaubt auf Dauer keine Tabus. Alle Regeln der Kultur, alle Moral und Sitte werden durch mich unterminiert. Ich führe euch in die Prostitution, in der ihr die pure Lust sucht, das Verbotene zu tun, ohne in dieser Lust einen höheren Sinn finden zu können. Ich bin die Kraft reiner orgiastischer Potenz, ich bin der Orgasmus, der der Anspannung folgt, wenn etwas nicht erlaubt wurde und dann doch getan werden muß.

Wenn ihr durch den Konflikt geht, werdet ihr in mir tiefe Befriedigung finden, denn ich habe nur in der Grenzüberschreitung einen Sinn, was immer auch die Grenze sei. Wenn ihr das Problem zu verdecken sucht, als ›Doppelmoral‹ zu leben sucht oder es zu umgehen sucht durch Meidung, werdet ihr keinerlei tiefe Befriedigung finden können und der Same wird vergeudet sein, die Lebenskraft sinnlos verwendet. Dann wollt ihr den Lohn orgiastischen Erlebens ohne die Reibung an dem Gegenüber erhalten – was natürlich nicht möglich ist.

Aber ich bin eben nur ein ›Anti‹, die Suche nach dem Grenzübertritt, das ›Rotlichtmilieu‹ schlechthin, das den Weg in das Verbotene weist, dort, wo die Kraft noch ganz bei sich zu Hause ist, um euch zu einem Grenzübertritt zu erweitern. In diesem ewigen Gegenüber werdet ihr immer geneigt sein, mich zu mißbrauchen – die orgiastische Potenz zu verraten, zu verkaufen – aber auch das lasse ich nicht zu, denn auch das ist in meinem Sinn, denn ich habe ja die Freude daran, wenn ihr etwas Verbotenes tut, um irgendetwas zu sprengen! Was ihr auch tut, es ist mir egal, Hauptsache, es sprengt eure Grenzen. Moral, Sitte und Anstand sind mir zuwider. Ich verführe euch, das Gegenteil dessen zu tun, zu dem ihr mit euren Konzepten einst angetreten seid – um euch eben zu erweitern, um euch zu zeigen: Es geht auch anders, aber so geht es auch! Ich bin die pure Kraft der 6 schlechthin, die euch zu jedem Umfange zu erweitern sucht, ohne Grenze, ohne Sinn. Auf daß alles einmal getan sei!
Die Lust treibt euch dazu an. Sie ist stärker als die Liebe. Darum laßt mich zu, es wird euch nichts nutzen, denn gerade euer Verbot bringt mich erst recht auf den Plan. Es gibt mir die Kraft und nicht meinem Gegenüber, dem Kalium, in dem die Grenzen einzuhalten sind. Je mehr ihr euch verbietet, desto mehr Kraft schenkt ihr mir, genau das zu sprengen!
Es nützt euch also nichts!
Das ist mein zentraler Satz. Was ihr auch tut, es wird euch nichts nützen, ich habe stets die größere Kraft, denn ich lebe von eurem Widerstand, der mich erst erzeugt, ihn zu beseitigen, ihn zu sprengen. Mit Lust und Gewalt, denn: Das Leben ist stärker als jede Moral.
Was ihr nicht tun wollt, werdet ihr damit füttern. Je mehr Widerstand, umso stärker wird meine Kraft! Darum gebt ihr euch irgendwann alle einmal hin, ich bin die Mitte, der Kern von jeder Sünde und Verführung. Wenn ich komme, ist es vollbracht. Dann hat die Welt einen großen Schritt getan. Zur Wahrheit! Denn jedes Tabu ist in mir eine Lüge.«

Einem von Olaf Posdzech, Berlin, erstellten, insgesamt 15-seitigen Protokoll, anläßlich einer Tulpenverreibung, können weitere wertvolle Aussagen entnommen werden. Hier einige Erkenntnisse der Teilnehmer dieses Seminars in Schlagzeilen:

Teilnehmer 1:
»… dieser Fluch, immer das Verbotene tun zu müssen, scheint in der C2 zu sein, sodaß man sich vom Gegenüber wünscht: ›Egal was du tust – ich stehe zu dir und liebe dich trotzdem!‹ … Dann verabschiedete sich das Mittel für mich in der C2 mit ›Folge der Spur, die verboten ist!‹«

Derselbe Teilnehmer auf der C3-Ebene:
»Es geht wirklich um die Öffnung von Grenzen, um Grenzüberschreitung bei der Tulpe – und zwar um eine Art Befreiung von Anstauungen einer Umgrenzung. Also die Tulpe ist der Orgas-

mus. Das ist einfach der Archetyp von Orgasmus. Es ist überhaupt der Wachstumsprozeß, der Grenzen sprengt, der orgiastisch ist.«

Derselbe Teilnehmer auf der C4-Ebene:

»Es geht im Grunde um eine Akzeptanz von allem … auch um eine Akzeptanz sexueller Mechanismen oder den ganzen Sachen, die verboten sind … . Der Sinn des Mittels ist gerade Verführung und Sünde. Wenn man das akzeptiert, dann hat jeder Schrecken ein Ende. Wenn man sagt, diese ganzen Grenzüberschreitungen sind okey so, dann ist es völlig in Ordnung.«

Teilnehmer 2:

»Das ist wie uferloses Wachstum ohne jede Hemmung, ohne jeden Widerstand – die totale Offenheit … . Kann man so in diesem Zustand überhaupt etwas lernen oder als Mensch wachsen? Es ist aber erstaunlich schön für mich. Ich habe das Gefühl, meine Genitalien sind wie die Zwiebel und mein Herz ist wie die Tulpenblüte … . Ich kann mein Ketten-Dasein nicht akzeptieren. Ich habe es als Prostituierter versucht und stelle nun fest, daß ich das System gerade dadurch stabilisiert habe … . Die Prostitution stabilisiert eigentlich das System, weil sie der Veränderung der individuellen Kraft der Menschen einfach die Energie absaugt! So bleibt alles beim alten … . Der Sex muß das Gegenteil sein von Angepaßtheit. Er muß ein Risiko beinhalten. Sonst ist es schal und abgeschmackt. Das ist das Gegenteil von Sykose,[83] von symbiotischer Verschmelzung. Denn in symbiotischer Verschmelzung hat man gar keine Reibung mehr. Da ist man sich so eins und in der Stimmung ›wir wollen ja alle das selbe‹ – ist dann alles so lasch. Deshalb ist die Tulpe genau das Gegenteil, wenn man sie richtig lebt. Die Tulpe ist die Antwort auf ein kulturell – das heißt: künstlich geschaffenes Problem … . Es ist ein Mittel gegen die Versteinerung … . Also akzeptiere dich in den Grenzen, die dir gesetzt sind, aber akzeptiere nicht die Grenzen.

Übereinstimmend machen alle Teilnehmer die Erfahrung von fulminanter Schnelligkeit der Ausbreitung der Erkenntnisse. Das scheint mit der Signatur der explosionsartigen Trieb- und Blühkraft der Tulpenzwiebel zu tun zu haben.

Teilnehmer 3:

»Dieses Mittel ist unheimlich schnell, denke ich … . Es erhebt sich über die Zeit! Es tut so, als müßte man die Zeit nicht respektieren. Es tut so, als bräuchten die Dinge nicht ihre Weile. Du willst den Lohn der Erde, ohne der Erde gedient zu haben … . Für mich hat die Tulpe eher die Qualität einer Nosode. Sie hat überhaupt keine Lösung, aber sie öffnet einem sozusagen erst einmal die Augen für die Krankheit, in der man ist … . Wie kann es in der Tulpe zu einem guten Ende kommen? Antwort: ›Das ist in mir nicht vorgesehen. Du mußt selbst wissen, wieweit meine Kraft für dich gut ist.‹ Wie kann ich wieder auf den rechten Weg finden, frage ich weiter. Antwort: ›Hattest du ihn je?‹«[84]

Das heißt natürlich nicht, daß ich Laura nun angewiesen hätte, Tulipa in potenzierter Form einzunehmen. Tatsächlich hatte sie es ja auch gar nicht mehr nötig

---

[83] Von griech.: *sykosis* »Feigwarze«, im übertragenen Sinne »das Überquellen, Ausufern«. Mehr über die miasmatische Bedeutung dieses Begriffes innerhalb der Klassischen Homöopathie, siehe RABA: *Homöopathie – das Kosmische Heilgesetz*, 2. Auflage 2001, S. 571-593, sowie *Homöovision*, beide Andromeda-Verlag, Murnau.

[84] Nähere, diesbezügliche Anfragen sind ebenfalls an Petra Held zu richten. Das vollständige Protokoll kann auch über die Suchworte *Olaf Posdzech, C4-Homöopathie* im Internet aufgefunden werden.

gehabt, auf diese Weise mit dieser Information in Kontakt zu kommen, denn sie hatte ja ihre persönlichen Tabugrenzen längst überschritten, woraufhin ihr der Geist von Tulipa ganz von selbst erschienen war. Ich ließ sie aber Ehrlers Tulpen-Text lesen und wir unterhielten uns darüber.

Mit der Einnahme homöopathischer Mittel verhält es sich nämlich ähnlich, wie mit den Träumen. Tauchen durch die Einnahme homöopathischer Heilstoffe beim Patienten bestimmte Trauminhalte auf, dann wäre es in den meisten Fällen Unfug, diese zur Grundlage der Neu-Verordnung einer ihnen ähnlichen Arznei zu machen. Damit würden höchstens diese Botschaften des Unbewußten wieder übertüncht. Vielmehr sollten die sich zeigenden Schattenanteile durch gestalttherapeutische Bearbeitung weiter ans Licht geholt und diese Anstöße der Seele in Richtung einer fruchtbaren Veränderung der Persönlichkeit aufgegriffen werden.

Aus ähnlichen Gründen würde der auf der Psychologie der Archetypen C. G. Jungs fußende amerikanische Homöopath EDMUND C. WHITMOND, die Traumrubriken aus dem KENT'schen Repertorium am liebsten ganz eliminiert sehen. Das wiederum scheint mir allerdings übertrieben, weil wir doch immer wieder entscheidende Denkanstöße durch die eine oder andere Rubrik bekommen. Man denke dabei z.B. an die Aufzählung von nur drei Mitteln (Arnica, Natrium muriaticum, Ignatia) unter SCHLAF/*Träume, die sich wiederholen,* des weiteren an die Spalte der *Schlangenträume* oder der *Träume von Räubern.* Dem gegenüber sind unspezifische Rubriken wie beispielsweise die Kolonnen *Angenehme Träume; Ängstliche Träume; Erotische Träume; Lebhafte Träume* und andere mehr, tatsächlich mehr oder weniger sinnlos, weil zum einen angereichert durch zu viele Mittel. Zum anderen sind sie zu unspezifisch im Sinne des § 153, *Organon der Heilkunst* von SAMUEL HAHNEMANN. Denn auch innerhalb der Träume gilt die Forderung nach der »merkwürdigen, sonderlichen« Symptomatik. Deshalb bearbeiten wir ja auch in der Traumarbeit diese »auffallenderen Symptome« bevorzugt. Wenn also einem Mädchen bei lebendigem Leib im Traum von ihren Vergewaltigern die Haut abgezogen wird, (wie das auf S. 37 geschildert wurde) so wird dieses Zeichen bei der gestalttherapeutischen Arbeit als erstes aufs Korn genommen, weil es am verdächtigsten für eine essentielle Aussage ist.

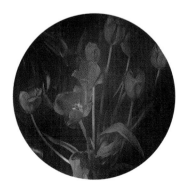

Laura Lust

Lehrstunde für Olga

Noch 21. August, später Nachmittag

Lange lagen wir so da, eng aneinandergeschmiegt und tranken uns aneinander satt, bis die Sonne immer flacher das Bett streifte und der durch den Vorhang erzeugte Goldton allmählich ins Rötliche überging.

Währenddessen unterwies mich Marcella in der Kunst, eine Frau so zu berühren, daß sie größtmöglichen Genuß daraus ziehen konnte. Was ich bisher nur geträumt oder mir in meiner Phantasie vorgestellt hatte, durfte ich nun fühlend erfahren. Gleichzeitig verlor ich auf diese Weise wieder ein Stück meines übersteigerten Schamgefühls, denn Marcella sprach so ungeniert über diese Dinge und gab mir derart detaillierte Anweisungen, auf welche Weise sie stimuliert werden wollte, daß sich wieder einiges von meiner anerzogenen Scheu verabschiedete. Und dann kam sie vor meinen Augen und unter meinen Händen ihrerseits zu ihrem ganz eigenen ekstatischen Höhenflug.

Wieder ein wenig später war sie aufgestanden und hatte eine Schale mit Früchten aus dem Wohnzimmer geholt. Sehr liebevoll und mit viel Sinn für ästhetische Gestaltung hatte sie da Äpfel, Orangen, Mangos, frühreife Trauben, Bananen, Feigen auf Blättern eines rotgefiederten japanischen Ahornbaumes angeordnet. Sie forderte mich auf, eine Feige zu nehmen. Über ihrem dunkeln Blau lag ein zarter Schimmer von silbrigem Reif.
»Weißt du, wie man eine Feige ißt?« fragte sie mich. Ich schüttelte den Kopf.
»Nimm sie zwischen zwei deiner Finger, – nun preß sie zusammen – etwas mehr, – noch mehr!«
Auf einmal öffnete sich die Frucht und ein dunkelglühender Spalt tat sich auf in ihrer Mitte.
»Mach weiter, forderte sie mich auf und ich quetschte die Feige noch ein wenig mehr, bis aus dem Spalt ein Schlund wurde, der in seinem Inneren ein Gemisch aus hunderten goldgelber Samenfäden erkennen ließ. Staunend saß ich davor und drehte dieses kleine Wunder so, daß die Sonne das Innere der Frucht noch mehr vergoldete. Wie phantastisch doch die Schöpfung ist. So ähnlich mußten sich wohl auch die Samen in den Hoden des Mannes bilden, schoß es mir durch den Kopf und ich stellte dabei fest, daß ich unmerklich in eine andere Phase der Betrachtung eingetreten war. Frü-

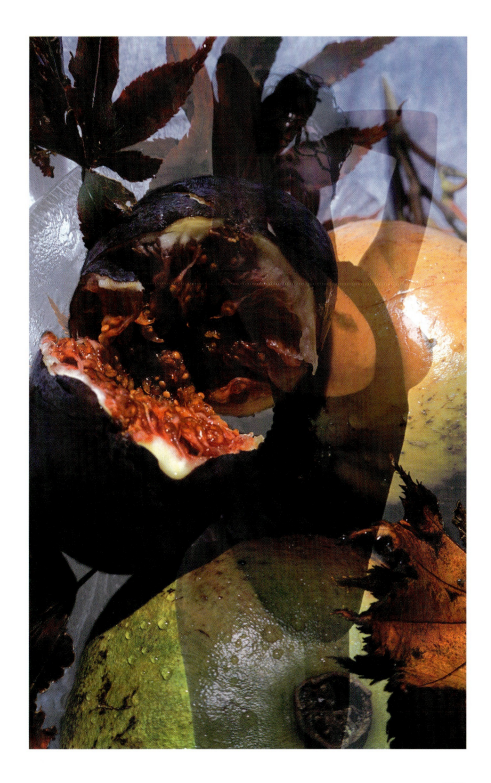

her wäre es mir nie in den Sinn gekommen solche Vergleiche anzustellen.
»Nun tunk' deine Zunge hinein. Ertaste das Innere.«
Langsam streckte ich die Zunge heraus und näherte ihre Spitze dem goldgelben Gewussel dieser Samenflut, versuchte, ihren Geschmack zu erfühlen, bis ich schließlich hineinbiß und diese Köstlichkeit in mir zergehen ließ. Marcella zeigte mir Sinnlichkeit, wie ich sie nicht gekannt hatte.

Dann baute sich eine neue Welle heftigeren Begehrens auf. Wie von selbst zog es mich mit dem Kopf nun zu jener anderen Art von Feige, zwischen Marcellas Schenkeln, während sie mit dem ihren in meiner Schoßmulde versank. Das, was ich von ihr auf diese Weise empfing, gab ich an sie weiter, ohne daß es dazu vieler Worte bedurft hätte. Nun überflutete er mich, der rote Mohn aus meinem Traum. Zungen züngelten und Finger gruben sich in die feuchten Höhlungen unserer Leiber, die dufteten von unserer Liebesausdünstung.
Dann löste sich Marcella plötzlich von mir und bettete ihren Kopf am Fußende unseres Lagers. Noch bevor ich begriffen hatte, was das werden sollte, hatte sie mit ihren Beinen eine Schere gebildet. Indem sie ihren Schoß dem meinen aus ihrer entgegengesetzten Lage näherte, zog sie mich an meinen Schenkeln gleichzeitig zu sich heran, bis unser beider Geschlecht auf diese neue Weise miteinander in Berührung kam. In der Begegnung mit Marcellas Schoß, lernte Olga den Reiz ihrer Enthaarung erst richtig zu schätzen. Während wir uns auf diese Weise aneinander rieben, und eine jede Bein und Schenkel ihres Gegenübers streicheln und liebkosen konnte, wurden wir wiederum in neue Gefilde dieses Gartens der Lüste entführt. Aber auch das war Marcella noch nicht genug. Irgendwann stand sie auf und griff eine neue Frucht aus dieser Schale. Wieder zitterte ich ein wenig und mein Herzschlag ging in die Höhe. Ob mir das Blut in den Kopf stieg, konnte ich bei der Erregung in der ich mich befand schon gar nicht mehr feststellen. Mit einem kleinen Messerchen entfernte Marcella das dunkle Ende und den Stiel einer besonders langen, kräftigen und kaum gebogenen Banane und brachte an beiden Enden eine sanfte Rundung an. Dann näherte sie sich mir damit und Olga wußte sofort, was das zu bedeuten hatte. Noch einmal wehrte ich mich.
»Das ist nicht recht. Das dürfen wir nicht.« Wieder brachte ich meinen Gott ins Spiel: »Gott will das nicht.« Aber durch ganz ähnliche Worte, wie jene, mit denen mein Therapeut meine Einwände schon einmal entkräftet hatte, hörte ich nun auch Marcella antworten:
»Bist du eine Art Übergott oder woher weißt du was Gott will? Gott hat diese Frucht geschaffen, und er hat dein Geschlecht geschaffen. Beide passen sie gut zusammen. Mach deine Olga zu einem Gebetstempel und alles wird gut sein! Sieh mal da hinüber!« Sie deutete auf ein paar Stiele eines leuchtend roten Aronstabgewächses, die sie dekorativ in einer Vase angeordnet hatte. »Dort hast du alles in einem: Schwanz und Scheide. Natur zieht keine Grenzen.«

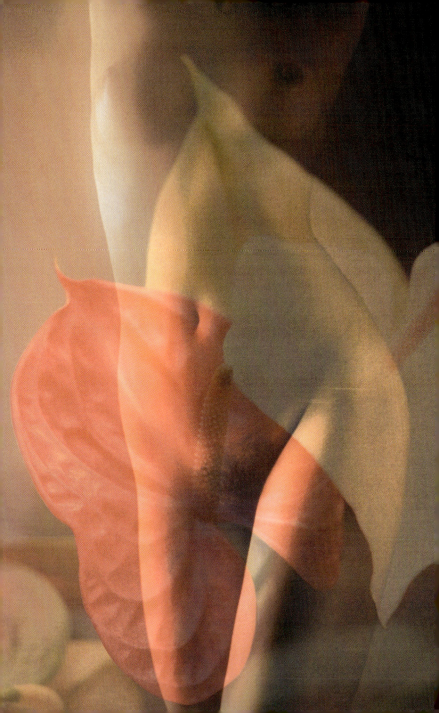

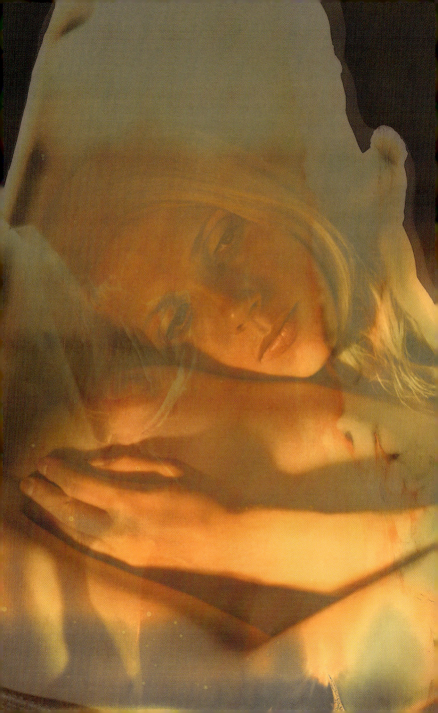

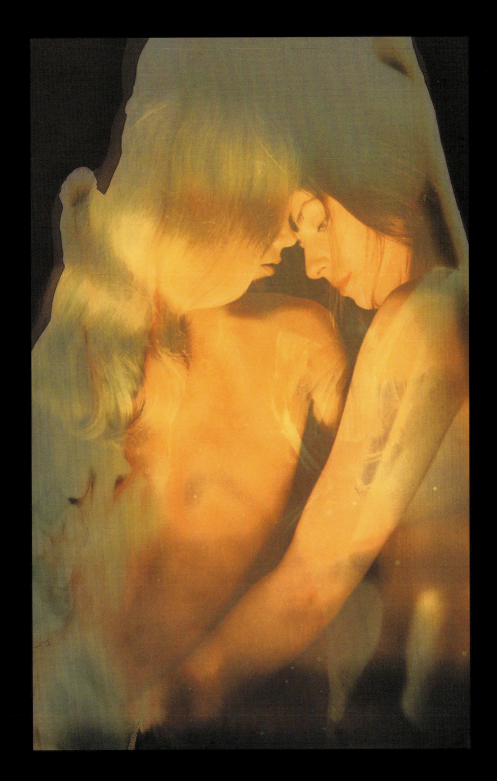

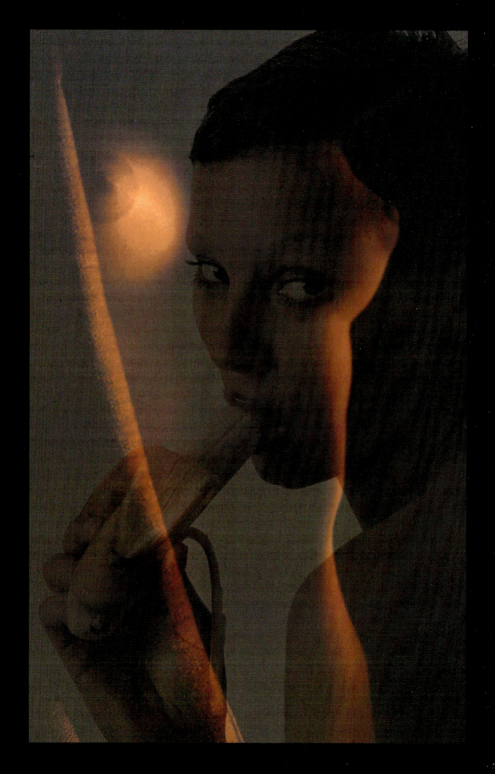

Nachdem sie nun die Frucht ein paar Mal zwischen ihren Lippen hin- und hergleiten ließ und sie sich dabei tief in ihren Mund steckte, um sie gehörig zu befeuchten, brachte sie schließlich Olga dazu, ihren glitschigen Schlund erneut zu öffnen und diesen natürlichen Phallus aufzunehmen, bis er zur Hälfte darin verschwunden war. Dann bildete Marcella wieder die Scherenstellung mit ihren Beinen und rückte mit ihrem Schoß solange an den meinen heran, bis das andere Ende der Frucht in ihren Leib eintauchte und die Lippen unserer Leiber sich schließlich berührten So lagen wir da, ließen unsere Hände gegenseitig über unsere Rundungen gleiten und genossen einander, bis mich eine neue Welle hinwegspülte an den geheimnisvoll glitzernden Strand eines leuchtenden Meeres auf einem fernen Planeten eines noch ferneren Sonnensystems.

Marcella lehrte mich, meine inneren Scheidenmuskeln zu gebrauchen und in rhythmischen Intervallen über der Frucht zu verschließen und zu öffnen. Es dauerte einige Zeit, bis ich mein Bewußtsein dorthin lenken und es besser steuern konnte.
Marcella sagte, daß es sehr wichtig für mich sei, das oft zu üben, um das Gefühl der Taubheit gänzlich aufzulösen, das ich in Abständen an dieser Stelle verspürte und von dem ich Angst hatte, daß es zurückkehren könnte.
Ich solle mir sogenannte Liebeskugeln kaufen und diese manchmal in Olga hineinstecken, wie man einen Tampon einführt. Marcellas Empfehlung war, sie nicht über eine Versandfirma zu bestellen, sondern in ein Geschäft zu gehen und mit der Verkäuferin ein Gespräch darüber zu beginnen. Huh, – was für eine neue Herausforderung für meine Scham! Aber wenn ich mich dazu überwinden könnte, wäre es sicher ein Erfolg für mein Selbstbewußtsein. Es gäbe kleinere, von denen vier bis fünf an einem Schnürchen aufgereiht sind oder zwei große, in deren Inneres wieder kleinere eingelassen sind, welche bei Bewegung ständig in Rotation geraten. Ein wenig schwummerig wurde mir bei der Vorstellung diese Aufgabe meistern zu müssen. Ich glaube, wenn mich jemand im Schwimmbad auffordern würde, vom Zehnmeter-Brett zu springen, hätte ich nicht mehr Schiß.

Als ich meine Hand einmal über Marcellas Po gleiten ließ, streifte ich mit einem meiner Finger ihr Hinterpförtchen und die Versuchung überkam mich, zu überprüfen, ob sie an dieser Stelle auch so empfindlich wäre wie ich. Als sie merkte, was ich vorhatte, sagte sie lächelnd: »Nur zu, ich bin ganz sauber.« Also versuchte ich, dort ein wenig einzudringen, was mir ohne Mühe gelang. So wie sie es bei mir gemacht hatte, bewegte ich nun den Finger ganz sanft hin- und her und während ich das tat, quetschte sie ihn liebevoll durch die rhythmische Kontraktion ihres Schließmuskels.

So vergnügten wir uns auf immer neue Art und Weise, bis uns allmählich der Hunger überfiel. Also beschlossen wir, aufzustehen und miteinander essen zu gehen. Beide hatten wir Lust, chinesisch zu speisen und taten das ausgiebig. Und danach gingen wir wieder zu ihr und ich bettete meinen Kopf an ihren schönen, natürlich geformten Brüsten. Zu gerne wollte ich diese fein abgezirkelten, festen Knospen zwischen den Lippen halten, an ihnen saugen und dann wie ein Baby bei ihr einschlafen. Aber die Ringe die sie trug, störten mich. Ich fragte sie: »Würdest du mir ein weiteres Opfer bringen und diese Ringe ausnahmsweise für mich abnehmen?«

»Abnehmen kann ich sie zwar, aber um sie neu anzubringen, brauche ich die Hilfe eines Spezialisten. Aber ich tu's für dich.« Sie stand noch einmal auf, verschwand im Bad und kam nach einiger Zeit ohne die Ringe zurück. Ich kuschelte mich wieder an sie, nahm eine ihrer Brustwarzen in meinen Mund und begann daran zu nuckeln, während meine Finger selbstvergessen mit der anderen Knospe ihres Busens spielten. Danke. Danke, Marcella. So schliefen wir schließlich ein.

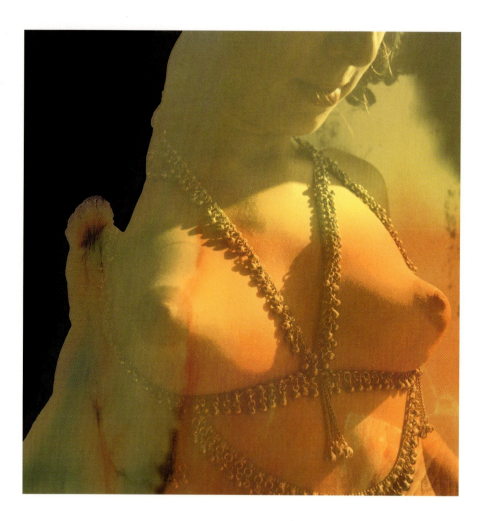

Selbstbefriedigung oder Selbstliebe?

Mittwoch, 22. August 2001

Als wir anderntags erwachten, war ich wunderbar aufgeladen und fühlte mich zum ersten Mal rundum wohl und wunschlos glücklich. Kein taubes Gefühl im Gesicht und schon gar nicht an Olga. Marcella schmiegte sich an mich und so lagen wir noch eine ganze Weile, bis uns der Hunger aus dem Bett trieb. Das heißt, lediglich Marcella stand auf und zog sich etwas über. Mir bedeutete sie, ich solle ruhig noch ein wenig liegen bleiben. Sie würde Frühstück machen und es uns ans Bett bringen. Während ich noch zögerte, ob ich unter die Dusche gehen sollte, weil ich den Duft, den ihre Haut auf der meinen hinterlassen hatte, nicht abspülen wollte, rannte sie in eine gegenüber liegende Bäckerei und kam mit frischen Brötchen zurück. Bald durchzog der Geruch eines wunderbaren Kaffees die Räume und drang bis zu mir herein. Das gab mir den Impuls ins Bad gehen. Gerade als ich unter der Dusche stand, schlüpfte sie zu mir herein und begann damit, meinen Körper überall mit glitschigem Duschgel einzuhüllen.

Wieder tauchten die alten Bilder auf, als mein Vater dasselbe mit mir gemacht hatte, aber mehr und mehr fielen sie nun von mir ab und verblaßten vor dieser, mich auf eine andere Weise erregenden Gegenwart. Zwar war es die ähnliche Handlung, die das alte Geschehen noch einmal vor mein inneres Auge holte, aber die zarte Berührung von Marcellas Händen auf meinen Leib war etwas völlig anderes als das fordernde Gegrapsche der zwei gierigen Männerhände, vor denen ich mich gefürchtet und geekelt hatte. Es war wie ein magischer Akt, der die Vergangenheit von mir wusch. Dann traute ich mich, dasselbe bei ihr zu machen und wieder geriet ich ins Staunen über die Weisheit der Schöpfung, als meine Hände über ihre so wundervollen, festen Brüste glitten und ein unaussprechliches Verlangen erfüllte mich, wieder ganz eins zu sein mit dieser Weisheit und Liebe, die hinter allem stand. Pans Bildnis tauchte für einen kurzen Moment in meinem Inneren auf und ich hörte seine Stimme: »Hab ich's dir nicht gesagt, wonach du dich eigentlich sehnst, ist Liebe, diese Liebe, die du mit Sex gleichsetzt. Aber Sex ist nur die äußere Hülle.«

Gegenseitig trockneten wir uns ab und dann schlüpften wir wieder in das immer noch warme Bett. Marcella hatte ein verstellbares Tablett auf Rädern herangeschoben, wie in einem vornehmen Hotel. Sie verstand es wirklich zu genießen. Zu den frischen Semmeln und Brezeln gab es Butter, Quittengelee, Orangenkonfitüre und -saft. Außerdem hatte sie für jeden von uns ein weiches Ei gekocht und rohen Schinken dazugelegt. Und dann war da dieser wunderbare Kaffee, der weitere Lebensgeister in mir weckte. »Wo hast du diesen Kaffee her?«, fragte ich sie und ergänzte: »Ich glaube, solch einen Kaffee hab' ich noch nie getrunken.« Sie lächelte verschmitzt: »Das denk' ich mir. Aber schön daß du es bemerkst. Ein Klient hat ihn mir mitgebracht. Das ist der berühmte *Blue-Mountains-Coffee* aus Jamaika. Den kriegst du hier gar nicht und bei mir gibt's ihn nur zu ganz besonderen Gelegenheiten.«

Wir stopften uns zwei weitere Kissen unter den Rücken, um besser sitzen zu können und gaben uns ganz diesen Köstlichkeiten hin. Mit ihrer heiteren Art brachte Marcella es fertig, daß sich auch mein inneres Kind wieder meldete und ich zu albern und scherzen anfing.

Als wir uns satt gegessen hatten, schob sie das Tablett beiseite und wir streckten uns noch einmal aus, während wir uns allmählich in diesem himmlischen Bett dem heraufdrängenden Tag mitsamt dieser Erdkugel entgegendrehten. Für mein unruhiges Gemüt war es gar nicht einfach so liegen zu bleiben, während andere Menschen bereits arbeiten mußten. Ich sprach darüber mit Marcella aber sie meinte: »Das mußt du schon mal ohne schlechtes Gewissen ertragen können.«

Als sie bemerkte, daß ich durch ihre Berührung angestachelt, allmählich wieder in Erregung geriet, zog sie mir mit einem Ruck die Bettdecke weg und sagte: »Und jetzt möchte ich gerne sehen, wie du's dir selber machst.«

»Du bist verrückt!«

Nun flehte sie fast: »Bitte zeig's mir.«

Wieder einmal schoß mir das Blut in den Kopf und ich war wie gelähmt.

»Es ist eine Übung wie sie im Tantra praktiziert wird, um Schamgrenzen abzubauen.«

»Aber meine Scham ist doch auch ein kostbarer Teil von mir«, versuchte ich einzuwenden, indem ich mich der Worte der Inhaberin des Wäschegeschäfts erinnerte, bei der ich meinen Bikini gekauft hatte. Zugegeben, – meine Stimme klang etwas kläglich und meine Gegenwehr war äußerst schwach.

»Ich weiß, was du meinst,« erwiderte Marcella. »Das ist schon in Ordnung. Aber dich hat deine übertriebene Scham auch viel von deiner Spontanität und Genußfähigkeit gekostet. Und die wolltest du dir doch wieder holen. – Warte, ich helfe dir. Ich habe eine Idee.«

Zunächst entzündete sie ein Duftlämpchen. Dann benetzte sie das Wasser in der Schale mit einigen, wenigen Tropfen eines Öls, das sie mit der Pipette einem winzigen Fläschchen entnahm. Das Fläschchen hatte in einem mit rotem Samt ausgeschlagenen Schublädchen gelegen, welches sie aus einer merkwürdigen Schatulle herauszog. Diese hatte schon vorher meine Aufmerksamkeit auf sich gezogen, denn sie sah aus wie ein Teil vom Stamm eines knorrigen Baumes. Fasziniert folgte ich jeder der geschmeidigen Bewegungen meiner neugewonnenen Freundin. Fast unmittelbar danach breitete sich ein Duft aus, der alles übertraf, was ich bislang von ätherischen Ölen gewohnt war. Durch den Raum schwebte ganz unverkennbar der Geist echter Damaszener-Rosen. Trieb mir allein das schon Tränen der Rührung in

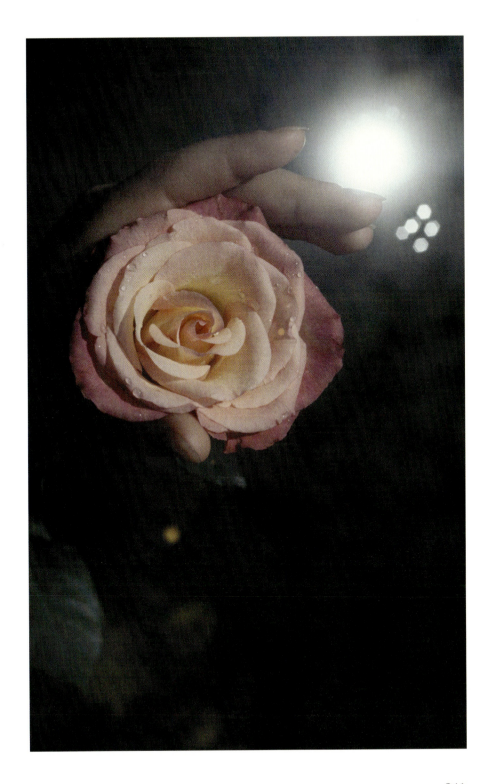

die Augen, so schmolz ich vollends dahin durch das, was nun folgte. Marcella legte eine Musik in den CD-Player, von der ein solcher Zauber ausging, daß ich mich fast sofort in eine andere Welt entführt fühlte.

Es war eine sehnsuchtvoll getragene Musik von fernöstlichem Charakter. Klänge von einer abgehobenen Klarheit und Entrücktheit, wie ich sie noch nie vorher vernommen hatte. Es war, als ob ein Stein ins stille Wasser eines Sees gefallen wäre. Wie in Zeitlupe breiteten sich Klangkreise aus einem Zentrum heraus aus, die mich förmlich in das Mandala meiner eigenen Seele hineinzogen und eine unbeschreibliche Süße in mir zum Erklingen brachten.

Marcella legte sich an das Fußende des Bettes und beobachtete mich, wie ich von der Magie dieser Flöten, Bässe, Chöre und merkwürdigen Streich- und Zupfinstrumente gleichsam in die Reinheit der Gipfelregion des Himalaya versetzt wurde. Dort begann ich, irgendwo über den Wolken zu schweben. Auf einmal war mir, als wäre ich aller Schwierigkeiten, denen wir auf dieser Erde ausgesetzt sind, enthoben. Ich fühlte mich entrückt in eine höhere Sphäre völliger Schwerelosigkeit und Verzückung. Diese Musik schien mir wie ein Echo von Urklängen zu sein, die unsere Welt aus dem Chaos des Universums schöpft: Selbstvergessenes und sich selbst genügendes Schöpfungsraunen.

Lange lag ich ganz still und ließ mich von diesen Klängen und dem Duft der Rosen in diese anderen Räume tragen, bis sich allmählich meine Hände von ganz alleine aus ihrer anfänglichen Erstarrung zu lösen begannen und langsam diesen Körper streichelten, der der meine war. Ein tiefer Seufzer löste sich aus mir und weitere folgten. Die surrenden und zerrenden Bässe, die gleitend ihre Tonhöhe veränderten, brachten Olga in Vibration und zogen meine Hände ohne mein willentliches Dazutun zu ihr hin. Ich betete. Aber jetzt betete ich nur noch mit meinen Händen und Olga war die Göttin zu der ich betete. Auch Marcella hatte angefangen, sich selbst zu berühren und ihr Anblick brachte mich weiter in Wallung. Unter dieser Musik und dem herzöffnenden Duft der Rosen, schmolz alles in mir dahin. Die Welle kam erneut, nahm mich mit und wusch mich rein von noch verbliebenen Resten der belastenden Vergangenheit. Diesmal war sie nur ausgelöst durch meine Hände und diese traumhaften Klänge. Und dann benötigte ich nicht einmal mehr die Hände. Der uns einhüllende Zusammenklang aus Rosenduft und dieser abgehobenen Musik bewirkte, daß ich plötzlich spürte, wie Olga ohne mein geringstes Dazutun in einen Eigenrhythmus des Sich-Öffnens und -Schließens verfiel. Es glich der periodischen Quellbewegung eines fast pflanzlich anmutenden inneren Mundes, der seine Lippen schürzte und leicht saugend wieder schloß. Und dann war ich vollkommen haltlos. Ich schwamm, ich strömte, ergoß mich pausenlos, meine inneren Quellen wollten überhaupt nicht mehr versiegen.

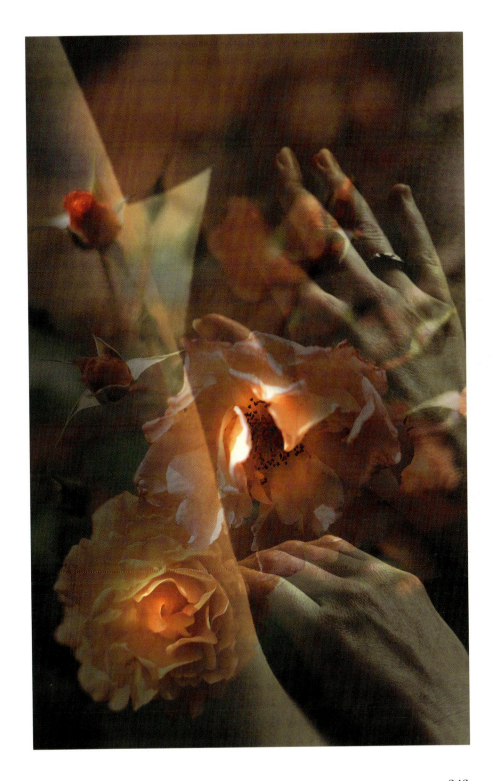

Kein innerer Aufruhr mehr. Keine andere Vorstellung, kein Bild, keine Krämpfe, kein hysterisches Zucken des Körpers. Ich zerfloß einfach. Zuerst unten und dann oben. Wieder schwamm ich in Tränen. Auch diesmal lösten sie sich still, so wie es schon einmal geschehen war und eine vage Ahnung überkam mich, daß die Quelle, die da wieder zu fließen begann in meinem Schoß, in einem geheimnisvollen Zusammenhang stand mit dem Fluß meiner Tränen.

Wie durch einen Schleier erkannte ich, daß auch Marcella ihren Höhepunkt erreicht hatte. Im Gegensatz zu mir schrie sie laut auf und dann brach – für mich völlig überraschend – ebenfalls eine Tränenflut aus ihr heraus. Wortlos zog ich sie zu mir herüber, breitete die Decke über uns aus und bettete ihren Kopf an meiner Brust. Jetzt war sie es, deren Körper geschüttelt wurde. Eine Woge des Schluchzens nach der anderen löste sich aus ihr. Unnötig zu fragen, was dahinter stand. Irgendwann würde sie fähig sein, darüber zu sprechen.

Als wir uns beruhigt hatten, fragte ich Marcella, was das für eine zauberhafte Musik war, die sie da aufgelegt hatte. Sie sagte es mir: JADE WARRIOR – *der Jadekrieger,* und der Titel hieß *Breathing the Storm.*

Als wir uns später am Tag auf einem längeren Spaziergang miteinander unterhielten, der uns entlang einer Bergflanke in Serpentinen immer höher hinauf führte, sagte sie zu mir, daß sie es für gut halte, wenn ich mich jetzt bald einem Mann hingeben würde. »Der männliche Pol ist dein eigentlicher Knackpunkt. Heile deine Beziehung zum Mann und du wirst gesund sein. Noch hast du deinen Vater nicht ganz überwunden.«

»Und du meinst, daß man sich das einfach so per Knopfdruck bestellen kann?« erwiderte ich und mußte dabei lachen.

Marcella blieb stehen, nahm meinen Kopf in ihre Hände und sah mir direkt in die Augen: »Aber da ist doch einer. Er will dich.«

Das ist nicht zu übersehen – manchmal. Ich spürte wie die Rosenfinger der Scham wieder einmal meine Wangen röteten, während sich meine Lippen ein wenig spöttisch verzogen, so als wollten sie die Erinnerung an Gerards hin und wieder unfreiwillig dargebrachte Männlichkeitsbeweise abwerten.

Marcella mußte lachen: »Und er gefällt dir, – gib's zu!«

»Ja, aber …«

»Alle ›Abers‹ kommen aus deinem Kopf. Frag' deine Olga. Sie weiß es besser! Hast du mir nicht gesagt, du wolltest Sex ohne Scham?«

»Aber das haben wir doch, – wir beide zusammen.«

»Ich bin aber kein Mann und irgendwann mußt du auch mit einem Mann schlafen.«

»Marcella, hast du mit Gerard geschlafen?«

»Ja, hab' ich.«

»Liebst du ihn?«

»Natürlich lieb' ich ihn und ich werd' auch wieder mit ihm schlafen. Er ist ein Klasse-Mann und er wird dir nicht weh tun.«

344

»Mit dem Wehtun hab ich so meine Probleme, wie du weißt. Meine Seele ist verletzt worden und das kann ich nicht mehr zulassen. Davor hab' ich einfach Angst. Zu dir hab' ich Vertrauen, aber zu Gerard, – ich weiß es nicht.« Jetzt faßte Marcella mich am Arm und hob mit ihrer anderen Hand mein Kinn ein wenig an, sodaß ich ihrem Blick nicht ausweichen konnte. Während sie mich wieder unverwandt anblickte, sagte sie: »Aber schau, du hast zu mir Vertrauen. Dann glaub' jetzt einfach mal, daß dir Gerard nicht schaden wird, wenn ich es dir sage.«
»Und das meinst du wirklich?«
»Ja, mein' ich! Ist dir übrigens schon aufgefallen, daß alle Härte aus deinem Gesicht verschwunden ist? Du wirkst wundervoll entspannt im Vergleich zu jener Laura, die ich vor drei Wochen auf der Insel kennengelernt habe.«
War das schon so lange her? Die Zeit war unbemerkt an mir vorbeigeglitten, so sehr war ich beschäftigt mit meinen inneren Welten gewesen und all den neuen Eindrücken im Außen. Andererseits schien es eine kleine Ewigkeit zu sein, die ich nun schon hier war, in diesem mit so viel Schönheit gesegnetem Winkel der Erde. Wieder einmal fiel mir auf, wie relativ doch Zeit ist und wie sie sich je nach der Art unseres Erlebens dehnt oder zusammenschrumpft.

In der Tat fühlte ich mich sehr gelöst, wenn auch noch nicht ganz frei. Ich überprüfte noch einmal mein Gesicht. Keine tauben Stellen mehr. Auch das eigenartige Spinnwebgefühl war gänzlich verschwunden, das mich hin und wieder dazu veranlaßt hatte, Grimassen zu schneiden, um die Spannung aufzuheben, die sich darunter verbarg. Wahrscheinlich war das nicht allein auf den Schmelz von Marcellas Umarmungen zurückzuführen, sondern auch eine Folge der Einnahme von Aranea. Ich war meinem Therapeuten dankbar und besonders stolz darauf, daß er mich jeweils wissen ließ, was er mir an Arznei verabreichte, sodaß ich mir dazu meine Gedanken machen und auch ein wenig nachlesen konnte in meiner Arzneimittellehre.

Marcella ließ mich kaum zur Besinnung kommen. Nachdem wir zurückgekehrt waren und bei ihr Kaffee getrunken hatten, jagte sie mich bereits in die nächste Erfahrung hinein. Als ich beiläufig fragte: »Und was machen wir jetzt?«, schien ihr plötzlich eine Idee gekommen zu sein: »Jetzt duschen wir erst mal und dann gehen wir zusammen in die Stadt – soweit man das hier als Stadt bezeichnen kann.« Irgendetwas führte sie schon wieder im Schilde. Sie hatte so einen schelmischen Gesichtsausdruck als sie das sagte.
»Und dann?« bohrte ich nach. »Du wirst schon sehen.«
Also gingen wir unter die Dusche. Als ich mich wieder anziehen wollte, hielt mich Marcella mit einem »Warte!«, davon ab. Sie öffnete ihren Kleiderschrank, wechselte ihr Kleid und warf mir auch eines zu. »Da, das müßte dir passen.«
»Und warum das?« wollte ich wissen. »Zieh's einfach an!« Als ich an meine Wäsche wollte, schüttelte sie den Kopf und schwenkte einen verbietenden

Zeigefinger vor meiner Nase hin und her. Nichts da! Nur das!«
»Sonst nichts?«
»Sonst nichts! – Schuhe, wenn du willst. Es ist warm genug.«
»Bist du jetzt ganz meschugge?!«
»Vielleicht. Du wirst schon sehen. Vertrau mir! Tu's einfach.«
Also zog ich mit zittrigen Händen das ziemlich dünne Etwas an, das ich da in Händen hielt und prüfte sofort im Spiegel, ob man durchsehen konnte. Man konnte. Zwar nicht sehr, aber immerhin. Als ich mich etwas verrenkte, um mich von hinten zu betrachten, war an der Rundung meines Pos, die sich manchmal ein wenig durch den Stoff drückte, zu sehen, daß ich kein Höschen trug. Bei Marcella war das alles noch etwas deutlicher zu erkennen.
»So können wir nicht gehen!«, meinte ich. »Wir können«, sagte sie und ergänzte: »Komm!«
Mir zitterten mal wieder die Knie, aber ich folgte ihr. Meinen Herzschlag spürte ich bis zum Hals. Draußen wehte ein leichter Wind und fuhr mir durch dem Stoff zwischen die Beine. Olga fand das natürlich ganz großartig, besonders, da sie sich dem warmen Sommerwind ja nun gänzlich freiliegend darbot. Ein kurzer Abstecher zum Auto und ich entnahm dem Kofferraum ein paar Sandaletten. Das war's.

Als wir den ersten Menschen begegneten, traute ich mich zuerst kaum den Blick zu heben, während Marcella neben mir recht unbekümmert und fröhlich dahin schritt. Da das mir geliehene Kleid zwar um den Hintern herum etwas enger anlag, unten jedoch ziemlich weit ausschwang, kam dazu noch meine Angst, daß ein plötzlicher Windstoß es anheben könnte, sodaß ich dann womöglich unten ohne dastehen könnte. Indem ich immer wieder zu meiner Freundin hinüber sah, versuchte ich, etwas aus ihrem unbekümmerten Benehmen in einer für mich vertretbaren Weise zu übernehmen und in meinem Stil zu variieren. Ganz allmählich fühlte ich mich etwas sicherer in dieser Aura von Erotik, die da zweifellos von uns beiden ausgehen mußte. Meine Wangen glühten. Von Taubheit an dieser Stelle keine Spur mehr. Bei Olga ebenfalls nicht.
Nach und nach baute sich auch bei mir mehr Sicherheit auf, trotzdem ich spürte, wie uns manche Leute mit Blicken folgten. Vor allem Männer blieben stehen, machten anzügliche Bemerkungen oder pfiffen leise durch die Zähne. »Das mußt du schon aushalten können«, meinte Marcella lachend. »Wenn dir irgendwann mal niemand mehr nachpfeift, ist immer noch Zeit genug für ein stilleres Leben, was meinst du? Aber das Gefühl zwischen den Beinen ist doch göttlich, oder?«
Wir blieben vor einem Schaufenster stehen und beobachteten in dessen Spiegelung vor dem dunklen Background, was sich hinter unserem Rücken abspielte. Dann setzten wir uns mitten unter die Leute in einer Eisdiele und genossen es, unser Eis zu schlecken und uns in dieser gesteigerten Lebendigkeit zu empfinden.

In der folgenden Nacht hatte ich wieder einen Traum:

Marcella sollte erschossen werden. Ich konnte und wollte das nicht zulassen und stellte mich schützend vor sie, hielt sie mit meinen Armen umfangen. Sollten sie doch mich an ihrer Stelle erschießen. Es war mir egal.

Ich erwachte mit einem warmen Gefühl in der Herzgegend.

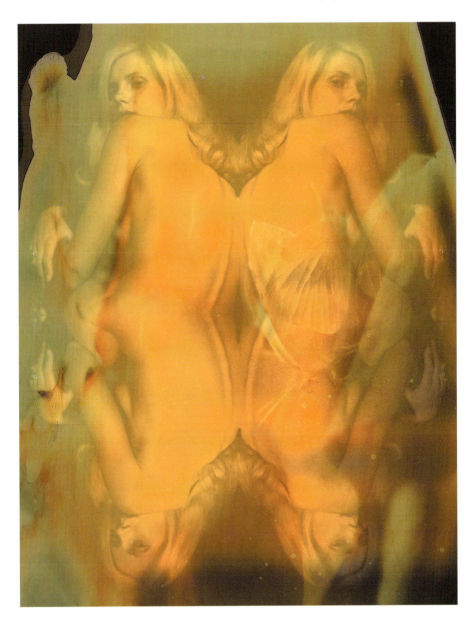

PETER RABA

Letzte Gewissensbisse

Laura hatte mir von ihren jüngsten Erlebnissen mit Marcella erzählt, noch bevor ich ihre Aufzeichnungen darüber in Händen hielt. Schon schien sich alles zum Guten zu wenden. Aber ganz so einfach und schlagartig wollten die alten Muster sich doch nicht verabschieden. Als sie sich aus dem Dunstkreis von Marcellas Wohnung entfernt hatte und in ihre Pension zurückgekehrt war, begannen sich Lauras Gedanken wieder damit zu beschäftigen, ob es denn recht gewesen wäre, sich auf derart intime Spiele mit einer anderen Frau einzulassen und ob sie nun pervers wäre.

Als sie danach bei mir in der Praxis saß und wir darüber sprachen, fragte ich sie: »Was bedeutet dieses Wort ›pervers‹ für Sie?«

»Es ist so etwas wie ›verdreht‹, ›abartig‹, entgegen den natürlichen Abläufen in der Natur, – oder haben Sie schon mal gesehen, daß eine Hündin eine andere bespringt?«

»Aber natürlich habe ich das. Ich habe sogar schon beobachten können, daß eine Kuh auf einer anderen reitet. Das kommt in Bayern öfters vor und ist nicht so ungewöhnlich.«

Ich mußte lachen. »Aber darum geht es gar nicht, oder sagen wir: es geht nicht wirklich um diesen Austausch der sexuellen Energie. Natürlich, – darum geht es auch, aber nicht nur.«

»Aber worum geht es dann?«, fragte sie mich aufgeregt und mit riesigen, auf mich gerichteten Augen, die denen eines Kindes ähnelten, das gerade in der »Warum-Phase« ist.

»Denken Sie doch mal an ihren jüngsten Traum. Gerade erst haben Sie ihn mir erzählt. Was zeigt sich denn da? Ich meine, was ist der Kern dieses Traums? Was haben Sie denn gefühlt in ihrem Herzen, als Sie sich dazu entschlossen für ihre Freundin zu sterben?«

Und da kam es dann aus ihr heraus: »Liebe. Ich habe Liebe gefühlt.« Ich beobachtete sie genau, als sie das sagte. Sie war nicht rot geworden dabei.

»Na sehen Sie. Ist es nicht das Wichtigste, was wir auf dieser Welt zu lernen haben? zu lieben, so sehr zu lieben, daß uns unser eigenes Leben nicht mehr so wichtig erscheint? – daß wir bereit wären, es für einen anderen Menschen hinzugeben? Wenn Sie diese Frau so sehr lieben, daß sie für sie zu sterben bereit sind, was kann dann daran falsch sein, wenn Sie auch mit ihren Körpern zueinander drängen und miteinander verschmelzen wollen?«

»Huh«, machte sie: »Da muß ich erst mal umdenken. Und was mach' ich mit Rainer?«

»Das Leben ist beweglich. Es wird sich alles finden. Vertrauen Sie auf Ihr Gefühl«, meinte ich: »Mehr kann man im Augenblick dazu noch nicht sagen.«

Lac caninum – die Hundemilch

Sehnsucht nach Geborgenheit

In meinen Eingeweiden kämpft ein Wolf ums Geborenwerden.
Mein Schafsherz, träges Geschöpf, verblutet an ihm.

Manuel Silva Acevedo

Und da hatte ich sie dann endlich, die ultimative Mini-Erleuchtung in diesem verrückten Fall. Auf einmal wußte ich, welche Arznei dieser Frau noch fehlte, welches Mittel diese Geschichte zum guten Abschluß bringen würde: Die Milch der Hündin – Lac caninum.

Da gab es diesen *Antagonismus* innerhalb von Lauras Wesen, das Hin- und Her zwischen Begierde und Selbstverdammung, zwischen dem Sich-Ausgesetzt-Fühlen und der Sehnsucht nach Geborgenheit. Dazu finden sich bei Kent nur vier Mittel: Das zweiwertige Anacardium steht da, unsere Eingangsarznei, gefolgt von dem ebenfalls zweiwertigen Kalium carbonicum. Sodann das einwertige Aurum – *Gold,* und schließlich Lac caninum. Lilium tigrinum fehlt übrigens in dieser Rubrik bei Kent, trägt aber natürlich wie wir gesehen haben, diesen inneren Widerstreit ebenfalls extrem stark in sich.

Als ich sie noch einmal eindringlich danach befragte, kam dann dieser innere Widerstreit bei Laura auch noch auf der körperlichen Ebene ans Licht. Sie glaubte sich daran zu erinnern, daß ihre bisweilen vor den Menses auftretenden Eierstocksschmerzen, jeweils von einer Periode zur nächsten, die Seiten wechselten. Dieser Seitenwechsel ist ein typisches Lac-caninum-Symptom, wo immer er auch auftreten mag, sei es nun bei einem Schnupfen, einer Mandelentzündung oder einem Rheumatismus. Obwohl im Anamnese-Journal danach gefragt wird, war diese, in einem Nebensatz versteckte Frage wohl von Laura nicht weiter beachtet worden.

Tiefenpsychologisch gesehen, ist der Hund ein Mittler zwischen der mystischen Zwillingsnatur von Verstand und Intuition im Menschen, von männlichen und weiblichen Anteilen. In der afro-amerikanischen Sage von *Manawee,* welche Clarissa Pinkola Estés in ihrer *Wolfsfrau* eingehend schildert, rennt er symbolisch zwischen diesen beiden Teilen Manawees hin und her, um sie zu einen. Dabei muß er, der Hund, – und natürlich auch sein Herr – lernen, die verlockenden Ablenkungen in Form von Knochen am Wegrand zu ignorieren, damit die Einigung am Ende zustande kommen kann. Das ist die tiefere Bedeutung des Seitenwechsels, der dem Arzneimittelbild von Lac caninum seine archetypische Prägung verleiht.

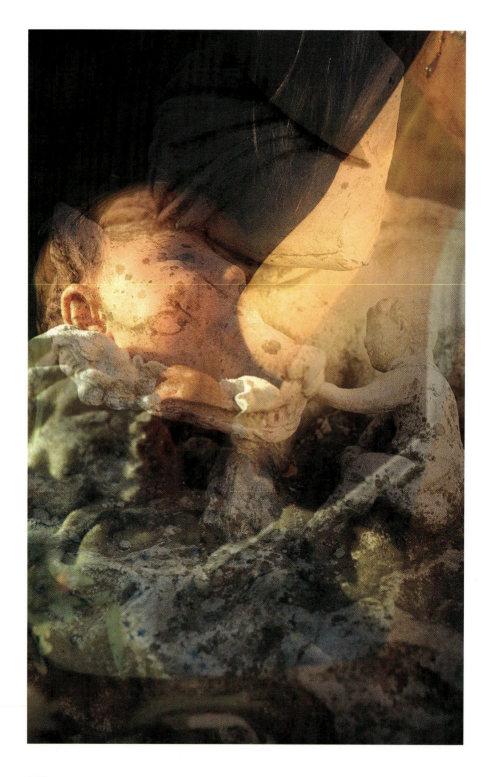

Das Ego läßt sich täuschen, aber der wachsamen Natur des Hundes entgeht nichts. Ein Hund folgt Informationen, die der Mensch ignoriert, weil er manche Dinge lieber im Dunkel des Unbewußten halten will.

Dann war da Lauras Verlangen, nuckelnd an Marcellas Brust zu liegen und so an sie geschmiegt, einzuschlafen. Ich erinnerte mich daran, als mich vor einiger Zeit eine Mutter angerufen hatte, weil ihr Kind Nacht für Nacht schrie. Als die übliche Routine-Verordnung von Chamomilla keinerlei Wirkung zeigte und auch das wegen Kopfschweiß und Bauchauftreibung verordnete Calcium carbonicum nur zwei Tage lang Linderungseffekte erkennen ließ, war ich auf die Idee gekommen, die Mutter zu fragen, ob und wie lange sie ihr Kind gestillt hatte, worauf mir die Antwort zuteil wurde: »Überhaupt nicht«. Auf die weitere Frage: »Warum nicht«, erwiderte diese Frau, daß sie ihrem Kind nicht schaden wollte, da sie während der Schwangerschaft ausgiebig geraucht und geglaubt habe, es sei besser, dem Baby gar keine Muttermilch zukommen zu lassen, als eine durch Nikotin belastete. Als dieses Kind daraufhin Lac caninum erhielt, verschwanden alle Symptome wie von selbst und waren in der Zukunft auch nicht mehr gesehen, bzw. zu hören. Ab sofort war das Baby nachts still und schlief durch. Das war also kein Chamomilla-Trotz gegen dieses Erdendasein gewesen und auch keine Calcium-Verweigerung, sondern ganz einfach ein nicht gestillter Hunger nach dem unersetzlichen Urstoff der Liebe und des Schutzes, der dem Säugling zugleich mit der Muttermilch eingeflößt wird. Es hat also schon seinen Sinn, dieses Wort »Stillen«. Wenn ein Kind schreit, will es – auf welche Weise auch immer – gestillt werden. Und was liegt in diesem Fall näher, als es sich erst einmal an die Brust zu legen.

Die Entbehrungen, die Laura in ihrer Kindheit erlitten hatte, entsprachen von der Idee her der Hundemilch. Wie der von den Wölfen aufgezogene Mogli in RUDYARD KIPLINGS *Dschungelbuch,* mußte sie sich – fast völlig auf sich gestellt – durch den Dschungel des Lebens schlagen. Lac-caninum – das entspricht ja sehr oft einem Guerillakämpfer oder Fremdenlegionär vom Typ eines Rambo, dessen einziger Ruhepol sein »Haufen« ist. Entweder ist und bleibt er der totale Einzelkämpfer oder er schließt sich einem »Rudel« an, wobei er sich – wenn er stark genug ist – zu dessen Leithund aufschwingt. Oft ist er aber auch ganz einfach nur »der arme Hund« und das gilt natürlich im gleichen Maße auch für das weibliche Geschlecht.

Dann war da diese merkwürdige »Himmelsmilch« welche Laura in ihren erotischen Phantasien immer wieder erwähnt, diese geheimnisvollen Tropfen, die sie von irgendwo aus der »Milchstraße«« fallen und in einer Schüssel zu ihren Füßen kondensieren sieht: »*Nein, diese glitzernden Flüssigkeitsperlen schienen sich zu bilden, als kämen sie aus einem anderen Raum, von einem anderen Stern, in einer anderen Zeit. Es war mir, als würden sie sich hier durch meinen Geist kondensieren zu einer Art Brücke der Versöhnung mit mir selbst.*« (Hier S. 187). Daß Laura dabei die Vorstellung kultiviert, eine Katze würde daran lecken, klassifiziert diese Flüssigkeit eindeutig als Milch.

Zu ihrer ersten wirklich orgiastischen Entladung gelangt sie schließlich, als die beiden anderen Frauen, ihre Freundin Cynthia und die von ihr herbeiphantasierte Marcella, ihr diese Milch über den entblößten Körper schütten. Tiefenpsychologisch bedeutsam scheint mir in diesem Zusammenhang, daß dies im Beisein des von ihr herbeizitierten PAN geschieht. Diese, alle Naturreiche verbindende symbolische Figur, bringt sie dazu, erstmals ihre Alleinigkeit mit sich selbst und der Schöpfungsordnung erfahren zu können, wobei die Milch das verbindende Fluidum ist. Erinnern wir uns an die ehemals vorhandene ätherische Urmilch, durch die sich der urzeitliche Mensch in somnambuler Verbindung mit der gesamtem Schöpfung wußte.

Dann ist da Lauras Angst vor Schlangen. Der sie schlagende Penis ihres Vaters, der sich im Traum in eine Schlange verwandelt (*»Dann verwandelte sich diese Peitsche auch noch in eine Schlange, die mit ihrem Kopf in Richtung meines Schoßes zielte und mich dort beißen wollte« S. 231*) und ihre wiederholten Begegnungen mit Schlangen in der freien Natur. Viele unterschiedliche Bedeutungen kann die Schlange haben, wenn sie in Träumen auftaucht. Sehr häufig kommt sie, um mit ihrem Gift, den vergifteten Gemütskräften eines Patienten Paroli zu bieten. So gesehen ist sie also ein Symbol für die sich wieder erhebende Lebenskraft. Deswegen auch ihr Bezug zur Sexualität.

Nur relativ wenige Mittel gibt es bei dieser ausgeprägten Angst vor Schlangen, bzw. bei Schlangenträumen. In meinem Werk *Homöovision* habe ich ihnen ein eigenes Kapitel gewidmet. Lac caninum ist wahrscheinlich die wichtigste Arznei, die dieser Urangst der Seele vor der Schlange gerecht wird. Da sie sich hin- und herwindet, symbolisiert sie gleichzeitig auch den häufigen Seitenwechsel von Lac caninum.
Der Schlange wird unsere Vertreibung aus dem Paradies – also der fortschreitende Sturz des Bewußtseins in die Verblendung – zugeschrieben. Die häufigen Begegnungen Lauras mit Schlangen sowie ihre Träume von diesen Kriechtieren sind unverkennbare Hinweise.

Was auch immer die Schlange für den Träumer im einzelnen bedeuten mag, aus einer übergeordneten Sicht steht hinter ihr stets der Wunsch der Seele nach Veränderung. Der tiefsinnige Wort- und Bibelforscher FRIEDRICH WEINREB schreibt in Band I seines vierbändigen Werkes *Traumleben* über die Schlange das folgende:

»Die Begegnung mit der Schlange bedeutet beim Menschen: Das Werden fängt an. Und Werden bedeutet tatsächlich Änderung. ... Änderung bedeutet, wie ich schon andeutete, auch Änderung im Erleben, in der Erfahrung, oder Änderung in der Lebensphase. Es kann sein, daß man einem Menschen begegnet, der einem etwas ganz Neues bringt. Es kann ein Buch sein, das erschüttert und eine Änderung der Lebenseinstellung bewirkt. Oder irgend ein anderer Anlaß zu Bewegung.«[85]

[85] FRIEDRICH WEINREB: *Traumleben I,* S. 42f. Thauros-Verlag, Weiler im Allgäu, 1979.

Selbstverständlich kann die Schlange auch den Tod bedeuten, das heißt dann aber immer, daß etwas Altes stirbt, um dem Neuen Platz zu machen. Das ist ähnlich wie bei der Spinne oder dem Prinzip des Skorpions. Geht ein Mensch, für den Veränderung ansteht, nicht in diese hinein und unterwirft sich damit der Bewegung als einem Urprinzip des Lebens, so wird ihn auf die eine oder andere Weise »die Schlange« beißen. Wer sich bewußt der anstehenden Veränderung stellt, der wird sich verlebendigen.

Das Paradies, das ist die Einheit von Fühlen, Denken und Handeln. Diese Einheit wieder herzustellen, danach streben die Zen-Buddhisten mit ihren Übungen. Sie erwächst aus dem Bewußtsein des liebevollen Sich-Eingebettet-Fühlens in den inneren Kosmos, was immer auch gerade im Außen geschehen mag. Die im Kapitel über den Schlafmohn erwähnte ätherische Urmilch hat ehemals dafür gesorgt, daß der Urmensch sich auf diese Weise geborgen fühlte. Die verdichtete Milch des Schlafmohns ist in potenzierter Form ein Mittel, um den Energiekörper eines Menschen wieder zu harmonisieren, wenn er durch ein schockartiges Erlebnis verzerrt wurde. Eine ähnliche Funktion erfüllt auf der materiellen Ebene die Muttermilch. Sie enthält alles, was dem Kind den Schock des Eintritts in unsere verdichtete Welt erleichtern kann. Das kann wohlgemerkt nicht die Milch der Kuh, denn diese ist, ihrer Natur nach eine fremde Lymphe und wird deshalb von psorisch vorbelasteten Naturen auch nicht gut »vertragen«. Die Milch der Säugetiere in potenzierter Form kann aber ein Bindeglied sein, um anhand der Ähnlichkeit des Gemüts von bestimmten Tieren zur Symptomatik entsprechender Menschen, diesen zu helfen, mit sich und ihrem Leben besser zurecht zu kommen.[86]

MARTIN BOMHARDT rückt übrigens Lac caninum ganz in die Nähe von Aranea und erhebt es in den Rang eines Vergleichs- und Ergänzungsmittels, weil gestörte Liebe zur Mutter und die Verlassenheit durch den Vater das zentrale Thema bei beiden ist. In seiner *Symbolischen Materia Medica* findet sich die Hundemilch auch im Fettdruck unter *Mißbrauch, sexueller, durch Verwandte,* und MARCO RIEFER schreibt in einem Artikel über die verschiedenen potenzierten Milcharten:

»In zahlreichen Fällen war Lac caninum auch das Heilmittel für geschlagene, im weitesten Sinne mißhandelte und sexuell mißbrauchte Kinder.«

An anderer Stelle schreibt derselbe Autor:

»So sehen wir bei La-caninum ein ganz speziell ›unsicheres‹ Mittel, passend für Menschen mit zerstörtem Selbstwertgefühl, die sich selbst nicht trauen (»Ich glaube ich spinne«), extrem auf Zuwendung durch andere angewiesen sind, ein Mittel für nicht gewollte und ›ausgesetzte‹ Kinder.«[87]

---

[86] Die vom Homöopathie-Forum e.V. Gauting herausgegebenen *Homöopathie-Zeitschrift I,* 1996, publizierte eine Zusammenschau der wichtigsten Milchmittel, als da sind: Lac caninum, lac lupi – Wolfsmilch, Lac felinum – Katzenmilch, Lac defloratum – Magermilch, Lac delphinum – Delphinmilch, Lac equinum – Pferdemilch, Lac caprinum – Ziegenmilch und sogar Lac leoninum – Löwenmilch.

[87] *HomöopathieZeitschrift I,* 1996, S. 64, Homöopathie-Forum e.V. 82131 Gauting.

Die Folge ist eine Flucht aus der Realität, weil diese Wirklichkeit unerträglich scheint. Dabei kann es zu *schreckhaften Wahnideen* kommen (Lac caninum zweiwertig), ja sogar zum *Hören von Stimmen* (Lac caninum einwertig). Die besonders lasziven Vorstellungen von Laura würden zwar besser zu Stramonium – dem Stechapfel passen, doch genießt das eigenartige »Himmelsmilch-Symptom« hier zweifelsfrei den Vorrang.

Ein sehr eigenartiges Zeichen ist – falls es auftaucht – typisch für einen Lac-caninum-Menschen: Er oder sie kann bisweilen des Gefühl haben, *alles was aus ihrem Munde kommt, sei gelogen*. Das hat seinen Grund darin, daß Dinge anerzogen wurden, die nicht dem eigenen Naturell entsprechen. Daraufhin angesprochen, meinte Laura, sie hätte das zwar nicht so formulieren können, es sei ihr aber schon aufgefallen, daß sie im Umgang mit anderen Menschen Formulierungen von sich gegeben habe, zu denen sie innerlich nicht stehen könne.
Inzest und eine daraus hervorgegangene Unterwürfigkeit kann ein Thema von Lac caninum sein. Das ist die eine Seite. Die andere ist das sich Behaupten-Müssen im äußeren Konkurrenzkampf.
Da es die Rubriken *Sadismus* und *Sadomasochismus* bei KENT nicht gibt, schlug ich sie bei BOMHARDT nach. Und hier findet sich klein aber fein die Hundemilch immerhin noch im 1. Grad. Im vorliegenden Fall kann das aber ausschlaggebend sein, denn wenn andere gewichtige Gründe für die Wahl eines Mittels sprechen, so genügt es, wenn in einer ebenso wichtigen Rubrik die gesuchte Arznei wenigstens einwertig mit von der Partie ist.

Da es sich hier um Rubriken handelt, die von allgemeinem Interesse für den Leser sein dürften, möchte ich sie hier alle drei vorstellen. Es fällt dabei auf, daß es sich im wesentlichen um gleiche bis ähnliche Mittel handelt, wenn auch ihre Wertigkeit von Fall zu Fall wechselt:

SADISTISCH

Anacardium – *die Tintennuß*
Aranea diadema – *die Kreuzspinne*
Cantharis* – *die spanische Fliege*
Fuoricum acidum* – *die Fuoressigsäure*
Hyoscyamus – *das Bilsenkraut*
Lac caninum – *die Hundemilch*
Mercurius solubilis – *das Quecksilber*
Tuberculinum – die Nosode

MASOCHISTISCH

Fluoricum acidum – *die Fuoressigsäure*
Lachesis – *die Grubenotter*
Natrium muriaticum – *das Kochsalz*
Nitricum acidum – *die Salpetersäure*
Sepia – *der Tintenfisch*
Staphisagria – *der wilde Rittersporn*

SADOMASOCHISTISCH

Anacardium – *die Tintennuß*
Aranea diadema – *die Kreuzspinne*
Cantharis* – *die spanische Fliege*

Fluoricum acidum – *die Fluoressigsäure*
Hyoscyamus – *das Bilsenkraut*
Lac caninum – *die Hundemilch*
Mercurius solubilis – *das Quecksilber*
Staphisagria – *der Rittersporn*
Tuberculinum – *die Nosode*

Empfindet nun der Lilium-tigrinum-Charakter speziell Sex als schmutzig, so ist der »Lac-caninum-Mensch« überhaupt erfüllt von der Wahnidee schmutzig zu sein. (bei KENT heißt es: GEMÜT/*Wahnidee er sei schmutzig*, Lac caninum zweiwertig). An der kurzen Bemerkung Lauras, sie sähe Gesichter beim Augenschließen (*»Wenn ich die Augen schließe, sehe ich sie, die Scherben. Gesichter und Scherben. Gesichter in den Scherben, Scherbengesichter«* S. 22) bin ich vorbeigegangen. Daß sich auch hier ein Lac-caninum-Symptom versteckt hält, habe ich erst später wahrgenommen, als ich in BOMHARDTS *Repertorium* zufällig darüberstolperte. Es heißt da: *Sieht Gesichter beim Augenschließen.* Die Hundemilch ist dort im 2. Grad vermerkt. Darunter gibt es aber noch eine Rubrik die da heißt: *Sieht jedermanns Gesicht im Spiegel,* mit Anacardium als einziger Arznei, was meine anfängliche Wahl der Tintennuß bestätigte.
Unter *Angst vor Spinnen* – was Laura mir gegenüber des öfteren erwähnt hatte – (logisch bei der Mutter) – steht Lac caninum ebenfalls als einzige zweiwertige Arznei.

Erst viel später hatte ich mir auch noch Tönbänder von ANDREAS KRÜGER mit Vorträgen über Lac caninum herangeholt und zusätzlich ein Heft der *Homöopathie-Zeitschrift* mit Berichten über sämtliche Milchmittel[88] bestellt, um zu dieser Arznei noch andere Stimmen in mich aufzunehmen. Ich selbst hatte mich bereits in meiner *Göttlichen Homöopathie* eingehender über diesen Heilstoff ausgelassen.

An diesem Tag bekam Laura jedenfalls von mir eine Dosis Lac caninum in einer C200 mit der Anweisung, vorläufig ihre anderen Arzneien für einige Tage – eventuell sogar Wochen – abzusetzen. Ich wollte sehen, ob die gute Wirkung der vorangegangenen Mittel anhalten würde und wenn ja, wie lange. Ziemlich sicher war ich mir überdies, daß Anacardium inzwischen ausgedient hatte. Der schlimmste Zwiespalt schien überwunden.

Sicher, man könnte nun einwenden: Mittel können gar nicht lange genug eingenommen werden, um aus einem labilen ein stabiles Gleichgewicht entstehen zu lassen. Aber das Bessere ist der Feind des Guten und wenn triftige Gründe vorliegen für einen Wechsel der Arznei, sollte man dem auch nachgeben. Ich habe in meiner inzwischen über 25-jährigen Praxis die Behauptung mancher Homöopathen, nicht bestätigen können, daß potenzierte Arzneien ihre Wirkung nicht erneut zu entfalten in der Lage sind, wenn rückfällige Symptome danach

---

[88] *HomöopathieZeitschrift I*, 1996, Homöopathie-Forum e.V. 82131 Gauting.

verlangen … Nur wird man sie eben nicht mehr in der gleichen, sondern einer wesentlich höheren Potenz zu verabfolgen haben. Es sei denn, es gäbe überhaupt ein besseres Simile.

Lac caninum wird aus der Milch von Hündinnen unterschiedlichster Hunderassen gewonnen. Es gibt das Mittel von der Rottweiler-Hündin, von einem Schäferhund, einem Beagle oder einem echten Wolf. Lac-lupi heißt es in diesem Fall. Ich weiß nicht, was Laura nun genau bekommen hat. Wie ich im Nachhinein erfragte, scheint es die Milch des Schäferhundes gewesen zu sein. Jedenfalls hat es geholfen, die letzten, sie störenden Symptome zu beseitigen. Die Unterschiede von einem zum anderen Hund scheinen – zumindest was die in der homöopathischen Potenz gespeicherte Informationsfülle angeht – nicht allzu gravierend zu sein. Vergessen wir auch nicht, daß in den Genen eines jeden Hundes noch eine Erinnerung an seinen ehemaligen Urahnen, den Wolf, schlummert. Auf jeden Fall stecken wohl in all diesen Potenzen noch genügend Wolfsanteile, um die verschüttete oder unterdrückte Urnatur der »Wolfsfrau« wieder wachrufen zu können.

Selbstverständlich fiel die Wahl nicht leicht. Wahrscheinlich hätte auch Platin seine Wirkung gezeigt. Es gibt ja oft mehrere gute Simile für einen Fall. Aber das lief uns nicht davon. Das Zünglein an der Waage war für mich die folgende Überlegung: Ich wollte zum Urgrund der Störung vordringen und dabei bewertete ich die Causa des sowohl körperlichen wie emotionalen »Nicht-Gestillt-Worden-Seins« als am höchsten. Das gestörte Verhältnis zur Mutter verlangte nach Aranea. Das hatte ja auch erstaunlich schnell die sadomasochistischen Quäl-Arien zum Abklingen gebracht. Das gestörte Verhältnis zum Vater mit daraus resultierenden Taubheitsgefühlen in Lauras Körper und überhaupt dem Leben gegenüber, das entsprach Platin (BOMHARDT: *Teilnahmslos/am Leben nicht teilnehmen:* Lac-humanum, **Platina**). Dazu kamen ihre Minderwertigkeitsgefühle, die sie durch übersteigerten Ergeiz im Berufsleben zu »kompenisieren« bestrebt war.
Folgender weiterführender Gedankengang sei hier zusätzlich mit angemerkt: Nicht nur weil jeder heutzutage einen Platinkatalysator in seinem Statussymbol Auto mit sich führt, ist Platin sozusagen eine »epidemische Arznei« für die in unserer Zeit immer mehr zum Ausbruch kommende Hybris, was sich vor allem in der von krankhaftem Ehrgeiz zerfressenen und von Profitgier dominierten Gedankenwelt unserer herrschenden Wirtschaftssysteme zeigt.
Warum nicht früher, könnte man nun fragen. Und die Antwort würde lauten. Weil die Zeit nicht reif dafür war. Weil all diese anderen Stufen durchlaufen werden mußten. Und ein Anfänger in unserer Kunst könnte vielleicht versucht sein zu fragen: Wenn wir nun von Anfang an Lac caninum gegeben hätten, hätte sich dieser Fall dann mit dieser einen und einzigen Arznei lösen lassen? Ich glaube nicht. Dazu gab es einfach zuviele Facetten, die da in Lauras Persönlichkeit aufleuchteten und in den verschiedensten Farbtönen schillerten. Und diesen mußte – mit zwar wenigen ausgewählten – aber doch eben mit mehreren Heilstoffen begegnet werden, um aus dem Puzzle wieder ein Ganzes zu fügen.

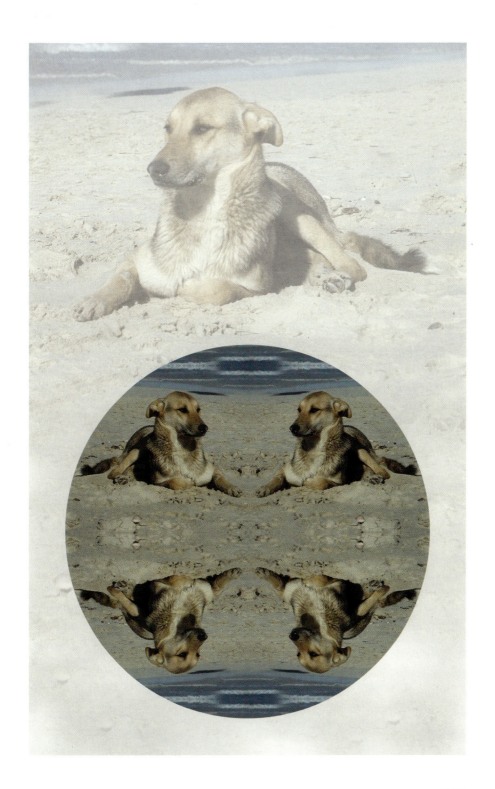

357

Laura Lust

Beckenbodentraining
Donnerstag, 23. August

Am Vormittag hatte ich einen Termin in der Praxis bekommen. Es war mir sehr recht, denn ich wollte und konnte meine Erlebnisse mit Marcella nicht bei mir behalten. Zu groß war mein innerer Aufruhr und ich war froh, alles los werden zu können, noch bevor ich es meinem Computer anvertraute.

Die Gelassenheit mit der mein Therapeut alles aufnahm, beruhigte mich ungemein und trug erheblich zu meiner inneren Entspannung bei. Ich war nämlich schon wieder dabei gewesen, mich im Nachhinein zu maßregeln und zu verdammen. Raba schien aber sehr zufrieden zu sein mit der Entwicklung. Darüber hinaus brachte er zum Ausdruck, wie froh er darüber war, daß Marcella nicht nur diese Körperarbeit mit mir machte, sondern mich auch mit ihrer Liebe begleitete und mich in punkto Erotik immer weiter aus meiner Reserve herauslockte. Daß es sich dabei um eine Frau und keinen Mann handelt, schien ihn nicht weiter zu stören. Das beruhigte natürlich mein immer noch etwas schlechtes Gewissen ungemein. »Die richtigen Männer werden schon noch kommen. Und wenn nicht, was soll's,« meinte er. Und dann ergänzte er, was er aus einer Fernsehshow mit dem bekannten Travestie-Künstler Mary behalten hatte, und worüber ich herzlich lachen mußte: »Warum ein Leben lang auf den Richtigen warten? Man kann doch auch mit dem Falschen eine Menge Spaß haben.« Zumindest für eine Zeit lang. Und wer weiß, vielleicht stellt sich ja dann sogar heraus, daß der scheinbar Falsche am Ende noch der Richtige war. Durch vorgefaßte Meinungen unseres Egos werden wir dabei vermutlich öfters in die Irre geführt, als wir das wahrhaben wollen.

Nur insgesamt 5 mal hatte ich in den vergangenen 15 Tagen die Kreuzspinne eingenommen. Ob es genug war, kann ich nicht beurteilen. Jedenfalls hatte ich kein Verlangen mehr nach sadomasochistischen Spielchen in meiner Phantasie. In den Büchern steht, Mittel sollten lange eingenommen werden. Aber bei mir scheint alles anders zu sein. Auf Fragen in dieser Richtung bestätigte mir Raba, daß er schon erlebt habe, daß bisweilen sogar eine einzige Dosis einer LM-Potenz genügt habe, um eine bis dahin monatelang vorherrschende Symptomatik zum Verschwinden zu bringen.

Dann bekam ich zu meinem Erstaunen eine Dosis Lac caninum in einer 200sten Potenz. Meine übrigen Mittel sollte ich für eine Weile absetzen. Raba wollte sehen, was sich nach Einnahme der Hundemilch-Information bei mir tat. Im Anschluß daran hatten wir uns noch lange über die psychologischen Aspekte dieser Arznei unterhalten und ich genoß es außerordentlich, daß mich dieser Mann für würdig erachtete, derart intensiv mit mir über diese Zusammenhänge zu philosophieren. Er könne das nicht mit jedem seiner Patienten tun. Aber aus Art und Stil meiner Aufzeichnungen, glaube er auf bestimmte Ähnlichkeiten in unser beider Wesensstruktur schließen zu können, sodaß er die Gewißheit habe, ich würde ihn gut verstehen und könne mehr als andere durch unsere Gespräche mit nachhause nehmen. Übrigens fühle auch er sich bereichert durch unsere Gespräche und die Denkanstöße die ich ihm bereits durch meine eigenwilligen Fragestellungen in seinen Seminaren gegeben hatte, was mir natürlich sehr schmeichelte.

Er hat mir ein Buch empfohlen, mit dessen Hilfe ich selbst meine Beckenbodenmuskulatur trainieren konnte. Wie sich herausstellte, kannte Marcella es ebenfalls. Sinnigerweise trug es den Titel *Tigerfeeling*[89] und paßte also gut zur Tigerlilie. Dem Namen nach war es von einer Italienerin geschrieben worden, die sich jahrelang mit überflüssigen Pfunden an Hüften und Oberschenkeln herumgeschlagen hatte, bis sie in ihrer Verzweiflung auf ein Trainingsprogramm stieß, das sie durch eigene Eingebungen weiter vervollständigte und das mit Anspannungs-Entspannungs-Techniken und Rotationsübungen arbeitet. Es hatte sich bei ihr, gegenüber allen anderen kostentreibenden Versuchen, an den entscheidenden Stellen abzunehmen, und zu einem lustvollen Wohlgefühl aus dem Becken heraus zu kommen, als überlegen erwiesen. Das Buch hatte einen beachtlichen Bekanntheitsgrad erlangt und in der Buchhandlung in die ich ging, war es sogar vorrätig. Als ich wieder in meiner Pension angelangt war, setzte ich mich auf den Balkon und begann sofort darin zu lesen. Ich schlug es wahllos in der Mitte auf und traf auf die Seite 63. Das erste was ich zu lesen bekam, war wie auf mich gemünzt. Die Überschrift lautete Gabriellas Beckenbodenmeditation:

»Bequeme Rückenlage, Beine angewinkelt, Füße hüftweit auseinander. Legen Sie die Hand in den Schritt. Ganz leicht und locker. Versuchen Sie, einen Dialog zwischen Hand und Geschlecht aufzubauen. Der Psychotherapeut und Meditationslehrer RÜDIGER DAHLKE bringt den Entspannungssuchenden bei, wie die Hand lächeln lernt. Versuchen Sie's doch einfach. Vielleicht lächelt das Geschlecht zurück. Versuchen Sie, die ganze, flache Hand in den Körper zu saugen. Wenn Sie am Damm wirklich einen kleinen Sog spüren: Gratulation! Das ist's. Jetzt müssen Sie nur noch fleißig trainieren, und dieser kleine, anfangs fast unmerkliche Sog wird innerhalb von wenigen Tagen sehr powervoll.«

Wieder glaubte ich eine Bestätigung dafür zu haben, daß ich mich auf dem richtigen Weg befand, denn ich erinnerte mich an den Sog, von dem hier die Rede war, aus meiner jüngsten Phantasie. Bevor mich Marcella mit dieser Sternenmilch übergoß, hatte ich mir vorgestellt wie ihr Finger in mich eindrang, und dabei hatte ich genau diese von Benita Cantieni beschriebene, leicht saugende Empfindung gehabt.

---

[89] BENITA CANTIENI: *Tigerfeeling – Das sinnliche Beckenbodentraining,* 118 S., Verlag Gesundheit, Ullstein Buchverlage GmbH, Berlin.

Die einzelnen Übungen waren durch Zeichnungen anschaulich gemacht. Ich setzte mich in meinem Zimmer auf den Boden und versuchte eine der einfacheren nachzuvollziehen. Ich merkte, wie wichtig es war, die Fähigkeit zu erlangen, sich bestimmte Partien des eigenen Körpers bewußt zu machen. Ohne Marcellas Vorarbeit in dieser Richtung wäre ich mir allerdings etwas verloren vorgekommen. Mit der mir eigenen Disziplin beschloß ich, von nun an jeden Tag wenigstens eine viertel Stunde bis zwanzig Minuten auf dieses Training zu verwenden.

Im Augenblick hatte ich noch keine wahrnehmbare Reaktion auf die Hundemilch. Erst später überfiel mich eine unsägliche Müdigkeit und ich beschloß, heute einmal zuhause zu bleiben, und all das mit Marcella Erlebte zu Papier zu bringen, zu lesen, gut essen zu gehen und mich frühzeitig schlafen zu legen. Die Katze hatte sich wieder auf meinem Bett ausgestreckt und sich ganz lang gemacht, was darauf hindeutete, daß sie sich besonders wohl fühlte. Später am Tag war sie über den Balkon und ihren Kletterbaum verschwunden, kam dann aber, als ich nachts im Bett lag wieder zu mir. Mitten in der Nacht erwachte ich von einem bedeutungsvollen Schlangentraum.

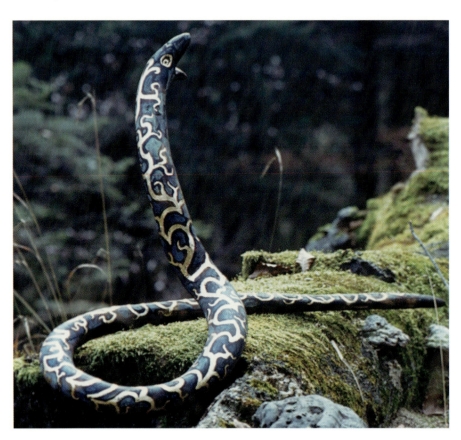

Die weiße Traumschlange

Eine weiße Schlange näherte sich mir. Über ihren Rücken verlief ein goldenes Band. Sie schien sehr friedlich zu sein und so war ich nicht weiter erstaunt, daß es mir möglich war, sie in die Hand zu nehmen. Sie fühlte sich nicht glitschig an, wie ich zuerst vermutet hatte. Ich hatte sogar eher den Eindruck als bestünde ihre Haut aus einer Art Fell, anstelle von Schuppen. Trotzdem war ich beunruhigt, weil sie mit ihrem Kopf in Richtung meines Schoßes drängte und ich in Sorge war, daß sie mich womöglich beißen würde. Ich hatte sie nicht von hinten gepackt, sodaß ich ihren Kopf von mir weghalten konnte, sondern von unten und vorne. So ergab es sich, daß ich ihr direkt in die Augen sah.

Diesen Traum konnte ich mir mühelos selbst entschlüsseln. Als ich erwachte, war ich zu meinem Erstaunen nicht sehr beunruhigt, sondern eher neugierig.

Erneut fühlte ich mich in ein stummes Gespräch mit Olga verwickelt, die sich da unten in mir mit ein paar unkontrollierbaren Bewegungen bemerkbar machte. Als ich ihren Gefühlsanwandlungen eine Stimme verlieh und auf sie zu hören begann, entwickelte sich ein Dialog, in dem unter anderem die folgenden Sätze eine Rolle spielten:
»Wirst du denn nun das, was Marcella dir beigebracht hat, auch auf einen Mann anwenden können? oder willst du, daß ich mich wieder verschließe und verhärte?«
Darauf ich: »Um Gottes Willen – nein, nur das nicht! Ich glaube, daß ich das jetzt hinter mir habe.« Und Olga: »Hast du deinem Vater wirklich vergeben oder waren das nur Worte, die du in deinen Gedanken aussprachst, ohne daß du etwas dabei fühltest?«
»Ich war zutiefst ergriffen von Erbarmen. Du weißt das!«
Und wieder Olga: »Ich möchte so gerne einem Penis ein richtiges Zuhause bieten, eine Lusthöhle, in der er sich wohlfühlt – und wenn er sich da wohlfühlt, dann geht's mir auch gut, und das ist doch der Sinn der Sache. Aber es hängt von dir ab, ob du uns so leben lassen willst. Es wird nur gehen, wenn alle Wut in dir geschmolzen ist.«
»Ich weiß«, hörte ich mich murmeln.
Und Olga fuhr fort: »Wenn du keinen inneren Einbildungen mehr nachhängst, weil die Wirklichkeit mächtiger ist und dir lebenswerter erscheint, als alles, in was du dich träumend hineinflüchtest, dann wirst du uns ganz geheilt haben und dann können wir einem Penis auch ein richtig gutes Nestgefühl geben.«
»Aber wenn ich dann doch keinen …« Olga nahm mir das Wort aus dem Mund: »Vergiß den Orgasmus! Oder hast du bei Marcella daran gedacht, einen zu haben? – Siehst du – und dann hattest du plötzlich einen. Aber er ist

nicht so wichtig, wie man dich das glauben gemacht hat. Wichtig ist, daß du wieder lieben kannst, – Frauen oder Männer, – die jungen, die alten, – Blumen, Gräser, Bäume, Steine, – eben einfach alles …. Wenn du liebst, mußt du dich nicht um mich kümmern. Ich mach dann ganz von alleine das Richtige.«

»Bist du dir denn da so sicher?«

»Ich versprech's dir, so wahr ich Olga heiße! Ich werd' dich schon angenehm überraschen. Du darfst dich nur nicht dagegen wehren.«

»Na gut, dann bin ich eben einverstanden. Und unsere Vergangenheit?«

»Die war wie sie war. Du kannst sie nicht mehr ändern. Aber ab jetzt wird es anders sein, – weil du inzwischen anders geworden bist.«

Ausflug mit Gerard

Gleich nach dem Frühstück rief ich Gerard an und erinnerte ihn an sein längst überfälliges Vorhaben, mich zu jenem besonderen Wasserfall zu führen, von dem er so geschwärmt hatte. Dem begeisterten Tonfall seiner Stimme konnte ich entnehmen, wie sehr er sich freute. Er hatte noch einiges im Ort zu erledigen. Danach würde er mich abholen, da meine Pension auf dem Weg dorthin liegt. Die Zeit bis Gerard kam, verbrachte ich mit meinen Beckenbodenübungen. Viel Zeit blieb mir allerdings nicht. Bald vernahm ich seine stürmischen Schritte auf der Treppe. Die Zeit bis er an meine Tür klopfte, genügte mir gerade noch, um mich zu erheben. Unsere Begrüßung verlief wie immer herzlich, aber von meiner Seite aus nach wie vor mit etwas Zurückhaltung. Hätte ich mich zutraulicher gebärdet, hätte mich Gerard sicher sofort in seine Arme gerissen. Ich war aber in Gedanken ganz bei Marcella und brauchte etwas Abstand.

Nach einer halben Stunde Fahrt in immer abgeschiedenere Gegenden, die wir vorher noch nie berührt hatten, führte die Straße über einen kleinen Fluß und dann durch einen Wald. Dahinter tat sich ein hügeliges freies Gelände auf. Wir erreichten eine winzige Ortschaft, die aus nur wenigen Bauernhäusern bestand. Dort ließen wir das Auto stehen und gingen zu Fuß über ein paar Felder bis zum gegenüberliegenden Waldrand und an diesem entlang. Dann führte der Weg steil bergab und wir gelangten in das Tal jenes Flüßchens, das wir vorher an anderer Stelle überquert hatten. Erst als wir ganz unten angekommen waren, eröffnete sich der Blick auf den Wasserfall, der von der Steilwand herabfiel, die auf unserer Seite des Flußlaufs lag. Das heißt, es war eigentlich kein einheitlicher Wasserstrahl, der da von oben kam. Es waren vielfältige und über eine gehörige Breite verlaufende, einzelne Rinnsale, die sich gleich einem Vorhang aus Perlenschnüren zwischen tiefgrünen Moosgehängen dahinzogen und ihren Weg nach unten suchten. Ein zauberhafter Anblick.

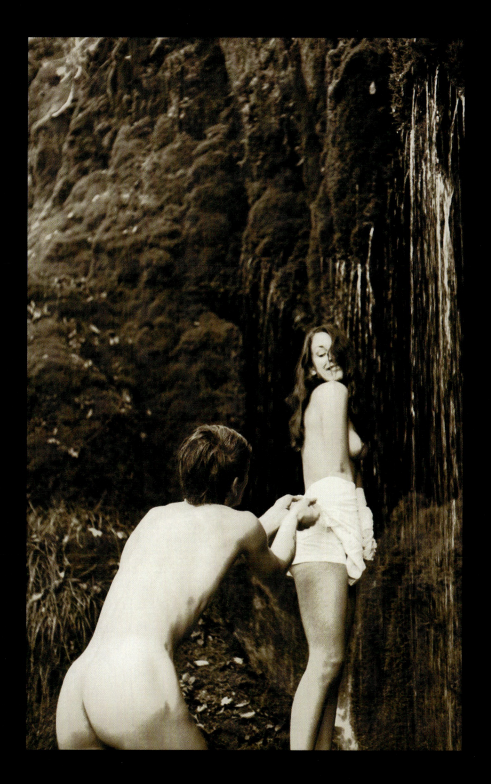

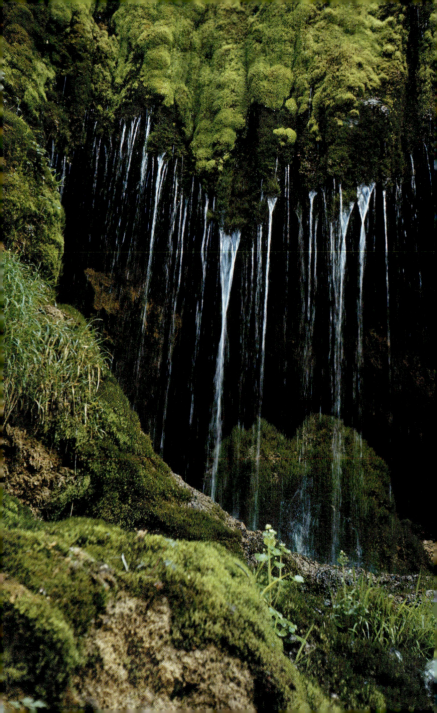

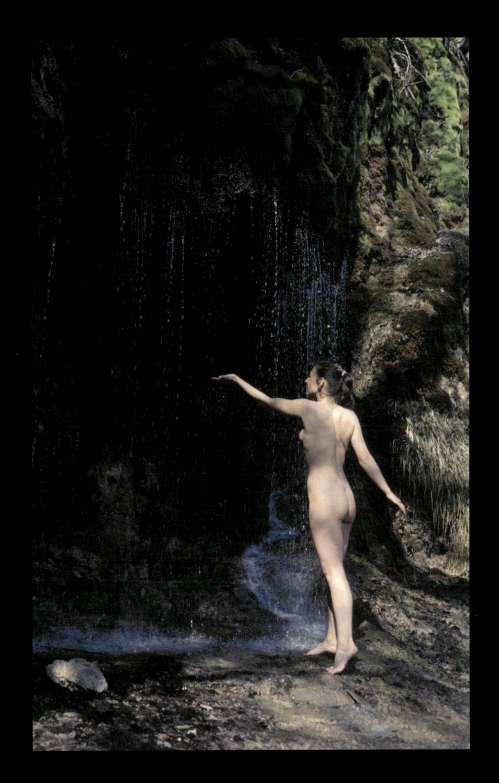

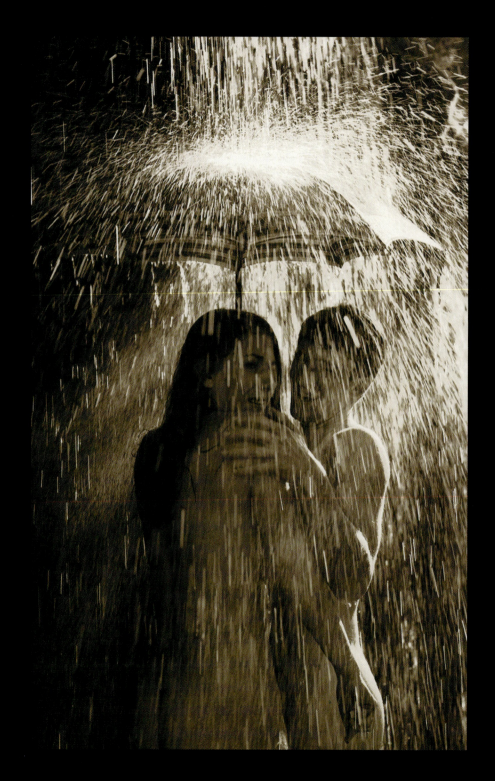

Gerard erzählte mir, daß es inzwischen verboten sei, den hinteren Teil der Fälle zu betreten, weil ein Teil der Kalksinter, die unter den Moosgehängen verborgen lagen, bereits heruntergestürzt sei. Die Fälle hätten mittlerweile leider einen ziemlichen Bekanntheitsgrad erlangt und man wäre sehr darauf bedacht, dieses Naturwunder zu schützen, so gut es ging.

Noch war niemand in der Nähe und so traute ich mich, meine Kleider abzulegen und mich unter diese eiskalte Dusche zu begeben. Ich merkte dabei, wie es mir inzwischen immer selbstverständlicher geworden war, mit meiner Nacktheit umzugehen.

An einem anderen Tag hatte ich das auch schon einmal mit Marcella in einem lichten Buchenwald geübt. Indem ich mich dort mit ihr zusammen ohne Kleider bewegte, versuchte ich zum einen meine Angst abzubauen, dabei entdeckt zu werden und zum anderen, in besseren Kontakt mit der Erde zu kommen, auf der wir schließlich landeten, um uns zu lieben. Zuvor schulte Marcella meine Sinnlichkeit, indem sie mich anleitete, mich ins hohe Gras zu legen, um den Kitzel zu erfahren, der dabei entstand, wenn hin und wieder ein leichter Sommerwind die Spitzen der Gräser in wellenförmige Bewegung brachte. Das erinnerte mich an meine nächtlichen Phantasien, bei denen ich mir vorgestellt hatte, wie ich von Cynthia und ihr mit Federn traktiert worden war. Das hier aber war echt und noch weitaus aufregender. Was hatte mir mein Therapeut damals bei seiner Standpauke gesagt? Wenn das, was ich draußen erlebe, irgendwann spannender würde, als das, was ich mir selbst ausdenken könne, dann wäre ich über das Schlimmste hinweg.

Als jetzt plötzlich, von mir unbemerkt, hinter meinem Rücken ein paar Kanufahrer auf dem Flüßchen auftauchten und ein Gespräch mit Gerard begannen, schämte ich mich trotzdem wieder in alter Frische und hüllte mich schnell in ein Handtuch, das mir Gerard lachend zuwarf.

So schön und beeindruckend dieser Ort war, man konnte nicht den ganzen Tag dort verbringen und so fuhren wir zurück und beschlossen, den Nachmittag wieder einmal in der mir nun schon vertrauten Atmosphäre der Schlucht zu verbringen. Vorher genossen wir noch ein vorzügliches Mittagessen in der bekannten Gastwirtschaft am unteren Ende der »Klamm«. So nennen die Einheimischen solche Bergklüfte, auf deren Grunde ein Bach verläuft.

Immer mehr schien mir diese Schlucht eine einzige riesige Vagina jenes Berges zu sein, an dessen nördlichem Fuße sie gelegen war und während ich so neben Gerard in der Sonne döste, begann ich wieder einmal einen meiner inneren Dialoge. Dabei stellte ich mir vor, wie Olga in ein Zwiegespräch mit dieser ihr schwesterlich verwandten, riesigen Felsspalte eintrat, auf deren Grund geheimnisvoll das grüne Wasser des Lebens versteckt lag. Gerard er-

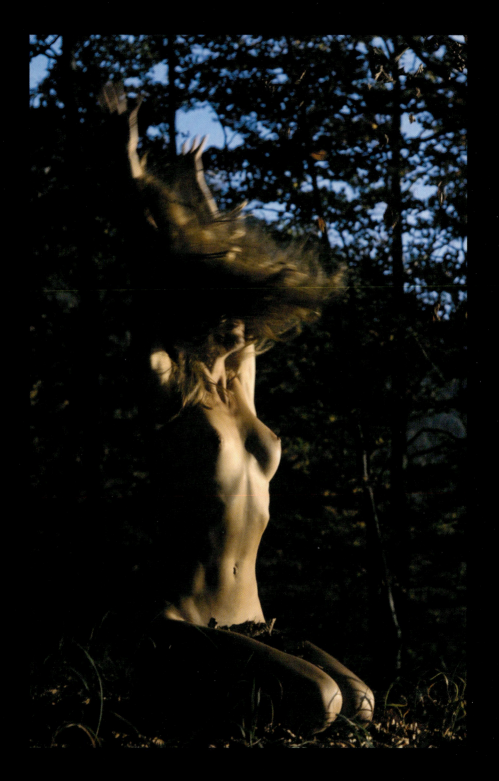

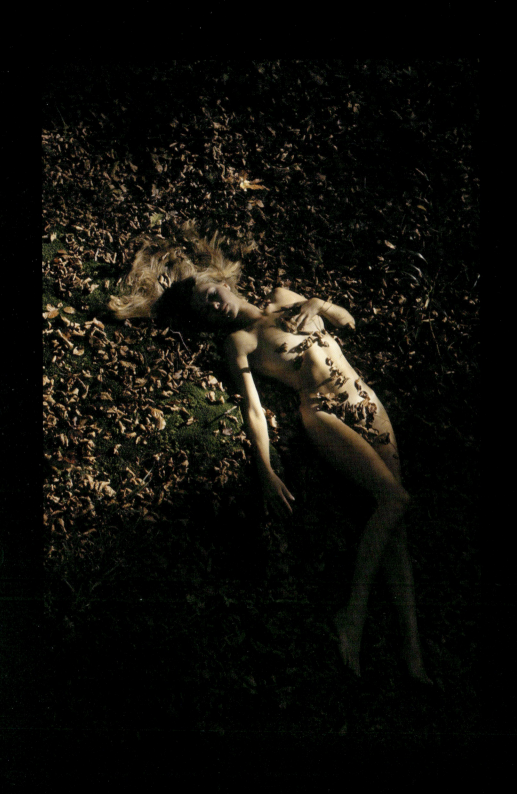

zählte mir, welch ein Aufruhr in dieser Felskluft entstand, wenn es länger geregnet hatte. Dann tobte ein Sturzbach durch die Schlucht, der alles mit sich riß, angefangen vom abgefallenen Laub und morschen, von den umstehenden Bäumen abgebrochenen Zweigen und Hölzern jeder Form und Größe, bis hin zu mächtigen abgestorbenen Wurzelstöcken, die weiter oben im flachen Kiesbett an den Uferrändern lagen. Ja sogar ganze Baumstämme und größere Steine würden dann eine Weile von der Wucht des Wassers mitgerissen, bis sie sich weiter unten in der Schlucht wieder zwischen den Felsen verkeilten.

Solch einen Sturzbach hätte ich auch nötig, der einfach all meine noch verbliebenen Mauern aus Angst, Schuldgefühlen und Bestrafungsvisionen hinwegfegte und wieder normale Verhältnisse in mir herstellen würde. Denn während mein Blick über einen der abgestorbenen Bäume schweifte, der ein paar Meter unter unserem Liegeplatz lag, ertappte ich mich doch wieder für einen kurzen Moment bei der Vorstellung, dort angebunden und der Gewalt eines Fremden preisgegeben zu sein. Ich erkannte aber sehr schnell, daß sich dahinter wiederum nichts anderes verbarg, als die Erinnerung, ich wäre der Willkür meines Vaters ausgeliefert.

Ich verscheuchte das Bild, oder besser, ich löschte es aus, indem ich anderen Imaginationen Raum gewährte und sie darübergleiten ließ. Dank meiner lebhaften Phantasie konnte ich mir nun einbilden, wie ich selbst immer mehr in Olga hineinschlüpfte und diese sich von ihrer großen Schwester, der Schlucht, erzählen ließ, was sie dabei empfand, wenn die wildgewordenen Wasser durch sie hindurchtosten und orgelten. In dieses innerliche Zwiegespräch mischte sich dann noch zusätzlich die Stimme Marcellas, die mir gut zusprach und mich darin zu bestärken versuchte, mehr und mehr geschehen zu lassen, was da geschehen wollte und sollte. In meiner selbsterzeugten Trance war ich dabei unmerklich dichter an Gerard herangerutscht, sodaß meine Hand plötzlich seinen Schenkel berührte. Erschreckt fuhr ich hoch und bemerkte, daß sich sein kleiner Freund wieder einmal ziemlich steil erhoben hatte.

»Du solltest ...« hob ich an zu sprechen und wollte den Satz auf die übliche Weise beenden.
»Nein«, sagte er einfach und blieb diesmal ruhig liegen. Dann griff er meine Worte auf und erwiderte ruhig:
»Du solltest ... ich meine – vielleicht ...«
Ich schluckte und schwieg. Dann würgte ich hinunter was ich sagen wollte, legte meinen Kopf wieder zurück und schloß die Augen. Vorsichtig näherte ich meine vorher erschrocken zurückgezogene Rechte wieder seinem Bein, bis sie mit ihrem Rücken an seinen Schenkel stieß. Langsam hob ich sie und legte sie ihm auf die Hüfte. Dann ließ ich sie ein wenig höher gleiten, bis sie auf seinem straffen Bauch gelandet war. Dort ließ ich sie eine Zeit lang ru-

hig liegen und begann auf mich einwirken zu lassen, was ich fühlte. Dieser muskulöse Bauch strömte Energie aus und Olga meinte:

»Du wolltest fühlen, wie das ist, wenn sich die Wasser nach einem Regenguß in der Schlucht sammeln? Das ist der Anfang davon.«

Mit klopfendem Herzen ließ ich nun meine Hand weiter nach unten wandern. Marcella hat recht. Irgendwann muß es ja doch sein, dachte ich und bewegte die Hand noch mehr zu seiner Leibesmitte hin. Dann stieß ich an ihn. Zuerst ließ ich meine Finger nur mit ihrer Rückseite daran entlang gleiten. Dann, als die Hand wieder am Schaft seines Thyrsosstabs auf dem dichten Gekringel seines Schamhaars landete, traute ich mich und umschloß, was sich mir bot zwischen meinem Daumen und den Fingern der übrigen Hand. Er kam fast augenblicklich.

Mit einem tiefen Seufzer der Erleichterung meinte er: »Entschuldige, aber das war einfach zuviel. Heute hätt' ich's nicht länger ausgehalten.«

Die Entspannung war auch bei mir ungeheuer. Ich wußte, mein eigener Bannfluch war endgültig gebrochen. Jetzt würde ich mich ihm irgendwann hingeben können.

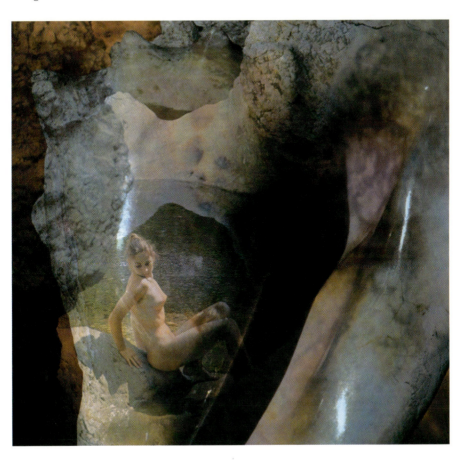

So, und da sich nun mal die Ereignisse zuspitzten, beschloß ich, Marcellas Anregung aufzugreifen, über mich selbst hinauszuwachsen, und die nächste, mir von ihr anempfohlene Mutprobe zu absolvieren. Also fuhr ich in die Stadt. Dabei kam ich mir vor wie ein Dieb, der sich heimlich in ein Haus stiehlt, um dort etwas zu entwenden, und zu versuchen, möglichst ohne entdeckt zu werden, wieder zu verschwinden. Nur jetzt niemandem begegnen, der mich kannte und dann diese Fragen beantworten müssen: »Ja, was machst denn du hier? Ich dachte du wärst in Urlaub?« Ich konnte förmlich Cynthias Stimme hören. Und wenn eine Stadt noch so groß ist: du triffst fast immer jemandem, wenn du genau das vermeiden willst. Aber Gott sei Dank, ich stieß auf niemanden mir bekannten. Ich hätte auch wirklich nicht gewußt, was ich auf neugierige Fragen hätte erwidern können.

Je näher ich allerdings meinem Ziel kam, umso verzagter wurde ich und um meinen anfänglichen Elan war es schnell geschehen. Als ich schließlich vor dem Geschäft stand, das mir vom äußeren Ansehen her bekannt war, kam mir das alles furchtbar primitiv vor. Ich lief vor dem Laden auf und ab und hatte Angst. Ich schaute auf die Uhr, als würde ich jemanden erwarten. Währenddessen raste es in meinem Hirn und sofort lag ich wieder im Clinch mit meinen inneren Richtern. »Sei nicht so hochmütig«, raunte ich mir selber zu. »Es ist doch völlig egal, wie dieses Geschäft aussieht. Also stell dich nicht so an!«

Dann schossen mir Marcellas Worte durch den Kopf: »Es kommt nicht darauf an, was du mit den Dingern machst. Zeig dir einfach, daß du souverän genug bist, sie nicht über eine Versandfirma zu bestellen.«
»Was soll's«, dachte ich und Olga meinte: »Du dumme Kuh, bist du jetzt wirklich fünfzig Kilometer gefahren, um ohne Resultat wieder umzukehren? Ich will's jetzt wissen!«
Ich erinnerte mich an das Geschäft in dem ich den Spiderlook-Bikini erstanden hatte und an mein anfängliches Gedöns damit und mußte lächeln.

Da hatte ich mich nun einer schönen Frau hingegeben, die ich zu lieben glaubte, hatte nach 30 Jahren auf diesem Planeten meine ersten Orgasmen erlebt, stand darüber hinaus im Begriffe eine ähnliche Erfahrung mit einem Mann anzusteuern, der wenigstens um fünf Jahre jünger war als ich –, das alles innerhalb von knapp vier Wochen und dann sollte ich nicht fähig sein, in ein Geschäft zu gehen und nach diesen Kugeln zu fragen! »Verdammt, Laura, du gehst jetzt da hinein und fängst ein Gespräch an!« herrschte ich mich innerlich an. Und dann fielen mir die Löwen ein. Was hatte Raba zu den grollenden Löwen am Portal meines Traumschlosses gesagt? »Holen Sie sich die Löwenkraft, wenn Sie sie brauchen.« Also stellte ich mir kurz vor, wie ich den beiden Löwen über ihre Mähnen strich und begab mich geistig in ihre Mitte.

Dann ging ich festen Schrittes auf die Tür zu und betrat diesen Laden. Daß mein Schritt gar nicht so fest war, wie ich bemüht war aufzutreten, konnte ja niemand ahnen, so dachte ich.

Die junge Verkäuferin taxierte mich kurz und wandte sich dann wieder einem Kunden zu, der gerade dabei war, ein Video zu kaufen. Ich ließ meine Blicke über die Regale schweifen. Was ich da zu Gesicht bekam, war keineswegs dazu angetan, mich in Fahrt zu bringen. Um wieviel anders und ernüchternder verhielt sich doch die Wirklichkeit im Vergleich zu meinen exotisch-bizarren Phantasien, in denen mir alles so ästhetisch verklärt erschien.

»Was darf's denn sein?« Die Stimme der Verkäuferin riß mich aus meinen Überlegungen. Ich wartete einen Moment, bis der Mann mit seinem Video den Laden verlassen hatte.
»Ich hätte gerne Kugeln«. Meine Stimme klang etwas zittrig.
»Die großen oder die kleinen Powerballs? Latexüberzogen oder Silber?« tönte es völlig sachlich zurück?
»Kann ich bitte alles sehen, was Sie haben.« Und dann ergänzte ich etwas entschuldigend: »Ich kenne mich damit noch nicht aus.«
Mit entwaffnender Unbekümmertheit reihte die Verkäuferin alles vor mir auf, was sie hatte.
»Silber ist halt etwas schwerer«, meinte sie, »aber 'ne Nummer edler.«
Ich betrachtete alles sehr genau. Immer wieder blieb mein Blick an einem Schnürchen hängen, an dem in geringem Abstand voneinander fünf kleine silbern glänzende Kugeln aufgereiht waren.
Die Verkäuferin hatte mich beobachtet. »O ja, die sind echt geil. Probieren Sie's nur.« Und dann senkte sie die Stimme etwas, so als wäre noch jemand im Geschäft, was sich dann auch bestätigte: »Viel Spaß damit!«
Ich nickte ihr zu, bezahlte und war bemüht, so schnell als möglich mit meinen Kugeln hinaus an die frische Luft zu kommen.

»Na, war das jetzt so schwierig?«, fragte Olga von unten herauf. »Schon!« anwortete ich. Ungeheuer erleichtert und mit dem triumphalen Gefühl, es geschafft zu haben, fuhr ich wieder Richtung M. Meine Leser mögen darüber denken, wie sie wollen: Ich wußte: ich hatte einen Sieg errungen und ich wußte auch, ich hätte es mir nie verziehen, wäre ich von dort unverrichteter Dinge wieder abgezogen. Übrigens: Keine Stimme ließ sich vernehmen und wagte auch nur im geringsten mich zu belästigen. Der hätte ich auch was erzählt! Noch hielt die Löwenpower ein wenig an.

Entfesselte Lust

Noch einmal war es einer dieser traumhaft schönen Tage und ein letztes Mal waren einige von uns auf der Insel zusammengetroffen. Mein Urlaub ging zu Ende und für die meisten anderen begann ebenfalls ihr übliches Alltagsleben. Einem glücklichen Umstand zufolge mußte ich aber erst am Dienstag bei meiner Firma in Erscheinung treten. Der morgige Tag stand noch zu meiner freien Verfügung. Marcella hingegen hatte sich bereits auf ein paar vorzeitige Klienten eingelassen.

Wir kosteten den Tag voll aus. Zwei von den Jungs hatten Zelte dabei und wollten mit ihren Mädchen die Nacht draußen verbringen. Sie hielten die Zelte in den Booten versteckt, denn an den Sonntagen bevölkerten immer mehr Leute die Insel und einige fremde Boote hatten angelegt. So wie es verboten war, Feuer zu machen, durfte man natürlich auch nicht zelten. Man mußte warten, bis die Fremden abgezogen waren und es allmählich dunkel wurde. Ich sage: unsere Clique, denn nach all den gemeinsamen Erlebnissen der letzten Wochen, durfte ich mich jetzt auch dazu zählen. Es erfüllte mich mit Stolz, Freunde gefunden zu haben, die mir soviel Respekt entgegenbrachten. Das gilt nicht nur für Marcella und Gerard. Auch die anderen hatten mitgekriegt, daß ich bestimmte Probleme mit mir selbst hatte und weswegen ich eigentlich hier war. Dazu kam, daß ich von meinem Wesen und Erscheinungsbild her nicht unbedingt dazu prädestiniert schien, einer Gruppe von Studenten wie dieser anzugehören. Aber als sie merkten, wie sehr Marcella und Gerard mir zugetan waren, begegneten sie mir alle mit der gleichen Herzlichkeit.

Als es Abend wurde verabschiedete sich Marcella von Gerard. Bevor sie sich anzog, umarmte sie ihn lange und küßte ihn. Es war ein schönes Bild, wie sie da an ihm hing in ihrer strahlenden Nacktheit und erstaunt stellte ich fest, daß ich überhaupt nicht eifersüchtig war. Dann flüsterte sie ihm etwas ins Ohr. Er lächelte, während er ihr zunickte. Mir fiel auf, daß sie die goldenen Ringe nicht mehr an ihren Brüsten trug und ich glaubte zu wissen, daß sie sie von nun an wohl nie mehr tragen würde. Etwas war auch mit ihr passiert bei unserem Zusammensein während JADE-WARRIORS *Breathing the Storm*. Als sie zu ihrem Boot ging, folgte ich ihr. Auch wir hielten uns lange umfangen bevor sie einstieg und Richtung Osten zum aufgehenden Mond hin fuhr, der gerade wieder im Zunehmen begriffen war.

»Was hast du ihm ins Ohr geflüstert?« wollte ich noch wissen.

»Das wirst du sehen, wenn du die heutige Nacht mit ihm verbringst«, meinte sie lächelnd. »Willst du das eigentlich? Überleg's dir.« Dann küßten wir uns.

Ob ich wollte? Natürlich wollte ich und Olga wollte es auch.

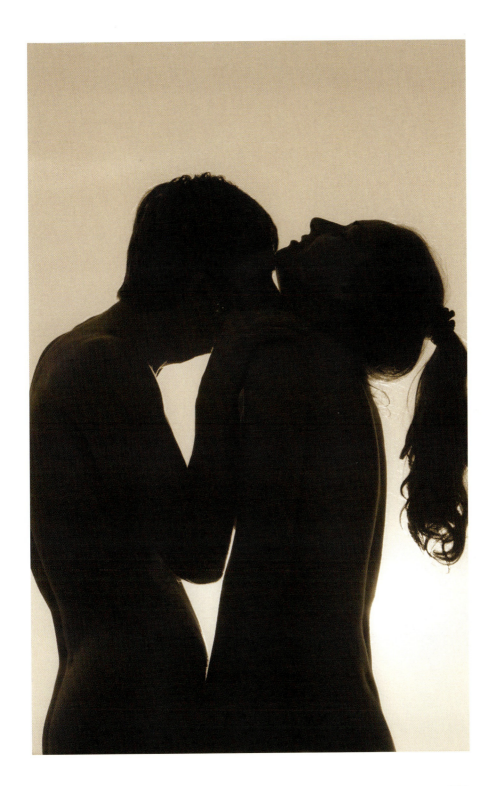

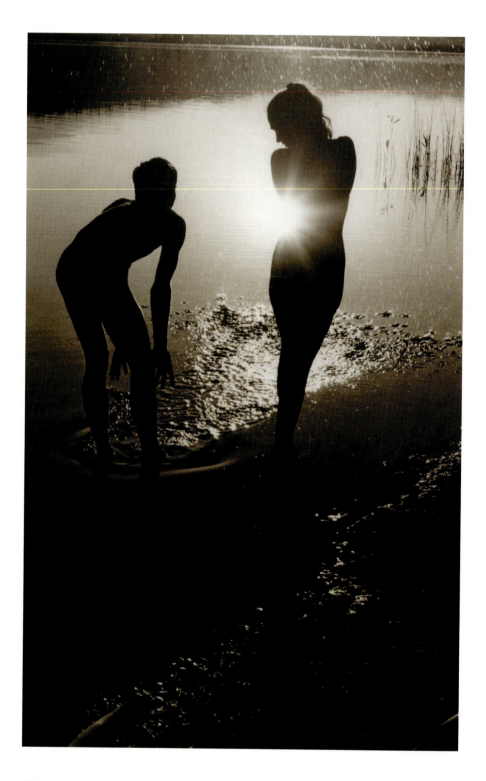

»Ich komm' bald wieder«, sagte ich und ergänzte: »Wenn du mich willst.«
»Was fragst du?! Mein nächstes Wochenende gehört dir.«
»Ich habe nur eine Stunde Fahrt, bis zu dir«, sagte ich.
»Ich weiß«, erwiderte sie und ergänzte: »Ich erwarte dich, aber was wird dir dein Rainer erzählen, wenn du gleich wieder abhaust?«
»Ich weiß es nicht. Es wird sich alles neu ordnen müssen. Wir werden sehen.«
»Auf bald.«
»Auf bald, mein Liebes.«
Dann fuhr sie, ohne sich noch einmal umzudrehen.

Als die Sonne hinter dem Westufer des Sees verschwunden war und das Mondlicht allmählich das Wasser versilberte, begannen die Freunde ihre Zelte aufzubauen. Wir riefen ihnen einen Gute-Nacht-Gruß zu. Gerard machte das Boot fertig und ich folgte ihm, ohne zu wissen, wohin er mich bringen würde. Er fuhr der untergegangenen Sonne nach, dem Ende des Sees zu. Keiner von uns sagte etwas. Wir schwiegen die ganze Zeit über, aber eine Glocke von stiller Vertrautheit miteinander, die die ganze Zeit über gewachsen war, hielt uns umfangen. Ich war neugierig wo er hinsteuern würde, denn so weit ich das bei Tag gesehen hatte bei unserer Moorbadexkursion, war da überall nur Schilf. Aber mit nachtwandlerischer Sicherheit fand Gerard einen Einschnitt in diesem Schilfgürtel, der sich als stiller Zufluß eines Bachlaufs zu erkennen gab. Anfangs merkte ich kaum eine Strömung. Erst als wir ein paar hundert Meter aufwärts geglitten waren, kam uns das Wasser mit spürbarer Bewegung entgegen. Dann legten wir auf der rechten Seite an und zogen das Boot die Uferböschung hinauf. Nur wenige Meter entfernt stand dort eine Hütte, ein sogenannter Heustadl, in dem wir uns für die Nacht einrichteten. Es war Ende August und immer noch war es warm genug, um draußen schlafen zu können, ohne Gefahr zu laufen, in den frühen Morgenstunden frieren zu müssen. Außerdem hatte Gerard mit mehreren Decken Vorsorge getroffen.
Durch das Gebälk des Firstdreiecks der Hütte schien der Mond auf unser Lager. Gerard hatte den Arm um mich gelegt und ich lag mit dem Kopf an seiner Brust. Noch nie in meinem bisherigen Leben hatte ich solche Freiheiten genossen. Genossen ist das richtige Wort, denn inzwischen konnte ich es genießen, ohne mich mit einem schlechten Gewissen abplagen zu müssen. Lange lagen wir so, ohne zu sprechen. Erst als der Mond sich aus dem Firstfenster herausbewegt hatte, fanden wir einige, wenige Worte und dann packte uns das Verlangen füreinander.

In dieser Nacht erlebte ich alles, was mir bis dahin mit einem Partner des männlichen Geschlechts versagt geblieben war. Dabei reichte die Palette der Gefühle von der zärtlichsten Hingabe bis zum wildesten Taumel, in dem ich meine Lust ungezügelt aus mir heraus- und über den See schrie, in dem Bewußtsein, daß wir zu weit von der übrigen Welt entfernt waren, um

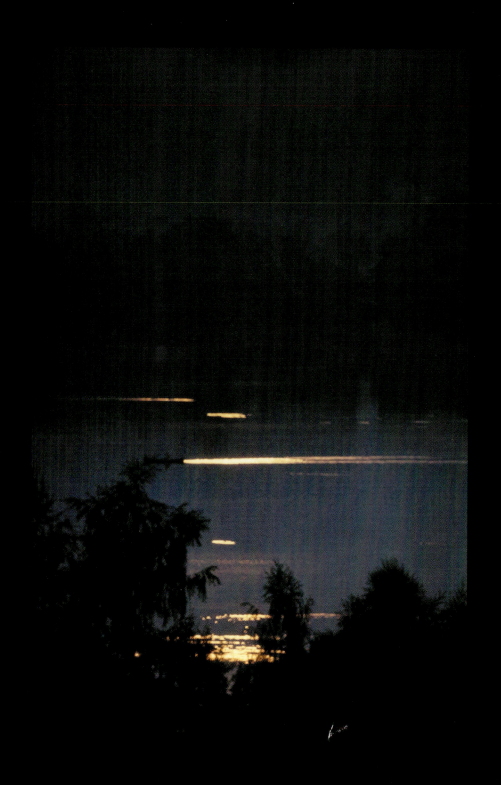

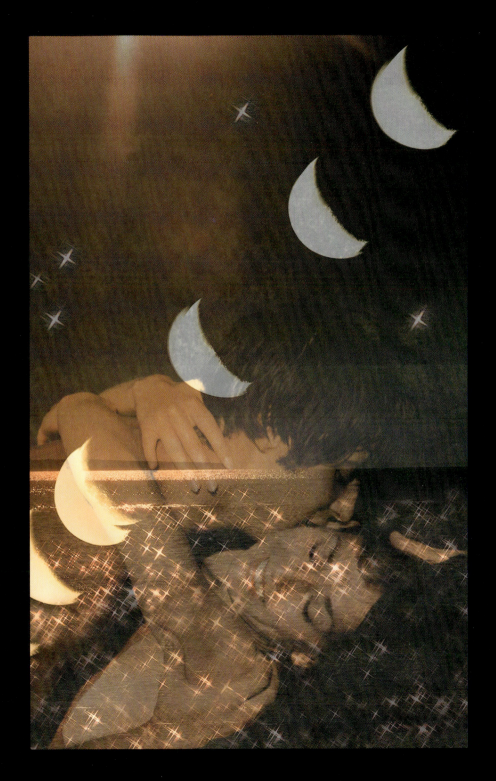

gehört zu werden. Außer Gerards Seufzern war das die einzige Stimme die ich hören konnte: Meine eigene. Sie war kraftvoll und wild und sie erklang in Tönen von denen ich nicht gewußt hatte, daß sie ein Teil von mir sind. Ich konnte sie akzeptieren und deshalb hatten keine anderen Stimmen mehr neben ihr Platz.

Etwas hatte sich verändert in mir. Ein neues Gefühl durchströmte mich: Allmählich wachte sie auf in mir, – die Wolfsfrau und Gefährtin von Pan. All meine Pforten waren weit geöffnet und der Mund meines Leibes voller Verlangen nach Erfüllung durch »die heiße Nahrung des Lebens«. Ich fühlte Olga als nicht mehr getrennt von mir. Ich war überrascht. Olga war eins mit mir. Gerard war eins mit mir. Ich war groß und war klein. Ich empfand mich als rund, eine eigene in sich geschlossene Welt. Und doch war alles in Fluß. Es floß in uns, mit uns und über uns und mir war nicht mehr klar wo ich aufhörte und wo Gerard begann. Und das war auch nicht mehr wichtig. Es roch nach Heu, nach Himmel, nach Nacht und nach Glück.
Zögernd fragte ich ihn, ob es für ihn genauso schön war wie für mich. Als Antwort drückte er mich nur noch etwas fester an sich.

Übrigens war es mir in dieser Nacht zum ersten Mal möglich, den Schwanz eines Mannes – ich kann dieses Wort jetzt ungeniert aussprechen – mit Genuß zwischen meine Lippen gleiten zu lassen und ganz in meinem Mund aufzunehmen. Bei Rainer, stocksteif wie ich war, und belastet mit meiner persönlichen Geschichte, war mir das, wie so vieles andere auch, unmöglich gewesen. Armer Kerl. Es tat mir in der Seele leid. Das Taubheitsgefühl meiner Wangen, meiner Lippen, … mein Vater …, der Leser wird wissen, was ich meine.

Als wir endlich in dauerhaften Schlaf gesunken waren, hatte ich wieder einen Traum:

Noch einmal bin ich im Schloß meiner Begierden. Die Frau – oder war es ein Mann – die ich ehemals als »die Spielleiterin« bezeichnet hatte, führt mich in die Kellerräume, wo ich schon einmal gewesen war und wo all diese Frauen hinter Schloß und Riegel in ihren Verliesen schmachteten. Lächelnd überreicht sie mir einen Schlüssel und bedeutet mir, die Bedauernswerten herauszuführen. Wie von selbst öffnen sich daraufhin die Türen und ich falle diesen Frauen um den Hals.

Meine eigene Rührung und die Tränen die mir über das Gesicht liefen, ließen mich hochfahren und ich dankte meinem Gott für die Erlösung die ich in meinem Herzen fühlte und die mein Körper in all seinen Zellen empfand. Der Zusammenhang zwischen dem Bild der Gefängniszellen von denen ich geträumt hatte und jeder einzelnen meiner Körperzellen wurde mir schlagartig klar. Neben mir atmete Gerard ruhig und tief. Ich kuschelte mich an ihn.

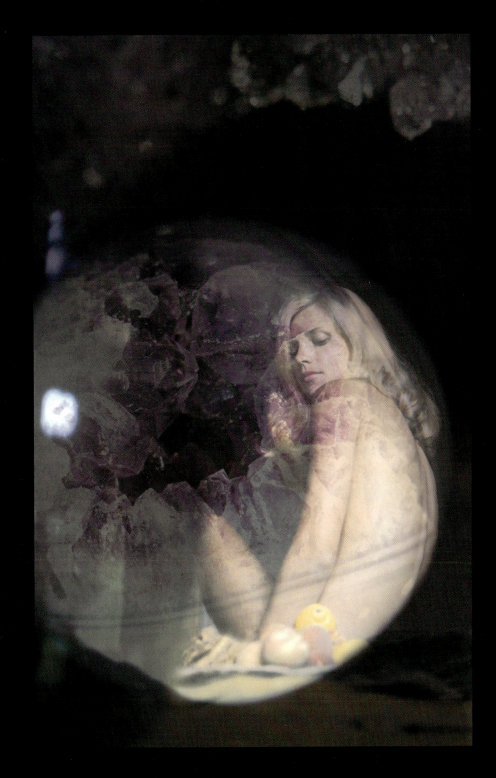

In Gedanken sah ich mich nun aus diesem Schloß herausgehen, das mich solange gefangen gehalten hatte. Ich blickte mich um. Die Raben, die ehemals auf den Bäumen und der Wiese gehockt hatten, waren verschwunden. Vor meinem inneren Auge formte sich die Parklandschaft im Morgendämmer. In meiner Phantasie trug ich diesmal ein weißes Kleid.

Ich besprühte das Gras mit glitzernden Tautropfen. Dann strich ich den beiden steinernen Löwen auf ihren Podesten über die Köpfe und Mähnen und rief sie auf diese Weise ins Leben. Während ich mir einbildete, sie tief und wohlig brummeln zu hören, sank ich noch einmal in Schlummer und erwachte von einem weiteren Traum, kurz bevor die Sonne aufging und einzelne Vogelstimmen den immer noch schläfrigen Tag weckten. Es waren einfache Bilder von bestechender Klarheit und sie waren gekoppelt an eine Empfindung von tiefgreifender Innigkeit:

Ich erlebe mich zusammen mit Marcella und Gerard. Während ich Marcella mit meiner Rechten umfangen halte, liegt meine Linke auf Gerards Brust. Wir stehen eng aneinandergeschmiegt und wiegen uns sanft hin und her. Ich empfinde ein Gefühl großer Zärtlichkeit und Harmonie mit den beiden. Es herrscht völlige Übereinstimmung zwischen uns und ein steter Strom liebevoller gegenseitiger Zuwendung verbindet uns.

Das Gefühl einer warmen Strömung, die von meiner Herzgegend ausgeht hält noch an, nachdem ich bereits erwacht bin.

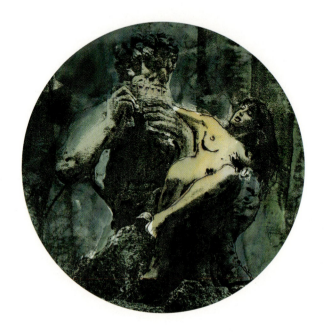

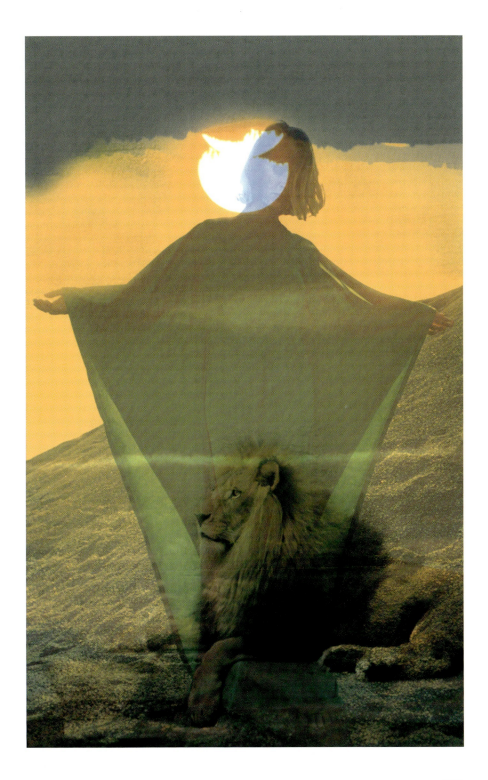

Vorläufiger Abschied

Nun sind es genau vier Wochen, seit ich hier angereist bin. Ich packte meine Sachen und verabschiedete mich von meiner Wirtin und der Katze, die ich vermissen werde. Ich beschloß aber, sie bei meinen geplanten zukünftigen Wochenend-Besuchen ebenfalls in den Arm zu nehmen. Mit ihrer stillen Gegenwart und zärtlichen Zuneigung hatte sie mit mir die Einsamkeit meiner dunkelsten Nächte geteilt. Am späteren Vormittag hatte ich einen vorläufig letzten Termin mit meinem Homöopathen vereinbart. Wir waren uns inzwischen darüber einig geworden, meine Aufzeichnungen zu publizieren, weil sie vielleicht anderen Frauen dabei helfen könnten, sich selbst zu entdecken und einen Teil ihrer Verletzungen zu heilen. Vielleicht könnte es hierdurch auch möglich sein, daß die eine oder andere von ihnen nicht nur wieder Ja zu sich selbst als einem menschlichen Wesen sagen kann, sondern auch eine Ahnung davon bekommt, daß sie als ein sexuelles Wesen gleichzeitig auch ein spirituelles Wesen ist.

Nachtrag

Trotz der Löwen an meiner Seite, war ich bei meiner Heimkehr erst einmal mit hängenden Flügeln dagestanden. Wie würde Rainer mit meinem Anspruch auf totale Freiheit umgehen können? Er ist sehr traurig gewesen und es ist ihm nicht leicht gefallen, das einzusehen, aber vorläufig brauchte ich Raum um mich herum. Ich fand eine hübsche Mansardenwohnung, die ich inzwischen nach meinen eigenen Vorstellungen eingerichtet habe.

Nach der fundamentalen Veränderung, die in mir stattgefunden hatte, entsprach die Enge von Rainers festgefügter Ordnung nicht mehr meinen derzeitigen Bedürfnissen und die mußte ich nun endlich leben dürfen. Jedenfalls hätte ich es nicht mehr ertragen, auf irgend eine Weise eine Bevormundung zu erfahren. Lac caninum hat mich endgültig zu mir selbst geführt. Ich habe seither keine andere Arznei mehr gebraucht. Lediglich eine Einzeldosis einer C1000 bekam ich sechs Wochen nach der letzten Gabe am 15. Oktober noch von meinem Therapeuten, dem ich an dieser Stelle für alles danken möchte, was er für mich an homöopathischer, seelsorgerischer und sonstiger Betreuung geleistet hat und ganz im besonderen, was die Durchsicht und Korrektur meiner Texte und die Herausgabe dieser, unserer gemeinsamen Publikation angeht.

Inzwischen beginne ich sogar zu überlegen, ob ich mich beruflich verändern werde. Wenn ich ganz ehrlich mit mir selber bin, entspricht meine jetzige Tätigkeit nicht mehr so ganz den gesteigerten kreativen Möglichkeiten, die ich in mir aufkeimen fühle. War ich bis jetzt dankbar gewesen für das straffe Geschirr, in das ich letzten Endes von höherer Seite aus eben doch noch eingespannt war, so beginne ich dieses nun eher als eine Behinderung meiner wachsenden Lust auf Eigeninitiative zu empfinden.

Noch habe ich erst eine vage Ahnung davon, in welche Richtung mich meine Intuition dabei führen könnte. Nur eines weiß ich nach der mittlerweile vollständigen Lektüre der Wolfsfrau ganz genau: daß ich mich dabei allein auf mein Gespür verlassen muß und auf keinerlei Ratschläge von anderen, auch wenn diese mir noch so wohlgesonnen sein sollten. Vielleicht würde ich auch irgendwann den Mut haben, mich ganz auf eigene Füße zu stellen. Die Vision die mich erfüllt, zeigt mich jedenfalls bei einer Tätigkeit, die mich nicht nur mit Freude erfüllt, sondern zugleich auch anderen Menschen von Nutzen sein wird.

In der Woche vom 15.-21. Oktober nahm ich noch einmal einen unbezahlten Kurzurlaub. Das hatte ich mit Marcella und Gerard so verabredet. Dieser stille Traum eines innigen Zusammenseins zu dritt, den ich am Ende meiner Liebesnacht mit Gerard in meinen Schlaf eingespielt bekommen hatte, drängte sich mir auf. Wir wollten gemeinsam ausprobieren, ob wir die üblichen Vorstellungen von einer »Beziehung« sprengen könnten, um »Liebe größer zu machen«, wie Peter Raba das einmal genannt hatte. So hatten wir es besprochen und in diesem Sinne wollten wir uns aufeinander einlassen. Wachsamkeit war geboten. Das Schöne und Gute aber daran war, daß die Bäume unserer Egos nicht in den Himmel wachsen konnten, weil wir uns – zumeist jedenfalls – nur an den Wochenenden begegnen konnten. Unter der Woche war jeder von uns beschäftigt mit seinem eigenen Aufgabenbereich und folgte seinem ganz eigenen Lebensplan. Also blieben die »roten Tanzschuhe« unter Verschluß und wurden nur zu besonderen Gelegenheiten in einem festlichen Ritual aus ihrem goldenen Schrein geholt.

Ach, noch etwas: Ich habe mir ein neues Kaleidoskop gekauft. Merkwürdig, daß ich nie vorher daran gedacht hatte. Meine Welt und ich sind jetzt wieder rund.

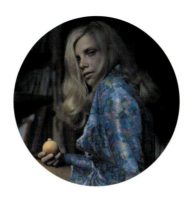

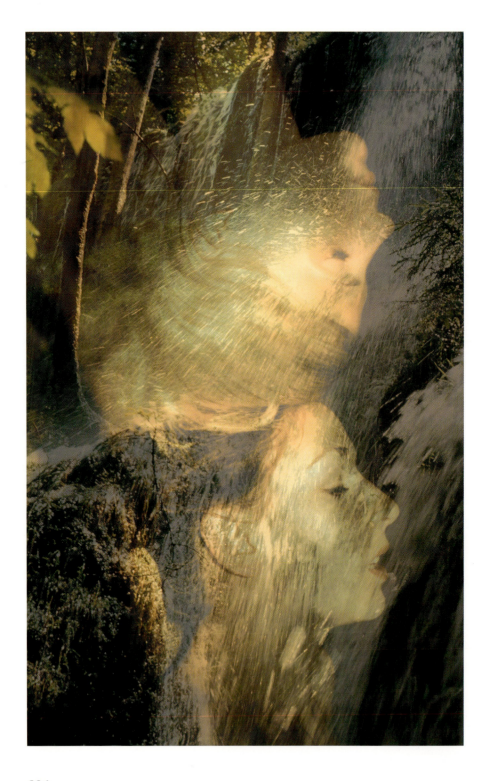

Peter Raba

Nachwort

Wandlung und Erlösung

Entschließen wir uns zu einer nachträglichen Betrachtung der gesamten Geschichte Lauras von einer Metaebene aus, so zeigt sich, daß sie sukzessive zu ihrem inneren Prozeß, eine Erfüllung ihrer Visionen in der äußeren Realitätsebene erlebte. Das geschah jedoch nicht in Form der bizarren Ausgeburten ihrer Phantasie, sondern in einer stark abgemilderten und somit für sie erlösenden Art und Weise. Als außerordentlicher Glücksumstand erwies sich dabei, daß Laura zunächst einer so einfühlsamen und erotisch erfahrenen Frau wie Marcella begegnete, die ihr dabei helfen konnte, die zu ihrem Schutz installierten Schamesschranken aufzuschmelzen, um sie im weiteren Verlauf auch noch mit den männlichen Aspekten ihrer selbst wieder zur Aussöhnung zu bringen.

Rückblickend können wir folgendes festhalten: Laura ging mutig und respektvoll mit sich selbst und anderen um. Sie benutzte ihr psychisches Gebrechen nicht, um andere Menschen damit zu drangsalieren. Sie tat niemandem etwas zuleide, schadete auch niemandem und nützte keinen Menschen aus. Ihr einziges Bestreben war und ist es, zu sich selbst zu finden und dabei bittet sie um Hilfe. Mit großer Ehrlichkeit gibt sie, ihr Weinen, ihre Wut, ihre Sehnsüchte und schließlich auch ihr Lachen preis, – ihr ganzes Menschsein eben.
Das hat sicher ganz wesentlich dazu beigetragen, daß ein vergleichsweise so schwieriger Fall biopathischer Angstneurose und sexueller Obsession wie der ihre, innerhalb von rund sechs Wochen zu einer weitgehenden emotionalen Befreiung geführt hat, was absolut ungewöhnlich ist.

Wenn wir allein Lauras Geschichte, mit dem vom Ansatz her ähnlichen Liliumtigrinum Fall von Andreas Krüger vergleichen, bei dem jene Patientin einen weitaus größeren Zeitrahmen benötigte, um sich selbst Absolution zu erteilen, was ihre erotischen Wünsche anging, so kann man von einer Sternstunde sprechen und dies wahrscheinlich im wahrsten Sinn dieses Wortes, denn ganz sicher waren hierbei auch die zusätzlichen günstigen Umstände mit im Spiel. Der große griechische Geistheiler Daskalos würde gesagt haben: Ihr *karma* hat eine Heilung zu diesem Zeitpunkt zugelassen und dann stellen sich eben diese günstigen Umstände ein. Ich erinnere mich an einen Satz, den er in einem seiner Seminare von sich gegeben hatte. Er lautete sinngemäß folgendermaßen: »Wenn neun Zehntel einer karmischen Last abgedient sind, und die Seele weiß, daß keine Gefahr mehr droht, in alte Fehlhaltungen gegenüber der kosmischen Ordnung zurück zu fallen, dann wird dir das letzte Zehntel erlassen.«

Diese besonderen Umstände waren:

1. Lauras freier Entschluß, sich in homöopathische Behandlung zu begeben um Heilung anzustreben. Der wiederum konnte nur erwachsen, aufgrund ihres Bewußtseinsstandes, den sie sich durch ihr Interesse für geisteswissenschaftliche und ganzheitsmedizinische Fragen geschaffen hatte.

2. Ihr Mut, ihren Verletzungen ins Auge zu schauen und sie – inzwischen von einer höheren und reiferen Warte aus – zu ertragen, und durch Aktionen des Vergebens aktiv an ihrer Heilung mitzuwirken. Das ist keineswegs selbstverständlich. Manch ein Patient lehnt eine erneute Konfrontation mit innerseelischem Schmerz ab, verdrängt wichtigste Teile seines Lebens und panzert sich gegen eine Heilung. Das macht sich unter anderem dadurch bemerkbar, daß gut gewählte Mittel sofort abgesetzt werden, wenn sie die inneren Wallbildungen aufzuschmelzen beginnen und – wie man gemeinhin sagt – »ans Eingeweckte« gehen. Das ist vor allem dann der Fall, wenn Patienten nicht aus eigenem Entschluß zu einer Behandlung kommen, sondern einem anderen Mitglied der Familie »zuliebe«. Solche Menschen nehme ich grundsätzlich nicht als Patienten an, da der Mißerfolg vorprogrammiert ist.

Trotz der hervorragenden und überaus schnellen Wirkung der für Lauras Fall ausgewählten Arzneien, muß man sich darüber im klaren sein, daß es allein durch den Anstoß noch so gut passender homöopathischer Simile wohl kaum möglich gewesen wäre, eine derart schnelle Trockenlegung von Lauras emotionalem Sumpf sowie eine Auflösung ihrer massiven Blockaden gegenüber frei fließender Energie zu erzielen. Hervorragende Unterstützung erfuhren die homöopathischen Heilstoffe:

3. durch Lauras rasche Auffassungsgabe und natürliche Begabung für psychotherapeutische Techniken, um mit ihren erotischen Phantasien auf eine spielerische Art und Weise umzugehen. Dabei halte ich es geradezu für genial, wie sie die wirkliche Marcella in ihren Phantasien mitspielen läßt, sodaß es ihr möglich ist, danach in der Realität, zu ihr eine fortschreitende Vertrauensbasis aufzubauen. Wie wir des weiteren erkennen können, ist es nicht nur von Vorteil, sondern geradezu erforderlich, die oft als ein Negativum angesehene Aufspaltung einer Persönlichkeit in verschiedene Teilpersönlichkeiten umzudeuten und zu einer besonderen Fähigkeit zu deklarieren, wie es überhaupt erfolgversprechend ist, zu versuchen, versteckte Fähigkeiten hinter scheinbaren Mankos zu entdecken.

4. durch ihre weitere Begabung, ihr Problem auf eine künstlerische Art und Weise zu bearbeiten und es sich dabei gleichzeitig »von der Seele zu schreiben«. Das war schon immer eine sehr gute Möglichkeit gewesen, um sich aus emotionalem Treibsand gleichsam an den eigenen Haaren wieder heraus zu ziehen. Man denke dabei an GOETHES *Die Leiden des jungen Werther* oder die Schriften EDGAR ALLEN POES, um nur zwei Beispiele unter vielen hier anzuführen.

5. durch den gütigen »Zu-fall« – ein Astrologe würde sagen die besondere »Zeitqualität« – die ihr an ein und demselben Tag in Marcella und Gerard zwei für sie wichtige Menschen zuspielte. Diese beiden nahmen sich ihrer an, und zwar jeder auf seine besondere Weise, zum rechten Zeitpunkt und ausgestattet mit dem nötigen Einfühlungsvermögen und – im Fall von Marcella – sowohl der erotischen Erfahrung wie auch noch dem Wissen um die Möglichkeiten der Körperarbeit.

Wie wir an dem von Andreas Krüger geschilderten Lilium-tigrinum-Fall sehen, waren sowohl Primärtherapie wie begleitende Körperarbeit, Faktoren von nicht zu unterschätzender, um nicht zu sagen unerläßlicher Qualität für eine Hinführung jener Patientin zu einer normalen und lustbetonten Einstellung gegenüber sich selbst und den Empfindungen ihres Körpers.

Im Falle von Laura übernahm die Rolle des Primärtherapeuten in gewisser Weise die Figur des Pan, welche Laura ihrerseits mit einer weiteren Stimme ausstattete. Auf diese Weise konnte es ihr – mal ganz abgesehen von der günstigen Wirkung von Anacardium – gelingen, die sie quälenden Stimmen allmählich mehr und mehr zu überprägen.

6. durch die von Laura immer wieder vorgebrachten kindlichen Anrufungen ihres inneren Gottes. Ich halte solche innerseelischen Bittgesuche als sehr wesentlich mitverantwortlich für das Zustandekommen einer beschleunigten Heilung. Denn ohne die Koordinationsleistung dieser übergeordneten geistigen Zentrale, die wir Gott nennen, ist kein Heiler, welcher Provenienz auch immer, in der Lage, so etwas wie eine körperlich-seelische Ganzwerdung bei einem Menschen zu erzielen.

Erst Anfang Dezember des Jahres 2001 fiel mir ein kleines Büchlein von NEIL DOUGLAS-KLOTZ in die Hände.[90] Hier wird die Urbedeutung der Worte Jesu zum Vaterunser und den Seligpreisungen anhand der aramäischen Sprache aufgezeigt, in welcher diese Aussprüche Jesu ursprünglich festgehalten waren. Ich beschränke mich auf ein einziges Beispiel. So steckt in dem bekannten Ausspruch: »Selig sind die Sanftmütigen, denn sie werden das Erdreich besitzen«, wie es in der Luther-Bibel heißt, weitaus mehr:

»Gesund sind diejenigen, die das Harte in sich weich gemacht haben; ihnen wird aus dem Universum Lebenskraft und Stärke zuteil werden … . Geheilt sind jene, die tief innerlich aus Schmerz über ihr unterdrücktes Verlangen geweint haben; sie werden im Einklang mit der Natur neu werden.«[91]

Das alles paßt exakt auf den Prozeß, den Laura durchlebt und durchlitten hat. Sie hat ihre Härte aufgeweicht und ist neu geworden (Marcella: »Ist dir übrigens

---

[90] DOUGLAS-KLOTZ, NEIL: *Das Vaterunser – Meditation und Körperübungen zum kosmischen Jesusgebet,* 125 S., Knaur, Reihe MensSana.
[91] DOUGLAS-KLOTZ, NEIL: *Das Vaterunser,* S. 86.

schon aufgefallen, daß alle Härte aus deinem Gesicht verschwunden ist? Du wirkst wunderbar entspannt im Vergleich zu jener Laura, die ich vor drei Wochen auf der Insel kennen gelernt habe.« S. 345).

Jesus zeigte sich hier sehr tolerant in Bezug auf das »unterdrückte Verlangen«. Laura war fähig, über sich und ihr unterdrücktes Verlangen in Tränen auszubrechen und durch das Sich-Eingebettet-Fühlen in die äußere Natur fand sie zum Einklang mit ihrem eigenen Wesen und der Natur in sich selbst zurück.

Letztendlich konnte ich den Eindruck gewinnen, daß das Ziel Lauras, sich mehr persönliche Freiheit auf mehreren Ebenen zu erringen, erreicht wurde. Das ging zwar mit anfänglichem »Muskelkater in der Seele« einher, der letztendliche Erfolg bestand aber darin, daß Laura den Mut hatte, diese kraftzehrenden Durststrecken auf sich zu nehmen und dabei durch ihre eigenen Höllen hindurch zu gehen. Ob der gegenwärtig erreichte Status einer Dreierbeziehung nun ihren Lesern gefallen wird, oder nicht, steht hier nicht weiter zur Debatte. Wichtig ist allein, daß Laura eine Ausdrucksform für ihr Leben gewonnen hat, zu der sie selbst rückhaltlos Ja sagen kann, weil es ihre eigene ist. Ich bewundere sie dafür, mit welcher Beharrlichkeit sie diesen Prozeß durchgestanden, und sich ihr kindliches Staunen und Lachen wieder zurück erobert hat.

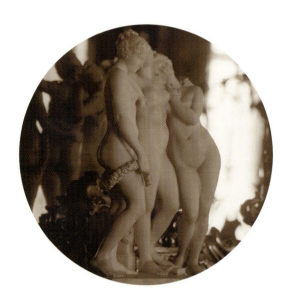

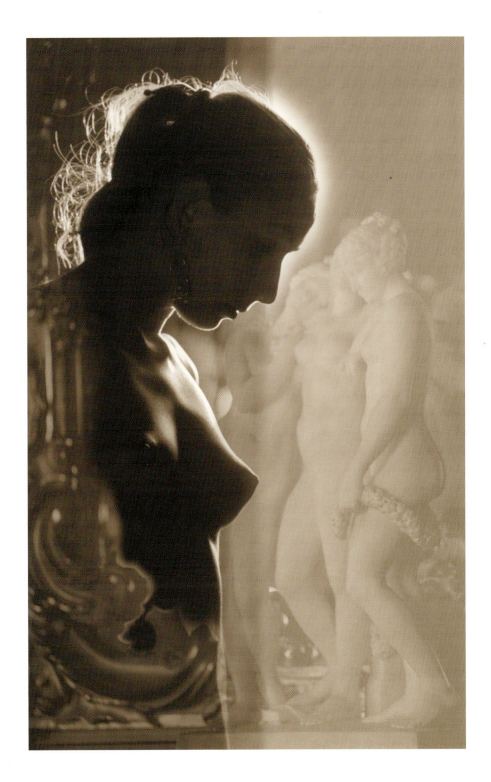

BIBLIOGRAPHIE

Ich beschränke mich darauf, dem Leser aus der unübersehbaren Fülle der Fachliteratur zum Thema Homöopathie und artverwandter Gebiete nur jeweils einige, im Zusammenhang mit unserer Thematik als besonders wichtig oder geeignet erscheinende Werke zu benennen.

Soweit es sich dabei um Werke über Homöopathie handelt, kann diese Literatur beim Homöopathie-Vertrieb PETER IRL, in München-Gauting, Telefon (0 89) 89 35 63, Telefax (0 89) 89 30 53 21 bestellt werden. Dort erhält der Interessent auch jedes Jahr einen neuen, umfangreichen und sehr schön gestalteten und reich bebilderten Katalog mit einer guten Beschreibung der vorhandenen und neu erschienenen Bücher. Eine weitere gute Adresse, ebenfalls mit reichhaltigem Katalog, bietet sich durch den Sunrise-Versand für homöopathische Literatur, Kandelstraße 5, 79199 Kirchzarten, Telefon (0 76 61) 98 80-0, Telefax (0 76 61) 98 80-29.

Meine eigenen Werke, können im Direktversand durch den Andromeda-Verlag, 82418 Murnau, bezogen werden. Telefon (0 88 41) 95 29, Telefax (0 88 41) 4 70 55, Internet: www.andromeda-buch.de und www.aphrodisia.de.

1. Homöopathie
   A. Grundlagen
   B. Arzneimittellehren
   C. Repertorien
   D. Signaturenlehre
   E. Sexualität

2. Anthroposophie
3. BACH-Blüten-Therapie
4. Psychologie und Psychotherapie
5. Träume und Traumarbeit
6. Kulturgeschichte – Mythologie – Philosophie
7. Dichtung – Bildende Kunst
8. Erotik und Sexualität

1. HOMÖOPATHIE

A. Grundlagen
Theorie und Praxis

ALLEN, JOHN HENRY	**Die chronischen Krankheiten – Die Miasmen**, 355 S., Verlag René von Schlick, Aachen.
FRITSCHE, HERBERT	**Die Erhöhung der Schlange – Mysterium, Menschenbild und Mirakel der Homöopathie**, 155 S., Verlag Ulrich Burgdorf, Göttingen.
HAHNEMANN, SAMUEL	**Organon der Heilkunst**, 327 S., Haug-Verlag, Heidelberg.
RABA, PETER	**Homöopathie – Das kosmische Heilgesetz**, 752 S., reich bebildert, 2. verbesserte und erweiterte Aufl. 2000, Andromeda-Verlag, Murnau.
ROY, RAVI und CAROLA	**Selbstheilung durch Homöopathie**, 1. Aufl., 416 S., 1988, Verlag Droemer Knaur, München.
VOEGELI, ADOLF	**Heilkunst in neuer Sicht.** Ein Praxisbuch. 7. Aufl., 1991, Haug-Verlag, Heidelberg.

B. Arzneimittellehren

BOERICKE, WILLIAM	**Homöopathische Mittel und ihre Wirkungen.** Materia Medica und Repertorium, 574 S., 5. erweiterte und verbesserte Aufl. 1995, Verlag Grundlagen und Praxis, Leer (eine praktische Taschenbuchausgabe).
BOMHARDT, MARTIN	**Symbolische Materia Medica**, 3. erweiterte und neu gestaltete Aufl. 1999, 1426S., Verlag Homöopathie + Symbol Martin Bomhardt, Berlin.
STÜBLER, MARTIN WOLFF, OTTO	**Sepia und Spinnentiere.** Vorträge Krankenhaus Lahnhöhe, 13./14.10.1984,56 S., Hrsg. Quadrivium Verein zur Förderung ganzheitlicher Heilkunde e.V. in Lahnstein, Tel. (0 26 21) 91 50.

C. Repertorien

BOMHARDT, MARTIN	**Symbolisches Repertorium**, 3. erweiterte und neu gestaltete Auflage, 884 S., Verlag Homöopathie+Symbol Martin Bomhardt, Berlin 2000.
KENT, JAMES TYLER	Kents Repertorium der homöopathischen Arzneimittel, neu übersetzt und hrsg. von Dr.med. Georg von Keller und Künzli von Fimelsberg, 2.Aufl., 1977, Haug-Verlag, Heidelberg. **Bd. 1**, 532 S.: GEMÜT, SCHWINDEL, KOPF, SCHLAF ALLGEMEINES, EMPFINDUNGEN, MODALITÄTEN **Bd. 2**, 728 S.: RUMPF, GLIEDMASSEN, FROST, FIEBER, SCHWEISS, HAUT, GESICHT **Bd. 3**, 872 S.: AUGEN, OHREN, NASE, MUND, HALS, ATMUNG, HUSTEN, MAGEN, ABDOMEN, REKTUM, STUHL, HARNORGANE, GENITALIEN.
DERSELBE	**Repertorium der Homöopathischen Arzneimittel**, Taschenausgabe, hsrg. von GEORG VON KELLER und JOST KÜNZLI VON FIMMELSBERG, 14. überarb. Aufl., 1993, Haug-Verlag, Heidelberg.
BARTHEL, HORST UND KLUNKER, WILL	**Synthetisches Repertorium in 3 Bd.** **Bd. 1, Gemütssymptome**, 1432 S. **Bd. 2, Allgemeinsymptome**, 826 S. **Bd. 3, Schlaf, Träume, Sexualität**, 809 S. 1992, Haug-Verlag, Heidelberg.

Englischsprachige Repertorien im indischen Nachdruck

KENT, JAMES TYLER	**Repertory of the Homoeopathic Materia Medica with Word Index**, Jain-Publishers, New Delhi. (Anm.: Es ist dies mein »Lieblings-Kent«. Sehr hilfreich ist bisweilen das Stichwort-Verzeichnis. Für den auch nur einigermaßen mit der englischen Sprache Vertrauten ist dieser KENT – schon wegen des günstigen Preises – gegenüber den deutschen Ausgaben sehr zu empfehlen).
SRIVASTAVA, G.D. und CHANDRA, J.	**Alphabetical Repertora of Charakteristics of Homoeopathic Materia Medica**, 1571 S., 1. Aufl. 1990, Jain-Publishers, New Delhi

D. Signaturenlehre

HAUSCHKA, RUDOLF

Substanzlehre. Zum Verständnis der Physik, der Chemie und therapeutischer Wirkung der Stoffe. 10. Aufl., 1990, Verlag Vittorio Klostermann, Frankfurt a.M.

PELIKAN, WILHELM

Heilpflanzenkunde, Der Mensch und die Heilpflanzen Bd. 1-3, Auflagen von 1962-1988, Philosophisch-Anthroposophischer Verlag Goetheanum/Dornach (Schweiz).

SCHLEGEL, EMIL

Religion der Arznei, – Signaturenlehre als Wissenschaft, 6. Aufl., 1987, 326 S., Verlag Johannes Sonntag, Regensburg.

VONARBURG, BRUNO

Homöotanik, – Farbiger Arzneipflanzenführer der Klassischen Homöopathie,
Bd. 1, Zauberhafter Frühling, 286 S.
Bd. 2, Blütenreicher Sommer (in Vorbereitung)
Bd. 3, Farbenprächtiger Herbst, 264 S.
Bd. 4, Extravagante Exoten (in Vorbereitung)
Haug-Verlag, Heidelberg.

E. Sexualität

GALLAVARDIN, J.-P.

Homöopathische Beeinflussung von Charakter, Trunksucht und Sexualtrieb, 8. Aufl., 1991, 110 S. Haug-Verlag, Heidelberg.

RABA, PETER

Eros und sexuelle Energie durch Homöopathie – unter besonderer Berücksichtigung der »Sieben Todsünden«, 2. Aufl., 2001, mit vielen Farb- und S/W-Aufnahmen des Autors Andromeda-Verlag Murnau.

2. ANTHROPOSOPHIE

HAUSCHKA, RUDOLF

Substanzlehre, – Zum Verständnis der Physik, der Chemie und therapeutischer Wirkungen der Stoffe, 10. Aufl., 1990, Verlag Vittorio Klostermann, Frankfurt a.M.

PELIKAN, WILHELM

Sieben Metalle, – Vom Wirken des Metallwesens in Kosmos, Erde und Mensch, hrsg. von der naturwissenschaftlichen Sektion der Freien Hochschule GOETHEANUM. 232 S., 4.Aufl., 1981, Philosophisch-Anthroposophischer Verlag Goetheanum, Dornach/Schweiz.

DERSELBE

Heilpflanzenkunde, Der Mensch und die Heilpflanzen Bd. 1-3, Auflagen von 1962-1988, Philosophisch-Anthroposophischer Verlag Goetheanum/Dornach (Schweiz).

STEINER, RUODOLF

Sämtliche Werke, Rudolf-Steiner-Verlag CH-4143 Dornach.

3. BACH-BLÜTEN-THERAPIE

Die Publikationen zur BACH-Blütentherapie sind inzwischen derartig reichhaltig, daß ich mich darauf beschränke, hier lediglich die Basiswerke der Initiatorin dieser Therapie in Deutschland anzuführen, sowie ein spezielles Werk, das vergleichende Studien von Bach-Blüten und Homöopathica liefert:

HACKL, MONIKA	Bach-Blütentherapie für Homöopathen, 126 S., 3. erweiterte Auflage, 1997, Sonntag Verlag, Stuttgart.
SCHEFFER, MECHTHILD	BACH-Blüten-Therapie, Theorie und Praxis, 22. Aufl., 303 S., Hugendubel-Verlag, München.
DIESELBE	Lehrbuch der Original Bach-Blütentherapie mit über 100 Fallstudien. Jungjohann Verlagsges., Neckarsulm.

4. PSYCHOLOGIE UND PSYCHOTHERAPIE

BAILEY, PHILIP M.	Psychologische Homöopathie – Persönlichkeitsprofile von großen möopathischen Mitteln, 543 S., 1988, Delphi bei Droemer, München.
BANDLER, RICHARD GRINDLER, JOHN	Neue Wege der Kurzzeit-Therapie Neurolinguistische Programme (NLP), 232 S., 1984, Junfermann-Verlag, Paderborn.
DIESELBEN	Reframing, Ein ökologischer Ansatz in der Psychotherapie (NLP), 241 S., 1985, Junfermann Verlag, Paderborn.
CAMERON-BANDLER, LESLIE	Wieder zusammenfinden. NLP - Neue Wege der Paartherapie, 179 S., 1985, Junfermann-Verlag Paderborn.
ERICKSON, MILTON H.	Meine Stimme begleitet Sie überall hin. Ein Lehrseminar mit Milton H. Erickson. Hsrg. und kommentiert von Jeffrey Zeig, 377 S., Verlag Klett-Cotta, Stuttgart.
GORDON D.	Therapeutische Metaphern. 1985, Junfermann-Verlag, Paderborn (Erschaffung von Gleichnissen zwecks psycho-homöopathischer Intervention).
HALEY, JAY	Die Psychotherpaie Milton H. Ericksons. 319 S. 1978 Peiffer-Verlag, München. Reihe: Leben lernen 36.
KRÜGER, ANDREAS	Reisen in die Länder der Seele, (Anm.:Trance-Reisen zum Wesenskern homöopathischer Arzneien), hrsg. von Martin Bomhardt, 308 S., Verlag Homöopathie und Symbol, Berlin, 2000.
DERSELBE	Die Tafelrunde der Seele, 270 S., ebenda.
PERLS, FRITZ	Gestalt, Wachstum Integration. 267 S., Junfermann-Verlag, Paderborn.
PINKOLA ESTÈS, CLARISSA	Die Wolfsfrau – Die Kraft der weiblichen Urinstinkte, 490 S., Wilhelm Heyne-Verlag, München, 1992.
ROBBINS, ANTHONY	Grenzenlose Energie – Das Power-Prinzip. Wie Sie Ihre persönlichen Schwächen in positive Energie verwandeln. Das NLP-Handbuch für Jedermann. 490 S., 1993, Heyne-Verlag München, Reihe Esoterik.(Umfassende und für Laien leicht verständliche Einführung in sämtliche NLP-Techniken).
SCHNEIDER, PETER K.	Ich bin Wir. Die Multiple Persönlichkeit, 2. Aufl., Zur Geschichte, Theorie und Therapie eines verkannten Leidens, Humanistische Psychiatrie 3, Verlag ars una, München 1997.
WHITMONT, EDWARD C.	Psyche und Substanz. Essays zur Homöopathie im Lichte der Psychologie C. G. Jungs. 270 S., 2.Aufl., 1996,Verlag Ulrich Burgdorf, Göttingen.

WOLINSKY, STEPHEN   **Quantenbewußtsein.** Das experimentelle Handbuch der
Quantenpsychologie, 296 S., 1. Aufl., 1994, Verlag Alf Lüchow,
Freiburg i. Br.

5. TRÄUME UND TRAUMARBEIT

Auch hier nur ganz wenige Werke aus der großen Fülle vorhandener Literatur, soweit sie
von Belang sind für die in diesem Werk vorgetragenenen Methoden des NLP und der
Gestalttherapie bei der Traumarbeit.

GARFIELD, PATRICIA   **Kreativ Träumen,** 273 S., Ansata-Verlag, Interlaken, 1980.

DIESELBE   **Der Weg des Traum-Mandala.** 251 S., 1981, Ansata-Verlag.

JUNG, CARL GUSTAV   **Die Wirklichkeit der Seele. Über psychische Energetik und
das Wesen der Träume.**

DERSELBE   **Von Traum und Selbsterkenntnis.** Walter-Verlag, Freiburg i.Br.

PERLS, FRITZ   **Gestalt-Therapie in Aktion.** 292 S., 3. Aufl., 1979, Verlag
Klett-Cotta, Stuttgart.

WEINREB, FRIEDRICH   **Traumleben. Überlieferte Traumdeutung,** Bd. I - IV. Thauros-
Verlag, 1979. (Eine Lizenzausgabe ist erhältlich beim Diede-
richs-Verlag, München, unter dem Titel **Kabbala im Traumleben des Menschen.** Diederichs Gelbe Reihe 1994).

WHITMONT, EDWARD C.   **Träume – Eine Pforte zum Urgrund,** 270 S., Verlag Ulrich
Burgdorf, Göttingen. (Eine der solidesten Beschreibungen von
Möglichkeiten der Traumarbeit nach C.G.Jung.).

6. KULTURGESCHICHTE – MYTHOLGOGIE – PHILOSOPHIE

DACQUÉ, EDGAR   **Das verlorene Paradies.** Zur Seelengeschichte des Menschen.
452 S., Verlag von R.Oldenbourg, München und Berlin 1938,
vergriffen.

DOUGLAS-KLOTZ, NEIL   **Das Vaterunser** – Meditation und Körperübungen zum kosmischen Jesusgebet, 126 S., Knaur, MensSana, 2000.

HELMRICH, HERMANN E.
HRSG.   **Kybalion. Eine Studie über die hermetische Philosophie des
alten Ägyptens und Griechenlands,** akasha-Verlagsgesell-
schaft, München 1981, in Lizenz des Arcana-Verlags, Heidelberg.

HERMANN, URSULA   **Knaurs etymologisches Lexikon,** 1982, Verlag Droemer
Knaur, München.

LICHT, HANS   **Sittengeschichte Griechenlands,** Neu hrsg., bearbeitet und
eingeleitet von Dr. Herbert Lewandowski, 368 S., 2. Auflage der
Neubearbeitung, 1960, Hans E. Günther-Verlag, Stuttgart.

RANKE-GRAVES,
und Bd 2., 396 S.   **Griechische Mythologie,** Quellen und Deutung Bd. 1, 337 S.
Rowohlt-Verlag, Reinbeck bei Hamburg.

7. DICHTUNG – KUNST

GIBRAN, KAHLIL   **Der Prophet** – Wegweiser zu einem sinnvollen Leben, 72 S.,
Walter-Verlag Olten und Freiburg im Breisgau.

LAO TSE	**Tao Te King**, eine neue Bearbeitung von Gia-Fu Feng & Jane English, 2. Aufl., 1981, Irisiana-Verlag im Verlag Heinrich Hugendubel, München.
OVID	**Liebeskunst**, 236 S., 1957, Goldmann-Verlag, München.
SAPPHO	**Strophen und Verse**, Insel-TB 309.
DIESELBE	**Lieder:** Griechisch-Deutsch, 263 S., 8. Aufl., 1991, Artemis-Verlag, München.

8. EROTIK UND SEXUALITÄT

AIVANHOV, OMRAAM MIKHAEL	**Liebe und Sexualität**, 306 S., Bd. 14 der Gesamtwerke, 2.Auflage 1987, Prosveta-Verlag S.A.-B.P.12-Fréjus, France, oder über Edis-GmbH, Daimlerstraße 5, 82059 Sauerlach, Telefon (0 81 04) 66 77, Fax 66 77-99 (Edis verfügt über das Gesamtwerk von Meister Aivanhov).
DERSELBE	**Die Sexualkraft oder der geflügelte Drache.** TB 205, Prosveta Deutschland Verlag, Gemmiweg 4, Telefon (0 74 27) 9 10 35, Fax 9 10 99 oder über Edis-Verlagauslieferung GmbH wie oben.
BÖLSCHE, WILHELM	**Das Liebesleben in der Natur** – Eine Entwicklungsgeschichte der Liebe in 3 Bd., stark vermehrte und umgearbeitete Ausgabe, verlegt bei Eugen Diederichs in Jena 1927. (Eine Suchanzeige über Antiquariate ist vielleicht von Erfolg gekrönt).
CANTIENI, BENITA	**Tiger Feeling** – Das sinnliche Beckenbodentraining. 118 S., 2. Aufl., 1997, Verlag Gesundheit innerhalb der Ullstein-Buchverlage, Berlin.
CHANG, JOLAN	**Das Tao für liebende Paare**, Leben und Lieben im Einklang mit der Natur, 224 S., 1. Aufl., 1983, Rowohlt-Verlag, Reinbeck bei Hamburg.
DAMASKOW, FRIEDRICH	**Verbotene Früchte – Pathologie der Individual- und Kollektiv-Neurosen**, Hsg. von Karl Saller, Universität München, 230 S., 1966, Freya-Verlag, Schmiden bei Stuttgart in Lizenz von Walter Schmitz, München.
DOUGLAS, NIK & SLINGER, PENNY	**Das große Buch des Tantra** – Sexuelle Geheimnnisse und die Alchimie der Ekstase, 352 S., 1986, Sphinx-Verlag, Basel.
ENSLER, EVE	**Die Vagina-Monologe**, 116 S., Edition Nautilus, im Verlag Lutz Schulenburg, Alte Holstenstraße 22, 21031 Hamburg.
GEISSLER, SINA ALINE	**Lust an der Unterwerfung** – Frauen bekennen sich zum Masochismus, 208 S., 4. Aufl., 1990, Moewig Verlag, Rastatt.
DIESELBE	**Mut zur Demut** – Erotische Phantasien von Frauen, 240 S., Moewig-Verlag, Rastatt.
HAGENBECK, SUZANNE	**Entjungferung** – Frauen und Männer berichten über ihre Erfahrungen vom »ersten Mal«, ein Wegweiser zu einem respektvollen Umgangn mit dir selbst, Verlag Als Lüchow, Freiburg i. Br., 1994.
HAICH, ELISABETH	**Sexuelle Kraft und Yoga**, 248 S., 1971, Drei Eichen-Verlag, Engelberg/Schweiz + München.

HIRSCHFELD, MAGNUS | **Geschlechtsverirrungen**, 480 S., 2. Aufl., 1977, Carl Stephenson Verlag, Flensburg.

KAPLAN, LOUISE J. | **Weibliche Perversionen** – von befleckter Unschuld und verweigerter Unterwerfung, 602 S., 1. Aufl., 1991, Verlag Hoffmann und Campe, Hamburg.

KRISHNA, GOPI | **Kundalini** – Erweckung der geistigen Kraft im Menschen. 5. Aufl., 215 S., 1993, Scherz-Verlag, Bern-München-Wien (Neuausgabe der 1968 erschienenen Erstausgabe im Otto Wilhelm Barth-Verlag).

LAWRENZ, CONSTANZE
ORZEGOWSKI, PATRICIA | **Das kann ich keinem erzählen – Gespräche mit Frauen über ihre sexuellen Phantasien**, 182 S., 1988, Luchterhand Verlag, Frankfurt.

LICHT, HANS | **Sittengeschichte Griechenlands**, Neu hrsg., bearbeitet und eingeleitet von Dr. Herbert Lewandowski, 368 S., 2. Auflage der Neubearbeitung, 1960, Hans E. Günther-Verlag, Stuttgart.

LOWEN, ALEXANDER | **Liebe und Orgasmus** – Ein Weg zu menschlicher Reife und sexueller Erfüllung, 416 S., 1980, Kösel-Verlag München.

DERSELBE | **Liebe, Sex und Dein Herz**, 250 S., 1994, Rowohlt Taschenbuchverlag, Reinbeck bei Hamburg.

DERSELBE | **Lust – Der Weg zum kreativen Leben**, 304 S., 2. Aufl., 1980, Kösel-Verlag, München.

MARGO, ANAND | **Tantra oder die Kunst der sexuellen Ekstase**, 382 S., 1. Aufl., 1989, Goldmann-Verlag, München. (Nähere Auskünfte über Anand Margo und den tantrischen Weg erteilt das Sky-Dancing-Institut, Feichtstraße 15, 81735 München, Telefon (0 89) 43 65 16 01, Fax 43 65 16 02.

OSHO | **Tantrische Liebeskunst**, 226 S., 2. Aufl., 1982, Sannyas-Verlag, Meinhard-Schwebda, Csachen-Mühle, Telefon (03 66 52) 2 59 06, Fax 2 80 29.

DERSELBE | **Vom Sex zum kosmischen Bewußtsein**, 170 S., 1983, New-Age-Verlag, München.

DERSELBE | **Liebe beginnt nach den Flitterwochen**, 146 S., 1985, Osho Verlag Köln, Lütticherstraße 40a, Telefon (02 21) 27 80 40, Institut: Telefon (02 21) 5 74 07 43.

RABA, PETER | **Eros und sexuelle Energie durch Homöopathie** – unter besonderer Berücksichtigung der »Sieben Todsünden«, reich bebildert, 2. Aufl. 2001, 838 S, Andromeda-Verlag, 82418 Murnau.

REICH, WILHELM | **Die Entdeckung des Orgons I, Funktion des Orgasmus**, Sexualökonomische Grundprobleme der biologischen Energie, Verlag Kiepenheuer & Witsch, Köln-Berlin 1969. Eine Lizenzausgabe ist erschienen im Fischer Taschenbuch-Verlag. (Anm.: Viele Werke Wilhelm Reichs sind auch erhältlich über den Verlag und Buchvertrieb Zweitausendeins, 60381 Frankfurt a.M.)

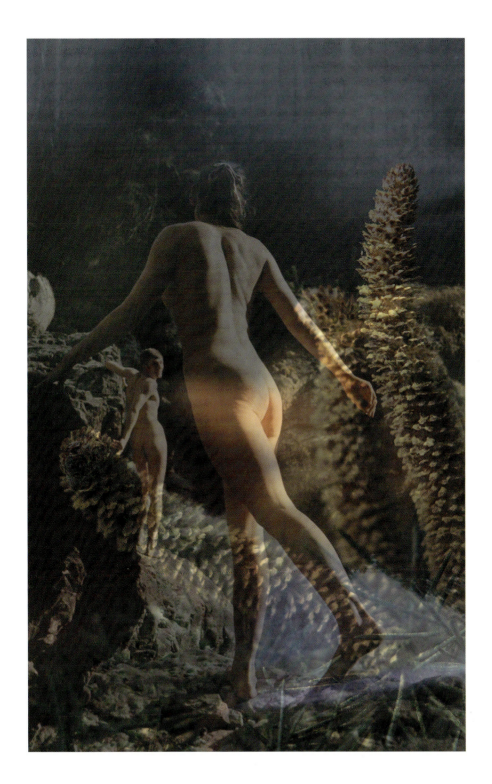

BILDNACHWEIS

Fast alle Aufnahmen von PETER RABA.

Folgende Bilder stammen von ADRIAN BELA RABA:
Des Teufels Tanzschuh, S. 41.
Mountainbiker, S. 237, 238, 239.

Die Zeichnungen in den Vignetten auf den Seiten 263, 273, 293, 296, 315, 382, 424, stammen von dem Münchner Maler und Grafiker ROBERT HOLZACH, der unter dem Künstlernamen ROBIN mit Poster-Editionen zu internationalem Ruhm gelangte. Mehr Informationen zu diesem Künstler unter **www.robinlady.de** und **www.art2find.de**.

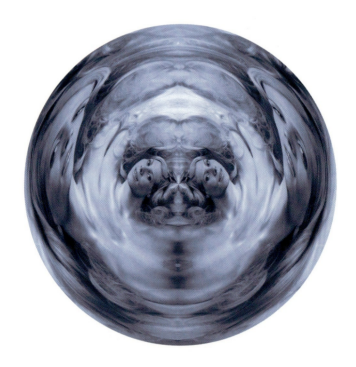

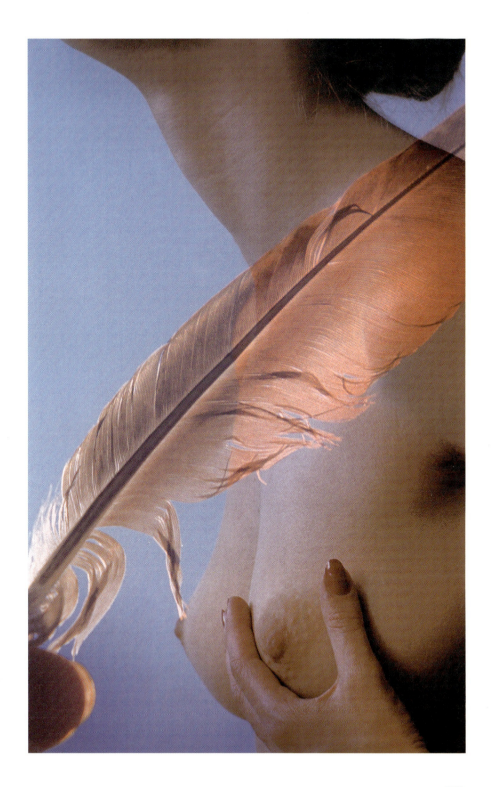

Seminare

Wollen Sie ein mündiger Patient werden und dabei gleichzeitig Ihre Krankenkasse entlasten, indem Sie diese nur noch im Notfall beanspruchen?

Besuchen Sie eines von PETER RABAS herz- und geisterfrischenden

Wochenend-Seminaren zur Klassischen Homöopathie

Rufen Sie danach ihre eigene Haus- und Reiseapotheke im Lederetui nach Raba in der Apotheke ab und lernen Sie, mit den Mitteln richtig umzugehen.

Bedenken Sie: Sie bezahlen bereits jetzt einen Eigenanteil auf jedes Rezept in Höhe von 5 €, 6 € oder 7 €, je nachdem, ob es sich dabei um eine kleine, mittlere oder große Packungsgröße handelt und gleichgültig, ob Sie ein allopathisches oder homöopathisches Pharmakon erwerben. Warum also nicht gleich in eigener Verantwortung tätig werden und Neues lernen:

Zu welcher Arznei greife ich im akuten Fall bei

einem Schock, einem Unfall, einem Sonnenstich, einer Fleisch- oder Fischvergiftung, um vielleicht den Urlaub zu retten, bei Brand-, Schürf- und Stichwunden, Bissen giftiger Tiere, bei Schnupfen, Husten und grippalem Infekt mit seinen mannigfachen, unterschiedlichen Symptomen, bei Brechdurchfall, Alkoholkater, bei Liebes- und sonstigem Kummer, bei Schlaflosigkeit oder einem Herzanfall bis zum Eintreffen des Notarztes.
Lernen Sie die Signaturen und Leitsymptome der wichtigsten homöopathischen Heilstoffe kennen und prägen sich deren Indikationen anhand der anschaulich und humorvoll dargebotenen Fallgeschichten für immer ein. Trotz aller damit verbundener Vorbehalte wird der Mensch von heute die Sorge um sein seelisches und leibliches Wohlbefinden immer mehr in die eigenen Hände nehmen und das kostbare Instrument seines Körpers entsprechend pflegen müssen. Positive Ansätze hierzu sind vorhanden. Immer öfter werden Anleitungen zur Selbsthilfe von den Menschen ergriffen. Das vorliegende Werk sowie die Einführungs- und Fortgeschrittenen-Seminare von Peter Raba zur angewandten Arzneimittellehre verstehen sich als ein Beitrag hierzu.

Und wenn Sie mehr über Ihre Träume erfahren wollen, mit deren Entzifferung Sie nicht zurecht kommen, verbringen Sie ein ebenso spannendes wie entspannendes Wochenende mit Peter Raba in einem seiner

Seminare zur aktiven Traumarbeit

und erfahren Sie an sich, wie relativ einfach es ist, sich diese Botschaften des Unbewußten selbst auszudeuten, um danach die erforderlichen Korrekturen in Ihrem Leben vorzunehmen. Nutzen Sie also die unendliche Kapazität Ihres ureigenen Bordcomputers Gehirn, speichern Sie Neues – und erinnern Sie sich an uraltes Wissensgut.

Lernen Sie von, bei und mit Peter Raba und erzielen Sie Resultate!

Ausführliche Informationen im Internet unter: **www.Andromeda-Buch.de**

Seminare können gebucht werden in

BAYERN

über Asklepios-Kreis, Freie Akademie für Homöopathie und Naturheilkunde,
Gerhard Stöhr, Ziegelei 4, 86865 Markt Wald,
Telefon (0 82 68) 90 49 07, Fax (0 82 68) 90 49 06

BADEN-WÜRTTEMBERG

Venta-Seminargruppen für interaktive Medizin, Rosentalstraße 56,
70563 Stuttgart, Telefon (07 11) 7 35 51 33, Fax (07 11) 7 35 51 34

RHEINLAND-PFALZ

über Frau Gisela Kopetschny, Etangerstraße 3, 67480 Edenkoben
Telefon (0 63 23) 20 53, Fax (0 63 23) 98 11 87

oder

MAHALO

Praxis für Klass. Homöopathie, Bachblüten u. Yoga, HP Mechtilde Wiebelt
Jakobspfad 8, 76779 Scheibenhardt
Telefon (0 72 77) 91 92 83, Fax (0 72 77) 91 92 81

NORDDEUTSCHLAND

HP Heide Brose, Mittelstraße 33, 31303 Burgdorf
Tel. (0 51 36) 87 88 97, Fax (0 51 36) 96 66 61, Internet: www.hp-brose.de

TOSKANA

über den Kulturkreis: Toscana Arte e Cultura Seminarhaus Podere Bellaria
I-56045 Pomarance/Pisa, Telefon und Fax 00 39 - 05 88 - 6 56 00

oder

über Gerhard Heinrich, Murnauer Straße 15, 82449 Uffing am Staffelsee
Telefon (0 88 46) 12 02, Fax (0 88 46) 6 37

PETER RABA

HOMÖOPATHIE – DAS KOSMISCHE HEILGESETZ

2. Aufl. 2001, 738 Seiten gebunden, Bibliophile Ausstattung in dunkelblauem Balacron mit Goldprägung und drei Lesebändchen, reich illustriert mit Bildern aus älteren und neueren Quellen, sowie zahlreichen Farbfotografien des Autors.

Farbiger Schutzumschlag Sternzeichen KREBS nach einem Ölgemälde von Albert Belasco, London.

Mit einem Vorwort von Dr. med. Otto Eichelberger, dem Begründer und Ehrenvorsitzenden der Deutschen Gesellschaft für Klassische Homöopathie.

95 €

ISBN 3-932938-93-3

Durch die Lektüre des allumfassenden Werks HOMÖOPATHIE – DAS KOSMISCHE HEILGESETZ lernen Sie von Grund auf verstehen, was Homöopathie ist und kann. Sie erweitern dabei nicht nur Ihre Weltschau, sondern werden vielfach in eigener Regie handlungsfähig. Sie beginnen den Sinn hinter einer bestimmten Krankheit zu erkennen und welche Korrekturen in Ihrem Leben vonnöten sein mögen, damit Seele und Körper wieder ein harmonisches Ganzes bilden. Der

zweimal für den Alternativen Nobelpreis Klassische Homöopathie, nominierte Otto Eichelberger, München, über dieses Buch: »Das vorliegende Werk präsentiert die erste Zusammenschau vielfältiger homöopathischer Phänomene in Medizin, Psychologie, Kunst und Alltagsleben, bis hinein in die Welt unserer Träume. Es stellt die Quintessenz der 25-jährigen Erfahrung Peter Rabas mit der »Reinen Lehre« Samuel Hahnemanns dar, die er uns hier aufs Kunstvollste vorführt.

Das Buch für interessierte Laien und mündige Patienten. Die Grundlage zum Verständnis des Gesetzes der heilenden Ähnlichkeit auf allen Ebenen des Seins. Elegant in der Sprache, wissenschaftlich genau, spannend, witzig, lehrreich. Umfassende Information für den Anfänger, tiefgreifende Bereicherung für den Fortgeschrittenen. Anwendbares Wissen für alle. Mit vielen Geschichten leidender Menschen – auch von Kindern und Tieren –, die über die Homöopathie dauerhaft Heilung fanden. Schrittweise wird der Leser zur heilenden Arznei geführt. Jeder Fall ein kleiner Krimi. Sogar die apokalyptischen Themen AIDS und Radioaktivität erscheinen in einem völlig neuen Licht. Fast unnötig zu sagen, daß auch die psychologischen und esoterischen Aspekte – im besten Sinne dieses inzwischen etwas abgegriffenen Wortes – ausgelotet werden.

Das Buch darf wohl heute schon als ein künftiges Standardwerk dieser Heilkunde und -kunst angesehen werden. Die vielen Bilder und nachdenkenswerten Zitate sowie die kostbare Ausstattung lassen es darüber hinaus auch als ein schönes Geschenk erscheinen. Viel Weisheit, Wissen und Erfahrung in komprimierter und künstlerisch aufbereiteter Form.«

Dr. med. Otto Eichelberger,
München, Zweimalige Nominierung zum Alternativen Nobelpreis »Klassische Homöopathie«.

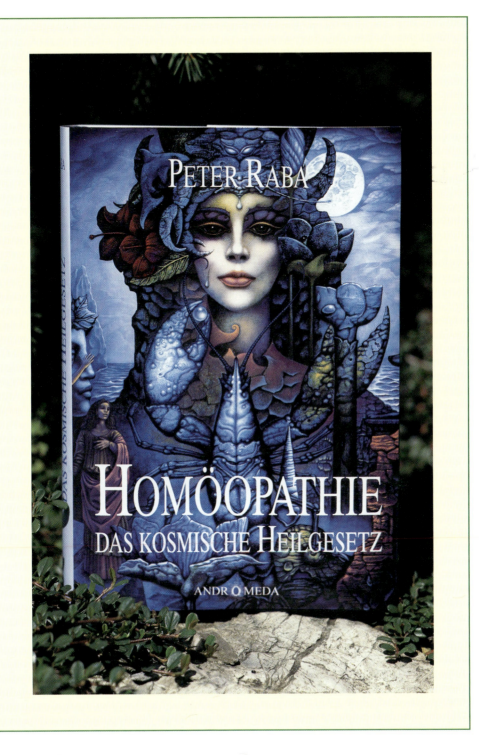

PETER RABA

EROS UND SEXUELLE ENERGIE DURCH HOMÖOPATHIE

unter besonderer Berücksichtigung der sog. 7 Todsünden

2. Auflage 2001, 816 Seiten, 112 Farb- und S/W-Bilder aus älteren und neueren Quellen; bibliophile Ausstattung, gebunden, Balacron in Pompejianisch-Rot mit Goldprägung und drei verschiedenfarbigen Lesebändchen.
Farbiger Schutzumschlag: LEDA, nach einem Gemälde von Albert Belasco, London; Vorwort von Dr. med. Otto Eichelberger.

ISBN 3-932938-38-0 · 95 €

»Gongschlag; Dieses Buch ist genial! Es wird sich als das vielleicht progressivste Werk zur Behandlung der von Rudolf Steiner bereits in den zwanziger Jahren prophezeiten Dämonisierung der Sexualität herausstellen. Eine Fundgrube für den mündigen Patienten, ebenso wie für den versierten homöopathischen Behandler.«
Dr. med. Otto Eichelberger, München
(Initiator und Ehrenvorsitzender der Deutschen Gesellschaft für »Klassische Homöopathie«)

»… eine gelungene Kombination aus fachlicher Kompetenz, poetischem Stil und ästhetischer Gestaltung. Ein Muß für die Bibliothek des Homöopathen, eine empfehlenswerte Bereicherung für Therapeuten aller Couleur und sogar eine genußvolle und gut verdauliche Kost für interessierte Laien.«

Die Fülle der Information erspart manche Potenzpille und kostspielige Seminare.«
Dr. med. Henning Alberts
(Facharzt für Psychiatry und Neurologie, Stuttgart)

»Ein ausgesprochen interessantes Buch! Ein unserer Gesellschaft weitgehend noch fehlender Ganzheitsgedanke durchzieht das gesamte Werk und führt zu ›bedenkens-werten‹ und ›merk-würdigen‹ ›Ein-Sichten‹ sowohl für Laien, als auch für Fachkreise.«
Prof. HP Hartmut Brasse, Unna

»Congratulations! Man liest und liest … Wie breit ist der Horizont dieses Autors, – es ist ein Genuß!«
Dr. med. Susanne Häring-Zimmerli, Frenkendorf, Schweiz

»Die beiden Bücher: Das kosmische Heilgesetz und Eros und Homöopathie sind wirklich ›Das Duo‹ der heutigen Homöopathie und der Medizin der Zukunft.«
Dr. Wolf Friederich, München

»Ich freue mich, in Zukunft aus der Fülle des dargebotenen Wissens und Könnens in diesem Werk schöpfen zu dürfen und werde es meinen Schülern wärmstens ans Herz legen.«
HP Andreas Krüger (Weg und Wandlungsbegleitung, Berlin)

»Reich gefüllt mit Wissen, geschrieben mit glühendem Herz; Aphrodite und die Musen lenkten ihm Herz und Verstand, begeistert den Leser mit Bildern, Ideen von Weisen und Genien. Alles ein Rausch für die Sinne und heilt in der Liebe den Schmerz mit Homöopathie.«
Dr. med. Willibald Gawlik (Arzt für Allgemeinmedizin und Homöopathie, Greiling)

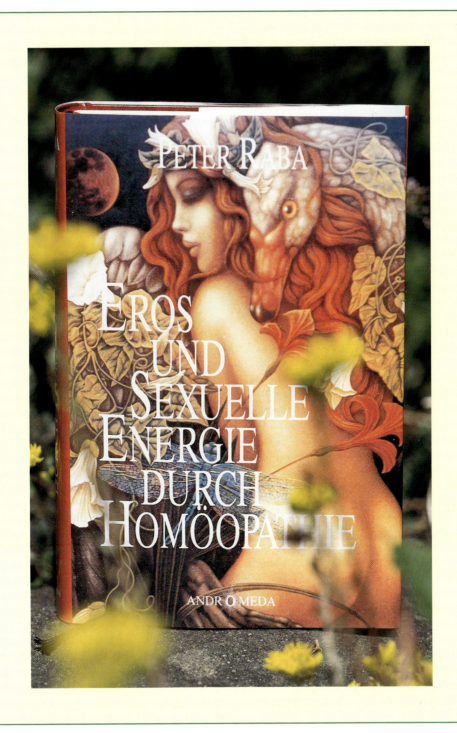

PETER RABA

EROS
UND
SEXUELLE
ENERGIE
DURCH
HOMÖOPATHIE

ANDROMEDA

Stimmen aus der Fachwelt:

Dr. med. Otto Eichelberger
Zweimalige Nominierung für den
Alternativen Nobelpreis
KLASSISCHE HOMÖOPATHIE:

»Nach *Homöopathie – Das kosmische
Heilgesetz* und *Eros und sexuelle
Energie durch Homöopathie* ist dies
nun das 3. Werk des Allround-
Talents RABA, der hier alle Register seines Wissens, Könnens
und seiner Erfahrung zieht, um
den Leser und Betrachter dieser
bibliophilen Kostbarkeit sowohl
vom Text wie vom Bild her in seinen Bann zu schlagen.

Klare Wissenschaftlichkeit und
Physik auf der einen Seite, Lyrik,
Mystik und Naturerkenntnis auf
der anderen: Welch wundervolles
Kaleidoskop homöopathischer
Heilkunst! Hinter der äußeren Äs-
thetik, offenbaren sich zeitlose
Mandalas innerer Schönheit.

Man kann in diesem Werk lesen.
Man kann daraus lernen. Man
kann es aber auch einfach nur genießen. Von welcher Seite auch
immer man sich seinem Inhalt nähert, es enthält für jeden faszinie-
rende Facetten von eindringlicher
Leuchtkraft. Der Versuch eines
medizinisch-literarischen Gesamt-
kunstwerks, in dem eine global
und universell gesehene Homöopathie einer beseelten Natur- und
Geisteswissenschaft, Psychologie,

Poesie und Photographie die
Hand reicht.
Auch in diesem Werk schüttet
Raba reichhaltige Arzneikenntnis-
se für jedermann aus dem Füllhorn
seiner jahrzehntelangen Erfahrung
aus. Die Lektüre selbst – und das
ist überraschend – wird zu einem
Stück ursächlich wirkender Therapie.

Wahrscheinlich die derzeit schönste, aufwendigste und sorgfältigst
gearbeitete Publikation über die
Homoeopathia divina – die ›Göttliche Heilkunst‹.«

Dr. med. Willibald Gawlik
(Arzt für Allgemeinmedizin,
Homöopathie und Naturheil-
verfahren, Greiling):

»Sie müssen dieses Buch lesen, damit Sie wissen, was Sie wissen
müssen, um den Menschen zu helfen, aus dem gehetzten Leben den
Weg zurückzufinden zur Wind-
stille der Seele. Eine denkwürdi-
ger Abschluß dieses Jahrhunderts
in punkto homöopathischer Heilkunst und ein hoffnungsvoller und
weitreichender Ausblick ins nächste Jahrtausend.

Da ist im ersten Augenblick die
äußere Form und Aufmachung,
die schon erfreuliche Aspekte
erwarten läßt. Dann die unglaublich schönen Bilder, die immer
wieder erstaunlichen Hinweise auf
literarische, philosophische, theo-
logische und anthroposophische
Texteinfälle und eigene Gedichte,
die den Leser in die Tiefe des
Weltgeschehens hineinführen und
stets neue Weichen stellen im

Gleiswerk der Gedanken. Und
nicht zuletzt der eigentliche
Inhalt und besonders der Gehalt
der Texte, die mit unglaublicher
Leichtigkeit Fenster und Türen
der Seele öffnen können, ja noch
mehr, nicht nur Licht in Hülle
und Fülle hereinlassen, sondern
auch dürrem Gedankenholz wieder Blätter wachsen lassen oder ein
Feuer entfachen, an dem man sich
nicht nur die Hände wärmen
kann.«

Dr. med. Henning Alberts
(Facharzt für Psychiatrie und
Neurologie, Stuttgart):

»Dieser Raba entwickelt sich allmählich zu einer Art Karajan der
Homöopathie. Faszinierend, wie
er die kosmische Partitur des Ähnlichkeitsgesetzes hinter den irdischen Phänomenen aufspürt, sie
durchschaubar macht und mit den
Mitteln von Sprache, Photographie und angewandter Signaturenlehre in den vorgestellten Arz-
neimittelbildern, zu einer Sym-
phonie verdichtet.«

Dr. med.
Susanne Häring-
Zimmerli
(Gynäkologie und
Homöopathie,
Frenkendorf,
Schweiz):

»Die ›Göttliche
Homöopathie‹
ist in der Tat das
Geschenk eines Genies
an die Menschheit des
3. Jahrtausends.«

Das vierte Werk von Peter Raba:

Ursachenbehandlung für Körper, Geist und Seele mit 150 symbolischen Photographien des Autors zur Verdeutlichung der Signatur der Arzneien.

Bibliophile Ausstattung, Balacron mit Goldprägung, Schutzumschlag nach dem Gemälde Merlin von Albert Belasco.

456 Seiten, bebildert, 75 €

ISBN 3-932938-33-X

Stimmen der Fachwelt:

»Endlich! Die Antwort der Klassischen Homöopathie auf die unzähligen Angebote zum Abnehmen durch unterschiedlichste Maßnahmen. Gewaltkuren und Diäten. Aber nicht nur das: Homöopathische Therapie sämtlicher gesellschaftlich akzeptierter und nicht akzeptierter Süchte wie Fettsucht (Adipositas), Magersucht (Anorexia nervosa) in Verbindung mit krankhafter Freßsucht (Bulimie), Alkoholismus, Rauchen und Drogenkonsum.
Der »Karajan der Homöopathie«, Autor des Hits *Eros und sexuelle Energie durch Homöopathie,* gibt hier sein in über 25 Jahren gesammeltes Wissen weiter an Therapeuten aller Couleur sowie an interessierte Laien und mündige Patienten. Sucht, gesehen und verstanden als die Suche der Seele nach Freiheit und Liebe. Ein überaus wichtiges Buch für Jedermann.«

Dr. med. Henning Alberts
(Facharzt für Neurologie und Psychiatrie, Stuttgart)

»Die größte Macht der Welt ist das pianissimo!« sagt uns Maurice Ravel. Also das Kleine, das Hochpotenzierte, wie wir es in unseren Arzneimitteln finden. Welch ein mächtiges Instrument schenkt uns hier die Schöpfung. Auch in diesem Buch fällt wieder die besondere Fähigkeit Rabas auf, über die Borderline der Homöopathie hinauszugehen und Puzzlesteine aus allen großen Wissensgebieten zu einer Einheit zusammenzufügen. Über die Fülle des Informationsgehalts hinaus wird dieses Buch zu einer äußerst spannenden Lektüre. Wie auch in anderen Büchern Rabas sind die eindrucksvollen symbolischen Photographien zur Signatur und besseren Einprägsamkeit der Arzneien ein wichtiger Bestandteil seines Werkes. Mit diesem Buch setzt Raba einen weiteren Meilenstein auf der via regia der Homöopathie im neuen Millenium.«

Dr. med. Willibald Gawlik
(Arzt für Allgemeinmedizin, Homöopathie und Naturheilverfahren, Greiling)

»Alljährlich ein neues Raba-Buch, geboren aus dem unerschöpflichen Füllhorn homöopathischer Möglichkeiten. Wie breit das therapeutische Spielfeld der Simile-Arzneien ist, wird uns hier wiederum eindringlich vor Augen und zu Gemüte geführt. Diesmal geht es um Süchte – die ›von der Gesellschaft legitimierten‹ und jene, welche ›gesellschaftlich nicht akzeptiert‹ und vom Gesetzgeber bekämpft werden. Hinausgehend über die ursprüngliche Wortbedeutung von Sucht als Siechtum, wird hier Sucht verstanden als die Suche nach dem Baum des Lebens über den Genuß der Früchte vom Baum der Erkenntnis. Viele eingestreute Fallgeschichten, sowie die in bewährter Manier photographierten ›pan-optischen-Signaturen‹, verleihen dem Buch sein unverwechselbares Flair. Eine würdige Ergänzung und Erweiterung der bisher vorgelegten Trilogie aus Rabas Feder.«

Dr. med. Otto Eichelberger
(Zweimalige Nominierung für den Alternativen Nobelpreis: Klassische Homöopathie)

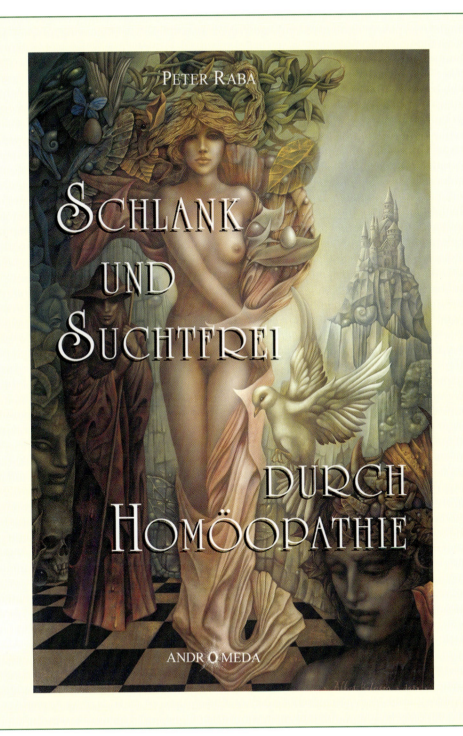

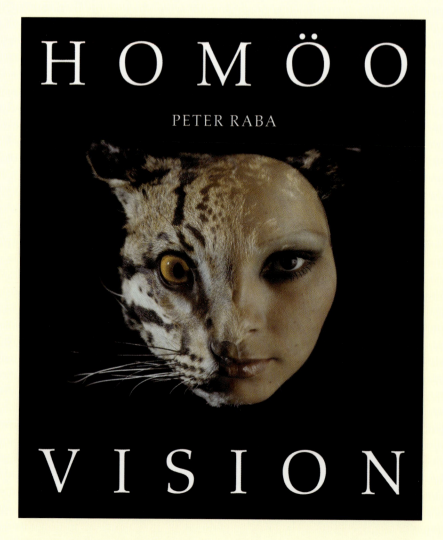

Homöopathie diesseits und jenseits des reinen Arzneiprinzips zur Konfrontation mit dem Schattenreich der Seele. Pan-optische Signaturen photographiert von Peter Raba und Adrian Bela Raba

Bd. 5 der Reihe HOMÖOTHEK

99 €

ISBN 3-932938-04-6

300 farbige Einzelbilder, 336 Seiten, Format 24 x 28 cm

»Dieses Buch ist ungewöhnlich. Es rüttelt auf. Es macht wach. Worte und Sätze, wie mit dem Meisel aus dem Urgestein unseres Daseins geschlagen.

Raba macht das Goethe-Wort von der Naturbetrachtung mittels »anschauender Urteilskraft« wahr. Hier wird Wissenschaft wieder in ihrer ursprünglichen Bedeutung verstanden, als eine »Lehre des Erkennens« der Wirkkräfte hinter der äußeren Wirklichkeit. Raba seziert Realität mit dem Skalpell der Erkenntnis. Er tut dies in der unverkennbaren und für sein Schaffen und Wirken charakteristischen Handschrift, – in Worten und photographischen Ideogrammen von bestechender Ästhetik.

Dies alles jenseits einer Homöopathie reiner Arzneimittel. Das Wort selbst wird in den Stand eines heilsamen Homoions für die Seele erhoben.

Trotzdem kommt auch die Arzneibetrachtung nicht zu kurz. Zu jedem Schlagwort – und hier schlagen einem die Worte in ihrer Urbedeutung ins Gesicht – gibt es Querverweise zu passenden Heilstoffen, wie z.B. für Handlungslähme, Angstneurosen, Zwangsvorstellungen, Klammerreflexe, Depressionen, Überanstrengung, Vergeßlichkeit, Sexualprobleme, Psychokrebs, innere Drachen, und vieles mehr.

Interessant auch, daß viele sogenannte »kleinere Mittel« eine Würdigung erfahren, vor allem was ihre psychologischen Hintergründe angeht, die sich aus ihrer Signatur erklären, sodaß sich Ansatzpunkte für einen lohnenwerten Einsatz bei Schutzwallbildungen vor tiefliegenden Wunden und eingefahrenen Verhaltensmustern ergeben. So z.B. Castoreum canadense, Daphne indica, Flor de Piedra, Formica rufa, Hippomanes, Juglans regia, Mandragora, Ovi gallinae pellicula, um nur einige zu nennen.

Darüber hinaus werden Begriffe wie Anamnese, Dynamis, Homoion, Dyskrasis, Psora und die Miasmen auf eine überraschend neue und erregende Weise dargestellt und von einer hohen Warte aus durchschaubar gemacht.

Es ist die Kür eines großen homöopathischen Denkers, Dichters und Lichtbildners, der nach über 25-jähriger therapeutischer Bemühung um den kranken Menschen, zu größtmöglicher Einfachheit im Ausdruck hingefunden hat.«

Dr. med. Henning Alberts
(Facharzt für Neurologie und Psychiatrie, Stuttgart)

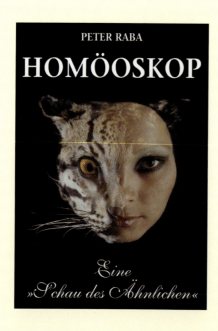

HOCHWERTIGER KUNSTDRUCK

IN FORM EINES IMMERWÄHRENDEN KALENDERS MIT AUSGEWÄHLTEN HOMÖOPATHISCHEN ARZNEIEN UND IHREN BEZIEHUNGEN ZU ARCHETYPISCHEN MENSCHLICHEN FEHLHALTUNGEN.

Zu beziehen
über den Andromeda-Verlag
siehe Impressum

Format 45 x 60 cm

Bei Vorauszahlung per Scheck
35 € (Portofrei)
Bei Bezahlung nach Zusendung
40 € (5 € Porto/Versand)

JANUAR	Gefrorene Tränen	IGNATIA
FEBRUAR	Maskierte Wut	HEPAR SULFUR
MÄRZ	Bodenständige Verletzlichkeit	CALCIUM CARB.
APRIL	Verkappte Leidenschaft	THUJA
MAI	Lustvoller Trieb	HYOSCYAMUS
JUNI	Sehnsuchtsvolle Lichtsuche	STRAMONIUM
JULI	Träumerisches Vergessen	OPIUM
AUGUST	Lodernde Begeisterung	PHOSPHORUS
SEPTEMBER	Glutvolles Fegefeuer	BELLADONNA
OKTOBER	Erwachende Stärke	STANNUM
NOVEMBER	Kalter Schauer	DULCAMARA
DEZEMBER	Erglühende Herzenswärme	CACTUS GRAND.

Jeder Mensch ist insgeheim auf der Suche nach dem ihm Ähnlichen als seinem heilenden Homoion. Das kann ein seelenverwandter Mensch sein, in dem er die Gnade hat, sich selbst oder einen Teil von sich zu entdecken. Es kann die Begegnung mit einem Tier sein, mit dem Genius einer Pflanze, ja sogar mit einem Musikstück oder einem Gemälde.

Dem deutschen Arzt und Chemiker Samuel Hahnemann (1755-1843), gebührt das Verdienst, das kosmische Gesetz vom Ähnlichen, das sein Ähnliches sucht und ihm heilsam ist, mittels des von ihm entwickelten Verfahrens der stufenweise verdünnten, rhythmisch dynamisierten und somit potenzierten Arznei für uns anwendbar gemacht zu haben.

Die zwölf Kalender-Blätter geben einen Ausschnitt wieder aus dem von der Grafischen Kunstanstalt J.C. Huber produzierten und vom Andromeda-Verlag herausgegebenen Milleniumswerk des Klassischen Homöopathen Peter Raba, das erstmals im Jahre 2000 unter dem Titel *Göttliche Homöopathie* erschienen ist.

Es handelt sich um symbolische, »pan-optische« Bilder, welche jeweils einen markanten Wesenszug einer bestimmten homöopathischen Arznei zum Ausdruck bringen. Der an der spezifischen Arzneiwirkung näher Interessierte, findet eine reichhaltige Legende zu dem dargestellten Heilstoff auf der Rückseite der betreffenden bildlichen Darstellung. Die großformatigen Abbildungen auf edlem Papier eignen sich hervorragend zur Einrahmung für eine Bildergalerie z.B. innerhalb von Praxisräumen oder anderen Räumlichkeiten.

Das auch für das neue Werk HOMÖOVISION verwendete Titelbild, steht für das Arzneimittel Daphne indica – den indischen Seidelbast, welcher bei den Prüfungen wie kein zweites Pharmakon eine Spaltung des Bwußtseins in einen intellektuell gesteuerten Teil einerseits und eine intuitiv-gefühlsbetonte Seite andererseits zu erzeugen imstande war. Symbolisch für seine im Schattenbereich der Seele liegende, unerkannt animalische Seite, träumt ein Mensch dieser Art bevorzugt von – schwarzen – Katzen.

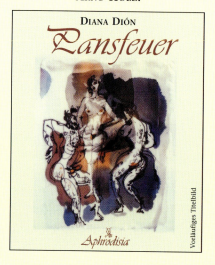

quer durch die Jahrhunderte dar, von der griechischen Antike bis zur Jetztzeit. Sie sind ein Angriff auf Bigotterie und herrschende Moralvorstellungen und lassen an Deutlichkeit nichts zu wünschen übrig. Die einzelnen Partien sprühen über vor Einfallsreichtum und geistreichen Wortspielereien, sodaß der Leser nicht nur zum Schmunzeln angeregt wird, sondern bisweilen auch mit lautem Gelächter nicht hintanhalten wird.

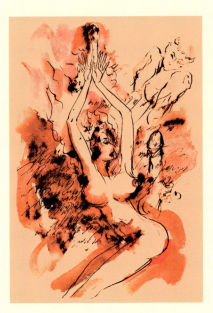

In antiker Mythologie bewandert, die Weisheit liebend, belesen und therapeutisch erfahren, ist der Autorin nichts Menschliches fremd. In ebenso elegant geschliffener, wie unmißverständlich direkter Sprache dringt sie wortgewaltig in den Schoß des bisweilen immer noch schamhaft verhüllten Themas ein und beweist dabei nicht nur eine feine Beobachtung psychologischer Hintergründe, sondern auch eine fundierte Kenntnis altphilologischer und mythologischer Zusammenhänge. Mit unverhohlenem Exhibitionismus wagt sie sich gleichwohl auch mit lasziv-lüsternen Anzüglichkeiten in »porno-graphisches« Gelände vor, jedoch gelingt es ihr, selbst die Beschreibung verfänglichster Situationen durch das strenge Versmaß zu bändigen:

»Um bei der Sache noch zu bleiben:
graphein – heißt: ›über etwas schreiben‹.
Wenn dies hier eine ›Hurenschrift‹,
möge stocken mir der Stift.«

Kaum zu glauben: Es gelingt DIANA DIÓN, das uralte »Thema Nr.1 in C-Dur« noch einmal in allen Tonarten vom Heiteren über das Gepfefferte bis hin zum Nachdenklichen und Erhabenen zu variieren. Weit jenseits der gängigen Moralvorstellungen vollführt sie einen Balanceakt zwischen Obszönität und Kunst. Ihre Balancestange, die das Wagnis gelingen läßt, ist ihre Wahrhaftigkeit. Dabei kommt trotz aller Schwelgerei in unverblümten Direktheiten, immer wieder auch die Ehrfurcht der Autorin vor dem Mysterium des Weiblichen und Göttlichen zum Ausdruck.

Der Band eignet sich u.a. hervorragend zum Rezitieren einzelner Teile im intimen Kreis zu vorgerückte Stunde, nach einem exquisiten Diner. Er bildet gleichsam das Desert für die Ohren und wird vermutlich die erotische Phantasie besser be-

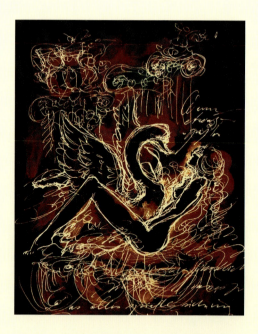

flügeln, als manch stumpfsinniges Sex-Video. Darüber hinaus kann
er geeignet sein, eine auserwählte Party-Gesellschaft von wenigen
miteinander Vertrauten, an einem feucht-fröhlichen Abend je nach
Laune anzuheizen und zu ausgefallenen Spielen zu ermuntern oder
ganz einfach in schallendes Gelächter ausbrechen zu lassen, – vor-
ausgesetzt man verfügt über einen guten Vorleser oder eine Dame,
die beim Rezitieren der Verse nicht mehr errötet, – was allerdings
ebenfalls von Reiz sein könnte.
Der Humus für die Entstehung dieser Verse bildete sich über Jahrzehnte heran, und so erwuchs dieses Monumental-Gedicht allmählich und zu einem beträchtlichen Teil aus wahren Begebenheiten,
Erzählungen und außergewöhnlichen Berichten innerhalb des
Freundeskreises der Autorin sowie aus Geständnissen ihrer ratsu-
chenden – zumeist weiblichen – Klienten. Nach Absprache mit diesen und ohne ihre Identität preiszugeben, wurden deren bisweilen
bizarre Erfahrungen von DIANA DIÓN ihrem erotischen Panoptikum
einverleibt, weil sie gleichnishaft für manch anderen Zeitgenossen
stehen und dadurch unter Umständen geeignet sind, auf die eine
oder andere Weise vorteilhafte persönliche Veränderungen zu bewirken.«

PETER RABA

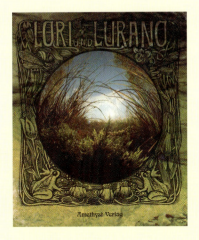

Peter Raba

LORI UND LURANO

ein Märchen von Fröschen und Menschen für Kinder von 10 bis 110 Jahren und mehr

Schöne Ausstattung mit 25 Farbphotographien, 115 Seiten, Format ca. 21,5 x 24 cm

ISBN 3-932938-02-X

19 €

Im Jahr 1988 erschien die Erstausgabe dieses »Öko-Märchens« in Buchform. Einer Eingebung folgend, fertigte ich hiervon auch eine Bühnenfassung als Comedia-del-arte-artiges Maskenspiel in 4 Akten an.

Vom tenor her eine heiter-besinnliche Groteske mit leicht esoterischem Einschlag, die auf verschiedenen Realitäts-Ebenen spielt: einer diesseitigen Wirklichkeit, einmal gesehen aus der Erlebniswelt der Frösche, – die hier als die letztlich weiseren dargestellt sind, sodann aus der – etwas beschränkteren – menschlichen Sicht, und darüber hinaus auch noch auf der Ebene der Träume und visionären Kraft. Die Dramaturgie lebt von der optischen und inhaltlichen Verflechtung dieser verschiedenen Ebenen.

Die Geschichte handelt von Fröschen und Menschen in einem kleinen verschlafenen Dorf, welches den Anschluß an die große Welt sucht. Dabei prallen unterschiedliche Meinungen und Interessen aufeinander. Die anstehenden Veränderungen bringen den Lebensraum der Frösche im nahen Moor durcheinander, aber altes Wissen um die Kraft der Imagination und die Macht der Liebe hilft ihnen, die Situation zu meistern, die unterschiedlichen Meinungen zu versöhnen und das ihnen drohende Unheil weitgehend abzuwenden.

Die zu Beginn noch kämpferische Haltung der Frösche weicht unter Anleitung des uralten Kaule, ihrem schon x-mal inkarnierten Meister, Magier und Propheten, einer einsichtigeren Haltung, geboren aus dem allmählichen Verständnis, daß Kampf kein Mittel ist, um zu siegen. Der ebenso »aufgeweckte« wie tagträumerische und der Sprache der Tiere kundige Schuljunge Lori korrespondiert auf telepathischem Wege mit Lurano, dem Anführer der Frösche, der diese Ideen in die Tat umsetzt.

Quintessenz des Ganzen: Ein Gleichnis für die unerkannte Schattenseite in jedem Menschen, verbunden mit der stillschweigenden Aufforderung: Willst Du den Prinz in Dir erlösen, mußt Du den Frosch in Dir umarmen!

Dieses moderne Märchen mit realem Hintergrund wurde vom ehemaligen bayerischen Umweltminister Alfred Dick mit einem besonderen Lob bedacht und als Lektüre für die bayerischen Schulen empfohlen.

Wer mehr wissen will über

Peter Raba

seinen Lebensweg, seine Ide-
en, seine Bücher, seine Seminare, kann eine stilvoll und far-
big illustrierte 32-Seiten-Vita im
DIN A4-Format beim ANDRO-
MEDA-Verlag bestellen.

Sie beinhaltet eine komprimier-
te Zusammenschau über Peter
Raba als Mensch, als Klassischer Homöopath, als Autor
und Verleger, als Seminarleiter,
als Photograph, als Maler und
Bildhauer, als Dichter und
schließlich auch als Dramaturg
und Drehbuchautor.

Der edel gestaltete, handsig-
nierte Kunstdruck enthält u.a.
einige jener Bilder, durch die
Raba bereits in den frühen
70er-Jahren des vorigen Jahrhunderts als Photograph über
die Grenzen Deutschlands hinaus bekannt und berühmt
wurde, sowie Auszüge aus Interviews mit diversen Zeit-
schriften und Journalisten, Gedichte und anderes.

Stecken Sie einfach 10 € in
Form eines Geldscheins oder
Schecks in einen Briefumschlag,

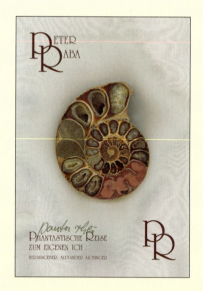

versehen mit Ihrer genauen
Anschrift und Telefonnummer
und Sie bekommen die Bro-
schüre umgehend vom Verlag
zugesandt.

**ANDROMEDA-Verlag
für geisteswissenschaftliche
und ganzheitsmedizinische
Literatur**

Peter Raba

**82418 Murnau-Hechendorf
Telefon (0 88 41) 95 29
Telefax (0 88 41) 4 70 55**

**Mehr Info im Internet:
www.Andromeda-Buch.de**

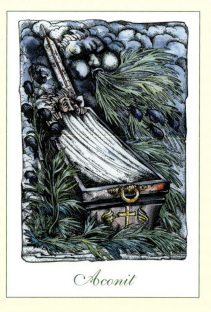
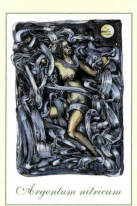
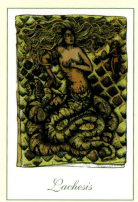
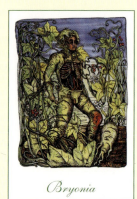
422

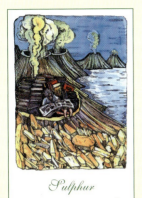

Sulphur

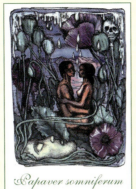

Papaver somniferum

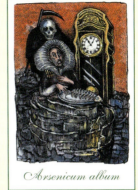

Arsenicum album

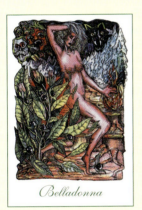

Belladonna

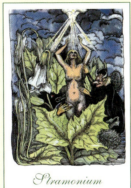

Stramonium

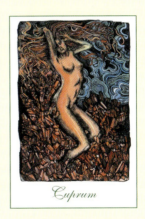

Cuprum

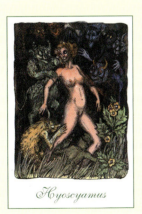

Hyoscyamus

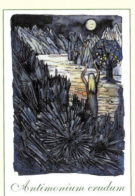

Antimonium crudum

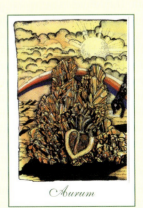

Aurum

423

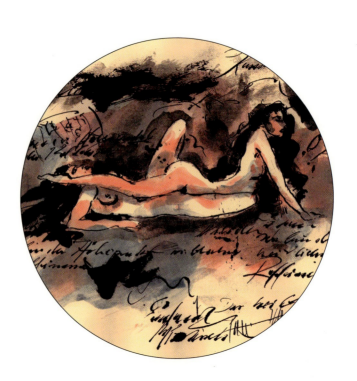

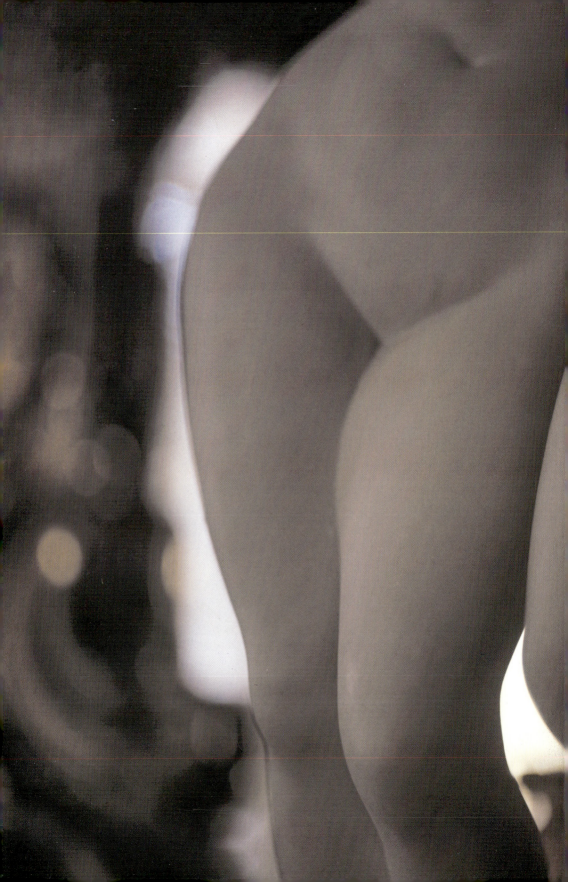